普外科临床诊疗进展

PUWAIKE LINCHUANG ZHENLIAO JINZHAN

● 主编 孟德凯 等

上海科学普及出版社

图书在版编目（CIP）数据

普外科临床诊疗进展／孟德凯等主编. —上海：上海科学普及出版社，2024.5
ISBN 978-7-5427-8703-3

Ⅰ.①普… Ⅱ.①孟… Ⅲ.①外科-疾病-诊疗 Ⅳ.①R6

中国国家版本馆CIP数据核字（2024）第086816号

统　　筹　张善涛
责任编辑　陈星星　黄　鑫
整体设计　宗　宁

普外科临床诊疗进展

主编　孟德凯　等

上海科学普及出版社出版发行

（上海中山北路832号　邮政编码200070）
http://www.pspsh.com

各地新华书店经销　　山东麦德森文化传媒有限公司印刷
开本 787×1092 1/16　印张 22.5　插页 2　字数 576 000
2024年5月第1版　　2024年5月第1次印刷

ISBN 978-7-5427-8703-3　定价：198.00元
本书如有缺页、错装或坏损等严重质量问题
请向工厂联系调换
联系电话：0531-82601513

编委会

◎ **主　编**

　　孟德凯　孙　会　高作收　李　鹏

　　白　杨　尹立阳　刘登强

◎ **副主编**

　　徐秀峰　申立凯　任　俊　朱志义

　　王明明　管　仲　卞国奉

◎ **编　委**（按姓氏笔画排序）

　　王明明（南京市江宁医院）

　　卞国奉（三峡大学第一临床医学院

　　　　　　　　宜昌市中心人民医院）

　　尹立阳（邯郸市中心医院）

　　申立凯（聊城市传染病医院）

　　白　杨（青岛市黄岛区中心医院）

　　朱志义（嘉祥县大张楼镇卫生院）

　　任　俊（武汉大学人民医院）

　　刘登强（青岛市黄岛区中心医院）

　　孙　会（滕州市中心人民医院）

　　李　鹏（冠县桑阿镇中心卫生院）

　　张春春（江山市人民医院）

　　孟德凯（兖矿新里程总医院）

　　徐秀峰（乳山市中医院）

　　高作收（郓城诚信医院）

　　管　仲（常州第一人民医院）

F oreword 前言

    普外科是一门以手术为主,治疗肝脏、胆道、胰腺、胃肠、肛肠、血管疾病、甲状腺和乳腺的肿瘤及外伤等疾病的临床学科,是外科系统中最大的专科。近年来,随着医学技术的不断提高,普外科的基础理论研究、诊断和治疗技术得到了快速发展。新技术的发展不但需要建立在原有知识的基础上,而且还需要与相关交叉学科相互渗透、借鉴、融合。诊疗技术在理论、器械、检测、治疗和应用等方面的新发展使工作在临床一线的普外科医师面临着知识更新及临床应用的实际问题。鉴于此,我们特组织多位经验丰富的普外科医师编写了《普外科临床诊疗进展》一书,旨在帮助广大普外科医师提高诊疗技术,降低疾病的发生率,以保障患者的健康水平。

    本书本着服务临床的宗旨,以突出疾病诊疗为原则,对普外科常见疾病进行较全面的论述,重点介绍了疾病的病因、发病机制、生理病理、临床表现、辅助检查、鉴别诊断、手术适应证与禁忌证、手术治疗的方法与技巧、预后以及并发症的处理与预防等。本书内容丰富,语言精炼,理论与实践紧密结合,同时融入了当前国内外普外科临床发展的新理论、新方法和新技术,具有较强的科学性、规范性、先进性和可操作性。本书可作为临床普外科医师的参考书,亦可供医学院校学生学习参考。

    由于普外科领域发展迅速,加之编者编写经验有限、日常工作繁重、编写时间紧张等诸多因素,书中缺点和错误之处在所难免,诚请广大读者提出批评,以便再版勘正。

《普外科临床诊疗进展》编委会

2024 年 2 月

Contents 目 录

第一章

普外科常用操作技术

第一节　无　菌　技　术

一、手术人员、参观人员着装要求

（1）根据身高、体型选择合适型号的刷手服。

（2）在更衣室更换刷手服，将上衣下摆放入裤子内。穿手术室专用拖鞋。

（3）戴好帽子、口罩。帽子尽量遮盖头发，特别是鬓角及发髻，以减少暴露。戴布口罩时，口罩上缘不低于鼻梁处，充分遮盖口鼻部。戴一次性口罩时，应在鼻梁处夹紧金属条，防止口罩滑落。

二、刷手的方法及要求

（1）剪短指甲，使指甲平整光滑，将袖口挽至肘上 10 cm 以上。

（2）用消毒液、流动水将双手和前臂清洗一遍。

（3）取无菌毛刷淋上消毒液，自指尖至肘上 10 cm，彻底无遗漏刷洗手指、指间、手掌和手背，双手交替用时 2 分钟，刷手臂时手保持高于手臂，用时 1 分钟，指甲及皮肤皱褶处应反复刷洗。

（4）流动水冲洗手和手臂，从指尖到肘部，向一个方向移动冲洗，注意防止肘部水反流到手部。

（5）流动水冲洗毛刷，再用此刷按步骤 3 刷洗手及手臂 2 分钟，不再冲洗，将毛刷弃入洗手池内。

（6）手及前臂呈上举姿势，保持在胸腰段回手术间，将手、手臂用无菌擦手巾擦干。

（7）刷手期间若被污染，应重新刷手。

三、穿无菌手术衣的注意事项

（1）穿无菌手术衣时，需有足够的空间，以免手术衣抖开过程中被污染。

（2）擦手完毕，双手提起衣领两端，轻轻向前上方抖开，并检查手术衣有无破洞。

（3）未戴手套的手不可拉衣袖或触及其他部位。

（4）穿好无菌手术衣、戴好无菌手套后，手臂应保持在胸前，高不过肩、低不过腰，双手不可交叉放于腋下。

四、戴无菌手套的方法及注意事项

(一)无触及戴手套法

(1)刷手护士穿无菌手术衣,手留在袖口内侧不伸出。

(2)隔衣袖取出一只手套,与同侧手掌心相对,手指朝向身体,手套开口置于袖口上。

(3)打开手套反折部,束住袖口,翻起反折,盖住袖口后,向后拽动衣袖,手指插入手套内。

(4)同法戴好另一只手套后,双手调整舒适。

(二)协助术者戴手套法

(1)刷手护士取一只手套,双手从手套反折处撑开手套,将手套的拇指侧朝向医师,注意避免触及医师的手。

(2)医师将手插入。

(3)同法戴另一只手套。

(三)注意事项

(1)未戴手套的手不可触及手套外面。

(2)已戴手套的手不可触及未戴手套的手。

(3)手套的上口要严密地套盖住手术衣袖。

(4)同时检查手套是否有破洞。

(5)如发现有水渗入手套内面,必须立即更换,以防止在手术过程中细菌进入切口而引起感染。

(6)协助术者戴手套时,刷手护士应戴好手套,并避免触及术者皮肤。

五、手术区皮肤消毒的原则

(1)消毒前检查皮肤清洁情况,如油垢较多或粘有胶布痕迹时,应用汽油擦净;备皮不净者,应重新备皮。

(2)消毒范围原则上以最终切口为中心向外 20 cm。

(3)医师应遵循刷手方法,刷手后方可实施消毒。

(4)消毒顺序以手术切口为中心,由内向外、从上到下,已接触边缘的消毒垫,不得返回中央涂擦,若为感染伤口或肛门区消毒,则应由外向内。

(5)医师按顺序消毒一遍后,应更换消毒钳及消毒垫后再消毒第二遍。

(6)使用后的消毒钳应放于指定位置,不可放回无菌台面上。

(7)若用碘酊消毒,碘酊待干后,应用 75% 乙醇溶液彻底脱碘两遍,避免遗漏,以防化学烧伤皮肤。

六、无菌巾、无菌单铺置要求

(1)铺无菌巾由穿无菌衣、戴无菌手套完毕的刷手护士和已刷手的手术医师共同完成。

(2)刷手护士将无菌巾传递给手术医师,注意在传递过程中,手术医师避免触及刷手护士的手套。

(3)在距离切口四周 2～3 cm 处铺置无菌巾,无菌巾一旦放下,不要再移动,必须移动时,只能由内向外。

(4)严格遵循铺巾顺序,方法视手术切口而定。原则上第一层无菌巾铺置的顺序是先遮住污染区域,然后顺序铺出手术野。例如,腹部切口铺巾顺序为先铺下方,然后对侧,再铺上方,最后近侧。

(5)铺第一层治疗巾后可用巾钳固定或用皮肤保护膜覆盖,其他层次固定均用组织钳。

(6)无菌大单在展开时,刷手护士要手持单角向内翻转遮住手背,以免双手被污染。

(7)无菌大单应悬垂至手术床缘 30 cm 以下,无菌台面布单不少于 4 层。

(8)打开无菌中单时,应注意无菌单不要触及无菌衣腰以下的部位。

七、手术的无菌原则

(1)手术过程中传递器械时要在医师胸前传递,隔人传递时在主刀手臂下传递。

(2)掉落到手术台平面以下的器械、物品即视为污染。

(3)同侧手术人员调换位置时,先退后一步转身,背靠背或面对面换至另一位置。

(4)手术中如手套破损或触及有菌区,应更换手套。衣袖触及有菌区则套无菌袖套或更换手术衣。

(5)无菌区被浸湿,应加盖 4 层以上无菌单。

(6)切开污染脏器前,用纱垫保护周围组织,以防污染。

(7)皮肤切开及缝合前、后,要用消毒液涂擦切口皮肤一次。

(8)接触有腔器官的器械与物品均视为污染。

(9)污染与非污染的器械、敷料应分别放置。

(10)无菌台上物品一旦被污染或怀疑被污染应立即更换。

八、手术伤口的分类

按手术部位有无细菌的污染或感染,可将手术分为以下三大类。

(一)无菌手术

无菌手术是指经过消毒处理,手术部位内没有细菌的手术。但实际上,多数所谓无菌手术,并非绝对无菌,只是细菌很少或接近无菌。这类手术局部感染发生率低,一般可达到一期愈合。

(二)污染手术

经过消毒处理,手术部位内仍有细菌,但未发展成感染。如开放性损伤的清创术、择期性胃切除术、单纯性阑尾切除术等。根据手术局部原有的细菌数量不同,又可分为轻度污染和重度污染两种,后者术后感染率高于前者。

(三)感染手术

手术部位已发生感染(如痈、脓肿),伤口一般需要引流的手术,大多为二期愈合。

九、手术室一般规则

(1)严格执行无菌技术原则,除参加手术的医护人员及与手术相关的工作人员和学生,其他人员未经许可不得进入手术室。

(2)进入手术室的人员必须换上手术室的专用衣、帽、拖鞋、口罩等。

(3)手术时工作人员暂离手术室外出时,如到病房看患者、接送患者、送病理标本或取血时,必须更换外出的衣和鞋。

(4)手术室内须保持肃静,严禁吸烟。

(5)参加手术的人员必须先进行无菌手术,后进行感染手术。

(6)手术间内要保持肃静,谈话仅限于与手术有关的内容,严禁闲聊谈笑。

(7)手术间内外走廊的门要保持关闭状态,以保证手术间层流的正常运作。

十、参观手术规则

(1)院外人员须经医院有关部门批准后方能按照指定日期、时间、人数及指定的手术进行参观。

(2)每个手术间参观人数一般限于2~3人,且只限在指定的手术间内,不得随意进入其他手术间。特殊感染、夜间急症手术谢绝参观。

(3)参观者要注意减少走动,注意不能触及或跨越无菌区,参观者要与术者保持15 cm以上的距离。

十一、洁净手术间的等级标准

洁净手术间的等级标准见表1-1。

表1-1　洁净手术间的等级标准

等级	手术室名称	手术区空气洁净度级别
Ⅰ	特别洁净手术室	100 级
Ⅱ	标准洁净手术室	1 000 级
Ⅲ	一般洁净手术室	10 000 级
Ⅳ	准洁净手术室	300 000 级

十二、各等级洁净手术(间/室)适用手术

(1)Ⅰ级特别洁净手术室:适用于关节置换、器官移植及脑外科、心脏外科和眼科等手术中的无菌手术。

(2)Ⅱ级标准洁净手术室:适用于胸外科、整形外科、泌尿外科、肝胆胰外科、骨外科和普通外科中的一类切口无菌手术。

(3)Ⅲ级一般洁净手术室:适用于普通外科、妇产科等手术。

(4)Ⅳ级准洁净手术室:适用于肛肠外科及污染类手术。

十三、洁净手术室的温度及湿度

室内应有冷暖空调,温度保持在20~25 ℃,相对湿度为50%~60%。

(李　鹏)

第二节　显　　露

手术野充分显露是保证手术顺利进行的先决条件,特别是深部手术,良好的显露不仅使术野解剖清楚,而且便于手术操作,增加手术安全性。手术野显露程度虽与患者的体位、照明、麻醉时肌肉松弛情况等诸多因素有关,但选择适当的切口和做好组织分离是显露手术野的基本要求。

一、切口

正确选择手术切口是显露手术野的重要步骤,理想的手术切口应符合下列要求。

(1)能充分显露手术野,便于手术操作。原则上切口应尽量接近病变部位,同时能适应实际需要,便于延长和扩大。

(2)操作简单,组织损伤小。

(3)有利于切口愈合、减小瘢痕及功能恢复。

在实际工作中,切口的设计还应注意下列问题。①切口最好和皮肤皱纹平行,尤其面部和颈部手术更为重要,此切口不仅缝合时张力低,而且愈合后瘢痕小。②较深部位切口应与局部血管、神经走行近于平行,可避免对其损伤。③要避开负重部位,如肩部和足部手术的切口设计应避开负重部位,以免劳动时引起疼痛。

组织切开要用手术刀,执刀方法主要有持弓式、指压式、执笔式和反挑式四种。

根据不同切口需要选用不同执刀方法。在切开时,手术刀需与皮肤垂直,用力适当,力求一次切开一层组织,避免偏斜或拉锯式多次切开,造成边缘不整齐而影响愈合。深部筋膜、腱鞘的切开,应先剪一小口,再用止血钳分离张开后剪开,以防损伤深部血管和神经。切开腹膜或胸膜时要防止内脏损伤,切开肌肉多采用顺肌纤维方向钝性分开。

二、分离

分离是显露深部组织、游离病变等的重要操作。分离的范围视手术的需要,按照正常组织间隙进行,这样不仅容易分离,且损伤轻,出血少。常用方法有两种。

(一)锐性分离

用锐利的刀或剪进行的分离。常用于较致密的组织,如腱鞘、瘢痕组织、恶性肿瘤手术中分离。一般用刀刃在直视下沿组织间隙做垂直的短距离的切开或用闭合的剪刀伸入组织间隙内,但不要过深,然后张开分离,仔细观察无重要组织后再剪开。此法组织损伤小,但要求在直视下进行,动作应精细准确。

(二)钝性分离

用刀柄、止血钳、剥离纱球或手指等插入组织间隙内,用适当的力量推开周围组织。常用于正常肌肉、筋膜、腹膜后、脏器间及良性肿瘤包膜外疏松组织的分离。该法分离速度快,可在非直视下进行,但力量要适当,避免粗暴动作造成不必要的组织撕裂或重要组织的损伤。在实际操作中,上述两种方法常配合使用。

(管　仲)

第三节 止 血

组织切开分离或病变切除等操作过程中均会导致出血,彻底止血不仅能减少失血量,保证患者安全,而且能使手术野显露清楚,便于手术操作,有时因止血不彻底造成组织血肿、继发感染等并发症。常用的止血方法有以下几种。

一、局部压迫止血法

局部压迫止血法是常用的止血初步措施。当毛细血管渗血或小血管出血,暂时用手指或纱布压迫出血处,如凝血功能正常,出血多可自止。对较大血管出血,暂时压迫出血处,待清除手术野积血,看清出血点后再予以处理。有时对较大血管破裂出血或毛细血管的弥漫渗血,患者全身情况危急,而用其他止血方法困难或无效时,也可用纱布局部填塞压迫止血,但纱布不能长期留在体内,一般3~5天取出,取出时间过早可再次出血,过晚容易继发感染。

二、结扎止血法

结扎止血法是最常用、最可靠的止血方法。在组织切开或分离时,如血管已断裂出血,可用血管钳的尖端快速准确地夹住出血部位的血管,或用纱布暂时压迫,待看清出血点后再予以钳夹。如已看到血管或预知有血管时可先用血管钳夹住血管两端,在其中间切断,然后用丝线结扎出血血管。切忌盲目乱夹造成组织损伤或大出血。常用的结扎方法有两种。

(一)单纯结扎

用缝线绕过血管钳下面血管或组织而结扎,适用于微小血管出血。

(二)缝合结扎

用缝线通过缝针穿过血管端和组织,绕过一侧,再绕过另一侧打结。也可绕过一侧后再穿过血管和组织,于另一侧打结。适用于较大血管重要部位的止血。对较大血管的出血,上述两种方法常合并使用,先在血管的断端做一单纯结扎,再在其远端做一贯穿缝合结扎,更为安全可靠。

三、电凝止血法

电凝止血法是用电灼器通过电流使组织发生凝固的原理达到止血目的。电灼器可以直接电灼出血点,也可先用血管钳夹住出血点,再用电灼器接触血管钳止血。此法止血迅速,常用于面积较广的表浅部位的止血。应用电凝止血时须注意:①用乙醚麻醉的手术使用该法时,应先关闭麻醉机,以免发生爆炸。②患者皮肤不宜与金属物品接触,以防电伤。③凝血组织可脱落发生再次出血,所以不用于较大血管出血和深部组织出血。

四、其他止血法

用于一般方法难于止住的创面或骨髓腔等部位的渗血,可采用局部止血物品,如吸收性明胶海绵、淀粉海绵、止血纱布、骨蜡等。这些药物可以吸收或被包裹,用于体腔内止血,不必取出。

(张春春)

第四节　打结与剪线

一、打结

打结是手术操作中最常用和最基本的技术之一。止血、缝合都需要结扎,结扎是否牢靠,与打结技术是否正确有密切关系。不正确的打结易发生结扎松动、滑脱、继发性出血。因此,外科医师必须熟练地掌握打结技术,做到既简单又迅速可靠。

(一)常用的打结方法

常用的打结方法见图1-1。

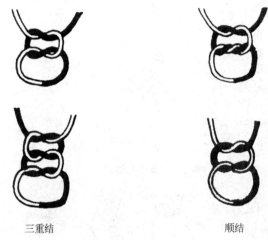

三重结　　　　　　　　　　　顺结

图 1-1　常用手术结扣

1.方结

由两个方向相反的单结组成。该结方法简单,速度快,打成后不易松动或滑脱,是手术中最常用的结。

2.外科结

将第一结扣线重绕两次,然后打第二结扣,该结摩擦面比较大,不易松开,但比较费时,一般不采用。

3.三重结

打成方结后,再打一个与第一结扣方向相同的结,加强其牢固性。常用于较大血管或组织的结扎。在使用肠线、尼龙线打结时,因易出现松动、滑脱,也常使用三重结。

4.顺结

由两个方向完全相同的结扣组成。该结扣容易松开滑脱,除浅表部位的结扎止血外,一般不宜使用。

(二)打结技术

1.单手打结法

一般由左手持缝线,右手打结。单手打结速度快,简便,但如两手用力不当,易成滑结(图1-2)。

2.双手打结法

即用双手分别打一结扣,为最可靠的打结法。但所需线较长,速度较慢。常用于深层部位的结扎(图 1-3)。

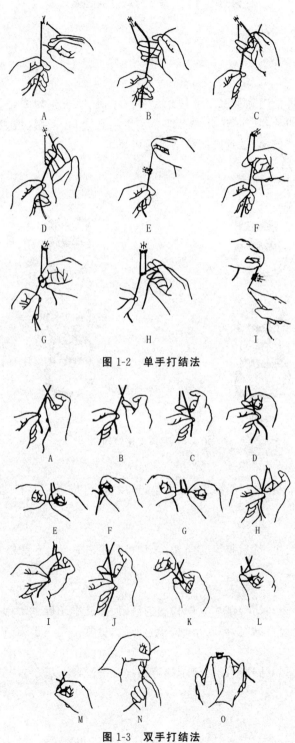

图 1-2　单手打结法

图 1-3　双手打结法

3.持钳打结法

用左手持线,右手持钳进行打结。常用于缝线过短或狭小手术野的中小血管的结扎(图 1-4)。

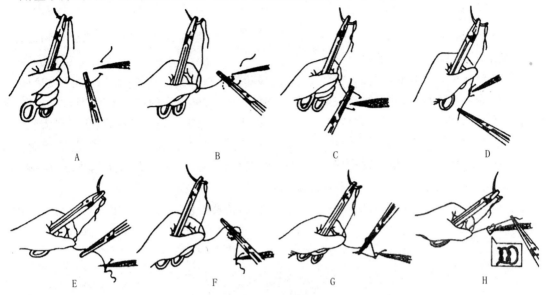

图 1-4 持钳打结法

(三)注意事项

打结方法很多,不论采用何种方法,都应注意下列事项。

(1)拉线的方向应顺结扎方向,否则易在结扎处折断或结扎不牢。

(2)双手用力必须相等,否则易成滑结。

(3)在打第二结扣之前,注意第一结扣不要松开,必要时可用一把血管钳压住第一结扣,待第二结扣收紧时,再移去血管钳。

二、剪线

为了防止结扣松开,在剪线时需留一段线头。留线的长短决定于缝线的类型、粗细和结扣的多少。通常丝线留 1~2 mm,肠线和尼龙线留 3~4 mm。粗线可留长些,细线短些;深部结扎可留长些,浅部短些;结扎次数少者要留长些,结扎次数多者可短些;剪线方法是在直视下将剪刀尖端稍张开,沿拉线向下滑至结扣处,向上倾斜 25°~45°,然后剪断缝线,倾斜度的大小,决定于留线头的长短。

(王明明)

第五节 缝合与拆线

一、缝合

组织切开、断裂或恢复空腔脏器的连续性,除特殊情况外,一般均需缝合后才能达一期愈合。

在正常愈合能力下,愈合是否完善,常取决于缝合方法和操作技术是否正确。目前常用的缝合法基本上可以分为两大类,即手工缝合法和器械缝合法。

(一)手工缝合法

该法应用灵活,不需要特殊设备和材料,可根据不同性质的切口选用不同的缝线和缝合方法,手工缝合是手术中最常用的缝合法。

手工缝合常用的缝线有铬制肠线、丝线、尼龙线和金属线四种。各种缝线各有其优缺点,可根据手术的需要,选用合适的缝线。一般来说,无菌切口或污染很轻的切口多选用丝线。丝线不能被组织吸收,如发生感染,因异物作用,容易形成经久不愈的窦道,直至取出线头或线头脱出才能愈合;胆管、泌尿道的黏膜缝合,以及感染或污染严重的创口缝合,选用肠线。肠线在缝合后10~20天被组织吸收,不产生异物作用;整形手术的缝合和小血管吻合常采用尼龙线,组织反应小,抗张力强;神经、肌腱应用无创线及肌腱缝线;腹壁张力大的缝合常用金属线。

手工缝合方法基本上可分为单纯缝合、内翻缝合和外翻缝合三类,每类中又可分为间断式和连续式两种(图 1-5)。

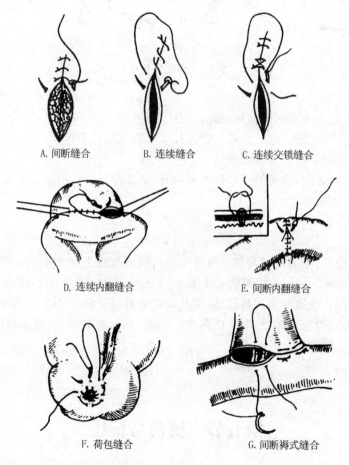

A. 间断缝合　　　B. 连续缝合　　　C. 连续交锁缝合

D. 连续内翻缝合　　　　　E. 间断内翻缝合

F. 荷包缝合　　　　　G. 间断褥式缝合

图 1-5　各种缝合法

1.单纯缝合法

操作简单,将切开的组织边缘对正缝合即可。间断式或双间断式缝合(8 字缝合)多用于缝合皮肤、皮下组织、筋膜和肌腱等组织；连续式缝合常用于腹膜、胃肠道吻合的内层缝合；另一种连续式缝合亦称连续交锁式缝合或称毯边式缝合，多用于胃肠道吻合的后壁内层缝合，有较好的止血作用。为使对合整齐，缝合时应使切口两边缘的针距和进针深度尽量相等。

2.内翻缝合法

将缝合组织的边缘向内翻入缝合，使其外面光滑而有良好的对合。多用于胃肠道的吻合，可减少感染和促进愈合。胃肠道吻合的内层缝合可用肠线做连续内翻缝合，也可用丝线做间断内翻缝合；外层缝合多用丝线做褥式内翻缝合。小范围的内翻，如阑尾根部残端的包埋可用荷包缝合法。

3.外翻缝合法

将缝合的组织边缘向外翻出缝合，使其内面光滑。多用于血管的吻合和腹膜的缝合，以减少血管内血栓形成和腹膜与腹腔内容物粘连。

手工缝合方法很多，不论采用何种，均应注意下列事项。

(1)应按组织的解剖层次分层进行缝合，缝合的组织间要求对位正，不夹有其他组织，少留残腔。

(2)结扎缝线的松紧度要适当，以切口的边缘紧密相接为宜，过紧影响血液循环，过松则使组织对合不良，影响愈合。

(3)缝合时针间距离以不发生裂隙为宜。例如，皮肤缝合针距通常掌握在 1.0～1.5 cm，进出针与切口边缘的距离以 0.5～1.0 cm 为宜。

(4)对切口边缘对合张力大者，可采用减张缝合。

(二)器械缝合法

根据钉书器的原理制成一定形状的器械，将组织钉合或吻合称为器械缝合法。用此法代替手工缝合，可省时省力，且组织对合整齐。但由于手术区的解剖关系和各种器官不同，限制了器械的使用范围。目前常用的缝合器主要用于消化道手术，如管状吻合器、残端闭合器、荷包缝合器等。使用前须详细了解器械的结构、性能和使用方法，才能取得良好效果。

二、拆线

皮肤缝合线需要拆除，因全身不同部位的愈合能力及局部的张力强度不同，所以，拆线的时间也不一样。一般来说，胸、腹、会阴部手术后 7 天拆线；头、面、颈部手术后 5～6 天拆线；四肢、关节部位手术，以及年老体弱、营养状态差或有增加切口局部张力因素存在的患者可在手术后 9～12 天拆线或分期进行拆线。

拆线时先用碘酊、酒精消毒切口，然后用镊子提起线结，用剪刀在线结下靠近皮肤处剪断缝线，随即抽出。这样可使露在皮肤外面的一段线不经皮下组织抽出，可防止皮下组织孔道感染。抽出缝线后，局部再用酒精涂擦一遍，然后用无菌纱布覆盖，切口有明显感染时，可提前拆除部分或全部缝线。

(卞国奉)

第六节 引 流

引流是指将组织裂隙、体腔和空腔脏器内的液体引离原处和排出体外。广义的引流包括胃肠减压、留置导尿和胃肠之间的短路吻合等内引流。本节讨论的是手术时放置引流物或导管的引流方法。

一、引流目的

引流的液体可分为感染性和非感染性两大类。感染性液体(脓液)通过引流后,可以达到减轻压力、缓解疼痛、减轻炎症、防止炎症扩散、有利于炎症消退的目的。非感染性液体包括血液、渗出液及组织分泌液等通过引流后,可以达到减轻局部压力、减少液体对周围组织的损害作用、减少合并感染的可能性,有利于伤口愈合等目的。

二、引流作用机制

(一)被动引流

1.吸附作用

在伤口内放置纱布类引流物,伤口液体借助于纱布毛细管的吸引作用,而被引流出体外。

2.导流作用

在伤口内放置导管状引流物,伤口液体凭借其与大气之间的压力差,通过导管腔被引流出体外。

3.虹吸作用

体内位置较高的腔内液体通过引流管流入位置较低的引流瓶中。此类引流为开放式时,较易有外源性污染,故仅适宜于浅部的伤口。闭式引流需缩小体表引流口,将引流管外端通向封闭的容器,如胸腔引流时,需保持胸腔内一定的负压,故需将引流管连接于水封瓶。

(二)主动引流

将引流管连接于负压器,借负压作用吸出伤口内液体。引流可分为闭合式和半开放式两种,前者吸引力较大,可促使伤口内腔迅速缩小,但引流管内口容易吸附于邻近组织而失去引流作用。半开放式用套管引流,其套管内段有多个开口而外段(留于体表上)有一个小开口。连接减压器后管内的负压有一定的限度,可减少内口被堵塞的机会。套管内管还可注入液体供灌洗之用。半开放式引流主要用于腹腔内。

三、引流物类型

(一)纱布引流条

有干纱布引流条、盐水纱布引流条、凡士林纱布引流条和浸有抗生素引流条。凡士林纱布引流条常用于脓肿切排后堵塞伤口,其作用是压迫止血,防止因伤口壁与敷料的粘连或肉芽长入敷料导致换药时疼痛。盐水纱布引流条和浸有抗生素引流条多用于较浅的感染伤口。

(二)橡胶引流片

由橡胶手套、薄片橡胶裁剪而成。

(三)烟卷引流管

由纱布引流条和橡胶引流片组成,即在纱布引流条外层包裹一层橡胶片,形成类似香烟式的引流条。由于外周柔软、光滑不易压伤周围组织。使用时须将内置端的外周橡胶剪数个小孔,以增加吸附面积,并需先将其浸湿无菌盐水后再置入伤口内。

(四)橡胶引流管

根据制作材料不同分为乳胶管和硅胶管。橡胶引流管有粗细、软硬不同,应根据临床实际情况选择合适的橡胶引流管。橡胶引流管种类很多,除普通橡胶引流管外,还有用于不同组织和器官的特制引流管,如导尿管、气囊导尿管、胆道 T 形管、胃肠引流管、脑室引流管、胸腔引流管等。

四、引流适应证

(一)浅部引流

浅部较小的脓肿切开后,用油纱条引流。较大的脓肿(如乳腺脓肿)切开后宜用软胶管引流,需要时行对口引流。

清洁手术和轻度污染手术的伤口,原则上不留置引流物。如果组织分离创面较大,术后可能渗出较多,则需留置引流以免局部积液影响愈合。如乳腺癌根治术,为了避免皮下积液,缝合切口前在皮下留置胶皮条或软胶管(内段剪去半边成槽形),且在体表包扎干纱布使皮瓣紧贴胸壁。又如创伤清创术,一般不留引流,如果估计创面渗出较多,则缝合前留置引流;如果处理时间较迟或污染较重,为预防术后感染,在缝合筋膜后留置盐水纱布于皮下,而皮肤与皮下组织作延期缝合。

(二)深部引流

胸腔内、腹腔内等部位手术时留置引流的目的:①排出腔内感染性液体,以减轻炎症和全身毒血症,如脓胸、腹膜炎或腹腔脓肿等;②排出腔内非感染性液体(血液、渗出液、消化液等),以免积聚后继发感染,如重症急性胰腺炎、癌肿的广泛切除术等;③为促使器官功能恢复,如胸腔手术后的肺叶复张;④为观察手术部位术后有无出血或消化液等漏出,以便及时做必要的处理,如肝叶切除、未经准备的结肠切除吻合术等。

五、引流注意事项

(1)根据疾病的性质、手术中情况,以决定选择何种引流方法及何种引流物。

(2)一般引流物内端应置于伤口底部或接近需要引流的部位,胃肠手术应放在吻合口附近。否则使引流不充分而残留无效腔。

(3)闭合式引流其引流物不从原切口出来,而从切口旁另戳孔引出体表,以免污染整个切口并发感染。

(4)引流物必须固定牢靠,以防引流物滑出切口或掉入体内。一般用缝线将引流物固定于皮肤上。

(5)在缝合组织时注意勿将引流物缝于深部组织中,否则拔引流物时将难以顺利取出。

(6)术后必须维持引流通畅,及时清除引流管内堵塞物。

(7)术后应详细观察引流液的数量、颜色和气味,以判断疾病的转归。

六、引流并发症

(一)出血

多发生于引流术后换药、拔管和并发感染时。常见为渗血或少量出血,但以下情况可引起大出血。施行负压吸引时,引流管与血管壁直接接触,造成血管损伤出血;引流管压迫或长期刺激血管而导致血管破裂出血。

(二)感染

管理不善的引流物可能成为感染的途径,外源性病原体可经引流物侵入体腔导致感染;经引流管局部滥用抗生素可引起体腔内混合感染;引流物固定不当而脱入体腔,可继发体腔内感染。

(三)损伤

引流物长期压迫周围组织,可损伤体腔内血管、神经与脏器。腹腔内的引流管可压迫肠管或胃肠道吻合口,引起肠梗阻、肠穿孔或胃肠道瘘。

1.慢性窦道形成

主要原因为引流管长期放置、引流不畅、反复感染、异物刺激、组织坏死或残留无效腔。

2.引流管滑脱、阻塞和拔管困难

引流管滑脱主要原因为固定不牢固,多在患者活动时脱出。血凝块、结石、稠厚的脓液或导管壁扭曲和折叠可导致引流管阻塞。拔管困难常见原因有留管时间较长、管壁与周围组织粘连或在体腔内手术时不慎将导管与组织缝合在一起。此时,强行拔除可致引流管断裂而残留于体腔。若采用一般措施引流管仍不易拔出,需查明原因后再做进一步处理。

(申立凯)

第七节 伤 口 换 药

伤口换药(简称换药)又称敷料交换,是处理伤口和创面的必要措施。合理的换药方法、伤口用药、引流条放置、适当的敷料、恰当的换药间隔时间是保证创口愈合的重要条件,否则不仅达不到治疗目的,反而延误伤口愈合,甚至导致感染。因此,正确的换药是提高外科治疗的关键。此项操作常被临床医护人员疏忽,值得强调其重要性。换药应根据伤口创面的具体情况选择不同的方法。

一、换药前准备

(1)换药室应提早做好室内各种清洁工作,换药前半小时室内不做打扫。

(2)换药前必须初步了解创口部位、类型、大小、深度、创面情况,是否化脓,有无引流物,以便准备适当敷料和用具,避免造成浪费或临时忙乱。

(3)严格执行无菌操作。换药者应戴好口罩、帽子,操作前清洁洗手,对化脓创口换药后须重新洗手,再继续换药。

(4)患者应选择适当体位,避免患者直接观察伤口换药的操作。伤口要充分暴露,换药时,应有足够的照明光线,注意保暖,避免受凉。会阴部及大面积创口宜用屏风隔开或单独在室内换药。

（5）用物准备：换药碗 2 只，1 只盛无菌敷料，1 只盛乙醇棉球、盐水棉球、引流物。镊子 2 把，一把作清洁创口周围皮肤用，另一把作为创口内换药用。按创口需要加用油纱布、纱布条、引流药、外用药和纱布等。

二、操作要点

（1）一期缝合的伤口，应保持敷料的清洁干燥和固定位置。如果敷料被污染、浸湿或移位，应及时更换。如果临床表现可疑伤口并发感染，更应及时更换，检查有无局部红肿等，必要时提前拆线以利引流。伤口愈合过程正常者，则等待 5～7 天拆线更换敷料。

（2）薄、中层植皮的供皮区和植皮区、表皮层创伤，经清洁和制止渗血后，可用单层油纱布覆盖，外加吸水性纱布类包扎。4～5 天或更迟时间更换敷料，注意避免损伤新生的上皮。

（3）化脓性伤口和创面：①量脓性分泌物时，需用盐水纱条、呋喃西林或氯己定等液的纱布外敷，减少局部脓液存留。此时注意有无来自深部化脓病灶的脓液。②脓液减少而有肉芽组织生长时，视肉芽组织性状选用不同的敷料。肉芽色鲜、颗粒状、触之易渗血，表示其生长较好，可用等渗盐水或油纱条。肉芽色淡、水肿，可用高渗盐水或 20%～30% 硫酸镁的纱布。肉芽色暗、触之不易渗血、无生长趋势，可能由于局部血液循环不良（如压疮），创面暂用碘仿纱布等，并设法改善局部血液循环。已生长的肉芽发生销蚀现象，多由于某种致病菌（如铜绿假单胞菌）感染所致，应用含抗菌药物的纱条。肉芽生长过盛超出创缘平面，有碍新生上皮向创面中心生长，可用刮匙刮去肉芽或者以硝酸银腐蚀肉芽，敷以盐水纱条或油纱条待其重新愈合。③伤口或创面局部使用抗菌药物，应有针对性。如烧伤创面脓毒症，常用磺胺嘧啶银，主要为了防治铜绿假单胞菌感染。庆大霉素等多种抗生素对铜绿假单胞菌也有效，但体表创面用抗生素时致病菌容易产生耐药性，因此尽可能少用抗生素于感染创面。伤口和创面有较多的一般性脓液时，可用 Dakin 液（含漂白粉、硼酸、碳酸钠）、依沙吖啶液或氯己定液冲洗，并用药液纱布外敷。若发现有真菌感染，则需用酮康唑等抗真菌药。

（4）中心静脉或深静脉置管（监测、给营养等）时，伤口必须保持清洁无感染，以防致病菌侵入血流。每天更换其敷料，局部行清洁消毒（可用碘伏）后覆盖干纱布。

（任　俊）

第二章

血 管 疾 病

第一节 颈动脉狭窄

颈动脉是血液由心脏通向脑和头颅其他部位的主要血管,颈动脉狭窄多是由于颈动脉的粥样斑块导致的颈动脉管腔的狭窄性病变甚至可能逐渐发展至完全闭塞性病变。颈动脉狭窄性病变和脑缺血性卒中的关系非常密切。脑卒中目前已经成为继心肌梗死和恶性肿瘤的第三大致死性疾病。在缺血性脑卒中患者中,近1/3的发生与颅外颈动脉病变尤其是颈动脉狭窄有关。颈动脉狭窄造成的脑卒中包括两方面:一是严重的狭窄造成的直接脑灌注减少;二是颈动脉粥样斑块脱落或斑块破裂形成的微血栓脱落(图2-1)。

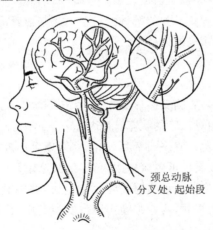

颈总动脉
分叉处、起始段

图 2-1 颈动脉狭窄的好发部位

一、解剖和生理

颈动脉与颈静脉、迷走神经一起被包围在颈动脉鞘内,颈动脉分为颈总动脉、颈外动脉和颈内动脉,颈总动脉是主干,颈内动脉和颈外动脉是其发出的分支。左颈总动脉直接起源于主动脉弓,右颈总动脉与右锁骨下动脉共起源于无名动脉。两侧颈总动脉发出后经过胸锁关节后方,沿气管和喉外侧上升,在甲状软骨上缘分出颈内、外动脉。颈内动脉在外后侧继续上行,经颅底颈动脉孔入颅内。颈动脉在颈部的特点为垂直上行,颅外一般没有分支,是目前颈动脉外科治疗中最常涉及的区域。颈外动脉走行于颅内动脉的前内侧,其在颈部发出甲状腺上动脉、舌动脉、面动脉、枕动脉、耳后动脉和咽动脉。颈动脉窦是位于颈内动脉起始处的膨大部分,窦壁有压力感受器,受刺激后可引起反射性心率减慢、血管扩张和血压降低,颈动脉球是颈动脉分叉处后方一椭圆形小体,属化学感受器,是血液中 CO_2 浓度感受器。在颈动脉鞘内,颈动脉位于颈总动脉外侧,迷走神经位于颈总动脉与颈内静脉中间后侧。在颈动脉鞘下缘及深处有副神经、舌下神经、交感神经干通过。

二、病因

(一)主要病因

颈动脉狭窄的病因主要有动脉粥样硬化、大动脉炎及纤维肌性发育不良等,其他病因如外伤、动脉迂曲、先天性动脉闭锁、肿瘤、夹层、动脉炎、放射治疗(简称放疗)后纤维化等较少见。

(二)常见病因

在西方,约 90% 的颈动脉病变是由动脉粥样硬化所致。在我国,除动脉粥样硬化外,大小动脉炎也是颅外颈动脉狭窄的常见病因。

三、发病机制

动脉狭窄理论和微栓塞理论是目前关于颈动脉斑块如何诱发脑梗死的发病机制的两种理论观点。

(一)动脉狭窄理论

该理论认为颈动脉硬化狭窄导致了血流动力学改变,颈动脉血流减少,导致大脑相应部位的低灌注。也就是说,由于颈动脉病变导致的机械性狭窄引起脑血流灌注缺乏、脑组织缺血而发生脑卒中,外科干预的目的就是解除机械性梗阻。

(二)微栓塞理论

有学者观察到,一侧颈动脉即使完全梗阻,某些患者也没有引发神经症状。这是由于人的颅颈部血管的侧支循环非常丰富,只要侧支循环建立及时,依靠完善的自我调节机制,某些颈动脉完全闭塞的患者可以长期处于相对稳定的状态。Millikan 报道来自颈动脉的栓子可以导致短暂性脑缺血发作,当动脉粥样斑块发生溃疡病变时,此处常聚集血小板,形成血栓,血栓脱落可形成脑梗死。斑块下出血引起斑块破裂也可致斑块脱落,导致脑卒中。

目前,关于这两种机制何者更占优势的问题尚存在争议,但多数认为斑块狭窄度、斑块形态学特征均与脑缺血症状之间密切相关,两者共同作用诱发神经症状,而狭窄度与症状间关系可能更为密切。

临床上一般通过测定颈动脉狭窄度和斑块形态学这两个指标对脑卒中的风险进行评价。狭窄度是目前制定颈动脉狭窄外科干预的主要依据,因其为评价斑块危险程度的最主要指标。国际上常用的测定方法有两种,即北美有症状颈动脉内膜切除术试验协作组(North American Symptomatic Carotid Endarterectomy Trial Collaborators, NASCET)标准为 $(B-A)/B×100\%$;欧洲颈动脉外科试验协作组(European Carotid Surgery Trial Collaborators Group, ECST)标准为 $(C-A)/C×100\%$,式中 A 为狭窄处残留管腔内径或彩色血流宽度,B 为狭窄远端正常动脉管腔内径或彩色血流宽度,C 为狭窄处原血管内径。推荐采用 NASCET 标准:轻度(0~29%)、中度(30%~69%)、重度(70%~99%)。

斑块形态学:斑块溃疡和斑块下出血是颈动脉斑块两个重要的形态学特征。低回声斑块易诱发脑梗死症状,有溃疡的斑块也属危险病变,斑块的钙化程度也是反映局部斑块稳定性的一个标志。

四、临床表现

部分轻至中度颈动脉狭窄患者可无临床症状。对于临床出现与狭窄相关的症状者,称为"症状性颈动脉狭窄",临床表现主要与血管狭窄导致的脑缺血相关。

(1)颈动脉狭窄引起脑部缺血:可表现为单眼失明或黑矇、单侧肢体或偏侧肢体无力、麻木、语言障碍、偏盲、霍纳综合征等。

(2)临床最为常见的体征是颈动脉区域的血管杂音。

(3)一般认为,根据症状持续时间把颈动脉狭窄引出的脑缺血分成 4 种类型。①短暂脑缺血发作:只突然发生了局灶神经功能障碍,症状持续时间<24 小时,不遗留神经系统症状;②可逆性神经功能缺损:类似卒中的神经功能障碍较轻,往往在 3 周内完全恢复;③进展性卒中:卒中症状逐渐发展、恶化;④完全性卒中:突然出现卒中症状,快速进展恶化,之后症状持续存在,症状时轻时重。前两型均为可逆性,经积极及时的治疗预后较好;后两型则为不可逆性脑梗死,预后较差。

五、辅助检查

(一)多普勒超声检查

多普勒超声检查是目前首选的无创性颈动脉检查手段,不仅可显示颈动脉的解剖图像,进行斑块形态学检查,如区分斑块内出血和斑块溃疡,而且还可显示动脉血流量、流速、血流方向及动脉内血栓等。整段颈动脉狭窄程度的准确性在 95% 以上,是重要的筛查手段和干预后随诊评估手段。

(二)经颅多普勒超声检查

经颅多普勒超声检查是另一项无创检查手段,可以检测颅内外动脉的病变,观察血流动力学改变,临床符合率在 90% 以上。

(三)磁共振血管造影检查

磁共振血管造影(magnetic resonance angiography,MRA)是一种无创性的血管成像技术,能清晰地显示颈动脉及其分支的三维形态和结构,并且能够重建颅内动脉影像,对诊断确定方案极有帮助。MRA 的突出缺点是缓慢或复杂的血流常会造成信号缺失,夸大狭窄度。

(四)CT 血管造影检查

CT 血管造影(computer tomography angiography,CTA)是经血管注射对比剂,当循环血中或靶血管内对比剂浓度达到最高峰期间进行容积扫描,然后再行处理,获得数字化的立体影像。CTA 已广泛应用于诊断颈动脉狭窄,可以作为术前诊断和制订治疗方案的重要依据,在某种程度上已有取代血管造影的趋势。

(五)数字减影血管造影检查

尽管无创伤性影像学检查手段越来越广泛地应用于颈动脉病变的诊断,但数字减影血管造影(digital subtraction angiography,DSA)仍被认为是整段颈动脉狭窄的金标准。颈动脉狭窄的 DSA 检查应包括主动脉弓造影、双侧颈动脉选择性正侧位造影、颅内段颈动脉选择性正侧位造影。DSA 可以详细评价病变的部位、范围、程度以及侧支形成情况（图 2-2）。

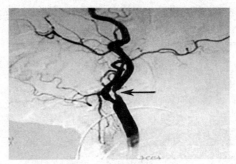

图 2-2　颈动脉狭窄

六、诊断要点

(一)颈动脉狭窄的高危因素和高危人群

年龄＞60 岁的男性,有长期吸烟史、肥胖、高血压、糖尿病、高血脂和高同型胱氨酸血症等多种心脑血管疾病的危险因素也是颈动脉硬化狭窄的高危因素。动脉硬化是一种全身性疾病,缺血性脑卒中(特别是短暂性脑缺血发作)患者、肢体动脉硬化闭塞患者、冠心病患者及体检时发现颈动脉血管杂音的患者均是颈动脉硬化狭窄的高危人群。

(二)颈动脉狭窄的影像学诊断

影像学检查是明确颈动脉狭窄诊断的重要依据,通常情况下,多普勒超声是最好的筛选手段,而 CTA 则可以用于诊断和治疗策略的选择。通常颈动脉狭窄的影像学诊断包括多普勒超声检查、经颅多普勒超声检查、MRA、CTA、DSA 等。

(三)颈动脉狭窄患者的临床评价

动脉粥样硬化所致的颈动脉狭窄患者临床评价包括:①危险因素的评价;②心脏检查;③周围血管检查;④脑功能评价要有专职神经内科医师参与,应包括系统的神经系统体检和颅脑影像学检查。神经系统体检包括意识状态、脑神经、运动、感觉和协调性试验等方面。颈动脉狭窄程度分级方法通常参照 NASCET 或 ECST 标准:轻度(0～29％)、中度(30％～69％)、重度(70％～99％)。颅脑影像学检查包括颅脑 CT 和 MRI。

七、治疗

目前对于经颈动脉狭窄的治疗方法在于改善脑供血、纠正和缓解脑缺血的症状;预防短暂性脑缺血发作和缺血性脑卒中的发生。大致包括非手术治疗、手术治疗和介入治疗。

(一)非手术治疗

非手术治疗是基本的治疗方法,主要采用药物治疗预防控制动脉硬化高危因素,降低缺血性脑血管疾病的发生率。很好地控制现患的疾病,如高血压、糖尿病、高脂血症及冠心病等。非手术治疗包括以下几方面。

(1)减轻体重。

(2)戒烟。

(3)限制酒精摄入。

(4)抗血小板凝聚治疗:大型临床试验证实,抗血小板聚集药物可以显著降低脑缺血性疾病的发生率,临床上常用的药物为阿司匹林、氯吡格雷、西洛他唑等。

（5）改善脑缺血的症状。

（6）抗凝血治疗：低分子量肝素用于预防短暂性脑缺血发作和缺血性脑卒中的研究已有报道。

（7）他汀类药物：可起到降低血脂水平、恢复内皮功能和稳定斑块的作用。对无禁忌证患者应给予他汀类药物,无脂质代谢紊乱的患者亦能获得益处。

（8）应常规给予定期的超声检查,动态监测病情的变化。

（二）手术治疗

颈动脉狭窄标准的手术方式为颈动脉内膜切除术(carotid endarterectomy,CEA),已经被多数临床研究证明是治疗颈动脉狭窄安全、有效的手段,可以有效地预防和降低脑卒中的发生。动脉粥样硬化斑块通常仅局限于颈动脉分叉近端和远端数厘米处,这是适宜手术的部位,为颈动脉内膜提供了可能。手术治疗的目的是预防脑卒中的发生,其次是预防和减缓短暂性脑缺血发作的发作。

欧美关于 CEA 的临床试验结果证实：①CEA 治疗对有症状的颈动脉狭窄疗效优于内科药物治疗。颈动脉狭窄度为 70%～99% 的患者行 CEA,可明显获益；②狭窄度为 0～29% 的患者3 年内发生脑卒中的可能性很小。CEA 的危险性远远超过获益,不宜行 CEA；③狭窄度为30%～69% 的患者初步认为不宜行 CEA,但有待进一步验证。

1.适应证

（1）绝对指征：6 个月内一次或多次短暂性脑缺血发作,且颈动脉狭窄度≥70%；6 个月内一次或多次轻度非致残性脑卒中发作,症状和体征持续超过 24 小时且颈动脉狭窄度≥70%。

（2）相对指征：无症状性颈动脉狭窄度≥70%；有症状性狭窄度 50%～69%；无症状性颈动脉狭窄度<70%,但血管造影或其他检查提示狭窄病变处于不稳定状态。

2.操作方法

全身麻醉和局部麻醉后,做胸锁乳突肌前缘切口。游离动脉后,颈动脉窦用 1% 利多卡因浸润封闭以防颈动脉窦反射,注意避免损伤舌下神经、迷走神经、面神经下颌缘支,全身肝素化后,分别阻断颈内动脉、颈外动脉和颈总动脉。纵行切开颈总动脉和颈内动脉,颈内动脉远端切开超过狭窄平面,测颈动脉残端反流压≤4.0 kPa(30 mmHg),应放置颈动脉转流管,剥离并切除内膜斑块,颈内动脉远端切断的内膜可间断固定3～4 针,以防术后出现夹层产生内膜活瓣影响血流,用肝素盐水(12 500 U 肝素：500 mL 生理盐水)冲洗内腔后,颈动脉偏细者采用颈动脉人工血管补片,术后沙袋压迫切口 1 小时协助止血,8 小时后开始抗凝血治疗。术后控制血压在术前水平范围的 10% 左右。使用甘露醇、地塞米松减轻脑水肿。

3.并发症

脑卒中、死亡、脑神经损伤、伤口血肿感染、术后高血压、术后高灌注综合征等,心肌梗死、低血压的发生率很低。

（三）介入治疗

颈动脉狭窄血管成形和支架植入术(carotid angioplasty and stenting,CAS)的成功率在80%～90%,使用脑保护装置实施颈动脉血管支架成形术需要经验丰富的术者,良好的器械设备和正确适当的患者选择。

1.适应证

(1)充血性心力衰竭和(或)各种已知的严重左心功能不全。

(2)6周内需行开胸心脏手术。

(3)近期的心肌梗死史(4周以内)。

(4)不稳定型心绞痛。

(5)对侧颈动脉阻塞。

(6)继发于肌纤维发育不良的颈动脉狭窄。

(7)特殊情况:①对侧的喉返神经麻痹;②颈部放疗史和颈部根治术后;③CEA术后再狭窄;④外科手术难以显露的病变,颈动脉分叉位置高/锁骨平面以下的颈动脉狭窄;⑤严重的肺部疾病;⑥年龄＞80岁;⑦患者拒绝行CEA术或颈动脉经皮腔内血管成形术。

2.操作方法

术前3~5天给予抗血小板准备,术中常规监护,视病情采用局部麻醉和全身麻醉,一般情况下均采用局部麻醉,右股动脉穿刺成功后植入8F鞘,全身肝素化后行主动脉弓上造影及颈动脉、锁骨下或椎动脉造影,评估造影结果,确认所要进行治疗的血管是患者症状的血管,撤出造影管,将导引管放入患侧颈总动脉,在路线图(Roadmap)下将过滤伞通过狭窄处到达远端正常血管,至少距离正常血管处4 cm;释放保护伞后,在过滤伞微导丝的同一轨道上将所选定的支架跨过狭窄部位,透视下将支架安放在选定部分;如支架扩张不满意,可选取合适球囊行后扩张,使支架能充分扩张到和狭窄远端正常需要血管直径接近(大致即可,因支架术后还有自膨功能),回收保护伞。术后常规给予低分子量肝素钠0.4 mL肌内注射,每12小时一次,疗程3天。同时口服氯吡格雷及阿司匹林抗血小板治疗。术后3个月任选一种抗血小板治疗至少6个月,严密随访。还有经肱动脉和经颈动脉途径实施CAS的方法。

3.并发症

穿刺部位血肿、假性动脉瘤、急性脑梗死、过度灌注性损伤、动脉夹层、血管痉挛、心动过缓、高血压或低血压等。

(孙　会)

第二节　锁骨下动脉狭窄

锁骨下动脉狭窄是指动脉硬化或动脉炎症造成锁骨下动脉管腔变细,影响远端血流,一般最容易发生在双侧锁骨下动脉的起始部位,往往都在分出椎动脉之前。锁骨下动脉盗血是指由于锁骨下动脉近端狭窄或闭塞,其远端供血由椎动脉自上而下反向流动,经Willis环"盗取"颅内血液供给上肢,导致脑缺血,主要表现为椎-基底动脉供血不足。

一、病因

动脉粥样硬化是头臂动脉疾病最常见的病因,动脉管腔直径狭窄率超过75%称为重度病变,管腔内深的溃疡型斑块和血栓也被列入重度病变范畴。动脉粥样硬化病变可为单发或多发,可累及单支或多支血管,由于左锁骨下动脉是由主动脉弓直接发出,所以病变多位于左侧。感染性疾病(梅毒、结核等)可导致头臂动脉的动脉瘤样退行性改变,最常见于锁骨下动脉。多发性大动脉炎常同时累及头臂动脉三分支,好发于各支动脉起始段,其病程可分为急性炎症期和血管损伤硬化期。炎症病程逐渐出现动脉壁的纤维化增厚,当病程进展导致多支血管闭塞时可表现为明显的椎-基底动脉供血不足症状。同时先天性动脉畸形(主动脉弓狭窄,锁骨下动脉发育不良)、外伤,以及牵涉到锁骨下动脉的血管手术、放射性血管损伤、动脉瘤和夹层等也是常见病因。锁骨下动脉闭塞后,在基底动脉和锁骨下动脉之间存在着一种逆向压力差,当压力差相当于体循环收缩压的10%时,椎动脉血液停止并逆流向锁骨下动脉,以至于不仅上肢而且脑部供血有不同程度的下降。

二、解剖和生理

锁骨下动脉右侧起自头臂干,左侧起自主动脉弓,出胸廓上口弯向外,在锁骨与第1肋之间通过,到第1肋外缘处移行为腋动脉。以前斜角肌为标志,将其分为3段:第1段位于前斜角肌的内侧,越过胸膜顶前方,其前面的内侧有迷走神经,外侧有膈神经越过;第2段位于前斜角肌后方,其上方紧靠臂丛,下方为胸膜顶;第3段为前斜角肌外侧缘至第1肋外侧缘之间的部分,其外上方有臂丛、前方为锁骨下静脉。

三、病理生理

动脉粥样硬化是最常见的闭塞性病因,极少数属于先天性,罕见于胸部外伤、无脉症、巨细胞动脉炎、栓塞或瘤栓。

(一)动脉粥样硬化性

锁骨下或头臂干粥样硬化常同时在颅外颈部其他血管也有同样的损害。如一组168例患者中,经血管造影证实,80%同时存在着颈总、颈内、颈外或椎动脉损害。另一组74例成人患者中,37例(50%)同时有其他颈部血管损害,并以颈内动脉者最常见,这是由于动脉粥样硬化是一种全身性血管损害的缘故。

(二)先天性

Pieroni报道1例经血管心脏X线造影证实的先天性锁骨下动脉盗血,该例锁骨下动脉近心段闭锁。先天性患者常同时有心血管缺陷,即本综合征如发生在主动脉弓左位或主动脉弓有缩窄时,则同时多存在着动脉导管未闭和室间隔缺损;如为主动脉弓右位,则常有法洛四联症。主动脉弓为右位,亦可见主动脉弓正常,锁骨下动脉呈局限性发育不良、闭锁或孤立。罕见的报道还有双侧锁骨下动脉近心段发育不良,同时有主动脉缩窄而出现双侧盗血者。

(三)医源性

有报道对12例法洛四联症施行Blalock Taussig手术时,当将锁骨下动脉近心段和肺动脉吻合后,血管造影证实有"锁骨下动脉盗血",其中7例出现了基底动脉供血不足的症状。此外,由于右锁骨下动脉起于主动脉,且并行于食管的后面,对患畸形性吞咽困难者进行血管手术矫正时,也能引起本综合征。

(四)外伤性

车祸使胸部受伤,在锁骨下动脉上,椎动脉起始处的近心侧发生挫伤性血栓形成,从而导致本综合征。

（五）其他

如风湿性心脏病并发左锁骨下动脉第一段栓塞、无脉症、转移性癌栓和巨细胞动脉炎。

四、病因与发病机制

（一）"盗血"的原因

在正常生理情况下，颅内动脉的动脉压低于主动脉弓或其分支的压力，以保持正常的颅内供血。当这种压力梯度发生颠倒，血液则可由头部向心脏方向逆流或流往上肢。"锁骨下动脉盗血"就是由于病变使锁骨下动脉的压力低于基底动脉的结果。动物试验发现，当急性闭塞犬的右锁骨下动脉近心侧时，引起右椎动脉血流逆行，这种血流逆行取决于全身血压和右椎-锁骨下动脉联结处的血压差，当血压差增加时，即引起血流逆行。

（二）引起"盗血"的因素

在锁骨下动脉或头臂干近心侧有闭塞，但并不都发生"盗血"现象。产生椎动脉血流逆行，要有许多生理或解剖上的因素，其中最重要的是锁骨下动脉狭窄的程度，这在有盗血的患者，其两上肢收缩压差常较不发生盗血者要大。此外，还要看侧支循环的情况。

（三）"盗血"的方式

（1）一侧锁骨下或头臂干近心段闭塞时，血液流动方向为对侧椎动脉→基底动脉→患侧椎动脉→患侧锁骨下动脉的远心段。

（2）头臂干闭塞时，除按上述方式外，同时血液经由后交通动脉→患侧颈内动脉→颈总动脉→患侧锁骨下动脉的远心段。

（3）左锁骨下动脉和右侧头臂干同时狭窄，血液经两侧后交通动脉→基底动脉→两侧椎动脉→两侧锁骨下动脉的远心段。Vollmer 等将所见 40 例分为椎动脉-椎动脉（占 66%）、颈动脉-基底动脉（占 26%）、颈外动脉-椎动脉（占 6%）、颈动脉-锁骨下动脉（占 2%）。

（四）"盗血"时侧支循环的意义

当锁骨下动脉盗血时，侧支循环的出现是对阻塞的一种反应。脑血管造影常见下列 5 种侧支循环：①椎动脉和椎动脉；②甲状腺动脉和甲状腺动脉；③颈升动脉和同侧椎动脉及椎前动脉的分支；④同侧颈升动脉和椎动脉的分支；⑤颈外动脉的枕支和同侧椎动脉的肌支（枕椎吻合）。

从理论上来看，基底动脉环是一个良好的侧支循环系统，但它受先天发育的限制，尤其是后交通动脉发育不良（占 22%），在颅外有大血管阻塞时，能严重影响血液循环。有学者对 42 例本综合征患者的血管造影观察，发现在出现椎-基底动脉供血不足的患者中，其大脑后动脉血流来自颈内动脉（正常由基底动脉而来）；大脑后动脉呈胚胎型（即该动脉由颈内动脉向后方直行）及后交通动脉和大脑后动脉的联结处有一角度（表示发育不良）者，较不出现椎-基底动脉供血不足的患者发生率高。

五、临床表现

（1）单侧锁骨下动脉起始段闭塞可引起锁骨下动脉-椎动脉盗血表现，同侧椎动脉的逆向血流为该侧上肢动脉供血，导致椎-基底动脉供血不足，表现为眩晕、恶心、呕吐、复视、构音障碍、吞咽困难、共济失调、交叉性瘫痪等症状。

（2）上肢动脉缺血表现：疼痛、无力、苍白、发凉等症状，活动后加重。患侧桡动脉搏动减弱或消失，收缩期血压较正常对侧降低≥2.7 kPa（20 mmHg），在锁骨上窝可听到血管杂音。

（3）既往曾使用内乳动脉行冠状动脉旁路移植术的患者,同侧锁骨下动脉起始段闭塞可出现内乳动脉桥的逆向血流导致心肌缺血并再发心绞痛,被称为锁骨下动脉-冠状动脉盗血。

六、辅助检查

（一）体格检查

如患者出现无力、麻木、肢体发凉等上肢缺血症状,或出现头晕、眩晕等椎-基底动脉缺血症状,应引起注意。如发现一侧脉搏减弱或消失,双侧血压不对称,差异超过 2.7 kPa(20 mmHg)提示一侧锁骨下动脉狭窄或闭塞,有时听诊可闻及血管收缩期杂音。

（二）超声多普勒检查

对于闭塞性病变,多普勒检查可以发现远端锁骨下动脉血流流速减慢及椎动脉的反向血流,提示椎动脉盗血。对于狭窄性病变,可发现狭窄远端血流流速加快,有时亦可通过压力试验诱发椎动脉盗血。彩色多普勒诊断椎动脉盗血的准确性超过 95%。另外,介入治疗术后也应该做超声多普勒检查对患者进行随访,观察血管的通畅性及椎动脉血流。

（三）CTA 和 MRA 检查

CTA 和 MRA 检查是明确诊断的重要手段,其可以清晰判断病变部位、狭窄程度及闭塞远端血管的情况,对于钙化病变的诊断优于 DSA 动脉造影,其诊断的特异性达到 99%,同时对椎动脉的发育情况可做出明确判断,为下一步治疗方案的制订提供重要参考。

（四）DSA 动脉造影检查

DSA 可以检查局部病变,明确诊断,同时可以进行颅内血供的详细评估,但由于其有创性,患者常不易接受,一般不作为常规诊断手段。但在可疑的病例及介入术前判断证实椎动脉盗血逆流有重要价值,应进行检查。

七、诊断要点

（1）头臂动脉疾病的首要筛查方式是体格检查,包括仔细评估上肢动脉搏动情况、测量并比较双上肢血压、听诊锁骨下动脉有无血管杂音等。双功超声主要用于观察椎动脉有无逆向血流及颅外段颈动脉的狭窄、闭塞等病变。

（2）怀疑有头臂动脉病变存在时,无创影像学检查如 MRI 或 CT 可对主动脉及其分支清晰地成像。一些有幽闭恐惧症的患者或体内有金属植入物的患者不能进行 MRI 检查;患者的身体形态也会影响 CT 和 MRI 的成像质量;患者体内如果存在金属植入物,可产生假象而影响 CT 和 MRI 对血管的精确成像。在进行头臂动脉各支血运重建手术前应行脑 CT 或 MRI 检查,如明确发现存在近期梗死灶应慎重,因为这些病灶更易出现缺血再灌注损伤。

（3）动脉造影检查仍是动脉疾病诊断的金标准。当无创影像学检查不能明确病变时,应进行动脉造影检查。其不足包括局部动脉损伤、卒中风险、造影剂相关性肾损害等。由于头臂动脉疾病合并冠状动脉粥样硬化改变者发生率约为 40%,因此应对患者进行心脏方面的相关检查,尤其是在经胸血运重建术前应准确地评估心功能。

八、治疗

（一）内科治疗

目的是减轻脑缺血的症状,降低脑卒中的危险,很好地控制现患的疾病,如高血压、糖尿病、高脂血症及冠心病等。

(二)外科治疗

1.血运重建手术

(1)适应证:头臂动脉血运重建术的适应证包括引起临床症状的各种头臂动脉病变,临床症状主要包括大脑缺血症状、椎-基底动脉供血不足症状和上肢缺血症状。大脑缺血症状主要表现为卒中和短暂性脑缺血发作;椎-基底动脉供血不足由颅内持续低血流量状态引起,表现为眩晕、恶心、失衡等,无名动脉和锁骨下动脉起始段闭塞引起的盗血综合征可导致椎-基底动脉供血不足、心肌缺血、大脑前循环缺血症状(如偏瘫、失语)等;上肢缺血症状可表现为活动后上肢疼痛、远端动脉栓塞可出现指端缺血等。

(2)手术方式的选择。①解剖学血运重建术(经胸入路):预后较好的多头臂血管病变患者首选。人工血管旁路术-左锁骨下动脉起始段同时存在病变,可建立人工血管侧臂方式重建血运。术后 24 小时患者应在监护室密切观察。纵隔引流量低于 200 mL/d 时拔出引流管。患者出院时应给予严格的开胸术后宣教。除术后早期随访外,每 6 个月需行颅外颈动脉及人工血管双功超声检查,1 年后每年复查双功超声。②非解剖学血运重建手术(经颈入路):适用于单一锁骨下动脉病变患者或存在开胸手术禁忌证的患者。常用手术式有锁骨下动脉-颈动脉转位术、颈动脉-锁骨下动脉旁路术、腋-腋动脉和锁骨下-锁骨下动脉旁路术、颈-颈动脉旁路术、颈动脉-对侧锁骨下动脉旁路术。

(3)术后管理:非解剖学血运重建术后的血流生理压力低于解剖学血运重建术。术后早期应重视有无神经系统并发症(尤其是术中曾阻断颈动脉者)。应在手术室内对所有患者各种运动功能的恢复情况进行观察,然后再送至麻醉恢复室进行至少 1 小时的观察。如果患者无神经系统改变,应在遥测监护式病房监测 24 小时。除早期随访外,术后每 6 个月需行血管移植物双功超声检查评价通畅情况,1 年后每年复查双功超声。

2.经皮腔内血管成形术

目前多采用经皮腔内血管成形术(percutaneous transluminal angioplasty,PTA)来治疗,是指应用球囊导管、支架等介入器材,采用球囊扩张技术或植入支架,对各种原因所致的血管狭窄或闭塞性病变进行血管开通或维持血管通畅的微创技术。术后长期应用抗凝及抗血小板聚集药物取得理想的远期疗效。

(孙　会)

第三节　主动脉夹层

主动脉夹层是在胸主动脉瘤病理改变的基础上,主动脉内膜破损,主动脉腔内的血液从主动脉内膜撕裂口进入主动脉中膜,使中膜分离,并沿主动脉长轴方向扩展,从而造成主动脉真假两腔分离的一种病理改变。

一、病因

病因至今未明。80%以上主动脉夹层的患者有高血压,不少患者有囊性中层坏死。高血压并非引起囊性中层坏死的原因,但可促进其发展。临床与动物试验发现,不是血压的高度而是血压波动的幅度,与主动脉夹层分裂相关。遗传性疾病马方综合征中主动脉囊性中层坏死颇常见,发生主动脉夹层的机会也多,其他遗传性疾病如特纳(Turner)综合征、埃-当(Ehlers-Danlos)综合征,也有发生主动脉夹层的趋向。主动脉夹层还易在妊娠期发生,其原因不明,猜想妊娠时内分泌变化使主动脉的结构发生改变而易于裂开。

二、病理生理及病理解剖

动脉中层弹性纤维有局部断裂或坏死,基质有黏液样和囊肿形成。夹层分裂常发生于升主动脉,此处经受血流冲击力最大,而主动脉弓的远端则病变少而渐轻。主动脉壁分裂为2层,其间积有血液和血块,该处主动脉明显扩大,呈梭形或囊状。病变如涉及主动脉瓣环则环扩大而引起主动脉瓣关闭不全。病变可从主动脉根部向远处扩延,最远可达髂动脉及股动脉,亦可累及主动脉的各分支,如无名动脉、颈总动脉、锁骨下动脉、肾动脉等。冠状动脉一般不受影响,但主动脉根部夹层血块对冠状动脉开口处可有压迫作用。多数夹层的起源有内膜的横行裂口,常位于主动脉瓣的上方,裂口也可有两处,夹层与主动脉腔相通。少数夹层的内膜完整无裂口。部分病例外膜破裂而引起大出血,破裂处都在升主动脉,出血容易进入心包腔内,破裂部位较低者亦可进入纵隔、胸腔易进入心包腔内,破裂部位较低者亦可进入纵隔、胸腔或腹膜后间隙。慢性裂开的夹层可以形成一双腔主动脉,一个管道套于另一个管道之中,此种情况见于胸主动脉或主动脉弓的降支。

三、临床表现

(一)疼痛

夹层分离突然发生时,多数患者突感胸部疼痛,向胸前及背部放射,随夹层涉及范围可以延至腹部、下肢及颈部。疼痛剧烈难以忍受,起病后即达高峰,呈刀割或撕裂样。少数起病缓慢者疼痛不显著。

(二)高血压

患者因剧痛而有休克外貌,焦虑不安、大汗淋漓、面色苍白、心率加速,如外膜破裂出血则血压降低。不少患者原有高血压,起病后剧痛使血压更增高。

(三)心血管症状

(1)主动脉瓣关闭不全:夹层血肿涉及主动脉瓣或影响心瓣-叶的支撑时发生,故可突然在主动脉瓣区出现舒张期吹风样杂音,脉压增宽,急性主动脉瓣反流可以引起心力衰竭。

(2)脉搏改变:一般见于颈、肱或股动脉,一侧脉搏减弱或消失,反映主动脉的分支受压迫或内膜裂片堵塞其起源。

(3)胸锁关节处出现搏动或在胸骨上窝可触到搏动性肿块。

(4)心包摩擦音:夹层破裂入心包腔可引起心包堵塞。

(5)胸腔积液:夹层破裂入胸膜腔内引起。

(四)神经症状

主动脉夹层延伸至主动脉分支颈动脉或肋间动脉,可造成脑或脊髓缺血,引起偏瘫、昏迷、神志模糊、截瘫、肢体麻木、反射异常、视力与大小便障碍。

(五)压迫症状

主动脉夹层压迫腹腔动脉、肠系膜动脉时可引起恶心、呕吐、腹胀、腹泻、黑便等症状；压迫颈交感神经节引起霍纳(Horner)综合征；压迫喉返神经致声嘶；压迫上腔静脉致上腔静脉综合征；累及肾动脉可有血尿、尿闭及肾缺血后血压增高。

四、辅助检查

(一)心电图检查

心电图检查可示左心室肥大、非特异性 ST-T 改变。病变累及冠状动脉时,可出现心肌急性缺血甚至急性心肌梗死改变。心包积血时可出现急性心包炎的心电图改变。

(二)胸部 X 线检查

胸部 X 线检查可见上纵隔或主动脉弓影增大,主动脉外形不规则,有局部隆起。如见主动脉内膜钙化影,可准确测量主动脉壁的厚度。正常在 2~3 mm,增到 10 mm 时则提示夹层分离可能性,若超过 10 mm 则可肯定为本病。

(三)超声检查

(1)在 M 型超声检查中可见主动脉根部扩大,夹层分离处主动脉壁由正常的单条回声带变成两条分离的回声带。

(2)在二维超声检查中可见主动内分离的内膜片呈内膜摆动征,主动脉夹层分离形成主动脉真假双腔征。有时可见心包或胸腔积液。

(3)多普勒超声不仅能检出主动脉夹层分离管壁双重回声之间的异常血流,而且对主动脉夹层的分型、破口定位及主动脉瓣反流的定量分析都具有重要的诊断价值。

(四)MRI 扫描

MRI 扫描能直接显示主动脉夹层的真假腔,清楚显示内膜撕裂的位置和剥离的内膜片或血栓。能确定夹层的范围和分型,及与主动脉分支的关系。

(五)DSA 检查

无创伤性 DSA 检查可发现夹层的位置及范围,有时还可见撕裂的内膜片。还能显示主动脉的血流动力学和主要分支的灌注情况。易于发现血管造影不能检测到的钙化。

(六)血和尿检查

白细胞计数常迅速增高。可出现溶血性贫血和黄疸。尿中可有红细胞,甚至肉眼血尿。

五、治疗

(一)非手术治疗

1.镇静

给予地西泮、氯丙嗪、异丙嗪等。

2.镇痛

根据疼痛程度及体重可选用布桂嗪(强痛定)、哌替啶(杜冷丁)或吗啡,一般哌替啶 100 mg 或吗啡5~10 mg,静脉注射效果好,必要时可每 6~8 小时一次。

3.降压

对合并有高血压的患者,可采用普萘洛尔 5 mg 静脉间歇给药与硝普钠静脉滴注 25~50 μg/min,调节滴速,使血压降低至临床治疗指标,保持收缩压于 13.3~16.0 kPa(100~

120 mmHg）。血压下降后疼痛明显减轻或消失是夹层分离停止扩展的临床指征。需要注意的问题：合并有主动脉大分支阻塞的高血压患者，因降压能使缺血加重，不可采用降压治疗。对血压不高者，也不应用降压药，但可用普萘洛尔减低心肌收缩力。

4.补充血容量

胸腔或主动脉破裂者需输血治疗。

5.对症处理

如制动、防止腹压增加、处理并发症等。疼痛缓解是夹层动脉瘤停止发展、治疗显效的指标，只有疼痛缓解后，才可行主动脉造影检查。

（二）手术治疗

对近端主动脉夹层、已破裂或濒临破裂的主动脉夹层，伴主动脉瓣关闭不全的患者应进行手术治疗。微创是腔内隔绝术最突出的特点，手术仅需在大腿根部做一个 3 cm 长的小切口即可完成，患者术后恢复快，并发症率、病死率低，并且使许多因高龄及不能耐受传统手术的患者获得了治疗机会。

（孙 会）

第四节 肾动脉狭窄

肾动脉狭窄常由动脉粥样硬化及纤维肌性发育不良及大动脉炎引起，并不是一种罕见疾病，肾动脉狭窄是导致继发性高血压最常见的原因之一。

一、解剖与生理

（一）肾的解剖

肾是实质性器官，位于腹腔后上部，脊椎两旁，左右各一。肾实质分为皮质和髓质两部分，皮质位于表层，富含血管，主要由肾小体和肾小管构成。髓质位于深部，血管较少，由 15～25 个肾椎体构成。椎体的底朝向皮质髓质交界，而顶部伸向肾窦，终止于肾乳头。在肾单位和集合管生成的尿液经集合管在肾乳头处开口进入肾小盏，再进入肾大盏和肾盂。最后经输尿管进入膀胱。肾盏、肾盂和输尿管内含有平滑肌，其收缩运动可将尿液驱向膀胱。在排尿时，膀胱内的尿液经尿道排出体外。

（二）肾的功能

正常情况下，肾是维持血容量与成分的主要器官。因此，肾具有 3 种基本的生理功能：肾小球过滤、选择性的肾小管分泌和重吸收。

二、病因与发病机制

（1）动脉粥样硬化、纤维肌性结构发育不良（fibromuscular dysplasia，FMD）、大动脉炎（Takayasu arteritis，TA）为肾动脉狭窄的相对常见病因。其中动脉粥样硬化为最常见疾病，主要累及中大动脉，基本病变是动脉内膜的脂质沉积、内膜灶状性纤维化、粥样斑块形成，致血管壁变硬，管腔变窄，并引起一系列继发性病变。

（2）肾动脉狭窄是引起肾血管性高血压（renal vascular hypertension，RVH）的重要原因。这是由于肾缺血刺激肾素分泌，体内肾素-血管紧张素-醛固酮系统（RAAS）活化，外周血管阻力增高和水、钠潴留，导致血压升高。这种状况持续下去会导致心血管系统的顺应性重构，造成慢性肾血管性高血压的持续性加重。

三、临床表现

肾动脉狭窄由动脉粥样硬化或大动脉炎引起者，常有肾外系统表现，前者可出现脑卒中、冠心病及外周动脉硬化，后者可出现无脉病。

（一）肾血管性高血压

肾血管性高血压常呈如下特点：血压正常者（特别是年轻女性）出现高血压后即迅速进展；原有高血压的中、老年患者血压近期迅速恶化，舒张压明显升高。重症患者可出现恶性高血压[舒张压超过17.3 kPa（130 mmHg），眼底呈高血压3或4期改变]，不应用抗RAAS药物高血压常难以控制。此外，约15%的本病患者因血浆醛固酮增多，可出现低钾血症。单侧肾动脉狭窄所致肾血管性高血压，若长久不能良好控制，还能引起对侧肾损害（高血压肾硬化症）。

（二）缺血性肾脏病

缺血性肾脏病可伴或不伴肾血管性高血压。肾脏病变主要表现为肾功能缓慢进行性减退，由于肾小管对缺血敏感，故其功能减退常在先（出现夜尿多、尿比重及渗透压减低等远端肾小管浓缩功能障碍表现），然后肾小球功能才受损（患者肾小球滤过率下降，进而血清肌酐增高）。尿改变常轻微（轻度蛋白尿，常<1 g/d，少量红细胞及管型）。后期肾脏体积缩小，且两肾大小常不对称（反映两侧肾动脉病变程度不等）。另外，部分肾动脉狭窄患者腹部或腰部可闻及血管杂音（高调、粗糙收缩期或双期杂音）。

四、辅助检查

（一）超声检查

肾动脉狭窄的超声诊断指标可分为形态学和血流动力学两大类。由于肾动脉位置较深，易受肥胖、肠气等因素的影响，二维超声常不能满意显示肾动脉，故形态学指标较少应用于临床。目前主要应用血流动力学指标分析诊断肾动脉狭窄，血流动力学指标又分为直接指标和间接指标。

1.直接指标

直接指标包括肾动脉杂色血流信号、肾动脉峰值流速、肾动脉舒张期末流速、肾动脉峰值流速与腹主动脉流速比值（renal-aortic ratio，RAR）、肾动脉和段动脉峰值流速比值（renal-segmental ratio，RSR）、肾动脉和叶间动脉峰值流速比值（renal-interlobal ratio，RIR）。

2.间接指标

间接指标是通过观察肾内叶间动脉或段动脉的流速曲线形态改变，并进行相关参数的测量来诊断肾动脉狭窄。间接指标包括流速曲线形态、峰值流速、收缩早期加速时间（acceleration time，AT）、收缩早期加速度（acceleration，AC）、阻力指数（RI）和双侧肾脏RI差值（ΔRI）。在间接指标中，以AT、AC和ΔRI最为重要。

（二）放射性核素检查

分侧肾功能可以通过量化特异的放射性分子，如^{99m}Tc分子标记巯基乙酰三甘胺酸的吸收和排泄来衡量。如果吸收和排泄异常聚集在有肾动脉狭窄一侧的肾,则提示肾功能受损。高血压患者在从血管重建中受益后,一般肾图显示正常。此外,对于存在氮质血症的单侧肾动脉狭窄患者,对侧肾肾图通常和存在狭窄病变的肾图同样显示为异常。

(三)MRI 或螺旋 CTA 检查

肾动脉 CTA 是一种无创性检查方法,可以通过三维重建多方位地观察血管及血管周围情况,提供血管内外影像信息,显示血管与邻近结构的关系,以及血管本身的病变、管壁钙斑、血管畸形及肾脏病变等,可对肾动脉狭窄做出可靠而全面的评估。

(四)肾动脉血管造影检查

需经皮经腔插管做主动脉-肾动脉造影(以免遗漏肾动脉开口处粥样硬化斑病变)及选择性肾动脉造影,适用于非侵入性检查不能明确诊断而临床又高度怀疑肾动脉狭窄的患者,能准确显示肾动脉狭窄部位、范围、程度及侧支循环形成情况,是诊断金标准。

五、诊断与鉴别诊断

(一)诊断

诊断肾动脉狭窄主要依靠超声检查、放射性核素检查、MRI 或螺旋 CTA、肾动脉血管造影检查,前两项检查仅为初筛检查,后三项为主要检查手段,尤其肾动脉血管造影常被认为是诊断的"金标准"。

(二)鉴别诊断

(1)嗜铬细胞瘤:患者的"面红"、血压迅速的变化和不稳定性,有时使人联想到嗜铬细胞瘤。但嗜铬细胞瘤发作时出现面色苍白、心悸、出汗等症状;组胺激发试验呈阳性反应,24 小时尿儿茶酚胺(VMA)含量增高,CT 及腹部超声检查有助于诊断。

(2)肾血管性高血压可继发醛固酮增多并可出现低血钾,故需与以下疾病鉴别:①原发性醛固酮增多症;②肾小球旁细胞瘤。

(3)当发现两肾大小不对称时,需与以下疾病鉴别:①慢性肾盂肾炎;②创伤后肾瘢痕形成也可表现高血压及伤侧肾脏缩小;③先天性肾发育不全。

(4)肾下垂:下垂肾脏若牵拉肾蒂亦可致高血压,往往有腰痛及消化道功能紊乱症状。血尿亦属常见,采取平卧后症状可减轻或消失;立位及平卧位尿路造影或超声检查肾脏位置明显变化。

六、治疗

肾动脉狭窄的治疗目标包括有效控制血压,改善或延缓患侧肾功能损伤。具体方法有以下4 种。

(一)药物治疗

积极控制血压适用于所有肾血管性高血压患者,虽然药物治疗不能阻止肾动脉狭窄进展,但能帮助控制高血压,改善症状。单侧肾动脉狭窄呈高肾素者,现常首选 ACEI 或 ARB,但是必须从小剂量开始,逐渐加量,以免血压下降过快过低。双侧肾动脉狭窄者应禁服上述药物。可选的药物包括利尿药、β 受体阻滞剂、钙通道阻滞剂等。

(二)经皮肾血管成形术

经皮肾血管成形术(用球囊扩张肾动脉)尤适用于纤维肌性发育不良患者。对于无临床症状但血流动力学改变明显的双侧或孤立肾动脉狭窄的患者,或单侧狭窄而肾功能进展性下降的患者,也可考虑行经皮肾血管成形术。FMD患者动脉狭窄病变通常位于肾动脉主干远侧段,因而非常适合行经皮肾血管成形术。

(三)安置支架

由于动脉粥样硬化及大动脉炎患者在单纯的扩张后易发生再狭窄而使治疗失败,故这些患者扩张术后应放置血管支架,同时需要积极控制基础疾病。绝大多数的病例通过经皮肾血管成形术治疗效果良好,压力梯度消失,而不需要支架植入。相对年轻的患者禁忌行支架植入。复杂的肾动脉狭窄病变一旦行支架植入会使病变更加难以处理,此类患者更适合开放手术治疗。

FMD患者肾动脉支架植入的适应证包括经皮肾血管成形术严重并发症(血管破裂、夹层等)、反复血管成形术后仍存在明显的肾动脉压力梯度或小肾动脉瘤。

(四)外科手术治疗

外科手术适用于肾动脉狭窄介入治疗无效、多分支狭窄或狭窄远端有动脉瘤形成等复杂肾动脉狭窄,年轻的纤维肌性发育不良患者也可以考虑手术治疗。手术方式包括血管重建、动脉内膜切除、自身肾移植等。如上述治疗无效的顽固性高血压患者,可行肾切除术。

开放手术目前仅限用于治疗那些行经皮肾血管成形术后出现严重并发症且靠腔内技术无法处理者,如血栓形成、穿孔或夹层等。发生上述并发症时,多数情况可选择应用支架或覆膜支架。对具体治疗方法的选择要根据病变范围和当时的肾动脉血流情况而定。实施RTPA的医疗中心应具备能够熟练处理上述并发症的能力,对于特别复杂的FMD应该集中在这些医疗中心来治疗。当经皮肾血管成形术技术失败、狭窄血管段回缩、狭窄血管无法扩张或血管腔内治疗后再狭窄时,应考虑开放手术治疗。

1.主动脉-肾动脉旁路术

动脉粥样硬化病变多位于动脉起始段开口处,对此类病变的开放手术,血管吻合应超过病变部位吻合到正常血管壁。FMD病变多位于主干动脉的远侧,且经常合并有分支动脉狭窄,这些病变通常可通过原位手术技术来修复。多选择肋骨下横切口,根据对主动脉暴露的要求程度来选择腹膜外入路。大多数FMD患者可选择主动脉或髂动脉作为旁路的近端吻合部位,没有动脉粥样硬化病变那样的限制。

2.自体肾移植

FMD患者行自体肾移植治疗适用于以下情况:肾动脉开放手术失败后再次手术、多次尝试腔内治疗失败、多阶段肾动脉发育异常和孤立肾且多根肾动脉狭窄。

由于血管腔内技术的进步,自体肾脏移植及体内修复的适应证目前已有所改变。经皮肾血管成形术治疗肾动脉分支狭窄的疗效满意。目前,FMD患者很少需要手术治疗。需要手术治疗的患者中,很大一部分具有复杂病变,不仅在肾动脉的一级分支,而且在其二级分支广泛分布多阶段病变。此种情况下,就需要进行体外修复和自体肾移植,类似于同种异体肾移植那样将移植肾放入髂窝。

成人肾动脉FMD行开放手术的死亡率很低。其中尿路感染和术后肺炎是主要的非严重的并发症。肾动脉FMD行开放手术后早期闭塞率为3.8%~13%,自体静脉移植血管比自体动脉更容易闭塞。肾动脉管径较小时或血流量较小的肾动脉分支重建术后更容易发生闭塞。血管重建术中进行恰当的评估极其重要,以避免产生技术操作失误,导致移植血管血栓形成。如果术后短期内发生了肾区疼痛加重、尿量减少(由于应用甘露醇及缺血时间的不同,常导致尿量减少,较难评估)或血压急剧升高,要高度怀疑移植血管堵塞的可能。高质量的超声检查、常规的血管造影及目前常作为首选的 CTA 或 MRA 检查有助于明确诊断。然而,有些患者发生移植血管闭塞时症状可以是轻微的。即使是移植血管闭塞发生数天之后,如果患者肾实质能被造影剂强化,仍可考虑行血管重建术。因为血管常被扩大为卵圆形,所以远期再狭窄目前已不常见。FMD 患者在开放手术后再手术率是不同的,这取决于初次手术时病变的复杂程度及手术方式。再次手术治疗移植血管再狭窄更易发生纤维变性,所以通过血管腔内技术治疗再狭窄的效果更好。

(孙 会)

第五节 主髂动脉闭塞

主髂动脉闭塞是指因动脉粥样硬化或血栓形成等原因导致的主动脉-髂动脉闭塞性疾病,是最常见的外周动脉闭塞性疾病。根据病情进展的快慢,可分为急性闭塞和慢性闭塞。

一、病因

目前主髂动脉硬化性病变属于全身动脉粥样硬化病变的一部分,病因尚未明确,主要的危险因素包括吸烟、高血压、高脂血症、糖尿病、饮酒等。有研究显示这些高危因素与病因呈正相关性或负相关性(图 2-3)。

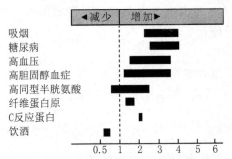

图 2-3 高危因素与主髂动脉狭窄发生的相关性

(一)吸烟

主动或被动吸烟是参与本病发生和发展的重要环节,下肢动脉硬化性疾病发病率吸烟者为不吸烟者的 3 倍。烟碱能使血管收缩,烟草浸出液可致实验动物的动脉发生炎性病变。

(二)高血压

高血压是目前公认的心脑血管系统疾病及动脉粥样硬化性疾病的重要危险因素。高血压是促进动脉粥样硬化发生、发展的重要因子,而动脉因粥样硬化所致的狭窄又可引起继发性高血压。

(三)高脂血症

多种脂蛋白的升高可致血脂升高,尤其是低密度脂蛋白的升高。低密度脂蛋白是一种运载胆固醇进入外周组织细胞的脂蛋白颗粒,可被氧化成氧化低密度脂蛋白,当低密度脂蛋白,尤其是氧化修饰的低密度脂蛋白(OX-LDL)过量时,它携带的胆固醇便积存在动脉壁上,久了容易引起动脉硬化。因此低密度脂蛋白被称为"坏的胆固醇"。

（四）糖尿病

血糖增高是动脉硬化的重要危险因素之一。

（1）糖尿病患者高血糖、脂质代谢紊乱等可加重炎症反应，炎症反应的一些炎症因子可使血管内皮受损、血管壁通透性增高及血管平滑肌细胞增生，促进动脉粥样硬化斑块形成。

（2）糖尿病患者存在脂质代谢异常可导致血中载脂蛋白升高，载脂蛋白通过与纤溶蛋白结合，抑制纤溶系统，延缓血栓溶解，促进斑块形成及发展。

（3）糖尿病患者糖化血红蛋白水平升高，发生非酶糖基化反应，产生大量氧自由基并可形成糖基化终产物，进而影响血管壁功能和结构，促进粥样斑块形成。

（五）年龄

年龄与动脉粥样硬化之间亦存在明显的相关性，动脉粥样硬化性疾病发病率随年龄增长而增加，因为随着年龄增长，动脉壁弹力逐渐减弱，对血流压力的缓冲能力逐渐下降，血管内皮损伤后易引发动脉粥样硬化性斑块形成。

（六）性别

国内男性动脉粥样硬化性疾病的发病率高于女性，原因在于绝经前的女性雌激素水平明显高于男性，有研究表明雌激素对血管系统具有明确的保护作用，可以使低密度脂蛋白在血管壁的沉积减少，并可减少脂蛋白 A 在循环血液中的浓度。

（七）纤维蛋白原

纤维蛋白原是动脉粥样硬化的独立危险因素，是一种参与生理性止血过程的蛋白质，由肝脏分泌合成，纤维蛋白降解产物在血管壁沉积参与动脉粥样硬化斑块形成，因此积极控制纤维蛋白原的水平可以同时预防颈动脉硬化斑块形成。

（八）血同型半胱氨酸

动脉粥样硬化程度与血同型半胱氨酸水平密切相关，有研究发现随动脉粥样硬化程度的增加，血同型半胱氨酸水平也明显升高，并引起和加速动脉粥样硬化改变。

二、病理生理/发病机制

动脉硬化闭塞症的主要发病机制可有下列几种学说。

（1）损伤及平滑肌细胞增殖学说。

（2）脂质浸润学说。

（3）血流动力学学说。

（4）炎症反应学说。

（5）血栓形成和血小板聚集学说。

三、临床表现

发病的急慢、病变的分布和范围，明显影响闭塞过程中的症状和自然病程。

（一）急性闭塞的特点

发病急骤、病情凶险、常出现典型的"5P"症状、截肢率高，如处理不及时，易发生严重并发症，如再灌注损伤、筋膜室综合征、电解质紊乱、酸碱平衡失调、多器官功能衰竭等，病死率可高达 30%～50%。

(二)慢性闭塞的特点

有不同程度的间歇性跛行,通常涉及大腿、髋部或臀部肌肉,双下肢可同时出现症状,常常一侧肢体症状较严重,有时可能掩盖另一侧肢体的症状,30%～50%的男性患者发生不同程度的阳痿,病程晚期出现静息时缺血性疼痛或不同程度的缺血性组织坏死。

四、辅助检查

(一)实验室检查

1.血脂检查

血脂增高或高密度脂蛋白下降常提示有动脉硬化性病变的可能,但血脂及高密度脂蛋白正常也不能排除其存在,故血总胆固醇、甘油三酯、β-脂蛋白以及高密度脂蛋白的测定对诊断仅有参考价值。

2.血糖、尿糖、血常规和血细胞比容测定

目的在于了解患者有无伴糖尿病、贫血或红细胞增多症。

(二)其他辅助检查

1.踝肱指数

踝肱指数是血管外科最常用、最简单的一种检查方法,通过测量踝部胫后动脉或胫前动脉及肱动脉的收缩压,得到踝部动脉压与肱动脉压之间的比。正常人休息时踝肱指数的范围为0.9～1.3。异常结果:低于0.8预示着中度疾病,低于0.5预示着重度疾病。间歇性跛行的患者踝肱指数多在0.35～0.9,而静息痛的患者踝肱指数常低于0.4,一般认为这样的患者若不积极治疗将可能面临截肢的危险。当踝肱指数>1.3则提示血管壁钙化及血管失去收缩功能,同样也反映严重的周围血管疾病。

2.阴茎肱动脉压力指数

阴茎肱动脉压力指数为阴茎背动脉收缩压与肱动脉收缩压比值,是筛查阴茎动脉血流是否正常的常用检查方法。当患者存在勃起功能障碍时可行此项检查,当阴茎肱动脉压力指数>0.75时阴茎血流正常,阴茎肱动脉压力指数<0.6时提示阴茎动脉血流异常。

3.多普勒超声

将多普勒血流测定和B超实时成像有机结合,为目前首选的无创性检查手段,具有简便、无创、费用低的特点。超声检查诊断准确率高,可较清晰地显示斑块大小、位置、斑块形态学特征、血管走行、狭窄程度、血流速度等。

4.MRA

MRA为无创性血管成像技术,流入性增强效应和相位效应是基本成像原理,可清晰地显示髂内动脉及其分支的三维形态和结构,并且能够进行血管影像的三维重建,对诊断动脉狭窄和制订进一步治疗方案极有帮助。

5.CTA

CTA是在螺旋CT基础上发展起来的经血管注射造影剂的血管造影技术,受解剖及血流因素影响相对较小,当循环血流或靶血管内对比剂浓度达最高峰期间进行容积扫描,然后行后处理得出数字化立体影像。CTA影像直观,可清楚地观察到血管走行、血管狭窄程度、斑块形成、溃疡、血管壁厚度、动脉硬化程度。

6.DSA

DSA一直是公认的当今诊断下肢动脉粥样硬化性狭窄的金标准。

五、诊断与鉴别诊断

(一)诊断

急性主髂动脉闭塞的初步诊断主要靠症状和体征,根据急性病史如突发双下肢疼痛、双下肢无脉、肢体苍白、感觉异常、肢体运动功能障碍等急性缺血症状,基本可以初步考虑急性主髂动脉闭塞。初步考虑该病后,为了进一步明确诊断,主要应从以下几点考虑:①考虑缺血的严重程度,判断肢体是否坏死;②主髂动脉急性血栓形成和主动脉骑跨血栓的鉴别;③了解患者既往是否有慢性下肢缺血性疾病,并判断此次患病是在原有慢性下肢缺血性疾病基础上的急性加重还是血栓栓塞造成的急性缺血;④是否伴有其他能引起该病的内科疾病。问诊过程应全面、仔细,根据患者有无间歇性跛行病史、有无房颤病史等,可以对诊断提供很大帮助。患者应常规行彩色多普勒超声检查,有助于判断造成堵塞的原因是栓子还是原位的血栓形成,但是并不应常规行动脉造影或 CTA 检查,因为此类患者多有肾损伤,碘造影剂会加重肾损伤,且动脉造影和 CTA 检查费时,可能因此错过最佳手术时机。

慢性主髂动脉闭塞主要是因动脉硬化、大动脉炎或纤维肌性发育不良等引起的慢性主髂动脉狭窄或闭塞及在狭窄或闭塞基础上的血栓形成。临床症状主要是有不同程度的间歇性跛行,疼痛常累及髋部、臀部或大腿肌群,双下肢可同时出现症状,但严重程度常有不同,常常一侧肢体缺血症状较另一侧严重,从而导致较轻一侧肢体的症状被掩盖,后期出现静息痛,如不进行临床干预,将出现不同程度的组织丧失。根据典型的症状体征,结合全面的询问病史,仔细的体格检查,一般很容易做出慢性主髂动脉闭塞的诊断。在一些动脉闭塞的患者中,腿部、臀部、髋部的疼痛,有时被错误地诊断为腰椎管狭窄或腰椎间盘突出引起的神经根刺激、脊柱或髋关节病变、糖尿病神经病变或其他神经肌肉病变。但是对于那些典型的沿坐骨神经分布的疼痛,出现或加重与体位有关,而不是行走一段距离后产生,休息后缓解(间歇性跛行),即可认为非动脉性疾病。

(二)鉴别诊断

1.腰椎管狭窄

腰椎管狭窄是多种原因所致的椎管、神经根管、椎间孔的狭窄,并使相应部位的脊髓、马尾神经或神经根受压的病变。主要表现是神经性间歇性跛行,疼痛多为腰骶部或臀部向小腿后外侧或足背、足底放射的疼痛,伴有麻木症状,伸展或弯曲腰部可使症状加重或缓解,与行走距离无关,下肢动脉搏动正常,可通过腰椎 CT 及 MRI 进行鉴别。

2.髋关节炎

髋关节炎是指由于髋关节面长期负重不均衡所致的关节软骨变性或骨质结构改变的一类骨关节炎性疾病。其主要表现为臀外侧、腹股沟等部位的疼痛(可放射至膝)、肿胀、关节积液、软骨磨损、骨质增生、关节变形、髋的内旋和伸直活动受限、不能行走甚至卧床不起等。内旋或外旋髋部可诱发或加重疼痛。可通过髋关节的 X 线、CT 等进行鉴别。

3.多发性大动脉炎

多发性大动脉炎多见于年轻女性,主要侵犯主动脉及其分支的起始部,如颈动脉、锁骨下动脉、肾动脉等。病变引起动脉狭窄或阻塞,出现脑部、上肢或下肢缺血症状。临床表现有记忆力减退、头痛、眩晕、晕厥、患肢发凉、麻木、酸胀、乏力、间歇性跛行,但无下肢静息痛及坏疽,动脉搏动可减弱或消失,血压降低或测不出。肾动脉狭窄即出现肾性高血压,如合并双侧锁骨下动脉狭窄,可有上肢低血压,下肢高血压;胸腹主动脉狭窄,产生上肢高血压,下肢低血压。在动脉狭窄附近有收缩期杂音。病变活动期有发热和红细胞沉降率增快等现象。根据患者的发病年龄及症状、体征、动脉造影等,较易与动脉硬化闭塞相鉴别。

六、治疗

(一)非手术治疗

一般慢性动脉闭塞患者均须经过一段时间的非手术治疗,有助于限制病变的发展,建立侧支循环。主要措施有禁烟、减轻体重、控制高血压、治疗糖尿病和纠正异常血脂水平,有规律地活动下肢,注意足部局部护理特别重要,因为足趾损伤和感染常常是坏疽和截肢的突发原因。虽然有许多可选择的药物,其中血管扩张药物疗效较显著,如前列地尔、西洛他唑等,但可能仅对25%间歇性跛行患者有效。经过适当的非手术治疗,一些患者症状可自发性改善,然而大多数患者的症状都将预期缓慢地发展,最终需要行血管重建手术。

(二)手术治疗

1.急性闭塞治疗

确诊为急性闭塞后,必须采取积极的治疗措施,应尽可能争取早期施行取栓术。主要方法为Fogarty球囊导管取栓术或导管吸栓、溶栓术。另外,还需辅以抗凝、镇痛、扩血管等综合治疗。

2.慢性闭塞治疗

根据指南,TASC B级病变建议采用腔内介入治疗,TASC C/D级病变包括长段和多节段的狭窄和闭塞性病变建议采用开放性手术治疗。当患者出现影响生活工作的间歇性跛行症状甚至出现静息痛、肢体缺失等症状,结合患者病史及辅助检查确诊为主髂动脉病变后,常需手术治疗。

3.腔内介入治疗

血管腔内介入手术技术经十几年的发展,日渐成熟,其具有微创、安全、操作简便、恢复快、患者易于接受等优点,3年通畅率可达90%左右,已成为公认的治疗动脉闭塞性疾病的首选方法之一。主要适用于病变较为局限的Ⅰ型和部分Ⅱ型病例,而Ⅲ型病例成功率低。较适合腔内介入治疗的主髂动脉病变:①短段<2 cm没有钙化的狭窄;②中等长度2～5 cm无钙化的不复杂狭窄,短段<2 cm有钙化的狭窄;③长段5～10 cm的单纯狭窄,中等长度有钙化的狭窄或闭塞。如长段>5 cm的复杂狭窄,>10 cm的狭窄或闭塞,导丝难以通过,易形成夹层或破裂等则须行开放手术。

血管腔内治疗新技术包括低温冷凝成形术、切割球囊、激光辅助血管成形术、应用药物涂层球囊和药物洗脱支架、自体骨髓干细胞移植、基因疗法、血管内超声消融等。

4.术后治疗

(1)抗凝治疗:围术期继续应用普通肝素静脉泵入抗凝治疗,根据活化部分凝血活酶时间(APTT)来调节静脉肝素的用量,维持APTT在60～80秒,以防止治疗部位术后继发血栓形成。根据病变程度及手术情况,出院时给予口服华法林短期抗凝治疗(1～6个月)或长期口服抗血小板药物(阿司匹林及氢氯吡格雷)治疗。

(2)扩血管药物治疗:包括应用前列腺素E_1(凯时)、贝前列腺素钠等扩张血管,改善患肢血运治疗。

(3)术后检查:于出院前、术后6～12个月及此后每年行CTA和踝肱指数测定,复查腹部及下肢动脉,以了解腹主动脉及髂动脉通畅情况。

(孙 会)

第六节　上腔静脉综合征

上腔静脉综合征(superior vena cava syndrome,SVCS)是由于多种病因引起的完全或不完全性上腔静脉及其主要分支阻塞,导致上腔静脉系统血液回流受阻、侧支循环形成为主要临床征象的一组综合征。

SVCS病因繁多,虽然在不同原发病因条件下原发疾病的表现各异,但上腔静脉部分或完全阻塞的临床症状及体征是类似的,取决于SVCS的阻塞部位、程度、范围、发生速度及侧支循环的建立。有报道,在恶性肿瘤并发SVCS的患者中,约有60%是以SVCS为首发症状出现的。因此,熟悉SVCS的临床表现,有利于及时发现原发的恶性肿瘤。综合文献报道,SVCS存在五大症状和体征:进行性呼吸困难、头痛、颜面及上肢水肿、浅表皮下侧支循环形成及颈静脉曲张。如压迫食管、喉返神经,还可出现咽下困难、声音嘶哑等。此外,因上腔静脉压力急性升高伴随胸导管压力的升高,可引起远端(心包、肺及胸膜)毛细淋巴管破裂导致乳糜性渗出。恶性肿瘤或进展迅速的原发疾病所致的SVCS,常常由于短时间内迅速进展的呼吸困难、脑水肿等而成为致死性因素。

一、上腔静脉解剖及毗邻关系

上腔静脉由左、右无名静脉汇合而成,位于上纵隔的右前方,沿升主动脉的右侧垂直下降,于第3胸肋关节处注入右心房,长6～8 cm,其中约2 cm在心包内。上腔静脉主要收纳头、颈及上肢静脉血,在胸腔内还要接收奇静脉、心包静脉和纵隔静脉血。其解剖特点有两点:①静脉壁薄,无瓣膜,压力低,顺应性良好,但下段位于纤维性心包内,前面及两侧均被浆膜性心包所覆盖,因此部位较固定,移动度较小;②上腔静脉位于上纵隔,左侧与升主动脉紧贴,右侧有胸膜及右膈神经,前方有胸腺,后面紧贴气管及右支气管,在上腔静脉及右无名静脉的前方有右前纵隔淋巴链,在上腔静脉下端的后方和奇静脉弓的上方有右气管侧淋巴链、右支气管淋巴结及气管分叉处淋巴结。上述上腔静脉及毗邻结构解剖特点,决定了发生病变时易导致对上腔静脉直接压迫、侵袭而引起闭塞。

二、病因

早期大多数学者认为发生SVCS的病因主要是良性病变,其中以胸主动脉瘤(主要为梅毒性)和纵隔炎多见,占40%～50%。随着抗生素的广泛使用。感染性疾病得到有效控制,使SVCS病因学有了较大变化。目前认为,SVCS的发生主要与下列因素有关。

(一)肿瘤

恶性肿瘤是形成SVCS的主要病因,占90%以上。其中以支气管肺癌最常见,占80%左右。此外,为纵隔淋巴瘤、侵袭性胸腺瘤、纵隔转移性瘤及上腔静脉平滑肌肉瘤等。

(二)疾病

据最新文献报道,主要有非特异性纵隔炎、结节病、纵隔良性肿瘤、纵隔淋巴结结核及自发性静脉血栓形成等,占5%以下。

（三）其他

医源性因素。

三、上腔静脉阻塞病理生理改变

无论何种原因引起的上腔静脉阻塞,均可造成上半身静脉性充血而出现一系列病理生理变化;而且静脉性充血的结局与影响视淤血持续时间的长短、发生快慢,以及侧支循环是否及时建立而不同。

侧支循环的建立对静脉性充血的结局和预后有密切关系,而侧支循环是否充分要根据静脉阻塞发生的缓急来决定。原发性 SVCS 由于起病隐匿、病程长、阻塞速度慢,因而侧支建立较充分,症状也相对轻些,故在临床上经常发现。继发性 SVCS 病程短、起病急,侧支建立不充分,有的患者在未完全建立侧支循环之前即因呼吸困难或脏器功能衰竭而死亡。

上腔静脉阻塞后,与下腔静脉间可有丰富的交通支,主要有以下 4 种途径。

（一）奇静脉途径

上腔静脉—奇静脉、半奇静脉—腰升静脉、髂腰静脉—髂总静脉—下腔静脉。奇静脉、半奇静脉及副半奇静脉通过肋间静脉与椎静脉、椎静脉丛、胸廓内静脉交通,奇静脉通过食管静脉、食管静脉丛与胃冠状静脉相连。后者是奇静脉通往门静脉的主要侧支。

（二）胸廓内静脉途径

无名静脉—胸廓内静脉—腹壁上静脉—腹壁下静脉—髂外静脉,此组静脉直接或间接与肋间静脉、膈下静脉、奇静脉、半奇静脉、腰静脉、椎静脉及椎静脉丛相交通。

（三）椎静脉途径

椎间静脉及椎静脉丛直接与肋间静脉、腰静脉、骶静脉相连,与奇静脉、半奇静脉、胸廓内静脉、枕下静脉丛、颅内静脉丛及腹、盆静脉有广泛的吻合支。椎静脉及椎静脉丛无瓣膜,血流方向随体位、腹压、呼吸的变化而改变。

（四）胸外侧静脉途径

腋静脉—胸外侧静脉—胸腹静脉—腹壁浅静脉—旋髂浅静脉、大隐静脉、股静脉。这组静脉部位表浅,扩张时易被发现。具有重要的临床意义。

（五）膈下静脉通路

膈下静脉可直接注入下腔静脉,还可以经心包纵隔静脉、头臂静脉与上腔静脉相交通。

四、临床表现

上腔静脉综合征的临床表现因发病的急慢、侧支循环建立的及时和充分与否,以及病变阻塞部位、范围和程度而有所不同。起病急剧、进展快、静脉阻塞完全、病变范围广和侧支循环少者,临床表现多比较严重;反之,则较轻微,甚至无明显临床表现。

（1）颜面部、颈胸部及上肢肿胀,有一些病例开始时仅仅感觉颈部肿胀,继之颜面、胸壁和上肢出现进行性水肿。上述部位皮肤潮红,甚至出现淤血样紫红色。颈部、胸壁浅表静脉曲张,有时肿胀因此可以得到不同程度的缓解。

（2）由于颅内静脉压力升高,可出现不同程度的头痛、头晕、晕厥、嗜睡甚至昏迷;眼睛容易疲劳、视力模糊、视力下降;有的患者可出现听力下降、部分病例可以出现面瘫,为颈静脉扩张压迫面神经所致。

(3)胸闷、气短,严重者可出现呼吸困难、端坐呼吸、不能平卧入睡。急性的病例甚至可出现急性喉头水肿而死亡。上述症状可于低头、弯腰或者平卧时较重。有些病例症状于晨起时最为严重,活动后可以有不同程度的减轻。急性重症患者可因脑缺氧、水肿、急性喉头水肿、呼吸衰竭或者颅内静脉破裂而死亡。

此外,患者还会有原发疾病的临床表现。

五、诊断

随着痰液细胞学检查、纤维支气管镜、经皮穿刺术、浅表淋巴结活检、纵隔镜及开胸活检术等在临床的广泛应用,各种疾病合并 SVCS 的临床诊断并不困难。上腔静脉造影、胸部 CT、胸部 MRI、彩色多普勒及 DSA 等,一方面可明确上腔静脉阻塞或狭窄的程度、范围,另外还可明确阻塞或狭窄的病因及侧支循环状况,为进一步治疗方案的确立提供依据。

(一)胸部 X 线检查

胸部后前位和右侧位平片对上腔静脉阻塞的原因,有无肺和纵隔肿瘤,确定肿瘤的性质、部位、大小和有无转移有重要的参考价值。纵隔肿瘤和炎症及升主动脉瘤病例可显示右上纵隔影增宽;缩窄性心包炎可显示上纵隔阴影增宽,有时可见心包钙化影;某些先天性心脏病也具有特异性征象。

(二)CT 和 MRI 检查

CT 结合造影剂的应用,可清楚显示不同的血管腔,详细地了解上腔静脉受压部位、程度、原因和管腔内有无血栓及血管外有无肿块等,尤其对纵隔大血管,如上腔静脉、无名静脉显示较佳。近年来 MRI 三维成像技术已广泛用于临床,可以更加精确和直观地显示上腔静脉、无名静脉和颈静脉,甚至颅内静脉的情况,对确定治疗方案具有指导意义。

(三)超声波检查

超声波检查为无创的检查方法,安全、简单,但受操作者技术因素影响较大。主要用多普勒超声探头从上肢正中静脉开始向上沿肱静脉、腋静脉、锁骨下静脉、无名静脉直到上腔静脉或从颈内静脉向下经无名静脉到上腔静脉,通过出现的波形可分析出血管的通畅情况,侧支情况,对身体无创伤、安全、简单。

(四)放射性核素静脉造影检查

此法安全简单,也是一种无创伤检查方法。通常用^{99m}Tc 2～5 mL 注入肘静脉,可以了解上腔静脉阻塞部位、程度和侧支循环情况,此方法诊断上腔静脉阻塞的准确率较高。

(五)静脉造影和 DSA 检查

DSA 为有创检查,是诊断 SVCS 的最有效方法,对于怀疑有新鲜血栓形成者要谨慎使用,以防血栓脱落,造成肺栓塞,而危及生命。于单侧或双侧肘正中静脉穿刺插管至梗阻部位,应用高压注射器注入造影剂,同时连续摄片。上腔静脉阻塞或狭窄的影像为造影剂在静脉阻塞部位滞留,呈截断状或表现为管腔狭窄。由恶性肿瘤侵犯引起者,可见受阻端的形态和边缘不规则。静脉造影还可以显示出侧支循环血管存在不同程度的迂曲和扩张,与 CT 检查相比较,对侧支循环的显影,以静脉造影为好。对于合并有下腔静脉梗阻的患者,为明确中心静脉情况,可采用经皮肝穿刺肝静脉插管造影。

(六)上肢静脉压测定和静脉压试验

正常上肢静脉压为 1.5 kPa(15 cmH$_2$O),SVCS 患者上肢静脉压力升高,通常可至 2.9～

4.9 kPa(30～50 cmH$_2$O)。方法为握拳或连续屈伸上肢 1 分钟,同时测量该侧上肢的静脉压,如上升 1.0 kPa(10 cmH$_2$O)以上则为阳性,提示静脉回流受阻,正常人无此变化。若阻塞部位在奇静脉入口以下时,可出现测压计内液柱反常摆动,在吸气时静脉压升高,而呼气时下降,正常人则相反。

(七)活体组织细胞学检查

活体组织细胞学检查可通过痰细胞学检查,骨髓涂片,淋巴结、甲状腺、胸腺活检,支气管镜、纵隔镜、食管镜和胸腔镜检查,胸腔穿刺活检,以及开胸探查等,进一步明确病因学诊断。在行内镜检查和穿刺活检时,应该考虑到静脉高压的情况下,这些检查容易导致难以控制的出血。

六、病变程度和分型

根据病情的严重程度,Soler 将 SVCS 分为三度。①Ⅰ度:颜面部和(或)上肢轻度水肿。②Ⅱ度:颜面部和(或)上肢水肿,活动时有呼吸困难,没有神经系统症状。③Ⅲ度:明显的颜面部和(或)上肢水肿,休息时也呼吸困难和(或)伴有神经系统症状。

根据 Fisher 对 166 例上腔静脉阻塞部位的分析,可归纳为三类:①上腔静脉及奇静脉均有阻塞;②奇静脉入口上方阻塞;③奇静脉入口下方阻塞。后两者奇静脉通畅而仅为上腔静脉阻塞。此外,侧支循环的建立与上腔静脉阻塞部位有关,其中以奇静脉是否阻塞更为密切,正常奇静脉血流量占静脉回流量的 11％,上腔静脉阻塞时,其回流量可增加到 35％。临床通常有以下三种情况。

(1)一侧无名静脉阻塞(包括由腋静脉、锁骨下静脉血栓形成延伸所致),可通过颈外侧静脉、颈前静脉、甲状腺下静脉、颈静脉弓与对侧无名静脉沟通而进入上腔静脉。

(2)奇静脉未阻塞,上腔静脉阻塞部位可在奇静脉入口的上方或下方,前者上腔静脉血液可经腋静脉－胸外侧静脉－胸廓内静脉－肋间静脉－奇静脉、半奇静脉引流至阻塞部位以下的上腔静脉而进入右心房;后者上腔静脉的高压血流经奇静脉、半奇静脉－腰升静脉－髂总静脉－下腔静脉而进入右心房,而胸腹浅层静脉侧支循环可不十分明显。

(3)上腔静脉及奇静脉均有阻塞,奇静脉、半奇静脉-腰升静脉-髂总静脉路径失去引流作用,只能借助于无名静脉－胸廓内静脉－腹壁上静脉－腹壁下静脉－髂外静脉－下腔静脉,或依赖于腋静脉－胸外侧静脉－胸腹静脉－腹壁浅静脉－旋髂浅静脉－股静脉－下腔静脉。后者扩张的侧支位于体表部位,体检时可见血流指向下方的胸、腹部静脉曲张。

七、治疗

针对 SVCS 的治疗,概括可分为两大类:病因治疗和减症治疗。其中病因治疗主要包括放疗、化学治疗(简称化疗)及外科手术治疗等,而减症治疗主要以缓解症状,提高生存质量为目的,包括各种旁路转流,分流术、上腔静脉重建术、血管内支架移植术等。对于急性 SVCS,及时的减症治疗手段可为进一步的病因治疗提供充分的时间。

(一)非手术治疗

1.放疗

恶性肿瘤是引起 SVCS 最多见的原因,对于恶性肿瘤不能切除或有转移者,以及一般状况极差不能耐受手术,而且不能施行介入治疗者,应以放疗为主。经过正规的放疗,上腔静脉高压的症状会有不同程度的缓解。临床上常用的两种治疗方式,即慢性小剂量疗法和快速大剂量疗法,文献报道两者的缓解率和生存率无明显差别。

治疗中应严格控制照射范围,过大会损伤其他组织,过小则达不到应有的治疗目的。若治疗后临床症状无改善,应考虑上腔静脉内有血栓形成,可予尿激酶溶栓治疗。部分病例治疗后可出现"放射性水肿",可停用数天或减少放射剂量。

2.化疗

化疗可作为治疗恶性肿瘤引起 SVCS 的手段之一,有一定疗效,尤其对小细胞肺癌,化疗可为首选。化疗方案根据恶性肿瘤类型不同而有差异。与放疗相同,可以作为恶性肿瘤病例术前、术后的辅助治疗方法。

3.辅助治疗

对于因中心静脉导管插管后引起的 SVCS,多由于插管留置时间过长或插管过程中未及时应用肝素盐水冲洗管腔,造成血栓形成。对于急性血栓形成可使用尿激酶 50 万～100 万 U 静脉滴注,疗程为 7～10 天。人体重组组织型纤溶酶原激活物(rt-PA)和重组链激酶的溶栓效果较尿激酶强,但治疗费用昂贵。溶栓过程中,要加用抗凝药物治疗。

抗凝和祛聚治疗是重要的辅助治疗手段,可以预防继发血栓形成。抗凝药物需要长期服用,疗程为半年至一年,甚至更长。口服华法林或静脉用肝素,同时需要监测凝血功能指标,如血清凝血酶原时间和活动度、部分凝血活酶时间和 INR。

4.其他

低盐饮食、利尿剂和皮质类固醇的应用可以减轻水肿和炎症,缓解症状。患者术前、术后取半卧位,有利于体位引流,减轻水肿。

(二)介入治疗

血管内支架置入治疗是近年来治疗 SVCS 日益成熟的一种血管腔内介入技术。与放疗、化疗等病因治疗相比能迅速地缓解上腔静脉阻塞症状,与外科手术相比具有创伤小、易耐受、恢复快及并发症少的特点,因此广泛应用于急性发病、放化疗未能取得预期效果或复发、无手术指征的良恶性疾病所致的 SVCS。

Miller 等治疗一组 23 例恶性病因所致的 SVCS 患者,经锁骨下穿刺置入 29 枚自膨式 Wall-stent 支架,全部患者的上腔静脉阻塞在 24 小时内改善,82.6% 的患者无症状生存直至死亡。4 例复发,再次放置支架后缓解。上腔静脉内肿瘤累及是影响支架置入疗效的重要因素。目前临床常用的支架主要有 Gianturcoz、Wallstent 及 Palmaz 三种,由于大部分研究主要关注的是上腔静脉阻塞的缓解,各种不同类型支架的疗效比较资料相对缺乏。

Mathias 等治疗 176 例上腔静脉阻塞和 28 例下腔静脉阻塞的患者时,应用了 39 枚 Gianturco Z 支架和 207 枚 Wallstent 支架,经过比较发现,Gianturco Z 支架更容易引起再阻塞,原因可能是 Gianturco Z 支架编排的间隙较为粗大,肿瘤组织更容易通过间隙向腔内进展。为阻止肿瘤组织向腔内浸润,覆膜支架已开始应用于这类患者,但没有明确的证据表明覆膜支架在保持静脉长期通畅方面有更好的性能。另外,覆膜支架易造成分支静脉阻塞,故而其使用范围受限。鉴于血管内支架成形术具有安全、可靠、并发症少的特点,有研究者甚至主张将支架成形术作为减症治疗的首选。

血管内支架成形术无严格的禁忌,以往认为静脉内血栓形成是该手术的禁忌证,但随着定向溶栓技术的进展,对于近期静脉内血栓形成,仍可在局部定向溶栓治疗下完成支架的血管内置入。而对于陈旧性附壁血栓,支架的置入在一定程度上可起到加固血栓的作用。此外,由于球形导管血管成形术的使用,也使得上腔静脉完全梗阻患者的血管腔内支架置入得以顺利进行。其主要并发症包括支架移位、穿孔、假性动脉瘤、血栓脱落致肺栓塞,以及肺水肿、感染、抗凝或溶栓所致的出血等,发生率在10%以下。由于原发疾病对生存期的影响,在生存期内症状复发的主要原因是早期支架内血栓形成及肿瘤进展引起的管腔阻塞,前者可通过溶栓而改善,后者往往需再置入支架而取得再通。

血管腔内支架置入后是否继发支架内血栓形成,能否保持支架内壁光滑、管腔通畅是维持长久疗效的关键。因此,支架置入后抗凝治疗已成为共识。国内王茂强等根据动物试验的观察结果,支架置入血管12个月后可被新生的内膜完全覆盖,使管腔保持光滑。在此之前,尽管支架开放,规整的内壁出现附壁血栓的可能性较小,但仍应抗凝进行预防,尤其对于支架置入前血管内壁已受病变累及的患者,抗凝治疗就显得更为重要。但是,目前对抗凝治疗的持续时间仍无统一认识。

(三)手术治疗

1.手术适应证及手术方式的选择

(1)手术适应证目前尚无统一标准,各家的选择略有不同。常见手术适应证:①患者一般情况和内脏功能可耐受手术者;②经临床检查、CT、MRI以及全身放射性核素扫描,确定肿瘤局限在一侧胸腔,而无双侧纵隔淋巴结和远处转移者;③非小细胞肺癌者;④无名静脉和上腔静脉内无血栓形成者。

(2)具体的手术方式往往要在术中探查后才能决定。一般来说,术中探查见癌肿侵犯SVC小于周径1/4、上下范围较小者,可将肿瘤连同SVC侧壁一并切除,管壁缺损直接缝合或血管闭合器切线缝合;缺损较大时可用补片或自体心包修补;对肿瘤范围较大(肿瘤侵及SVC周径大于1/2)、导致腔静脉综合征症状严重者应行SVC切除、人工血管重建术。

2.各种旁路移植术

(1)手术适应证及移植物的选择:主要用于年老体弱、病变无法切除或技术条件不够者。移植血管有生物类和非生物类,例如自体动、静脉,自体动脉,自体心包,异体动、静脉,自体阔筋膜,处理后的新生儿脐静脉,聚四氟乙烯、涤纶、真丝人造血管等。

(2)常见旁路移植方法包括大隐静脉-颈静脉旁路移植术、颈内静脉-右心耳或右心房旁路移植术、奇静脉-上腔静脉、右心耳或下腔静脉旁路移植术等。

大隐静脉-颈静脉旁路移植术:Schramel和Taylor首先提出颈外静脉-大隐静脉转流治疗SVCS。国内张振湘(1961年)用于临床,并报道2例SVCS用此术式成功。具体方法是于同侧下肢沿大隐静脉行程表面做分段皮肤小切口,仔细游离大隐静脉全长,结扎所有分支。自内踝处切断大隐静脉由腹股沟部小切口倒转提出,以0.1%肝素冲洗并扩张血管腔。在腹股沟部的卵圆窝,经皮下做成隧道上达同侧颈部,并在颈部做小切口,暴露扩张颈内或颈外静脉。将大隐静脉倒转后,经腹、胸部皮下隧道上提至颈部,与颈静脉做端-侧吻合。移植时,要注意防止大隐静脉扭转。大隐静脉-颈内(外)静脉转流术具有的特点是操作简单、手术创伤小、自体血管取材方便、安全可靠,术后不需长期抗凝治疗,一旦手术失败,还可进行对侧转流或施行其他术式等优点,更适宜应用于高度危重病例,但也受大隐静脉管径小、行程长、易受压等因素影响,术后时有血管硬化栓塞之忧。选择颈内还是颈外移植方式转流,关键在于有无无名静脉梗阻的存在。没有无名静脉梗阻的SVCS用颈外静脉转流为好,伴有无名静脉梗阻的SVCS用颈内静脉转流好。

颈内静脉-右心耳或右心房旁路移植术:手术在全麻插管下胸骨正中劈开。显露前纵隔、上腔静脉及肿瘤,确定无法施行根治手术后暴露和分离左颈内静脉,并选择合适的人工血管,抗凝后与颈内静脉行端-侧斜面吻合,下端人工血管与右心房(耳)行端-端吻合。吻合完毕前完全排气,留有充分胸骨后间隙防止压迫转流血管,并留置胸骨后引流管。由于人工血管管径大,如果吻合技巧完善及术后处理得当,无栓塞之虑,远期通畅率高,减阻效果良好,临床症状改善迅速。国内外多位学者报道了这一手术的成功经验,如果术前能正确评估患者对开胸手术的承受能力,此种手术不失为较好的姑息治疗的转流术式。根据梗阻的范围和位置还可以选用无名静脉-右心耳或右心房旁路移植术、上腔静脉-右心耳或右心房旁路移植术。

奇静脉-上腔静脉、右心耳或下腔静脉旁路移植术:宜用右胸后外侧切口入胸。游离奇静脉,结扎切断几个肋间分支,并结扎和切断奇静脉的远端。根据具体情况,将奇静脉端-侧吻合于心包内上腔静脉、右心耳或下腔静脉。

其他的旁路移植术:除上述几种常见术式外,有学者还提出了上腔静脉-无名静脉血栓内膜切除术和心包补片移植术,经颈胸骨后的颈内静脉-下腔静脉转流术,经胸壁皮下大网膜静脉-颈内静脉吻合术,经皮下双侧大隐静脉-颈内静脉移植术等。

3.上腔静脉扩大切除及上腔静脉重建术

随着诊断技术和手术操作水平的提高及血管替代品的应用,对伴有 SVCS 的患者,经术前仔细检查未发现肝、脑、骨、肾等器官转移,为解决日益加重的腔静脉综合征症状及改善患者生存质量并为术后综合治疗创造条件,可在根治性肺癌切除的同时,施行受累上腔静脉切除,人工血管置换术。

(1)手术方法:常规消毒铺巾后,常规取右后外侧路径,经第 5 肋骨上缘或第 5 肋床入胸。探查癌肿大小、部位、侵犯情况,以及上腔静脉受侵部位、范围,选择相应的手术方式。游离左右无名静脉、心包内上腔静脉后分别绕过阻断带。行右无名静脉-右心耳临时转流,切除肿瘤。如果单纯行上腔静脉切除术,则切开上腔静脉、切除受累及部分正常上腔静脉壁,并将纵隔侧上腔静脉壁遗留部分,以备上腔静脉重建,将修补材料与上腔静脉作连续缝合,重建上腔静脉,并在收紧最后 2 针缝线前,开放左或右无名静脉阻断带,排除上腔静脉内的气体。如果行上腔静脉人工血管置换术则在切除受累的上腔静脉后用 4-0 的 Prolene 线连续外翻缝合,将人工血管远端与左右无名静脉开口行端-端吻合。吻合结束后,松开左右无名静脉阻断带,使人工血管内充满血液,排出管腔内的空气,用无损伤血管钳钳夹人工血管。用心耳钳钳夹右心房壁,切开右心房,剪断房腔内的肌小梁,肝素生理盐水反复冲洗右心房切口,用同样方法将人工血管近心端与右心房行端-侧吻合术。吻合结束后,用 10-0 丝线缝合固定人工血管在前外纵隔,以防术后血管成角。

(2)手术中需要注意的问题:应尽可能将受侵的 SVC 连同肿瘤组织一并切除,以减少肿瘤脱落种植机会。操作困难时,可先将部分肿瘤残存于 SVC,待肺切除后再处理被肿瘤侵犯的 SVC。SVC 受侵犯后,其血管内壁多有癌性结节形成,因而在解剖游离 SVC 时,应尽量减少对 SVC 的牵拉挤压,防止结节脱落,形成癌栓和转移。对肿瘤侵犯 SVC 者,需要暂时阻断 SVC 以进行部分切除、重建或修补手术,阻断 SVC 的时间一般不能超过 40 分钟,否则可导致脑组织的损害。

也有学者认为当上腔静脉阻断后,其压力迅速上升,当达到或超过 6.7 kPa(50 mmHg)时,脑的血流量将明显减少造成脑组织和细胞水肿。故应使用多种降低上腔静脉压力的方法,其中主要有胸腔内静脉转流、术野放血、术野放血后回收、通过中心静脉导管采血经下肢静脉回输、体外上腔静脉至股静脉转流等。其中胸腔内静脉转流能迅速解除梗阻,效果显著。但由于在手术野内进行,上腔静脉插管较难,尤其是位置较高的病例更难,同时也影响手术的操作,使血管吻合异常困难,而且人工通道的建立也增加了手术的创伤和复杂性。术野放血、上腔静脉放血,下腔静脉回输难以维持稳定的上腔静脉压以及稳定的平均动脉压,同时也存在血液在体外被污染的可能,而且血液采集中使用大量的抗凝剂可能导致血液中电解质和酸碱平衡紊乱。体外静脉转流可以在麻醉后即进行右颈内静脉-左下股静脉转流,一般可以维持稳定的血流动力学,较低的上腔静脉压,减少出血量,利于手术操作。

关于全上腔静脉切除人工血管重建术后的抗凝治疗问题,尚无统一标准。部分学者认为应该实行终身抗凝,而有的学者则选择术后仅口服抗凝药1个月,但并未出现术后近远期的上腔静脉梗阻表现。

(孙 会)

第七节 单纯性大隐静脉曲张

单纯性下肢浅静脉曲张是指病变范围仅限于下肢浅静脉者,包括大隐静脉、小隐静脉及其分支,以大隐静脉最多见。病变的浅静脉表现为伸长、扩张和蜿蜒屈曲,多发生于持久从事站立工作和体力劳动的人群。本书主要介绍单纯性大隐静脉曲张。

一、解剖和病理生理

(一)解剖

1.下肢静脉

下肢静脉包括浅静脉、深静脉和交通静脉3个系统。浅静脉系统由大隐静脉、小隐静脉及其分支组成。大隐静脉是人体中最长的静脉,起自足背静脉网的内侧,沿小腿和大腿的内侧上行,位于深筋膜的浅面,在大腿根部隐静脉裂孔处穿过筛筋膜,汇入股总静脉。隐-股静脉汇合处的体表投影,在耻骨结节外下方2.5～3.5 cm。大隐静脉进入深静脉之前,一般有5个属支,即旋髂浅静脉、腹壁下浅静脉、阴部外浅静脉、股内侧浅静脉和股外侧浅静脉。小隐静脉起自足背静脉网外侧,沿小腿背侧上行,多数在腘窝横纹上2.5 cm处汇入腘静脉,少数直接汇入大隐静脉。小隐静脉进入深静脉的平面有较多的变异,其平面可相差10 cm。大隐静脉和小隐静脉之间有一些分支互相连接。下肢浅静脉和深静脉之间有交通静脉存在,可分为4组,即踝部、膝下、膝上和大腿部交通静脉,引导浅静脉中的血液回流入深静脉。在临床,踝部交通静脉最为重要,一般在内踝有3～4支、外踝有0～2支,均直接穿过深、浅筋膜分别在皮下形成网络,然后有分支进入大隐静脉主干,在深部与胫后静脉和腓静脉连通。踝部的交通静脉与溃疡形成有密切关系。

2.静脉壁

正常静脉壁有3层结构:①内膜很薄;②中膜有丰富的平滑肌细胞和细胞外基质(主要成分为胶原纤维和弹性纤维),平滑肌细胞层与胶原纤维环形层叠排列,弹性纤维呈环形连续性分布,构成静脉壁规则的骨架结构,对维持静脉血管的张力和弹性起最重要的作用;③外膜中有大量成纤维细胞、平滑肌细胞、胶原、毛细血管堆积成团,与周围疏松结缔组织界线不清。静脉壁的主要细胞外基质可分为胶原、弹性蛋白、糖蛋白、蛋白聚糖和糖胺多糖五大类,均属于蛋白类难溶的大分子。它们与细胞黏合在一起并交织成有序的网状,共同维持血管壁的正常结构和功能。胶原和弹性纤维是静脉中含量最高的细胞外基质,构成细胞外基质的骨架结构。一般来讲,浅静脉的肌层远较深静脉发达;静脉管径越粗,肌层也越厚。小腿远侧浅静脉和深静脉的管壁比近侧浅、深静脉薄,又因远侧静脉压力高于近侧,所以浅静脉曲张容易发生在小腿的浅静脉分支。

在下肢浅、深静脉和交通静脉中,都有数目不等和强弱不同的瓣膜存在。瓣膜是极为纤细的结构,厚 0.1～0.2 mm。绝大多数正常的静脉瓣膜均呈双瓣叶型,由两个相对而对称的瓣叶组成,每个瓣叶各占静脉管腔的一半。瓣叶由内膜折叠而成,呈半椭圆形,内皮细胞下还有少量平滑肌细胞、结缔组织和神经纤维等。每个瓣叶的弧形边缘固定于管壁上,称附着缘;半椭圆形瓣叶的横形边缘呈半挺直游离状态,称游离缘。游离缘的两端与附着缘相交处称交会点;瓣叶与管壁之间的潜在空隙称瓣窝(瓣膜袋)。每个瓣叶在游离缘两侧各有 1 个交会点,各与相对称的另一个瓣叶的相邻交会点紧密贴近,称瓣叶会合处。当血液向心回流时,两个瓣叶平整贴附于静脉内壁,以保持回流通畅;血液倒流时,瓣窝首先被血液充盈,两个相对的瓣叶互相膨出于管腔正中并拢,形成水式密闭状态,在浅、深静脉中,瓣膜制止血液由近侧向远侧倒流,在交通静脉中,阻止血液由深静脉向浅静脉倒流。

最近,超声灰阶实时成像技术的发展,能够直接观察血液循环过程中静脉瓣膜和血流的规律性运动,使进一步研究静脉瓣膜运动和血流的机制成为可能。

(二)病理生理

(1)站立时,单位瓣膜运动周期为 2.9～3.2 秒,瓣膜运动频率为 18.8～20.4 次/分(与呼吸频率相同);平卧时,单位运动周期为 1.7～1.8 秒,瓣膜运动频率为 34.2～36.1 次/分。平卧时瓣膜运动频率主要受呼吸快慢和心动周期的共同影响,下肢肌肉运动可缩短瓣膜关闭的时间,平衡期和关闭期持续时间的长短,在一定程度上反映了下肢运动频率的快慢。

(2)血流运动周期,可根据瓣膜平衡期和关闭期瓣膜周围血流的运动情况来观察。开放期末和平衡期初时,瓣叶间和瓣窝内的血流均呈同向向心回流。完全进入平衡期后,血流在游离缘发生分流,大部分血流仍然经瓣叶间向心回流,小部分血流通过游离缘分流后转向回转点(位于构成瓣窝的静脉管壁上),在瓣窝内形成涡流,最终汇入瓣叶间血流向心回流。瓣窝内涡流在平衡期和关闭期均持续存在。

(3)通过瓣膜的血流呈脉冲状态,这表明经过瓣膜静脉血流速度呈规律性变化。瓣膜近、远侧的静脉管腔为圆形,在瓣膜处管腔呈狭窄的椭圆形,长轴等于瓣膜处管腔的直径,短轴等于两个瓣叶之间的距离。因此,当瓣叶充分开放时(平衡期),两瓣叶之间形成"瓣膜狭窄段"。在平衡期时,瓣叶间面积的大小,为瓣膜远端正常静脉面积的 65%。血流通过此狭窄处时速度加快,形成向心性射血。血流加速运动的同时,也加快了瓣窝内涡流的运动。

(4)当瓣膜开放时,瓣叶并不紧贴于静脉内壁,其原因:①瓣窝内涡流形成;②瓣叶之间静脉血流的加速运动。瓣窝特殊的结构使其在一定压力条件下,具有良好的延展性,使通过反射回转点的血流进入瓣窝后,在瓣窝中形成涡流,使瓣窝内压力升高,并促使其膨胀扩大,这与主动脉瓣膜运动相类似。当瓣叶两面(向管腔面和向管壁面)压力相等时,瓣叶处于相对平衡状态,即瓣窝中涡流压力和瓣叶间血流压力处于平衡状态。任何一种压力的变化,都可能打破平衡使瓣膜关闭。瓣叶摆动现象的存在使这种平衡极不稳定,轻微的血流变化就会引起压力失衡。当足背屈和跖屈运动时,通过瓣叶间的血流速度不断增加,当液体加速度运动时液压下降,因此瓣叶两面的压力平衡被打破,瓣窝中涡流压力大于瓣叶间血流压力,使瓣膜逐步关闭。瓣膜的特殊结构形态使静脉血流产生游离缘分流和瓣窝涡流,它们的共同作用,使瓣膜自我节律性开闭,静脉血流也呈脉冲性变化。静脉血流加速运动除受脉搏、呼吸频率、静脉压、右心循环负荷、静脉解剖、患者体位、活动度等因素影响外，"瓣膜狭窄段"同样可以使血流加速形成射血。前者可防止瓣窝内血栓形成，后者可促使静脉血液回流。

(5)下肢静脉血液能对抗重力作用向心回流的原因：①小腿肌肉泵的功能，小腿腓肠肌内有大量静脉窦(腓肠肌静脉丛)，其容量可达 140 mL，肌肉受筋膜所包裹，一次收缩时可排出血液 60～90 mL，是静脉血液回流的主要动力，在临床又称为"第二心脏"；②胸腔在吸气时，与心脏舒张期所产生的负压虹吸作用，使周围静脉与心脏之间形成压力差，促使血液向心回流；③静脉瓣膜的单向开放功能能对抗近侧血柱的重力作用，阻止血液向远侧倒流。人体直立静息，小腿肌肉泵不发挥作用时，踝部静脉承受的压力最高，瘀血程度也最严重。

(6)下肢静脉病变时，静脉血流动力学发生变化，下肢静脉系统压力增高，是引起临床症状的主要原因。患者静脉壁薄弱和瓣膜结构不良，是全身支持组织薄弱的一种表现，与遗传因素有关。血柱的重力，以及任何增加重力作用的后天性因素，如长期站立工作、重体力劳动、妊娠、慢性咳嗽、习惯性便秘等，都可使瓣膜承受过度的压力逐渐松弛，使瓣膜正常关闭功能受到破坏。有些学者认为，下肢持久做不规则而不是有节奏的运动，当循环血量经常超过回流的负荷，也可造成静脉压力升高而使静脉扩张，以致瓣叶游离缘在关闭时不能完全并拢，从而形成相对性关闭不全。

(7)单纯性大隐静脉曲张一般不累及小隐静脉，只有当大隐静脉曲张进展到一定程度后，才可能通过与小隐静脉连通的分支，使小隐静脉及其分支发生曲张性病变。但是在更为多见的情况下，小隐静脉曲张则是股-腘静脉中瓣膜功能不全，发生血液倒流性病变的结果。

二、临床表现

(1)单纯性大隐静脉曲张所引起的症状和体征一般并不严重，主要表现为下肢浅静脉蜿蜒、扩张和迂曲。在浅静脉开始扩张的阶段，因为静脉外膜感受器受到刺激，而有酸胀、不适和疼痛等感觉，在站立时症状明显，行走或平卧后消失。单纯性大隐静脉曲张的早期常以症状为主，后期则以浅静脉曲张和因此所引起的并发症为主。单纯性大隐静脉曲张除非病情严重，病程进展到后期，已造成交通静脉瓣膜关闭不全外，多无患肢特别是小腿下段踝关节部位肿胀。如果出现肿胀，就应考虑有深静脉病变存在的可能。患肢肿胀一般在晨起时明显减轻，甚至消退，午后肿胀出现。当病变进入后期，特别是交通静脉瓣膜遭到破坏，或者是存在深静脉病变时，才多发生踝部皮肤营养障碍性病变。小腿下段交通静脉功能不全性倒流，常为深静脉病变所致。

(2)单纯性大隐静脉曲张后期所引起的并发症，除足靴区皮肤营养障碍性病变外，还有浅静脉血栓性静脉炎、曲张浅静脉破裂出血(自发性和外伤性)等。

三、检查和诊断

(一)检查

(1)根据下肢浅静脉曲张的临床表现，诊断并不困难，但需做必要的检查，以明确下肢浅静脉、深静脉和交通静脉系统的情况，才能作出正确的诊断，并为采取有效的治疗方法提供可靠的依据。

(2)传统的检查方法包括屈氏试验、潘氏试验和伯氏(Pratt)试验。①屈氏试验：患者取平卧位，下肢抬高使曲张的浅静脉排空，在大腿根部扎止血带以压迫阻断大隐静脉，然后让患者站立，在 10 秒内解除止血带,如果患肢自上而下地出现浅静脉曲张,则提示隐股静脉瓣膜功能不全。同样,在腘窝部扎止血带,可以检测小隐静脉瓣膜的功能。如果在未解除止血带以前,就可见在止血带远侧的曲张浅静脉于 30 秒以内迅速充盈,则表明有交通静脉瓣膜关闭不全。正常人在扎止血带 30 秒以后,才会使已排空的浅静脉重新充盈。②潘氏试验:在大腿扎止血带,压迫阻断大腿部的大隐静脉主干,嘱患者用力踢腿或下蹲运动 10 余次,或者行走数分钟。由于下肢活动后肌肉收缩,浅静脉血液向深静脉回流,而使曲张浅静脉排空。若患肢活动后浅静脉曲张更加明显,或者甚至引起酸胀或疼痛,则表明深静脉回流受阻。③伯氏试验(交通静脉瓣膜功能试验):患者取仰卧位,抬高患肢,在大腿根部扎止血带,先从足趾向上至腘窝包绕第 1 条弹性绷带,再从止血带处向下绕第 2 条弹性绷带。然后使患者站立,向下解开第 1 条弹性绷带,一面向下继续包绕第 2 条弹性绷带,如果在两条绷带之间的空隙内出现曲张浅静脉,即提示该段有功能不全的交通静脉存在。上述检查的手段比较粗糙,不能提供有关病情的全面和可靠的资料,目前在临床已很少采用。

(3)下肢浅静脉曲张患者在门诊的初次检查,一般可采用 SPG(应变容积描记)和 PPG(光电容积描记)。SPG 可检测下肢深静脉是否通畅,检测时患者平卧,患肢抬高 45°。在大腿上部绑以气袋,并将应变容积描记仪的传感器包绕于小腿中段。将气袋充气至 31.0 kPa,使静脉回流阻断,而动脉血流仍然畅通。此时血液淤积于小腿静脉丛中,小腿容积增加。维持充气 2 秒后立即放气,使静脉排空,小腿容积缩小。通过记录仪记录容积变化曲线,从而计算出容积增加的百分数(VC),以及放气后最初 2 秒内每分钟排出血液的容积百分比(VO)。

若深静脉有阻塞,静脉容积较正常人增加,而排空则较正常人明显延迟。VO 和 VC 值可查阅坐标图得出结果:①正常深静脉回流,VC 和 VO 值均在坐标图模糊条带上方;②回流受阻,VC 和 VO 值在模糊条带下方;③可疑回流受阻,VC 和 VO 值在模糊条带中。PPG 能分辨出大隐静脉、交通静脉和深静脉瓣膜功能不全等不同的病变。做 PPG 检查时,患者坐于床沿,双腿下垂,将探头置于内踝上方 5 cm 处,避开浅静脉。嘱患者做足背屈活动 5 次,因腓肠肌收缩,静脉压降低,曲线下降;停止活动后静脉重新充盈,曲线回升。

正常人静脉充盈较慢,一般应超过 20 秒。深静脉有倒流性或回流障碍性病变时,静脉再充盈时间均小于 20 秒,甚至不足 10 秒。检测时观察曲线下降后再逐渐上升到原基线水平,根据检测仪内的数字器计算出静脉重新充盈时间(VRT_0),然后分别在膝下和小腿下端扎止血带重复检测,得出 VRT_1 和 VRT_2。①VRT_0>20 秒,提示瓣膜功能正常。②VRT_0<20 秒,VRT_1<20 秒,提示大隐静脉瓣膜功能不全。③VRT_0<20 秒,VRT_1<20 秒,VRT_2>20 秒,提示交通静脉瓣膜功能不全。④VRT_0<20 秒,VRT_1<20 秒,VRT_2<20 秒,提示深静脉瓣膜功能不全。有学者分析了 1 500 余条下肢检测的结果,发现 SPG 的正确率与深静脉造影检查相等;PPG 的敏感度为 86.8%,准确率为 80.6%,特异度为 50%。PPG 假阳性率较高与检测时患肢动作不协调有关,如患足背屈强度不够,可使腓肠肌静脉丛排空不全,以致缩短 VRT。此外,部分患肢的小腿肌肉泵功能不全,也使 VRT 缩短,出现假阳性。

(4)近年来,在临床广泛应用的双功彩超,对诊断单纯性大隐静脉曲张和鉴别是否同时存在深静脉病变,都有较高的准确率。一般采用 7.5～10 MHz 探头检测。实时灰阶二维超声的静脉图像表现:短轴切面呈椭圆形壁薄而柔软的液性暗区,长轴切面呈从近心端至远心端逐渐变细的管腔结构,在邻近隐-股静脉交界处的远侧,可见随呼吸而启闭的隐股静脉瓣,探头稍加压力可使该静脉的管腔完全闭塞。正常大隐静脉的多普勒频谱表现为随呼吸而改变的相性血流,吸气时血流速度变慢,呼气时则增快。彩色血流成像(CDFI)表现为静脉腔内被向心的血流所充满,其颜色和亮度取决于血流的速度和方向。判断大隐静脉有无倒流时,可做血流增加试验,如屏气试验(Valsalva)、人工挤压试验、气囊加压和释放试验等。血流增加试验时,若多普勒出现反向血流频谱,并且其时间大于 0.5 秒,则可判断为瓣膜关闭不全引起的血液倒流性病变。另外,还可从 CDFI 加以判别,即做血流增加试验时,反向彩色血流持续的时间大于 0.5 秒,也表示受检的大隐静脉有血液倒流。

(二)诊断

(1)传统的观点认为,下肢深静脉顺行造影是诊断下肢浅、深和交通静脉系统病变的金标准。但是目前无创性检查,特别是双功彩超,已能替代静脉造影术,对下肢静脉疾病(包括单纯性大隐静脉曲张)作出正确的诊断,并为治疗方法的选择提供可靠的依据。只有在少数情况下,如下肢先天性静脉畸形等,才可能需要做造影检查。

此外,彩超检查在许多方面明显优于静脉造影术。前者是无创性检查,不需造影剂,因此可避免在造影过程中误伤静脉、药物变态反应和 X 线对患者的损伤等不良后果。彩超检查因为是无创性,所以可重复采用,对患者无不良反应。彩超检查唯一的不足之处,是检查结果的准确性,与检查者的业务水平和临床经验有直接的关系。做顺行造影时,于踝部上方扎止血带后,穿刺足背浅静脉朝近侧方向注入造影剂,然后,通过监视的电视屏幕观察静脉系统的显影情况。由于患肢浅静脉已被阻断,所以造影剂经交通静脉进入深静脉,使小腿深静脉首先显影,如果小腿交通静脉瓣膜功能完好,远侧段大隐静脉不会同时显示,直到深静脉中的造影剂上行入股总静脉后,造影剂才会通过关闭不全的隐股静脉瓣,倒流入大隐静脉使其全程显影,并可见程度不同的曲张情况。正常的深静脉除显示全程通畅外,其管径由远侧向近侧逐渐增大,轮廓光滑,瓣膜所在部位呈现竹节状膨隆外形。

(2)下肢浅静脉曲张的患者,在确诊为单纯性大隐静脉曲张之前,必须排除下列几种疾病:①下肢深静脉倒流性病变;②下肢深静脉回流障碍性病变;③下肢动静脉瘘。后天性动静脉瘘多由创伤引起,仔细询问可发现患肢有受伤史,局部可扪到持续性震颤,听诊时可闻及持续杂音。如果是先天性者,患肢常有明显增长和增粗、毛发增多等临床表现。先天性或后天性动静脉瘘都引起浅静脉曲张,因静脉内受动脉血灌注,还有皮肤温度升高;抬高患肢后,浅静脉曲张的程度并不减轻或消失;静脉穿刺可抽出颜色鲜红的动脉血液。

四、治疗

(一)保守治疗

保守治疗的适应证:①范围较小、程度较轻而又无明显症状者;②妊娠期妇女;③全身情况不佳,重要生命器官有器质性病变,估计手术耐受力很差者;④年龄大,又不愿手术者。传统的方法是采用弹性绷带或弹力袜,压迫下肢(主要是小腿)的曲张浅静脉,并促使深静脉血液回流,以减轻患肢肿胀、胀痛或沉重感。目前以循序减压弹力袜(GEC)的效果最好,分为短筒、长筒和连裤袜 3 种,可根据病情的需要而选用。GEC 的设计是在踝部施加的压力最大,然后越向近侧压力即逐步降低,以达到促进血液回流和防止倒流的目的。对单纯性大隐静脉曲张患者,GEC 在踝部的压力一般为 1.1~1.3 kPa(8~10 mmHg)。晨起时穿着,睡觉时脱去。

目前在国内临床广泛采用的治疗静脉倒流性和回流性障碍性疾病的药物:①强力脉痔灵(又名迈之灵),其成分含马栗树籽的提取物七叶皂苷素,主要的药理作用是抗渗透作用;改善静脉的血流动力学和改善静脉功能(使弹性和收缩性恢复正常),因此,有减轻或消除患肢肿胀、酸胀,减轻皮肤营养障碍性病变等功效;②地奥司明(爱脉朗),主要成分为黄酮和橙皮苷等,具有保护血管和提高静脉张力、增加淋巴回流、改善毛细血管通透性等功效。保守治疗仅能延缓浅静脉曲张的病变进程、减轻临床症状和体征,而不能根治浅静脉曲张性病变。

(二)硬化剂注射和压迫包扎疗法

其目的在于使曲张浅静脉的管壁相互粘连而愈合,机化后形成条束状纤维化结构,以闭塞其管腔,不会因形成血栓再通而复发。硬化剂注射疗法治疗下肢浅静脉曲张原是将具有腐蚀性的药液直接注入下肢曲张的浅静脉,因静脉内膜损伤后发生结缔组织增生,使扩张的管腔纤维化闭塞。长期以来,注射疗法一直被认为是一种操作方便、价格低廉、容易推广的优选方法。近年来,随着对相关基础知识的深入认识,以及临床病变类型和处理方法的进步和更新,对注射疗法的应用价值也有了新的看法和评价。

硬化剂注入曲张的浅静脉后,直接与内膜接触,使内皮细胞受损脱落,其下的胶原组织裸露,引起血流中的血小板和各种凝血因子在此处凝聚,并因凝血因子Ⅺ等的激活导致血栓形成。随后,毛细血管和成纤维细胞等长入血栓,发生血栓机化,终使静脉管腔因纤维化而闭塞。这个过程一般可在2周内完成。若硬化剂注入后,静脉管腔内血栓形成过度,可激发腔内和血管周围明显的炎性反应,导致血栓的继发性再通,从而使浅静脉曲张复发。因此,理想的硬化剂应该是注入静脉后,不引起大量的血栓形成,主要是使管腔发生纤维化而闭塞。

1.硬化剂的选取

合乎理想的硬化剂必须具有无毒性、无过敏性、无痛、无不良反应、损伤内膜后主要引起纤维化等特点。目前临床常用的各种硬化剂,在导致纤维性病理变化的能力、浓度、剂型和致痛等方面各有差异。作用较弱的硬化剂主要为铬酸盐甘油、0.25%~1%聚多卡醇、0.25%~0.5%十四烷基硫酸钠、20%高渗生理盐水和66%高渗葡萄糖液等,多用以治疗毛细血管扩张和网状浅静脉曲张;作用较强的硬化剂则为4%~8%碘溶液、1%~3%十四烷基硫酸钠和2%~4%聚多卡醇等,用于治疗隐静脉主干、隐-股(腘)段交界处和交通静脉的倒流和曲张。近来在临床采用聚多卡醇泡沫制剂,其特点为注入后可在局部停留较长的时间,而不会很快被血流稀释和冲散,因此,对内膜可维持较长时间的作用,更不易流入深静脉引起血栓形成等不良后果,它的疗效较聚多卡醇强4倍以上,不良反应也极少。聚多卡醇0.5 mL可产生泡沫制剂2 mL,所以其浓度较低,在血管周围引发的毒性反应很小。目前在临床已有多种泡沫制剂,用于毛细血管扩张、网状浅静脉曲张、交通静脉和隐-股段交界处等。

2.注射疗法的适应证

目前学者们认为,注射疗法是治疗下肢浅静脉曲张一种可供选用的优选方法,但注射疗法绝不能被滥用,更不能替代手术治疗。有学者指出,注射疗法对治疗下肢分支浅静脉的曲张有效,而大的曲张浅静脉团、大(小)隐静脉主干曲张伴明显倒流和膝以上的浅静脉曲张,均以手术治疗为宜;注射疗法对手术后残留的浅静脉曲张、管径在4 mm以下的曲张浅静脉,以及膝以下的浅静脉曲张,有较好的疗效。有些学者认为,对年老、体弱的患者,注射疗法是优选的治疗方法。

国际静脉病学联盟提出的适应证有以下几种。①毛细血管扩张症:注射疗法是可选用的方法。②非隐静脉主干的明显曲张浅静脉:注射疗法是手术以外的另一种可选用的方法。③交通静脉:对注射疗法的疗效学者看法尚不一致。④大隐静脉主干:不少学者对注射疗法的效果提出质疑,认为临床实践证明,手术的远期疗效远优于注射疗法。⑤小隐静脉主干:可根据曲张的严重程度、股-胭段有无明显倒流等,考虑选用注射疗法是否合适。

3.注射疗法的临床操作

在国外有3种常用的方法。第一是 Tournay 法,患者取仰卧位,先于患肢近侧段有倒流的静脉主干注入硬化剂,然后顺行向下做硬化剂治疗,最后治疗毛细血管扩张的部分。术毕将患肢做压迫包扎数天。第二是 Sigg 法,患者先取直立位,穿刺曲张浅静脉能抽出血液,确定针头在腔内后,再让患者平卧,排空血液后即注入硬化剂。注射部位由远侧开始,然后逐步移向近侧段。术后患者用较强的弹性敷料,做较长时间的压迫包扎。第三是 Fegan 法,首先处理功能不全的交通静脉,然后将注射分别向近侧和远侧扩展。本方法基本不处理浅静脉主干和隐-股段交界处,应首先在向其深面与其相通的网状浅静脉注入硬化剂。

国内的操作方法,一般是先让患者直立数分钟,使曲张的浅静脉怒张,标记注射点,尽量做一次性硬化剂治疗,注射点可为8~10处。有些学者先在大腿近侧段扎止血带,定位注射点后,让患者平卧,由远侧向近侧逐一穿刺曲张的浅静脉,抽吸有回血后松开止血带,使静脉段中的血液排空,注入硬化剂 0.5 mL。拔出针头,并用手指压迫 1 分钟。

一般主张术毕时,将患肢做压迫包扎。其目的在于压缩受注射的静脉段,使其管腔尽量缩小,以免血栓过度形成,从而促使管腔发生纤维化闭塞。但是,各家对压迫包扎的做法相距甚远。有的学者从来不做包扎;有的学者只在隐静脉主干和大的曲张浅静脉做硬化治疗后才给予包扎;有的学者则将做硬化注射者都做压迫包扎。此外,包扎的时限也各不相同。有的学者只包扎数天,有的学者则包扎数周之久。

近年来,在超声引导下腔内置管注入泡沫制剂的疗法,已在临床广泛开展。导管置入的部位和注射的全过程,都可通过超声显像予以监控。逐一用于隐静脉主干、交通静脉和隐-股(胭)交界处的硬化治疗。其疗效良好,术后并发症如硬化剂外溢、组织坏死等都极为少见。

4.注射疗法的并发症

常见的并发症包括硬化剂过敏和毒性反应、硬化剂外溢或误注入血管外组织、静脉和静脉周围炎、皮肤色斑、皮下硬结等。

硬化剂注射后血栓形成过度,或者腔内和周围有炎性反应者,常发生皮肤色斑,多与所选用的剂型、作用的强弱、浓度和注射剂量呈正相关。此外,患肢近侧段静脉主干和倒流性病变未做处理者,也易出现皮肤色斑,因为在此情况下,依旧存在的静脉高压,可使管腔内的硬化剂外溢。色斑多于数周内逐步消退,仅约 1% 可持续 1 年以上。皮下硬结多由新生的毛细血管扩张引起,常与炎性反应和血栓形成有关,一般可在 3~12 个月消退。硬化剂外溢严重者,可导致溃疡形成,硬化剂的浓度越高,溃疡的发生率也越高。一般认为,在超声引导下,通过腔内置管注入低浓度的硬化剂即可避免并发溃疡形成。

5.重视浅静脉曲张病因的辨别

下肢浅静脉曲张是一种临床表现,可由各种不同的病因引起。因此,找出浅静脉曲张病因,然后采取针对性的相应治疗,是十分重要的关键问题。许多浅静脉曲张是深静脉的病变引起的,如深静脉瓣膜功能不全时,因深静脉血液倒流导致深静脉高压,继而可破坏交通静脉的瓣膜,使血液从深静脉倒流入浅静脉,造成浅静脉曲张,也可同时破坏隐-股(胭)静脉瓣,使隐静脉发生曲张。在这种情况下,只做注射疗法并不能取得疗效。

(三)手术治疗

确诊为单纯性大隐静脉曲张,凡是有较明显的临床症状和体征者,只要能耐受手术,都应施行手术治疗。传统的手术方法为大隐静脉高位结扎加主干剥脱术,并切除蜿蜒、扩张的属支。做高位结扎时,应同时将主干的 5 支分支,即旋髂浅静脉、腹壁下浅静脉、阴部外浅静脉、股内侧浅静脉和股外侧浅静脉,均予以切断和结扎,以防止术后患肢复发浅静脉曲张。切除不尽的曲张浅静脉,可做硬化剂注射治疗。如果小隐静脉也有曲张性病变,应该做同样处理。踝部交通静脉功能不全发生倒流者,如果局部组织比较健康,可施行筋膜上交通静脉结扎;若局部有皮炎、广泛纤维化硬结,特别是有溃疡形成等营养障碍性病变,则需做筋膜下交通静脉结扎术,以防止创口感染。

手术后,患肢是否要长期穿戴循序减压弹力袜,以防止静脉倒流病变的复发,至今存疑。大多数学者认为,术后长期穿戴弹力袜是防止病变复发,以及长期保持满意疗效所必需的措施。但另外一些学者认为,术后长期穿戴弹力袜,对患肢术后并无好处。

近年来,提出一些改进手术的措施。①"保守性血流动力学手术",即先用超声扫描找出由深静脉向浅静脉倒流的部位,然后予以结扎阻断,保留 GSV 及其分支。本手术操作简单,并发症少,但术后复发率高,未在临床推广应用。②其他还有腔内电灼和冷冻治疗 GSV 曲张者,但因疗效不肯定,又有一些不良并发症,所以未被推广。

(四)微创手术治疗

长期以来,为提高下肢曲张浅静脉的手术疗效,先后有一些新的手术方法相继问世,并在临床推广应用。

1.曲张静脉刨切术

手术时,先做大隐静脉和(或)小隐静脉高位结扎+近侧段分支结扎术,然后在皮下光纤照明的指引下,将成团的曲张浅静脉予以切除,并吸出体外。曲张静脉刨切术的优点为手术切口少、时间短、术后并发症少、恢复快、不留瘢痕等。

2.腔内射频治疗

腔内射频治疗(RFA)首先在欧洲提倡应用,于美国推广应用。其作用机制为热能导致静脉痉挛和胶原降解。手术操作方法为术前将患肢曲张浅静脉标记清楚,做全身或局部麻醉;在超声引导下于小腿近侧段或中段穿刺大隐静脉主干(有困难时做皮肤小切口),向近侧插入射频导管,其顶端置于隐-股静脉交界处的下方;沿大隐静脉主干于其周围注入生理盐水(或局部麻醉药物),使皮肤与主干之间的间距>1 cm;向管腔内发射射频(温度为 85 ℃,时间 15 秒),同时将导管以 2~3 cm/min 的速度向远侧撤出,使管腔因损伤而闭合。大隐静脉一般不做高位结扎;曲张的浅静脉分支做切除或结扎术。

3.腔内激光治疗

其机制为激光的高温使血液沸腾形成气泡,引起管壁广泛损伤而纤维化闭合。腔内激光治疗(EV-LT)操作较简便,可在门诊手术。具体方法为局部麻醉下在踝部或膝下穿刺大隐静脉主干(必要时做小切口),在超声引导下向近侧插入光纤导管,其顶端置于隐股静脉交界处下方 1~2 cm 处;沿大隐静脉主干周围注射生理盐水或局部麻醉药,然后以脉冲或持续方式发射激光(808 nm,14 W),并将导管缓慢后撤(3 mm/s),手术完毕后,患肢做弹性压迫包扎,使管壁紧密对合,以达到永久闭合的目的。大隐静脉一般不做高位结扎;曲张的浅静脉分支可同时做切除或结扎术。

目前,多认为传统的 GSV 高位结扎+剥脱术+曲张浅静脉分支和病变交通静脉切除或结扎术,仍是治疗下肢浅静脉曲张的有效方法。术后 2~5 年,超声检测发现倒流性病变的复发率为

13%～29%。术后复发者中,除包括一些手术不彻底外,对术前即伴有深静脉功能不全未做适当的处理,也是一个值得重视的问题。过去多认为,并发于踝部的溃疡,是同时有深静脉和交通静脉倒流性病变所致。但是近几年来,超声检查发现,相当一部分溃疡患者为单纯浅静脉功能不全。学者们多认为,微创腔内手术为治疗下肢浅静脉曲张显示了一条新的途径,有望通过不断地改进和提高,最终成为首选的治疗方法。

近年来,学者们一直在努力探求不断提高 EVLT 疗效的途径。他们的主要目的在于尽量减小甚至避免热效应所造成的组织损伤,减少手术并发症,使术后 LSV 管腔永久性闭塞以后不再复发。为此,学者们正在对各种不同的激光进行精心地研究,希望找出疗效最好、损伤最小、并发症最少的激光。目前在临床一般常用的微创技术(MIEPs)为激光消融术(EVLA)、腔内射频治疗(RFA)、超声引导硬化剂注射疗法(UGFS)等。结果发现:①手术失败和术后复发,在 EVLA 和 RFA 与传统手术之间无显著差异;②微创手术在降低术后疼痛和伤口感染等方面显著优于传统的手术治疗;③EVLA 和 RFA 术后疼痛较做手术者显著减轻,并早日恢复正常生活和工作能力;④UGFS 疗效差于手术者;⑤RFA 稍好于 EVLA。

(五)并发症的处理

单纯性下肢浅静脉曲张一般在发病较长时间以后,才有可能发生一些并发症,主要包括血栓性浅静脉炎、湿疹和溃疡形成、出血等。

1.血栓性浅静脉炎

曲张的静脉内血流相对缓慢,轻微外伤后就容易激发血栓形成,在一段曲张的浅静脉骤然出现红、肿、热、痛,范围较大和反应剧烈者,可有体温升高。此时可穿弹力袜,维持日常活动,局部可用热敷,不必用抗生素,因为炎症并非感染性。如果发现血栓扩散,特别是有向深静脉蔓延的可能时,应施行大隐静脉高位结扎术。

2.湿疹和溃疡形成

下肢静脉瘀血、血液含氧量降低,使皮肤发生退行性变化;因毛细血管破裂而有色素沉着;局部抵抗力削弱,容易继发慢性硬结性蜂窝织炎,常有瘙痒和湿疹,这是溃疡形成的先兆症状。仅有浅静脉曲张不易酿成上述变化,但如交通静脉瓣膜一旦破坏,深静脉缺氧,血液直接倒流,病程演变将迅速进展。踝上足靴区是离心较远而承受压力较高的部位,又有恒定的交通静脉,所以是好发部位。典型的表现是在踝上区,多数在内侧,有面积不等的色素沉着区,皮肤光薄而呈黯红色,汗毛稀疏,常有湿疹和溃疡。因为湿疹大都伴有严重的瘙痒,且局部有渗液,容易继发葡萄球菌或链球菌感染,伴有疼痛、渗液等症状。除位于踝上内侧的典型溃疡外,外踝和胫前区也可发生溃疡形成,除少数为外侧交通静脉倒流外,多数为浅静脉倒流所致,检查时,通常可见到有一支曲张浅静脉通向这些溃疡,在手术时应将这支曲张的浅静脉做高位结扎。

处理方法:①局部应避免药物刺激,换药时可用 75%乙醇溶液和等渗盐水棉球,敷料可用盐水纱布、凡士林油纱布或干纱布;②全身应用广谱抗生素控制感染;③用弹性绷带或穿弹力袜控制静脉高压,休息时强调抬高肢体,略高于心脏平面,促使静脉回流;④及时解决静脉曲张和交通静脉瓣膜功能不全。

3.出血

足踝区萎缩的皮肤纤薄,其下有许多小静脉承受高压处于曲张状态,或者在溃疡底面几乎都有交通静脉瓣膜功能不全,如果在站立时不能耐受静脉高压,或者即使遭受极为轻微的损伤,就会穿破而并发出血。出血是相当危险的并发症,因为压力较高,相当于心脏与踝之间距离的流体静压,加上静脉管壁又无弹性,很难自行停止,必须紧急处理。应抬高患肢和加压包扎止血,如有明显破裂的静脉清晰可见,可予缝扎止血,以后再做根治性手术治疗。

（孙　会）

第八节　急性下肢动脉栓塞

急性动脉栓塞是指来源于心脏、近端动脉壁,或者其他来源的栓子随动脉血流冲入并栓塞远端直径较小的分支动脉,继而引起此动脉供血脏器或肢体的缺血坏死。由于该类疾病在发病期间较为迅速、进展较快,如不尽快实施早期治疗,会导致患者出现截肢现象,严重者将导致患者生命受到威胁,因此对该类疾病应进行早期诊断及早期治疗。急性动脉栓塞多见于下肢,其特点是起病急骤、进展迅速、后果严重,严重者将最终导致截肢。本节主要介绍急性下肢动脉栓塞。

一、病因

急性下肢动脉栓塞是引起腿部急性缺血的主要病因之一,其他病因还包括动脉内急性血栓形成、急性动脉创伤及急性动脉夹层等,统称为急性下肢缺血性疾病。此类血管急症常与截肢和死亡等重大威胁密切相关。如患者年龄偏大,在某种程度上急性下肢缺血性疾病可危及其生命。

动脉栓塞栓子可由血栓、动脉粥样硬化斑块、细菌性纤维素凝集物、空气、肿瘤组织、异物(如弹片)、折断的导丝或导管、羊水或脂肪等组成,以左心房血栓最常见。血栓来源有以下几方面。

(一)心源性

心源性是最常见的栓子来源,心脏疾病以风湿性心脏疾病、二尖瓣狭窄、心房纤颤和心肌梗死占多数,其中以风湿性心脏病最常见。

(二)血管源性

血管源性相对少见。动脉瘤、动脉粥样硬化、动脉壁炎症或创伤时,病变部位常有血栓形成,血栓、斑块或碎片脱落便形成栓子。当右心房压力超过左心房时,静脉系统血栓可经未闭的卵圆孔到达体循环形成动脉栓塞,称为"反常栓塞"。

(三)医源性

随着心血管手术和介入治疗的进展,医源性因素也成为动脉栓塞的一个重要原因。

(四)肿瘤性

肿瘤性较罕见。多为恶性肿瘤浸润血管后形成,由于患者自身情况较差,甚至可能忽略由动脉栓塞引起的症状。

(五)不明来源栓子

尽管进行非常详细的检查,仍然有 5%～10% 的动脉栓子找不到来源,通常称为不明来源栓子。

二、病理生理

动脉栓塞的预后主要取决于受累血管的大小、阻塞程度,特别是侧支循环的数量。如果栓塞发生在正常动脉,由于无法迅速建立侧支循环,可以导致严重的远端缺血;如果栓塞发生在已经狭窄或者既往慢性缺血的血管,由于已经形成侧支血管,也可以表现为原缺血症状加重。

(一)栓塞动脉的变化

动脉分叉部管径突然变窄,解剖形态呈鞍状,因此栓子几乎总是停留在动脉分叉部或分支开口处。在肢体动脉栓塞中,90%以上发生在下肢,以股动脉发病率最高,其次是髂总动脉、腹主动脉和腘动脉。栓塞发生后,动脉腔呈部分性或完全阻塞,其远端动脉及侧支血管发生痉挛,通过交感神经舒缩中枢反射,引起远端血管及其邻近侧支动脉强烈痉挛,使患肢缺血加重。痉挛程度愈剧烈,缺血愈严重。动脉本身的滋养血管也可发生痉挛,造成动脉壁血供障碍,内弹力层发生水肿、增厚、断裂,血管内皮细胞损伤、脱落,血小板、纤维蛋白黏附于动脉内膜,导致继发性血栓形成。此种血栓与动脉内膜粘连较紧密,摘除时容易损伤内膜。血栓蔓延能破坏侧支循环,有时动脉栓子裂解,碎片进入远端循环,形成复杂的动脉栓塞,可迅速加重病情。另外,动脉长时间缺血,相应静脉血流速度缓慢,缺血导致相应静脉内膜损伤,可以发生静脉血栓形成。由于栓塞近端动脉血流滞缓,正常轴流发生紊乱,血液中有形成分沉积,血液发生凝固而形成继发性血栓,这种血栓与动脉内膜粘连疏松,较易摘除。继发性血栓常发生于栓塞后 8~12 小时。伴行静脉继发血栓形成,提示肢体循环障碍严重,预后不佳。

(二)受累肢体的变化

由组织缺氧所致,周围神经对缺氧最敏感,其次是肌肉组织,因而疼痛和麻木为肢体动脉栓塞的最早临床表现。感觉消失时,肌肉组织同时发生坏死,释放肌酸激酶(CK)和溶菌酶等物质,加剧组织溶解破坏。厌氧代谢引起组织酸中毒和细胞钠泵障碍,使细胞外及血液中钾浓度升高。通常缺血 4 小时后开始发生组织坏死,栓塞部位、受累动脉痉挛程度、形成继发性血栓的范围和侧支循环可以影响病程进展。少数患者发病后可不发生坏疽,由缺血所致的功能障碍则很明显。

(三)心血管系统和全身影响

动脉栓塞加重了原来的心血管功能紊乱,严重者可导致血压下降、休克、严重心律失常甚至心脏骤停。单纯动脉栓塞可引起较严重的缺血表现,但不足以危及患者生命,因而缺血引发的代谢症是非常重要的致死原因。Haimovici 估计,由外周动脉栓塞导致死亡的病例,有 1/3 是由血管再通后的代谢并发症引起的。由于动脉栓塞造成组织缺血,发生骨骼肌溶解、坏死,细胞内物质如高浓度的钾、乳酸、肌红蛋白、血清谷草转氨酶、各种细胞酶、代谢产物等释放。肢体缺血的病例中,外科血栓切除术后 5 分钟,平均静脉血 pH 为 7.07,血清钾升高到 5.77 mmol/L。血管再通后,积聚的代谢产物突然释放到静脉血液循环中,造成严重的缺血再灌注损伤,表现为高钾血症、代谢性酸中毒及肌红蛋白尿,酸性条件促进肌红蛋白沉积于肾小管,造成肾小管坏死,形成肌源性代谢性肾病,可迅速发展为急性肾衰竭。

三、临床表现

动脉栓塞的肢体表现为特征性的"5P"征:疼痛、动脉搏动消失或减弱、苍白、麻木和运动障碍。

(一)疼痛

患肢剧烈疼痛是大多数患者就诊的主要症状。疼痛的主要原因是组织缺血,局部血管压力骤增和血管痉挛等均为疼痛原因,疼痛部位开始位于栓塞水平,逐渐向远侧延伸,疼痛部位可以随栓子移动而改变。

(二)动脉搏动消失或减弱

栓塞部位的动脉有条索感和压痛,栓塞远侧动脉搏动消失,栓塞近侧动脉因流出道受阻,可出现弹跳状强搏动(水冲脉)。当动脉痉挛严重或形成继发性血栓时,栓塞近端动脉搏动也可减弱。如果为不完全性栓塞,血流仍可通过,远端动脉可探及微弱的动脉搏动。

(三)苍白、厥冷

由于组织缺血,皮肤乳头层下静脉丛血流排空呈蜡样苍白。若血管内尚积聚少量血液,则在苍白皮肤间呈现散在的青紫斑块。肢体周径缩小,浅表静脉萎瘪,皮下出现蓝色线条。皮肤厥冷,肢端尤甚,皮肤可降温 3~4 ℃,皮温改变平面位于栓塞平面下 10 cm 左右。

(四)麻木、运动障碍

麻木、运动障碍是判断疾病进程最重要的临床表现,常表示已经或者即将出现肌肉坏死。在少数病例发病后首先出现的症状是患肢麻木,患肢呈阶段性感觉异常,近端可有感觉过敏区,感觉减退区平面低于动脉栓塞平面,远端呈袜套型感觉丧失区,这是由于周围神经缺血所致的功能障碍,患肢还可有针刺样感觉。如果出现肌力减弱,甚至麻痹,表现为不同程度的手足下垂,提示为桡神经或腓总神经缺血性损伤。

四、辅助检查

(一)多普勒超声检查

了解栓塞部位,下游动脉通畅情况。凭借其无创、简单、便携的独特优势,在急诊情况下对血栓的明确诊断及定位,为临床尽快安排手术及溶栓提供了极大帮助,是诊断急性下肢动脉血栓的理想方法。

(二)踝肱指数

踝肱指数即踝压(踝部胫前或胫后动脉收缩压)与同侧肱动脉压之比,正常值>1.0,若>0.5或<1 为缺血性疾病;<0.5 为严重缺血。显像仪可显示动脉的形态、直径和流速等;血流仪可记录动脉血流波形。波形幅度降低或呈直线状,表示动脉血流减少或动脉闭塞。同时还能做节段动脉压测定,了解病变部位和缺血的严重程度。

(三)CTA、MRA 检查

了解栓塞部位、栓子形态,下游远侧动脉是否通畅、侧支循环情况。

(四)动脉造影检查

动脉造影可以明确患肢动脉阻塞的部位、程度、范围及侧支循环建立的情况,为诊断的金标准,但属于有创检查,一般不作为首选。

五、诊断要点

急性下肢动脉栓塞患者进行诊断并不困难,其主要根据患者临床病症及彩超诊断,可以对患者进行确定,如运动受阻、无力、苍白、无脉搏迹象、疼痛感等。如出现动脉狭窄病变,以及血管变形的现象时,此类现象会给诊断带来一定困难。相关数据显示动脉栓塞手术治疗之前患者诊断正确的概率为 80%(其中动脉血栓患者占 50%),此外有 20% 的患者在进行手术治疗前期无法确定诊断。血液流动缓慢、斑块爆破及处于凝固状态都是属于动脉栓塞的原因,其中还包含功能衰竭、流血、脱水等现象。栓塞发病较为隐蔽,也会形成严重性疾病,所以在治疗前期对其进行准确诊断较为困难。

有器质性心脏病、动脉粥样硬化,尤其是有心房纤颤、急性心肌梗死、动脉栓塞病史者,如果突然发生肢体剧烈疼痛、肢端苍白和无脉,急性动脉栓塞的诊断基本成立。

皮温降低的平面比栓塞平面低,出现感觉和运动障碍表明已经出现不可逆性组织坏死。临床判断栓塞的部位相对简单,超声多普勒血流仪可以更准确判断动脉栓塞的部位,病变近侧动脉可闻及明确的血流音,而其远侧血流音立即消失或明显减弱。此外,栓塞远侧节段性动脉收缩压明显降低或者测不到,血流波幅明显低平。选择性肢体动脉造影可以了解栓塞远侧动脉是否通畅,侧支循环状况,有无继发性血栓形成,有无动脉粥样硬化性病变,特别是有慢性动脉粥样硬化病变的患者,术前应尽可能行血管造影检查。

血管造影有助于鉴别栓塞及血栓形成。典型栓塞征象是在正常血管内突然出现截断,有时表现为凸起或凹陷的充盈缺损。由于栓子栓塞为急性病史,所以侧支血管形成不足是栓子栓塞的另一个特点。动脉系统其他部位无病变提示为栓塞,数个动脉床内多数充盈缺损是栓塞的病理学基础,栓子栓塞最常见的栓塞部位是动脉分叉处。相反,急性血栓形成的病例通常有明显的弥漫性动脉粥样硬化性改变,以及良好的侧支循环。闭塞部位通常呈不规则尖细状,出现于易发生动脉粥样硬化的部位,如 Hunter 管(收肌管)。

六、治疗

(一)非手术治疗

非手术治疗目前仅用于不适合手术或者不能手术的病例。

1.肢体局部的处理

肢体置于低于心脏平面的位置,一般下垂 15°左右,以利于动脉血液流入肢体。室温保持27 ℃左右,局部不可用热敷,以免组织代谢增强,加重缺氧;局部冷敷可引起血管收缩,减少血供,也属禁忌。

2.抗凝和溶栓

动脉栓塞后应用肝素和双香豆素类衍生物等抗凝剂,可以防止栓塞的远、近端动脉内血栓延伸,心房附壁血栓再生或发展,以及深静脉继发性血栓形成。在急性期应持续泵入肝素,维持一定的抗凝活性。溶栓剂仅能溶解新鲜血栓,一般对发病 6～10 天的血栓效果最好,对 10 天以上者效果较差。

给药途径:①直接穿刺给药;②经导管注入;③持续灌注溶栓剂于栓塞近端的动脉腔内;④以多孔喷雾式导管向血栓内作持续滴注;⑤经静脉滴注给药,每天用尿激酶 50 万～100 万 U,总量不超过 2 万～4 万 U/kg。必须严密监测纤维蛋白原、优球蛋白溶解时间和纤维蛋白降解产物(FDP),注意皮肤、黏膜、泌尿道等部位有无出血。纤溶剂对于纤维性栓子本身难以发挥作用。

3.解除血管痉挛

0.1％普鲁卡因静脉滴注,罂粟碱或妥拉唑林直接注入栓塞动脉腔内,或静脉滴注;交感神经阻滞或硬膜外阻滞也可采用,以解除动脉痉挛,促进侧支循环建立。

4.高压氧舱治疗

高压氧舱治疗可以增加血氧饱和度,对改善肢体缺血有一定帮助。

(二)手术治疗

手术治疗主要术式为栓子和血栓切除术。

1.适应证

(1)发生动脉栓塞后,急性缺血症状严重,无明确手术禁忌证。

(2)栓塞平面位于指(趾)动脉以上。

(3)为已经发生坏疽的病例进行取栓手术,目的在于降低截肢平面或有助于残端愈合,可以采取取栓后即刻开放截肢的方法,避免严重并发症的发生。

2.禁忌证

(1)肢体已经出现明确的感觉和运动障碍,肌肉坏死,栓子摘除也不能挽救肢体。

(2)患者一般情况严重恶化,出现多器官功能衰竭。

3.术前准备

检查血常规、血生化、凝血功能等,尽量减少检查时间,在基本纠正重要脏器功能的基础上争取尽早手术。原则上均可采用局部麻醉,但是估计手术困难,或者有可能行血管旁路移植术时,应当考虑用连续硬膜外阻滞麻醉或全身麻醉。

4.手术方法

(1)取栓术:治疗的目的在于恢复血供,减轻或避免组织坏死,如果发生严重组织坏死,应及时清除坏死组织以保全生命。

(2)溶栓术:导管定向溶栓法由 Dotter 推广。溶栓治疗具有以下优点:①能溶解侵及微循环和侧支血管的血小板-纤维素血栓,这些部位是导管达不到的地方;②溶栓治疗能够显露潜在的动脉狭窄,而这有可能通过腔内治疗得到解决。

(3)取栓术衍生手术:包括在切取栓子的同时进行内膜剥脱术、动脉旁路重建术等。

(4)经皮血栓切除术:现代医疗技术的发展可以完成在细小的血管腔内装备各种复杂装置。

(5)截肢术或取栓术+截肢术:当肢体已经发生坏疽,必须防感染扩散,改善患肢血液循环。待坏疽与健康组织间的界限明确后行截肢(趾)术。但是已经有湿性坏疽,或者虽然无坏疽平面形成,但是肢体缺血已经导致全身情况恶化而威胁生命时,也应立即截肢。手术时若先行动脉取栓术,使血流尽可能得到恢复后,紧接着行截肢术具有两个优点:①可有效降低截肢平面;②有助于增加残端血供,促进残端愈合。

(孙　会)

第九节　下腔静脉肿瘤

下腔静脉(inferior vena cava,IVC)肿瘤是一种罕见的疾病,现有医学文献多为少量病例的个案报道。下腔静脉肿瘤按组织来源可分为原发与继发两大类,以后者多见。

继发性下腔静脉肿瘤可来自肾、肾上腺、肝脏、腹膜后、胰腺十二指肠肿瘤或子宫等。肾细胞癌常侵犯血管并在血管腔内形成癌栓,15%～20%的肾细胞癌合并肾静脉癌栓,4%～15%合并 IVC 癌栓;肝肿瘤患者 1%～3%会侵犯 IVC;腹膜后肿瘤尤其肉瘤也会侵犯 IVC。肿瘤累及 IVC 的方式,既可以是外在压迫,也可以在腔内生长。肾细胞癌、肾上腺癌、嗜铬细胞瘤和生殖细胞肿瘤侵犯 IVC 的方式常常是在腔内形成癌栓,其中以肾细胞癌最为常见。继发性 IVC 肿瘤的处理与原发肿瘤密切相关,不同来源肿瘤处理有显著差异,本节不做详述。

原发性 IVC 肿瘤主要是血管平滑肌肉瘤,起源于静脉壁平滑肌,是一种少见的恶性肿瘤。近年来随着 B 超、CT 和 MRI 等先进影像学检查手段的临床应用,以及外科治疗水平的提高,使该肿瘤得以早期发现并治愈,国内外病例报道也逐渐增多。

下腔静脉内平滑肌瘤病是一种特殊的继发性下腔静脉肿瘤。近年来文献报道渐有增多,该病可引起严重后果,处理上也有其特殊性。以下主要就原发性下腔静脉平滑肌肉瘤和继发性下腔静脉肿瘤进行探讨。

一、原发性下腔静脉平滑肌肉瘤

(一)病因和病理

原发下腔静脉平滑肌肉瘤(primary leiomyosarcoma of the inferior vena cava,PIVCLMS)病因不明,可能与内分泌系统功能异常及状态异常有关。据报道该肿瘤女性患者是男性的 5～6 倍,子宫肌瘤的发病率达 26%。Ohdan 发现肿瘤雌激素受体和孕激素受体均呈阳性。

累及部位方面,下腔静脉中段发病率最高,但常常也累及下段。有文献报道,PIVCLMS 的生长方式有 3 种:完全静脉外型(62%)、完全静脉内型(5%)、混合型(33%)。大体外观上,PIV-CLMS 多为圆形或不规则形的结节状肿块,边界清楚,质地较硬,部分有假包膜;切面灰白色或灰红色;较大的肿瘤常伴有出血、坏死、囊性变。组织学上肿瘤与静脉壁关系密切,肿瘤细胞均成束交错紧密排列,瘤细胞大小不一,长梭形。胞质丰富,红染,核大小不等,深染呈梭形,两端钝圆,核分裂象多见。肿瘤主要通过血运和淋巴转移,部位以肝脏、肺、脑、腹膜、淋巴结较常见,也可转移至皮肤、软组织、骨、肾及大网膜。

(二)临床表现

PIVCLMS 常见的临床表现有:①肿瘤本身表现的肿块和疼痛;②静脉回流受阻的下肢水肿、布-加综合征和肾功能损害;③脏器浸润或转移的肝大、黄疸、消化道功能障碍及咯血、胸痛等。临床症状与肿瘤的大小、侧支循环的完善程度及有无继发血栓有关,但主要取决于肿瘤的生长部位。

1.肾下段 PIVCLMS

右腹肋部胀痛,半数患者可触及脐周偏右的包块。可有下肢肿胀和浅表静脉曲张,症状进展缓慢,可长达十多年。

2.中段 PIVCLMS

右上腹疼痛,可扪及右上腹包块,当肿瘤侵及右肾静脉或继发血栓形成,常伴有肾病综合征,表现为肾肿大与蛋白尿。当肿瘤压迫肾动脉可产生肾血管性高血压。

3.上段 PIVCLMS

主要引起肝静脉阻塞致布-加综合征,表现为肝大、门脉高压症与腹水。当肿瘤延伸至右心房,阻塞三尖瓣者可出现类似心房黏液瘤样改变;当侵犯至右心室,可引起心力衰竭。

(三)影像学检查

早期大多数病例是通过组织活检或尸检获得诊断。随着影像学的发展,对 PIVCLMS 的诊断水平也明显进步。目前的主要辅助检查有超声、CT、MRI、血管造影。

1.超声检查

PIVCLMS 在超声下多表现为低回声肿块。虽不能确定是平滑肌肉瘤、转移瘤或腹膜后其他肿瘤,但可显示肿瘤的大小、部位及密度,与周围器官的关系,是简便、无创、经济的检查手段。

2.CT 检查

CT 可以清楚显示肿瘤的大小、部位、形态,以及钙化、出血、坏死的改变。CT 平扫时呈较低的软组织密度,增强 CT 呈不均匀强化,更能显示肿瘤的血运供应。腔内肿瘤呈膨胀生长,易与静脉血栓区别。

3.MRI 检查

MRI 被认为是目前最理想的无创性检查方法,表现为 T_1WI 等或稍低信号,T_2WI 等高混杂信号,增强扫描肿瘤呈不均匀强化。三维动态增强磁共振血管造影(3D DCE-MRA)是近年来开发应用的新的磁共振血管成像技术,可显示下腔静脉与肝静脉、门静脉之间复杂的空间关系,可清楚显示 PIVCLMS 病灶全貌及肿瘤累及范围、程度,可以纵向观察到截断征象或充盈缺损,而且可以显示侧支循环形成的程度,三维重建图像可以根据需要任意调整角度进行观察,为临床提供更多信息。

4.静脉造影检查

下腔静脉造影可以显示肿瘤致下段腔静脉充盈缺损或消失,侧支循环建立的情况;当腔静脉闭塞时,可显示腰椎静脉、腹腔静脉丛、奇静脉或半奇静脉与上腔静脉沟通的情况。从而明确病变部位、形态、累及范围和程度,为手术治疗提供依据。但此检查是有创的,且存在发生并发症的风险。

5.DSA 检查

DSA 检查可以直接显示下腔静脉的病变范围及下腔静脉的通畅情况,可以明确肿瘤为腔内或腔外肿瘤。为手术治疗提供依据。

(四)诊断与鉴别诊断

PIVCLMS 缺乏特异的临床表现,且无可靠的肿瘤标记物供监测,故诊断十分困难。早期只有 IVC 造影作为术前诊断的方法。随着 B 超、CT 检查的进步,特别是 MRI 影像学检查的发展,使 PIVCLMS 的诊断难度明显减小。尤其是 CT、MRI 的三维重建能提供最直接的、有价值的诊断依据,并为术中是否血管重建提供依据。根据临床特点及术前 B 超、CT 或 MRI 及 IVC 造影等影像检查结果可作出初步诊断。

PIVCLMS 需与继发性下腔静脉肿瘤、癌栓、血栓形成及原发性腹膜后平滑肌肉瘤鉴别。继发性 IVC 肿瘤存在原发癌灶及其相关临床表现;癌栓或血栓形成与 IVC 壁关系不密切,引起的下腔静脉扩张程度明显轻于下腔静脉平滑肌肉瘤。PIVCLMS 与原发性腹膜后平滑肌肉瘤鉴别十分困难,术前几乎无法明确。两者的鉴别在于:①PIVCLMS 常完全或部分包绕 IVC 生长,而腹膜后平滑肌肉瘤为推挤 IVC;②PIVCLMS无法与 IVC 分离,而腹膜后平滑肌肉瘤与 IVC 之间有潜在间隙,易分离开;③PIVCLMS 的 IVC 壁结构有不同程度的破坏,而腹膜后平滑肌肉瘤患者的 IVC 壁结构较完整。

(五)治疗

下腔静脉平滑肌肉瘤对放疗、化疗不敏感,争取切缘阴性的 IVC 肿瘤完整切除是患者获得治愈的唯一机会。根治性的肿瘤切除包括累及的下腔静脉、肾脏及其他组织。因为下腔静脉平滑肌肉瘤起源于 IVC 壁平滑肌,静脉壁较薄不能剥离,为了提高手术切除率,应行 IVC 切除。

1.下腔静脉肿瘤的手术治疗

(1)肾下段 IVC 肿瘤:该部位肿瘤最易切除。正中切口进腹后,阻断肿瘤上、下端,分离切除肿瘤及其周围的淋巴结,包括后腹膜结缔组织。可以考虑切除后直接结扎,因为肾下段 IVC 主要接受双下肢及盆腔的血流,与肾静脉水平以上的 IVC 和上腔静脉系统之间有丰富的侧支循环,结扎后双下肢静脉血可经侧支回流入心脏。由于此段 IVC 切除有肺栓塞及血栓形成的危险,故结扎时主张上端贴近肾静脉水平,以免留下 IVC 盲端形成血栓;下端则保留双髂总静脉汇合部,有利于平衡两侧髂血管的血液回流。

(2)中段 IVC 肿瘤:为了充分暴露,应选用胸腹联合切口。即使没有因肿瘤阻塞而形成的侧支循环,肾静脉入口以上阻断 IVC 也是安全的,但必须严格控制静脉补液量。一般来说,中段 IVC 肿瘤切除后,由于肿瘤压迫后 IVC 有充分的侧支循环,不会发生 IVC 的回流障碍,关键在于包括左、右肾静脉入口在内的中段 IVC 切除后,如何保证两侧肾静脉的回流。左右肾静脉有其不同处理方式:①右肾静脉仅接受右输尿管静脉回流,如果结扎右肾静脉可导致右肾衰竭。一般当肿瘤侵犯右肾,应行肾切除;如要保留右肾,则需行右肾静脉重建。右肾静脉重建的方法较多,可用卵巢静脉或精索静脉与右肾静脉端-端吻合进行重建;或用远端 IVC 代替切除的 IVC,然后移植一段大隐静脉重建肾静脉。②由于左肾静脉与周围静脉如半奇静脉及椎静脉丛相吻合,并接受左性腺静脉、左肾上腺静脉、左腰静脉。所以切除中段 IVC 后不重建左肾静脉,对左肾功能也无明显影响,但要求未累及左肾的病变时,结扎左肾静脉应尽量紧贴下腔静脉处,以保留侧支循环。

(3)上段 IVC 肿瘤:上段肿瘤的手术切除比较困难,因为肿瘤侵犯肝静脉,继发静脉血栓,引起布-加综合征,局部解剖复杂,手术难度很大,大多需用体外循环和血管移植物,个别病例要在切除肿瘤后进行自体肝移植。

2.下腔静脉切除后重建术式选择及外科技术

(1)单纯缝合或补片修补术:肿瘤仅累及 IVC 前壁,切除后静脉壁的缺损范围不大(剩余 IVC 大于1/2 周),可以考虑直接连续缝合关闭;否则应以补片进行修补以保证足够的 IVC 口径。补片可以是人工合成材料,也可为自体静脉或异体组织。本手术多用于继发性 IVC 肿瘤,原发 IVC 肿瘤无论受侵周径大小,一般主张应距离肿瘤一定距离切除整段 IVC。

(2)端-端吻合术:如果肿瘤切除后 IVC 缺损<2 cm,上下侧 IVC 游离后,两端无张力,则可结扎几支腰静脉行端-端吻合。

3.IVC 置换术

(1)适应证:中上段 IVC 肿瘤局部受侵犯环周 1/2 以上或沿下腔静脉长轴侵犯,多需行下腔静脉切除置换。由于术后并发症多且严重,须谨慎施行该手术,选择患者还应符合:①肿瘤局限性生长,无全身播散转移证据;②可行治愈性切除(获得干净切缘);③重要脏器功能好,一般情况能耐受手术;④肿瘤近三支肝静脉者应放弃。因而仅适于高度选择的一些患者。

(2)置换材料:移植物一般应用人工合成材料,即 ePTFE 或 Gore-Tex 人工血管,口径一般应>16 mm,带支撑环。

(3)技术要点:下腔静脉中上段的暴露需切除至少半肝,根据肝肿瘤(或原发下腔静脉肿瘤累及肝侧)位置决定。下腔静脉上方的控制可以在肝静脉上(腹内段或膈上心包内)或肝静脉下,下方在肿瘤以下控制。如果肿瘤只侵犯下腔静脉中段,控制上方下腔静脉的阻断钳可以置于肝静脉以下,则不影响肝脏灌注,可从容完成手术;但当局部病变限制此阻断钳只能在肝静脉以上时,则必须阻断肝蒂,顺序是下腔静脉下方、肝蒂和下腔静脉上方。所以本手术首先要求术者有很高的肝脏切除技术,有肝移植经验者最好。

(4)并发症:本手术的并发症多见且严重,主要是深静脉血栓形成、肺栓塞、大出血、急性胰腺炎、移植物感染等,应注意防治;肝、心、肺等重要脏器功能衰竭也不少见。

4.非手术治疗

对不能切除的病例,可以考虑安放下腔静脉内支架,以缓解症状。减瘤手术,辅助化、放疗仅利于局部控制,减轻症状,一般认为对生存期没有影响。

(六)预后

下腔静脉平滑肌肉瘤的预后较差。术后平均存活 2~3 年,5 年存活率为 28%~90%(根据肿瘤细胞分级而定)。手术后局部复发率为 36%,肿瘤常可发生血液循环转移,随后可出现淋巴转移。影响下腔静脉平滑肌肉瘤预后的主要因素有肿瘤细胞的分级和是否完整切除肿瘤。而完整切除肿瘤是下腔静脉平滑肌肉瘤唯一有效的治疗方法。

二、继发性下腔静脉肿瘤

继发性下腔静脉肿瘤主要包括静脉内平滑肌瘤病(intravenous leiomyomatosis,IVL)和腹膜后肿瘤转移或者侵及下腔静脉的肿瘤。

(一)IVL

IVL 是指从子宫肌瘤向血管内生长或由血管壁本身的平滑肌组织增生后突向管腔内的肿瘤。这是一种罕见的良性疾病,但由于其独特的生长方式,常常超出子宫范围,通过卵巢静脉、髂静脉到达下腔静脉,甚至长入右心腔,因此具有潜在的致命性,并常常导致误诊和漏诊。

Hirschfeld 首先描述了 IVL;Durck 报道了第 1 例 IVL 累及心脏。不过大多数为个案报道。本病在国内外文献中记载有 200 余例,而累及心脏的报道有 60 余例,其中国内有 10 余例。有学者也治疗 1 例此类患者,为 43 岁女性,检查后发现其心脏也受到累及。从近些年来的文献分析,该病发病数有增加趋势,但尚无关于人群发病率的报道。临床资料显示患者均为女性,28~80 岁均有发病,平均45 岁左右。90%为绝经前的经产妇,未育者和妊娠合并 IVL 者少见。由于与子宫肌瘤发生有密切关系,多数患者有子宫肌瘤或子宫切除史;因此,有不少病例是妇科医师报道。病变超出子宫范围者达 30%~80%,累及心脏者达 10%~30%。也有报道 2 例 IVL 转移至肺动脉,累及肺脏。该病有易复发性,复发时间长短不等,短者第一次手术后6 个月,长者到术后 26 年。

1.病因与病理学特征

(1)病因:关于 IVL 的发病机制目前还不明确。目前主要有两种学说:其一认为肿瘤直接起源于静脉壁的平滑肌,并向管腔内生长;其二认为子宫平滑肌瘤是其原发肿瘤,当肿瘤浸润旁边的静脉通路时,则引起 IVL。从已有的临床文献报道中发现,这两种学说均有一定依据。Merchant S 等在子宫肌层内观察到一种特殊的血管结构——动脉自由漂浮在裂隙样的空间中,进一步的研究证明这些空隙是静脉管腔。因此他们认为子宫肌层内的这种血管内血管的特殊结构对 IVL 的发生、发展有重要意义。Quade 和 Dal 等分别对 IVL 患者的切除标本进行遗传学研究,并发现了共同的染色体畸变:der(14)t(12;14)(q15;q24);推测 IVL 起源于具有 t(12;14)(q15;q24)的子宫平滑肌瘤,并认为过量拷贝 12q152qter 或 14q242qter 的缺失可能是导致血管内侵入和增殖的关键发生学事件。这些结果从一定程度上支持了血管外平滑肌瘤向血管内生长的学说;而且从一些临床资料分析也发现:大多数患者经常伴随有子宫肌瘤的病史。然而这些仍然不能解释全部临床所见,仍需进一步研究。此外,一些临床证据表明:高浓度的雌激素和雌激素受体影响着 IVL 的发生、发展,但雌激素的具体来源目前尚不十分清楚。

(2)病理学特征:大体标本所见一般为灰白色条索状肿物(图 2-4)。光镜下所见:肿瘤由良性的平滑肌瘤细胞组成,平滑肌瘤细胞生长于衬有内皮细胞的脉管内,表面为扁平内皮细胞所覆盖。肿瘤内有厚壁的小血管。组织切片特殊染色显示:波形蛋白、结蛋白、平滑肌肌动蛋白均为阳性。

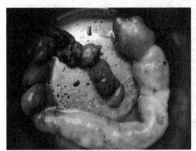

图 2-4　完整切除的病理标本延伸至右心房内

2.临床表现与诊断

(1)临床表现:IVL 的一个特点是发病可以从极为隐匿到猝死,临床表现多样且不具特异性,以致出现较高的误诊和漏诊率。临床主要表现为胸闷、心悸,为持续性,活动后加重,平卧位加重,坐立位可减轻;也有患者出现大量腹水,下肢水肿等症状与体征。严重者可因为肿瘤侵及右心而出现突发晕厥、呼吸困难等;亦可因心脏内肿瘤堵塞流出道而发生猝死;首都医科大学宣武医院有 1 例患者就因为肿瘤侵及三尖瓣,影响了心脏活动,在术前突然死亡。

(2)诊断:目前仅有少数病例在术前作出了正确诊断,大多数病例于术中或术后确诊。虽然IVL 的发病率低,临床无特殊表现,但是由于 IVL 的潜在危险性,术前正确诊断对充分手术准备是非常必要的。

综上所述,此类患者有以下临床特点:①具有子宫肌瘤病史的年轻女性患者或者已经接受子宫肌瘤手术者;②有心脏杂音、类似右心功能不全的表现或下腔静脉阻塞综合征的女性患者。如果临床上具有上述特点,应当高度怀疑,并且仔细对患者进行检查。

超声心动图及腹部 B 超检查对本病的诊断有决定性意义,CT 检查、下腔静脉及右心房造影(图 2-5)、磁共振成像检查(图 2-6)等均有利于明确肿瘤扩展的范围、肿瘤的大小、与管壁是否有粘连及粘连部位,对手术方式的选择具有决定性意义。而确诊仍需病理检查。病理上本病不同于子宫平滑肌瘤的特点是其平滑肌瘤细胞生长于衬有内皮细胞的脉管内,表面为扁平内皮细胞所覆盖。肿瘤内有厚壁的小血管。有时可见肌瘤似栓子样突入扩张的脉管内。

IVL 要与恶性子宫肿瘤,最主要是和子宫内膜间质肉瘤鉴别。主要依赖病理诊断,包括细胞形态和免疫组化等。最近的研究表明,与子宫平滑肌瘤相比较,在 IVL 标本中,透明质烷及其受体 CD44 均显著升高,这种升高提示肿瘤的高度血管原性和侵袭性。然而,CD44 在子宫内膜和子宫肉瘤细胞不表达。此外,CD10 作为子宫内膜间质细胞高度特异性标记物,h-caldesmon作为子宫平滑肌细胞分化的特异性标记物也可协助鉴别 IVL 与子宫内膜间质肉瘤(ESS)或子宫肉瘤。IVL 瘤细胞表达 PR 和(或)ER,提示血管内平滑肌瘤是雌激素依赖性肿瘤,但鉴别诊断意义不大;不过可预测肿瘤对激素治疗的反应,有助于制订适宜的治疗方案。

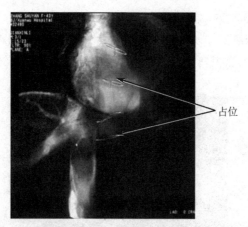

图 2-5　下腔静脉造影示下腔静脉内占位延伸至右心房内

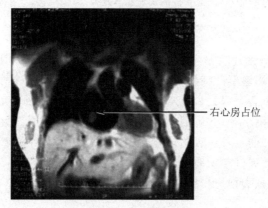

图 2-6　MRI 示右心房内占位

　　累及心脏的平滑肌瘤病(intracardiac leiomyomatosis,ICL)还应与心房黏液瘤、血栓及肾脏恶性肿瘤转移瘤等相鉴别。ICL 主要是右心房或心室受累,但 90% 的心房黏液瘤发生在左心房。对临床表现为深静脉血栓的患者,术前应行盆腔血管检查排除 IVL。至于其他恶性肿瘤的血管转移,因多有原发灶的临床表现,鉴别并不困难。

　　3.治疗

　　(1)手术治疗:本病基本的治疗原则是手术彻底切除病变。由于本病是激素依赖性肿瘤,卵巢的存在可增加其复发机会,而以往复发病例大多保留了卵巢,因此亦应行全子宫及双侧附件切除术。手术方法可分为一期根治术和分期手术两种。①一期根治术:采用胸腹联合切口,先在体外循环下切除心脏及下腔静脉和髂静脉内肿瘤,脱离体外循环中和肝素后,切除子宫附件及宫旁病变组织,该方法手术时间长,创伤大。②分期手术:即一期胸腹联合切口,在体外循环下切除心脏、下腔和髂静脉内肿瘤,二期切除子宫及附件,进行盆腔清扫术,该方法单次手术时间缩短,创伤较小。但需要经历两次手术。静脉内平滑肌瘤大多表面光滑,与血管壁无粘连,除在髂内静脉的肿物根部难以取出外,其余部分常可从血管内拉出。但也有因强行牵拉导致血管壁撕裂而致患者死亡的报道,所以若术前检查提示肿瘤与血管壁粘连,术中就应避免强行牵拉肿瘤,并做好包括静脉移植或重建的准备。

　　因为静脉内平滑肌瘤是激素依赖性肿瘤,抗雌激素药物他莫昔芬等可用于控制手术未能根治者。或者术前应用抑制肿瘤生长的药物使其体积缩小，便于术中完全切除。

因为子宫及盆腔组织病变大多较广泛，不易彻底切除，该病复发的可能性很大，尤其是肿瘤尚未切净及保留卵巢者，应长期随诊。每3个月复查腹部超声和行妇科检查，每年进行一次CT或MRI检查，以尽早发现复发。

(2)其他治疗：也有报道对残留病灶结扎或栓塞所有营养血管，病灶可自然退化。

总而言之，IVL是子宫肌瘤的一种特殊类型，属良性肿瘤，但其生长方式类似恶性肿瘤，有着潜在的危险性，故了解和掌握关于IVL的知识有助于早期识别，术前正确诊断，充分术前准备，是进行成功治疗和预防复发的根本所在。

(二)腹膜后肿瘤转移或者侵及下腔静脉的肿瘤

临床IVC肿瘤以继发性为主，在继发性肿瘤中大多数是来自肾或肾上腺、肝脏、腹膜后、胰腺十二指肠肿瘤等。尤其是肾细胞癌的特点之一就是易侵犯血管并可在管腔内形成癌栓。Bower TC报道15％～20％的肾细胞癌合并肾静脉癌栓，4％～15％的合并IVC癌栓，以右侧多见。1％～3％的肝肿瘤患者有IVC侵犯，包括原发性或转移性肝肿瘤。腹膜后肿瘤侵犯IVC者以肉瘤多见，多侵犯第Ⅰ段IVC。这些肿瘤累及IVC的方式，既可以是外在压迫，也可以在腔内生长。Mizuguchi T认为：肾细胞癌、肾上腺癌、嗜铬细胞瘤、子宫肉瘤和生殖细胞肿瘤侵犯IVC的方式常常是在腔内形成癌栓，其中以肾细胞癌最为常见。

1.临床表现与诊断

(1)临床表现：IVC肿瘤的位置决定了患者的临床表现。下段IVC肿瘤主要因为肾静脉以下的IVC血流受阻，导致双下肢静脉高压；因此，以双下肢水肿为主；中段肿瘤除双下肢水肿外，还可能出现右上腹痛和肾性高血压；上段肿瘤因为累及肝静脉水平以上，导致肝腔静脉阻塞综合征，将出现门静脉高压和IVC高压两组综合征。其中门脉高压主要表现为腹水、肝大、胃底食管静脉曲张和腹壁静脉曲张等，严重者可出现呕血。下肢静脉高压主要表现为双下肢及会阴部水肿。不过如果肿瘤发展缓慢时，上述症状与体征可能不明显，主要原因是IVC缓慢发生的阻塞，常可建立充分的侧支静脉回流，患者可很好地耐受，疾病早期症状可能不显著或完全没有症状。但是随着疾病进展，后期上述表现可能陆续出现。

(2)诊断：IVC肿瘤的诊断可借助B超、多普勒、CT、磁共振成像、IVC血管造影等。一般诊断不困难，但是如果要明确肿瘤的性质，术前可能不容易，有时可借助于组织穿刺活检的方法，不过基于恶性肿瘤扩散的担忧，这种方法目前并不常用。因此，真正的明确诊断大多是术中冷冻切片和术后的病理检查。

2.治疗

IVC肿瘤的治疗应是多学科、综合性治疗，但争取切缘阴性的IVC肿瘤完整切除是患者获得治愈的唯一机会。受侵犯的IVC切除后一般有以下几种重建术式选择。

(1)单纯缝合或补片修补术：主要用于肿瘤仅累及IVC前壁，切除后静脉壁的缺损范围不大，可以考虑直接连续缝合关闭；否则应以补片进行修补以保证足够的IVC口径。补片可以是人工合成材料，也可为自体静脉或异体组织。

(2)端-端吻合术：如肿瘤切除后IVC缺损<2 cm，则可行端-端吻合。

(3)IVC结扎术：如果肿瘤仅累及下段，可以考虑切除后直接结扎。肾静脉水平以下的IVC与肾静脉水平以上的IVC和上腔静脉系统之间有丰富的侧支循环，结扎后双下肢静脉血可经侧支回流入心脏。

（4）IVC 取栓术：如果癌栓在下腔静脉内没有与静脉壁过分粘连，有时可以通过 Fogarty 取栓导管取出癌栓，不过根据我们的经验，这种可能性比较小，而且有导致癌栓脱落形成肺栓塞的可能，因此要慎用之，必须使用这种方法时，可以先在癌栓上方放置一临时血栓滤器，再考虑取栓。

（5）VC 置换术：是 IVC 连同肿瘤切除后的最佳方案，符合正常解剖生理。经常用于中上段 IVC 肿瘤，尤其肝脏肿瘤直接侵犯 IVC。肝移植的广泛开展为本手术提供了宝贵经验。一般可采用人工血管作为置换材料。不过术后注意抗凝治疗。

（6）下腔静脉腔内技术：过去少用，不过近年来，随着介入技术的发展和术者操作技术的熟练，有学者报道采用支架压迫肿瘤的方法，使 IVC 得以保持通畅。然而我们认为：这只是一种姑息方法，由于没有去除肿瘤，患者很快可以复发，再次造成 IVC 阻塞；尽管如此，对于患者体质差，无法耐受手术创伤打击时，也是一种可供选择的姑息方法。

（孙　会）

第十节　下肢深静脉血栓形成

下肢深静脉血栓形成是指血液在下肢深静脉血管腔内不正常凝结，由液体转化为固体，阻塞静脉腔，以致静脉回流障碍，静脉血管壁呈现炎性改变，导致患肢明显肿胀疼痛，浅静脉扩张及患肢皮温及体温均升高。如果未及时治疗，可导致肺栓塞及因血栓形成后综合征，影响正常生活和工作能力，甚至致残。

一、病因

静脉血管壁损伤、血流缓慢及血液高凝状态是导致深静脉血栓形成的三大因素。其中血液高凝状态为最重要的因素，静脉损伤时可因内皮脱落及内膜下层胶原裸露，或因静脉内皮及其功能损害，而引起生物活性物质释放启动内源性凝血系统，静脉壁电荷改变，血小板聚集形成血栓，血流缓慢，主要见于久病卧床、久坐不动、手术以及肢体制动状态的患者。

血液高凝状态主要见于妊娠、产后、术后、创伤、肿瘤，以及长期服用避孕药等情况。使血小板计数增高，凝血因子含量增加，导致血管内异常凝结形成血栓。

危险因素：年老、长期卧床、近期施行较大手术（尤其是下肢、盆腔等手术时的长时间仰卧、长时间截石位、长时间肢体制动、长时间坐位）、脑卒中、恶性肿瘤、骨折、肢体制动、妊娠、产褥期、各种慢性病、静脉曲张、肥胖、真性红细胞增多症、脓毒血症、口服避孕药，以及长时间乘坐飞机、火车、汽车等。抗凝血酶、蛋白 C 和蛋白 S 的缺乏，以及凝血因子 Ⅴ 基因 Leiden 突变导致的抗活化蛋白 C 现象所致的遗传性促血栓因子。高半胱氨酸血症、某些维生素类如维生素 B_{12}、维生素 B_6 或叶酸的缺乏。此外，纤溶系统异常、纤维蛋白原缺乏，因子 Ⅱ 突变和因子 Ⅷ 水平的增高也是血栓形成的潜在原因。

Virchow 提出静脉血栓形成的 3 个相关因素，至今仍被各国学者所公认。完整的血管内膜是血小板聚集的生理屏障，一旦静脉壁受到损伤，释放促凝物质，使血小板聚集，在此基础上导致血栓形成。内膜损伤又可释放凝血因子 Ⅲ 及其他组织因子，启动外源性凝血系统，凝血酶原被激活,继而血小板和纤维蛋白及各种血细胞共同形成血栓。任何原因对下肢深静脉的热损伤(如手术中局部渗血,用热盐水纱布的加压)、机械性损伤(如术中的牵拉、压迫)、感染性损失(如术后深静脉旁的软组织感染)都会造成静脉内膜的损伤。临床上常见的术中静脉损伤,挤压、静脉注射刺激性药物如高渗性液体、某些抗癌药、抗生素等,在同一静脉处反复穿刺,静脉内留置导管、静脉置管的各种有创性操作等,这些情况能引起静脉收缩和内膜损伤,导致管壁内弹力板断裂而使血小板和纤维蛋白沉积,并网罗各种血细胞而形成血栓。75%是因为慢性病如脑卒中、恶性肿瘤、心肌梗死、慢性呼吸系统疾病、肺部感染者,其肢体活动减少,血流缓慢是主要因素。近年来研究表明,乘坐汽车、火车、飞机等旅行持续在 6 小时,尤其是较长时间睡觉者,由于下肢静脉血液的滞缓,使静脉血栓性疾病增加 5 倍左右。恶性肿瘤、外伤或麻醉、手术、卒中等使局部凝血酶聚集,纤维蛋白活性下降,将患者推向血液高凝状态,继而发生血栓形成。髋关节置换术的老年患者,术前运动量已明显减少,甚至卧床,加之心肺功能下降,使下肢血流处于相对滞缓状态,在接受人工关节置换时还会因制动、麻醉、止血带的作用,对深静脉造成挤压,进一步加重血液淤滞,从而导致深静脉血栓形成。胸部、腹部、盆腔、下肢等较大手术应激状态可释放大量组织因子、凝血酶原,使血液凝固增加,手术造成的失血、脱水也可导致血液浓缩。同时患者的自身因素如高龄、肥胖、吸烟、糖尿病、心功能不全等,可促使患者进入高凝状态。

二、病理生理

典型的静脉血栓包括头部为白血栓,颈部为混合型血栓,尾部为红血栓,血栓形成后可向主干静脉的近端和远端滋长蔓延,然后在纤溶酶的作用下血栓可溶解消散,然而血栓形成后常引起静脉壁及静脉周围组织的炎症反应,造成血栓与静脉壁粘连并逐渐纤维机化,最终形成边缘毛糙,管径粗细不一的再通静脉,同时因静脉瓣膜被破坏,造成继发下肢深静脉瓣膜功能不全,也就是深静脉血栓形成后综合征。下肢 DVT 分为周围型、中央型、混合型、股青肿和股白肿。

(一)周围型

周围型又称为小腿肌肉静脉丛血栓形成,因血栓形成后血栓局限,多数患者症状减轻,多数经过治疗可自溶,少数未治疗或治疗不当者,可向大腿发展成为混合型。临床主要表现为小腿疼痛和轻度肿胀、活动受限,体征为足背屈曲时牵拉腓肠肌引起疼痛(Homans 征阳性)及腓肠肌压痛(Neuhof 征阳性)。

(二)中央型

中央型又称为髂股静脉血栓形成,表现为臀部以下肿胀,下肢、腹股沟及患侧腹壁浅静脉曲张,皮温升高,深静脉走向有压痛,血栓向上可延伸至下腔静脉,向下可至整个下肢深静脉,形成混合型,一旦血栓脱落可致肺栓塞,危及患者生命。

(三)混合型

混合型即全下肢深静脉及肌肉静脉丛内均有血栓形成,可由周围型发展而来,开始症状轻未注意,以后逐渐肿胀,平面逐渐上升,直达全下肢水肿才被发现。

(四)股青肿

混合型下肢 DVT 广泛累及肌肉内静脉丛,由于髂股静脉及侧支全部被血栓堵塞,下肢高度水肿,因淤血严重,临床表现为疼痛剧烈,患肢皮肤呈暗紫色,称为疼痛性股青肿,经常伴有动脉痉挛,下肢动脉搏动消失,皮温降低以致发生高度循环障碍。

（五）股白肿

当下肢深静脉发生急性栓塞时，下肢水肿在数小时内可达到最高程度，肿胀呈凹性高张力状态，当合并感染刺激动脉引起持续痉挛，可见全肢体的肿胀，皮肤苍白及皮下网状小静脉扩张，称为疼痛性股白肿。

虽然股青肿及股白肿较少见，是下肢 DVT 的特殊类型，更是紧急情况，需要紧急施行手术取栓，以保患肢。

三、临床表现

下肢深静脉血栓形成是最常见的，根据血栓发生的部位，病程不同而有不同的临床表现。

（一）中央型

发生在髂-股静脉的血栓，左侧多于右侧，起病急骤，全下肢肿胀明显，患侧髂窝，股三角区有疼痛和压痛，浅静脉扩张，皮温及体温均升高（图 2-7、图 2-8）。

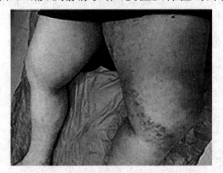
图 2-7　下肢深静脉血栓形成（一）

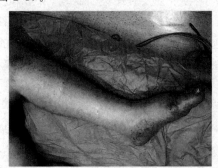
图 2-8　下肢深静脉血栓形成（二）

（二）周围型

周围型包括股静脉和小腿深静脉血栓形成，前者由于髂-股静脉通畅，主要特征为大腿肿痛而下肢肿胀并不严重，后者的临床特点是突然出现小腿剧痛，患足不能着地踏平，行走时症状明显加重，小腿肿胀且有深压痛，做踝关节过度背屈试验时小腿剧痛（Homans 征阳性）。

（三）混合型

全下肢深静脉血栓形成，主要表现为全下肢明显肿胀、剧痛，股白肿，股三角区、腘窝、小腿肌层可有压痛，任何形式的活动均可使疼痛加重，若病情进一步发展，肢体极度肿胀，压迫下肢动脉，以及出现痉挛，从而导致下肢动脉血供障碍，足背和胫后动脉搏动消失，进而小腿和足背出现水疱，皮肤温度明显降低继而呈青紫色（股青肿），若处理不及时，即可发生静脉性坏疽。

四、辅助检查

（一）超声多普勒检查

超声多普勒检查在临床中为首选的检查方法，它的优势在于无放射性，携带方便，无创伤及费用低，通过检测静脉最大流出率来判断下肢主干静脉是否有阻塞，彩色多普勒超声可显示静脉腔内强回声，静脉不能压缩或者无血流通过等血栓形成的现象。

（二）下肢静脉顺行造影检查

下肢静脉顺行造影可显示下肢静脉的形态，直接反映有无血栓存在，以及血栓的形态、位置、范围和侧支循环形成的情况。

（三）放射性核素检查

新鲜血栓对 125-碘（凝血）因子Ⅰ的摄取量大于等量血液的摄取量,若摄取量超过正常 5 倍,即表示早期血栓形成,是一种无损伤的检查方法。

（四）血液检查

血液D-二聚体在临床上有一定的实用价值,它是纤维蛋白复合物在溶解时产生的降解产物,下肢深静脉血栓形成时纤溶系统被激活,血液D-二聚体浓度上升。

五、诊断要点

患肢突然肿胀、疼痛,浅静脉扩张,患肢皮肤温度升高,彩色多普勒超声检查提示下肢血栓（股总静脉、下肢股浅静脉、腘静脉及胫后静脉）所在位置,患者D-二聚体升高,即可诊断为下肢深静脉血栓。

六、鉴别诊断

（一）下肢血肿

下肢血肿多表现为局部肿胀、皮下淤血斑,软组织彩色多普勒超声可鉴别。

（二）淋巴水肿

淋巴水肿多见于淋巴损伤,淋巴系统肿瘤,多呈"象皮肿",淋巴造影可鉴别。

（三）心力衰竭、低蛋白引起的下肢水肿

心力衰竭、低蛋白引起的下肢水肿多表现为双下肢肿胀,呈凹陷性水肿,心脏彩色多普勒超声及血化验可鉴别。

（四）腓肠肌撕裂或者其他骨骼肌损伤

此种损伤后的症状、体征与周围型下肢 DVT 相似,与下肢受外伤有关,患者多数在外伤或者剧烈活动后发病,如忽略外伤或剧烈活动史,常被误诊为下肢 DVT。

（五）全身性疾病

下肢水肿可以由不同系统的疾病引起,如充血性心力衰竭、慢性肾功能不全、贫血、盆腔恶性肿瘤等,这些疾病引起的下肢水肿为双侧的、对称的,无浅静脉曲张,无皮肤颜色变化。

七、治疗

治疗方法可分为非手术治疗和手术治疗两类。

（一）非手术治疗

非手术治疗包括一般处理、祛聚、溶栓和抗凝疗法。

1.一般处理

卧床休息,抬高患肢,以减轻肢体肿胀,可适当给予利尿药,离床活动时应穿医用弹力袜或弹力绷带。

2.祛聚疗法

如拜阿司匹林、双嘧达莫（潘生丁）、右旋糖酐、复方右旋糖酐-40 注射液（绅水清）等能扩充血容量,降低血液黏稠度,有效防止血小板聚集。

3.溶栓疗法

病程不超过72小时的患者,常用溶栓药物有尿激酶、链激酶等,能够激活血浆中的纤溶酶原转化为纤溶酶,溶解血栓。双下肢深静脉血栓的导管溶栓治疗,从安全性、时效性、综合性和长期性等方面入手。溶栓疗法关键是抓住时机,溶栓越早效果越好,无禁忌证时尽早开始溶栓疗法,能够促进体内纤溶酶活化,造成血栓内部崩解和表面溶解。

(1)安全性:对长段急性血栓介入治疗,植入滤器可有效预防肺动脉栓塞,采用经溶栓导管药物溶栓,可显著降低抗凝剂和溶栓剂的用量,减少内脏出血的并发症。

(2)时效性:急性DVT明确诊断后,应尽早做导管溶栓治疗,以达到缩短病程,提高血管管腔完全再通的概率,避免或者减少静脉瓣膜粘连,降低瓣膜功能不全,血栓再次复发的发生率,尽量阻止病程进入慢性期和后遗症期。

(3)综合性:对DVT采用导管抽吸,机械吸栓等介入性血栓清除术,对伴有髂静脉受压综合征或伴有静脉闭塞的DVT患者结合使用PTA和支架植入术,以达到迅速恢复血流,增高介入治疗的效果。

(4)长期性:在溶栓导管溶栓后,宜继续抗凝6个月以上,定期随诊、复查以避免或减少DVT的复发。

(5)导管溶栓的适应证:①急性DVT;②亚急性DVT;③DVT慢性期或后遗症期急性发作。

(6)禁忌证:①3个月以内的脑出血和手术史,1个月内有消化道以及其他内脏出血和手术史者;②患肢有较重的感染;③急性髂股静脉或者全下肢DVT,血管腔内还有大量游离血栓而未进行下腔静脉滤器置入术的患者;④难治性高血压患者;⑤75岁以上的患者慎重选择溶栓。

(7)溶栓途径。①顺行溶栓:经患者腘静脉穿刺处置管,经患肢股静脉置管,经患肢小隐静脉切开置管。②逆行溶栓:经健侧股静脉插管至患侧髂股静脉,保留溶栓导管溶栓;经颈内静脉插管至髂股静脉,保留溶栓导管进行溶栓。溶栓药主要为肝素和尿激酶,溶栓时间不超过7天。

(8)术后处理:①静脉内保留溶栓导管溶栓2~3天,患者出现轻度发热,这种情况通常不需特殊处理,必要时可在无菌条件下更换导管;②一般术后第1、第3、第6、第12个月复查,彩超复查以观察通畅情况。

(9)并发症的防治。①出血和溶血:抗凝过程中,应密切观察患者皮下、黏膜及内脏出血现象,如患者出现神经系统症状,应首先考虑脑出血的可能,立即停用抗凝溶栓药物并行头颅CT检查,明确诊断如果有出血,可加用止血药物;对出血量大的患者,可行穿刺引流术或者手术减压和血肿清除术。②残留血栓和血栓复发:溶栓治疗中血栓复发与基础病变造成的血液高凝状态,治疗不彻底以及治疗中静脉内膜损伤有关,在溶栓过程中应同时注入肝素抗凝,皮下注射低分子量肝素,保留导管3~7天。③肺栓塞:在溶栓过程中如果患者出现呼吸困难、发绀、胸闷、咳嗽或咯血、动脉血氧饱和度降低等症状,应考虑肺栓塞,在溶血前,对下腔静脉、髂股静脉内存在新鲜血栓或者漂浮血栓的患者,植入下腔静脉滤器阻挡脱落血栓是预防肺栓塞的最有效的办法。年龄较轻者,术后可视情况取出滤器。

(10)疗效评价:DVT的导管溶栓治疗在出院前,出院后6个月、1年、3年进行疗效评价,分为4级,评级优、良、中者为治疗有效。①优:患肢周径、张力、活动度均基本正常,治疗后周径差<1.0 cm,造影显示血流全部恢复或者基本恢复,异常侧支血管不显示,对比剂不滞留,管壁比较光滑。②良:患肢周径、张力、活动度接近正常,周径差在1.0~1.5 cm,造影显示血流大部分恢复,有少量侧支血管建立,对比剂并无明显滞留,管壁光滑。③中:患肢周径、张力、活动度较明显

改善,造影显示血流部分恢复,有较多侧支血管建立,对比剂轻度滞留,管壁欠光滑。④差:患肢周径、张力、活动无明显改善,周径差>2.0 cm,造影显示血流未恢复,有大量侧支血管建立,对比剂明显滞留,管壁不光滑。

4.抗凝疗法

用于范围较小的血栓,常用药物为普通肝素或低分子量肝素静脉或皮下注射,通过降低机体血凝功能预防血栓的繁衍和再生,以促进血栓消融,达到低凝状态后口服华法林(维生素 K 拮抗剂 3~6 个月)。

(1)肝素的抗凝机制:肝素为常用抗凝药,具有作用快、持续时间短、可随时调整剂量、体内或体外均有抗凝作用等特点。肝素主要通过抑制凝血因子的活性,可直接灭活凝血酶,可通过抑制凝血酶对因子Ⅷ的激活,从而阻止可溶性纤维蛋白多聚体转变为不溶性纤维蛋白,可刺激血管内皮细胞释放血浆素原活化素,以促进纤溶活性,肝素治疗时间一般是 7~10 天,这为血栓与静脉壁粘连并稳定所需要的时间。肝素只采用静脉、皮下或肌内注射途径给药,静脉注射后立即生效,迅速达到高峰,继而作用逐渐降低,在体内半衰期为 60 分钟,4 小时后作用消失。约 50%被肝脏降解、经肾脏排泄,肝功能不全的患者,肝素在体内储积时间延长,严重肝、肾功能不全的患者不应该使用此药品。为安全起见,使用肝素时应经常进行实验室监测,根据监测指标随时调整药物剂量,使肝素在血液中保持有效浓度,避免因为用量过大而出血。

(2)长效抗凝剂:与肝素不同,它在体内有效,体外无效,给药后需要 24 小时后方起效,24~72 小时达到有效浓度,即便是静脉注射给药,也不能加快其作用,停药后仍可维持 2~7 天。现用的长效抗凝剂均为口服药物,如华法林、利伐沙班。

抗凝机制为维生素 K 参与肝内凝血酶原及凝血因子的合成,而长效抗凝药物为维生素 K 的拮抗剂,通过抑制依赖性维生素 K 等物质形成凝血酶原和某些凝血因子的合成,因而影响凝血过程,起到抗凝作用。服用长期抗凝剂需经一定时间后才起效,其抑制作用是可逆的,给予维生素 K 后即可逆转。

(二)手术治疗

目前对于下肢深静脉血栓的患者一般不做手术取栓治疗,因为对血管内膜的破坏可导致进一步的血栓形成;对于髂股静脉广泛血栓形成,病情继续加重或已出现股青肿者,施行取栓术挽救肢体。近年来,随着血管腔内微创介入治疗技术的不断发展,对于中央型和混合型的血栓形成,可在数字减影血管造影(DSA)下行腔静脉滤器植入术,将滤器放置到位于肾静脉平面以下,平第 2、第 3 腰椎之间水平,并将专用的溶栓导管通过深静脉穿刺后鞘管建立的静脉通道置入血栓内,通过带有多侧孔的溶栓导管将溶栓药物持续推注到血栓中,与血栓充分接触后直接溶栓。

(孙　会)

第三章

甲状腺疾病

第一节　亚急性甲状腺炎

亚急性甲状腺炎又称为亚急性肉芽肿性甲状腺炎、非感染性甲状腺炎、巨细胞甲状腺炎、移行性甲状腺炎、De Quervain 甲状腺炎等。本病由 De Quervain 首先报道。可因季节或病毒流行而有人群发病的特点。本病呈自限性，是最常见的甲状腺疼痛疾病。

一、病因与发病机制

其病因尚未完全阐明，一般认为和病毒感染有关。本病多见于 HLA-BW35 的妇女。发病前 1～3 周患者常有上呼吸道感染史，发病常随季节变动且具有一定的流行性。患者血中有病毒抗体存在（抗体的效价高度和病期相一致），最常见的是柯萨奇病毒抗体，其次是腺病毒抗体、流感病毒抗体、腮腺病毒抗体等。虽然已有报道，从亚急性甲状腺炎患者的甲状腺组织中分离出腮腺炎病毒，但亚急性甲状腺炎的原因是病毒的确实证据尚未找到。另外，中国人、日本人的亚急性甲状腺炎与 HLA-BW35 有关联，提示对病毒的易感性具有遗传因素，但也有患者与上述 HLA-BW35 无关。

有人认为本病属于自身免疫性疾病，因为有报道发现在 35.1%～42.0% 的亚急性甲状腺炎患者血液循环中存在直接针对 TSH 受体抗体、甲状腺过氧化物酶抗体（TPOAb）和甲状腺球蛋白抗体（TgAb），这些为多克隆抗体，很可能继发于病毒感染致甲状腺滤泡破坏后的抗原释放。

二、病理改变

甲状腺通常为双侧肿大，但是不对称，质地较实。切面仍可见到透明的胶质，其中有散在的灰色病灶。显微镜下见病变甲状腺腺泡为肉芽肿组织替代，其中有大量慢性炎症细胞、组织细胞和吞噬胶性颗粒的巨细胞形成，病变与结核结节相似，故有肉芽肿性或巨细胞性甲状腺炎之称。

（一）肉眼观

甲状腺呈不均匀结节状轻－中度增大，质实，橡皮样。切面病变呈灰白或淡黄色，可见坏死或瘢痕，常与周围组织有粘连。

（二）光镜下

病变呈灶性分布，范围大小不一，发展不一致，部分滤泡被破坏，胶质外溢，引起类似结核结节的肉芽肿形成,并有多量的中性粒细胞及不等量的嗜酸性粒细胞、淋巴细胞和浆细胞浸润,可形成微小脓肿,伴异物巨细胞反应,但无干酪样坏死。愈复期巨噬细胞消失,滤泡上皮细胞再生、间质纤维化、瘢痕形成。

三、临床表现

多见于中年妇女,发病有季节性,夏季是其发病的高峰期。起病时患者常有上呼吸道感染的症状。典型者整个病期可分为早期伴甲亢、中期伴甲减及恢复期 3 期。

(一)早期

起病多急骤,有上呼吸道感染的前驱症状,呈发热,伴以怕冷、寒战、疲乏无力和食欲缺乏等。随之出现最为特征性的表现:甲状腺部位的疼痛和压痛。疼痛常向颌下、耳后或颈部等处放射,咀嚼和吞咽时疼痛加重。甲状腺病变范围不一,可先从一叶开始,以后扩大或转移到另一叶,或始终限于一叶。病变腺体肿大,坚硬,压痛显著。病变广泛时,泡内甲状腺激素及碘化蛋白质一时性大量释放入血,因而除感染的一般表现外,尚可伴有甲亢的常见表现,如心慌、多汗等,但通常不超过 4 周。

(二)中期

当甲状腺腺泡的储备功能由于感染破坏而发生耗竭,甲状腺实质细胞尚未修复前,血清甲状腺激素浓度可降至甲状腺功能减退水平,临床上也可转变为甲减表现。本病临床上大部分患者不出现甲减期,经历甲亢期后,由过渡期直接进入恢复期。

(三)恢复期

症状渐好转,甲状腺肿及结节渐消失,也有不少患者遗留小结节,以后缓慢吸收。如果治疗及时,患者大多可得到完全恢复,只有极少数变成永久性甲状腺功能减退。

在轻症或不典型患者中,患者无明显发热或有低热,甲状腺略增大,有轻微疼痛和压痛,全身症状轻微,临床上也未必有甲亢或甲减的表现。本病病程长短不一,可自数星期至半年以上,一般为 2～3 个月,故称亚急性甲状腺炎。病情缓解后,尚可能复发。

四、实验室及相关辅助检查

(1)红细胞沉降率明显增快,血白细胞计数一般正常或轻中度增高。

(2)甲状腺功能:在亚急性甲状腺炎早期,血清 TT_3、TT_4、FT_3、FT_4 可升高,TSH 降低;TgAb、TPOAb 部分患者可呈阳性。后期少数患者因甲状腺组织破坏,血清甲状腺激素水平可降低,TSH 升高。

(3)甲状腺摄[131]I 率明显降低,与早期血清甲状腺激素水平增高呈现"分离"现象。甲状腺核素扫描示甲状腺显影不均匀或呈放射稀疏区,也可甲状腺不显影。

(4)彩色多普勒超声检查:在急性阶段,受累增大的甲状腺组织没有血运增加,超声示低回声区;而在恢复阶段,超声显示为伴轻微血运增加的等回声区。

(5)甲状腺细针穿刺和细胞学(FNAC)检查:可见特征性多核巨细胞或肉芽肿样改变。FNAC 检查不作为诊断本病的常规检查。

五、诊断与鉴别诊断

(一)诊断

患者如有发热并伴有上呼吸道感染史,短期内出现甲状腺部位的疼痛,查体显示甲状腺肿大,或伴单个或多个结节,触之坚硬而有显著压痛,临床上可初步拟诊为本病。实验室检查早期红细胞沉降率增快,血白细胞正常或增高。血 T_3、T_4、FT_3、FT_4 可增高,TSH 降低,而甲状腺摄 ^{131}I 率可降至 10％以下,甲状腺扫描甲状腺部位呈放射稀疏区或不显影,这一特征对诊断本病有重要意义。血甲状腺免疫球蛋白初期也可升高,其恢复正常也比甲状腺激素为晚。超声检查在诊断和判断其活动期时是一个较好的检查方法。超声显像压痛部位常呈低密度病灶。细胞穿刺或组织活检可证明巨核细胞的存在。

(二)鉴别诊断

诊断亚急性甲状腺炎时需要与下列疾病相鉴别。

1.甲状腺囊肿或腺瘤样结节急性出血

甲状腺囊肿或腺瘤样结节急性出血常见于用力活动后骤然出现甲状腺部位的疼痛,甲状腺在短时间内肿大,查体显示甲状腺不均匀性肿大,局部有包块且有波动感,有的伴有压痛。查红细胞沉降率正常,血常规正常,甲状腺功能正常,甲状腺超声检查示包块内有液性暗区。

2.慢性淋巴细胞性甲状腺炎

慢性淋巴细胞性甲状腺炎多数有多年甲状腺肿大的病史,甲状腺肿大,质地韧或偏硬,有橡皮样感,无压痛;病程长者呈结节样肿大。急性发病可伴有甲状腺疼痛及触痛。但腺体多是广泛受累,甲状腺功能正常或降低,血中 TGA、TMA 及 TPOAb 大多升高。病程长者可逐渐出现甲状腺功能减退。

3.Graves 病

亚急性甲状腺炎伴有甲亢表现时,需要与 Graves 病相鉴别。Graves 病时甲状腺多呈弥漫性肿大,无压痛。甲状腺激素水平升高,甲状腺摄 ^{131}I 率也升高。

4.急性化脓性甲状腺炎

急性化脓性甲状腺炎可见到身体其他部位有脓毒病灶,甲状腺的邻近组织存在明显的感染反应,白细胞计数明显升高,并有发热反应。急性化脓性甲状腺炎的放射性碘摄取功能仍然存在。

六、治疗

亚急性甲状腺炎属于自限性疾病,预后良好。对本病无特殊治疗,主要治疗包括两方面:减轻局部症状和针对甲状腺功能异常。一般来说,大多数患者仅行对症处理即可。

(1)轻症患者不需特殊处理,可适当休息,应用非甾体抗炎药,如阿司匹林、吲哚美辛、布洛芬等,疗程一般不超过 2 周。

(2)全身症状重,甲状腺肿大、压痛明显者及非甾体抗炎药治疗无效者可应用糖皮质激素治疗,可迅速缓解疼痛,减轻甲状腺毒症症状。一般初始给予泼尼松每天 20~40 mg,分 2~3 次服用,1~2 周根据病情改善情况逐渐减量至停用,总疗程为 6~8 周。停药后部分患者可能反复,再次用药仍然有效;过快减量、过早停药可使病情反复。也可以合用非甾体抗炎药,不但可以消除疼痛,还可以减少病情反复。在治疗中监测红细胞沉降率改变,可指导用药。糖皮质激素并不会影响本病的自然过程,如果糖皮质激素用后撤减药量过多、过快,反而会使病情加重。也有人提出,如果糖皮质激素连续使用,所用剂量可使患者不出现症状直至其放射性碘摄取率恢复正常,可能避免病情复发。

(3)因本病伴甲亢是暂时的且甲状腺摄碘率低,不是放射性碘治疗的指征。硫脲类药物可破坏甲状腺激素的合成,但亚急性甲状腺炎血中过多的甲状腺激素是来源于被破坏了的滤泡释出的 T_4 和 T_3,而不是由于合成和分泌增多所致,大多数的患者无须使用抗甲状腺药物。如患者的心率快可给予小剂量普萘洛尔缓解症状,少数患者的甲亢症状明显,且有明显的高代谢综合征,也可以给予小剂量的抗甲状腺药物如丙硫氧嘧啶(100~150 mg/d)或甲巯咪唑(10~15 mg/d)治疗,但是疗程要短,以及时监测甲状腺功能,防止出现甲减。

本病如出现甲减期也常是暂时的,通常甲减症状较轻,所以不需应用甲状腺激素替代治疗;除非患者的甲减症状明显,TSH 升高,可用甲状腺制剂如左甲状腺素 50~100 $\mu g/d$,可防止由 TSH 升高引起的病情再度加重。病情较重者,可用甲状腺激素替代一段时间。约有 10% 的患者可发生永久性甲状腺功能低减,需要长期应用甲状腺素替代治疗。有报道称中药对本病的急性期有较好的治疗效果。

七、预后及预防

本病的预后良好,可以自然缓解。一些患者在病情缓解后,数月内还可能再次或多次复发,反复发作虽不常见,而在临床上可能遇到,但最终甲状腺功能恢复至正常。然而,甲状腺局部不适可持续存在几个月。通常,在病后数周或数月以后,大多数患者甲状腺功能指标均恢复正常,而滤泡贮碘功能的恢复却很慢,可以长至临床完全缓解以后的 1 年以上。永久性甲状腺功能低减的发生率不到 10%。

防止亚急性甲状腺炎的发生,主要在于增强机体抵抗力,避免感冒、上呼吸道感染、咽炎等细菌或病毒感染,对预防本病的发生有重要意义。

(高作收)

第二节　高碘性甲状腺肿

环境缺碘可引起甲状腺肿大,环境含碘过高也能使甲状腺肿大。高碘性甲状腺肿又称高碘致甲状腺肿,是由于机体长期摄入超过生理需要量的碘所引起的甲状腺肿。大多数是服用高碘食物或高碘水所致,属于地方性甲状腺肿的特殊类型,也有长期服用含碘药物所致的甲状腺肿称为散发性高碘性甲状腺肿。

一、流行病学

(一)地方性高碘甲状腺肿

长期服用海产品或含碘量高的深井水引起的甲状腺肿,根据高碘摄入的途径,地方性高碘甲状腺肿可分为食物性及水源性两类。

1.食物性高碘甲状腺肿

含碘丰富的海产品,主要是海藻。国内的报道,山东日照县沿海居民常年服用含碘量较高的海藻类食物,其甲状腺肿发病率增高。广西北部湾沿海的居民高碘甲状腺肿,成人患病率高达 7.5%,中小学生患病率为 38.4%,据了解为食用含碘量高的海橄榄嫩叶及果实所致。

2.水源性高碘性甲状腺肿

水源性高碘性甲状腺肿为我国首次在河北省黄骅市沿海居民中发现。该地区居民原来吃含碘量不高的浅井水时甲状腺肿的患病率不高,后来改吃含碘量较高的深井水后甲状腺肿患病率增高达 7.3%。此种高碘性甲状腺肿与海水无关,很可能是古代海洋中富碘的动、植物残体中的碘,经无机化溶于深层水中形成。除沿海地区外我国亦首次报道了内陆性高碘性甲状腺肿,新疆部分地区居民饮水含碘量高,居民高碘甲状腺肿患病率为 8.0%。山西省孝义市、河北高碑店市亦有饮用高碘水所致的甲状腺肿发病率增高的报道。内陆高碘甲状腺肿流行区域为古代洪水冲刷,含碘丰富的水沉积于低洼地区。

(二)散发性(非地方性)高碘甲状腺肿

母亲在妊娠期服用大量碘剂所生婴儿可患先天性甲状腺肿。甲状腺功能正常的人,长期接受药理剂量的碘化物,如含碘止咳药物,则有 3%～4% 的人可发展为有或无甲状腺功能低下(甲低)的甲状腺肿。综合国内外报道,应用碘剂(含碘药物)后出现甲状腺肿时间短,数周,长者达 30 年,年龄自新生儿到 70 余岁,但半数以上为 20 岁以下年轻人,每天摄碘量为 1～500 mg。

二、发病机制

碘过多引起甲状腺肿大的机制,目前所知甚少。一般认为主要由于碘阻断效应所致。无论是正常人或各种甲状腺疾病患者,给予大剂量的无机碘或有机碘时,可以阻止碘离子进入甲状腺组织,称为碘阻断现象。碘抑制了甲状腺内过氧化酶的活性,从而影响到甲状腺激素合成过程中原子碘的活化、酪氨酸的活化及其碘的有机化过程。甲状腺激素合成过程中,酪氨酸的碘化过程其酪氨酸与碘离子必须在过氧化酶的两个活性基上同时氧化才能结合,当碘离子过多时,过氧化酶的两个活性基,均被碘占据了。于是造成酪氨酸的氧化受阻,产生了碘阻断,不能形成一碘酪氨酸和二碘酪氨酸,进而使 T_3 及 T_4 合成减少。另外碘还有抑制甲状腺分泌(释放)甲状腺素的作用。其机制至今未完全阐明,有两种学说,一般认为过量的碘化物抑制谷胱甘肽还原酶,使甲状腺组织内谷胱甘肽减少,影响蛋白水解酶的生成,因而抑制了甲状腺素的释放。另有人认为是由于过量的碘化物抑制了甲状腺滤泡细胞内第二信使 cAMP 的作用所致,并提出这种作用的部位是在细胞膜上腺苷酸环化酶的激活。甲状腺素合成和释放的减少,反馈地使脑腺垂体分泌更多的 TSH,使甲状腺增生、肥大,形成高碘性甲状腺肿。

需要指出的是,碘阻断及碘对甲状腺分泌甲状腺素的抑制作用都是暂时的,而且机体可逐渐调节适应,这种现象称为"碘阻断的逸脱"。因此,我们见到许多甲状腺功能正常而患其他疾病的患者需要服用大量碘剂时,大多数并不产生甲状腺肿大,而且血中甲状腺素的水平也在正常范围。多数人认为在甲状腺本身有异常的患者,如慢性淋巴细胞性甲状腺炎(桥本甲状腺炎)、甲亢合并有长效甲状腺素(LATs)、甲状腺刺激抗体、抗微粒体抗体或甲状腺抑制抗体存在时,以及一些未知的原因,机体对碘阻断和对甲状腺分泌甲状腺素的抑制作用失去了适应能力,则可导致甲状腺功能减退症状的发生及引起"碘性甲状腺肿",即"高碘性甲状腺肿"。

三、病理表现

高碘性甲状腺肿,腺体表面光滑,切面呈胶冻状,琥珀色,有的略呈结节状。光镜下见甲状腺滤泡明显胀大,上皮细胞呈柱状或上皮增生 2～4 层,有新生的筛孔状小滤泡。有的滤泡上皮断裂,滤泡融合、胶质多,呈深红色,上皮扁平。来惠明等用小鼠成功地复制了高碘性甲状腺肿的动物模型。电镜下可见极度扩大的泡腔中有中等电子密度的滤泡液,滤泡上皮细胞扁平,核变形,粗面内质网极度扩张,线粒体肿胀,溶酶体数量增多,细胞微绒毛变短且减少。

四、临床表现

高碘性甲状腺肿的临床表现特点为甲状腺肿大,绝大多数为弥漫性肿大,常呈Ⅰ~Ⅱ度肿大。两侧大小不等,表面光滑,质地较坚韧,无血管杂音,无震颤,极少引起气管受压的表现,但新生儿高碘性甲状腺肿可压迫气管,重者可致窒息而死。高碘性甲状腺肿可继发甲亢,部分患者亦可出现甲状腺功能减退症状,但黏液性水肿极少见。

实验室检查:尿碘高,24 小时甲状腺摄碘率低,常在 10% 以下。过氯酸钾释放试验阳性(>10%)。血浆无机碘及甲状腺中碘含量均显著增高。血清中 T_3 稍高或正常,T_4 稍低或正常,T_3/T_4 比值增高。血清 TSH 测定大多数在正常范围,只有部分增高。

五、诊断

对有甲状腺肿大表现,有沿海地区或长期服用海产品或含碘高的深井水或含碘药物史,甲状腺摄碘率下降,过氯酸钾释放试验阳性,尿碘高即可诊断。

六、预防和治疗

对散发性高碘甲状腺肿,尽量避免应用碘剂或减少其用量并密切随访。对地方性高碘性甲状腺肿,先弄清楚是食物性还是水源性。对食物性者改进膳食,不吃含碘高的食物;对水源性者应离开高碘水源居住,或将高碘水用过滤吸附,电渗析法降碘后饮用。

治疗上一般多采用适量的甲状腺素制剂,以补充内生甲状腺素的不足,抑制过多的 TSH 分泌,缓解甲状腺增生。常用剂量:甲状腺素片,每次 40 mg,2~3 次/天,口服。或左甲状腺素片(优甲乐)50~150 μg,1 次/天,口服,可使甲状腺肿缩小或结节缩小,疗程 3~6 个月。停药后如有复发可长期维持治疗。

对腺体过大产生压迫症状,影响工作和生活,或腺体上有结节疑有恶性变或伴有甲亢者,应采用手术治疗。术后为防止甲状腺肿复发及甲状腺功能减退可长期服用甲状腺素。对有心血管疾病的患者及老年人应慎重应用甲状腺制剂。

(朱志义)

第三节 胸骨后甲状腺肿

胸骨后甲状腺肿的发生率占甲状腺肿的 1‰~15%,产生较大差别的原因考虑与诊断标准有关。胸骨后甲状腺肿与颈部甲状腺所患的疾病一样,可以是甲状腺肿、甲状腺腺瘤、甲状腺功能亢进、炎性疾病和甲状腺癌等。

一、诊断

胸骨后甲状腺肿的诊断可依靠以下几点:①患者的症状。由于胸骨后甲状腺的特定位置,容易造成对周围组织的压迫,特别是对气管、食管、神经和血管的压迫,而产生相应的症状。②体格检查。可见甲状腺肿大,而甲状腺的下极不能触及,往往伴随气管的移位。③影像学检查。X线胸片后前位、甲状腺CT扫描及MRI等,甲状腺B超对判断甲状腺的囊实性及深入胸腔的深度是一种可靠而经济的检测手段。④放射性核素扫描。

二、治疗

胸骨后甲状腺肿一旦确诊应尽早手术治疗,即使无明显压迫症状也应及早手术。手术进路包括:①颈部低位领切口进路。绝大多数病例可经此顺利完成。②颈胸联合胸骨切开手术进路。其适应证包括胸骨后甲状腺从胸廓入口取出困难;曾有手术史,有瘢痕粘连者;术中有明显出血倾向时。③开胸进路。对于诊断不明确或较大的坠入胸内的甲状腺肿,不能从颈部切口者,以及不伴有颈部肿物的胸内甲状腺采用此径路。有学者建议对所有甲状腺患者一律首先采用颈部入路手术。

手术注意事项及并发症的预防:①术前、术中要估计气管受压的程度。②术中应解剖并保护喉返神经。③术中要有效地控制甲状腺的血供。在颈部血管未处理前,不应盲目地以手指伸入胸骨后进行探查,以防引起血管破裂大出血。甲状腺的上下组动、静脉均应双重结扎并缝合。④分离腺体时一定要在甲状腺的内外被膜之间分离解剖。⑤囊性肿物,可先吸除囊液。腺体较大,与周围组织粘连,完整一次切除有困难者,可化整为零,先切除部分腺体,从而扩大手术视野,其余腺体可便于分离。

(朱志义)

第四节　毒性多结节性甲状腺肿

毒性多结节性甲状腺肿是一种在多结节性甲状腺肿基础上发生的甲亢,发生甲亢前多结节性甲状腺肿已存在多年,多见于50岁以上的患者,女性发病率多于男性数倍。占甲亢的5%~15%。

一、临床表现

与Graves病有别,病情一般较轻,常突出表现为某一器官或系统的症状,尤其是心血管系统,如心律失常、心力衰竭等。无突眼,无胫前黏液性水肿。甲状腺肿大多严重,可触及多个结节,常向胸骨后延伸,往往造成压迫症状。

实验室检查可见甲状腺激素水平仅轻度升高,甲状腺摄^{131}I率增加不明显。TSH低下或测不出及对TRH兴奋试验无反应提示为甲状腺毒症。甲状腺^{131}I扫描可见放射碘呈不均匀的弥漫性分布,或集中于数个散在的结节上,结节外甲状腺组织的摄碘功能受抑制。

二、治疗

本病治疗比较困难。虽然抗甲状腺药物、甲状腺次全切除术和放射性碘治疗均可酌情选用,但对大多数患者应选择放射性治疗。本病不能自动缓解,如用抗甲状腺药物治疗,需长期服用不能停药。手术治疗复发率高,且因患者年老体弱而受限,但如甲状腺过大有局部压迫症状,则须手术治疗。术前准备采用抗甲状腺药物,慎用碘剂,以免可能加重甲亢。由于甲状腺体积较大,对[131]I摄取率无明显增加,故所需放射性碘剂量比治疗 Graves 病时采用的剂量大。1 次放射性碘治疗很难使所有结节全部破坏,所以常需多次重复放射碘治疗。放射碘治疗前应先用抗甲状腺药物准备至甲功正常,普萘洛尔也常用于放射碘治疗前后。治疗前 3～5 天停用抗甲状腺药物,放射碘治疗 7 天后恢复抗甲状腺药物治疗,经 6～8 周后逐渐减量至停药。如甲亢复发,再给予第 2 个疗程。

(朱志义)

第五节 碘缺乏病

一、概论

(一)概述

机体因缺碘而导致的一系列障碍被统称为碘缺乏病。由于碘作为一种微量元素是机体不可缺少的营养物质,因此该病的本质是一种营养缺乏症。人体碘的摄入主要来源于食物和饮水,机体的缺碘是与人类所生存的自然环境的碘缺乏有关,故它也是一种地方病。碘元素是合成甲状腺激素所必需的基本原料,碘缺乏病实际上是由于甲状腺激素合成不足而导致的病理障碍,所以,实质上也属于内分泌疾病。

碘缺乏病的临床表现主要取决于缺碘的程度(轻、中、重)、缺碘时机体所处的发育时期(胎儿期、新生儿期、婴幼儿期、青春期、成人期)及机体对缺碘的反应性或对缺碘的适应代偿能力。人类对碘缺乏的认识,首先是从地方性甲状腺肿(地甲肿)和地方性克汀病(地克病)开始的,这是缺碘所造成的最为熟知、最易被发现的两种疾病。早期人们发现缺碘的损害远不是这两种表现形式。它的损害是由轻到重的一个广泛谱带,不仅表现在亲代,还严重累及子代,影响妇女的生育能力,特别是造成为数众多的以轻度智力落后为主要特征的亚临床型克汀病。后来科学家们注意到缺碘对人类的主要损害不再是地甲肿,而是造成不同程度的脑发育落后,严重影响病区的人口素质,并阻碍病区经济文化的发展。这一严重的公共卫生问题已不能用地甲肿和地克病的病名来加以概括,仅就居住在缺碘地区的所谓正常人来说,也很难排除因缺碘而造成的对生长、发育、智力的轻微影响,他们实际上也是缺碘的受害者,只是表现程度不同而已。Hetzel 提出了"碘缺乏病"的术语来命名因缺碘而造成的一系列影响及广泛的病理谱带。这一新命名的确立,突出了病因,对该病的防治有重大的指导意义,使人们从经典的甲状腺肿的概念转移到全新认识水平上来,即缺碘主要影响脑的功能。因此,这一术语很快为人们所接受。

(二)现状

碘缺乏病是全球普遍存在的地方病,已经构成了严重的公共卫生问题。除少数地区和国家外,目前已知有 130 个国家存在碘缺乏病。除了欧洲阿尔卑斯山区和北美大湖区因多年推广碘盐已基本控制外,目前碘缺乏病主要分布于亚洲、非洲等国家。为在全球消灭碘缺乏病,联合国儿童基金会于在纽约召开了有 77 国元首、政府首脑及其代表参加的世界儿童会议,会议通过的宣言明确要求全球消除碘缺乏病。这样,控制碘缺乏病的问题被列入各国元首的议事日程。会议以后,李鹏总理代表中国签了字,对此做了庄严承诺。

中国是受碘缺乏严重威胁的国家之一,据目前估计,全国各省、市、自治区均存在程度不同的碘缺乏,约有 4.25 亿人口生活于缺碘地区,占全国人口的 40%,占世界受碘缺乏威胁人口(10 亿)的 40%,分布于 1 762 个县,26 854 个乡。防治前粗略统计,地甲肿患者 3 500 万人,典型地克病患者 25 万人。由于地克病的诊断标准制定较晚,基层卫生人员判定困难,故实际存在的地克病患者要大于 25 万人。大规模防治后,病情迅速下降,但目前仍有甲肿 700 万人,克汀病患者 19 万人。更为严重的是还有数目更大但不甚详知的亚克汀病患者,据估计也有数百万之多。据测定,病区(主要为中、重度病区)学龄儿童的 IQ 比正常人低 10~15 个百分点,而病区每年约出生 600 万人,这将严重影响儿童的智力发育。如此众多的弱智儿童的出生对我国人口素质和经济文化发展带来难以弥补的损失。近年来由于非碘盐行销病区,使原已得到控制的病情又有所回升。

二、碘缺乏病的疾病谱带

碘缺乏病,取代了过去传统的术语——地方性甲状腺肿与地方性克汀病。这一新概念是指缺碘对生长发育所造成的全部影响,它反映了缺碘对人类健康损害的全貌,从轻至重及亚临床损伤,过去称谓的地甲肿与地克病不过是碘缺乏病的两个明显表现罢了。缺碘对个体的损伤取决于缺碘的程度、持续时间、机体所处的发育阶段及机体对缺碘的反应性。如果一个正常儿童或成人进入缺碘病区,由于碘摄入不足,大约于 3 个月以后即可出现明显的甲状腺肿。甲状腺肿及其并发症则是缺碘主要表现。然而对于长期居住或出生于缺碘地区的居民来讲,特别是他们的下一代,缺碘的损害则是广泛的。

根据碘缺乏病的定义,所有的缺碘损害都可由纠正碘缺乏而得到预防;多数障碍通过碘缺乏的纠正而得到有效治疗但有的损害,如胎儿期的障碍、智力发育障碍则是不可逆的或大部分不可逆的。表中所列的碘性甲亢是因补碘纠正碘缺乏后的一种并发症,主要发生于 45 岁以上的有长期缺碘史的人,由于早期纠正碘缺乏完全可以预防其发生,故也列在碘缺乏病的谱带中。

三、病因学

碘缺乏病是由碘摄入不足所致,人类生活的外环境碘缺乏是造成本病大规模流行的最基本的原因。土壤中的碘不足,导致生长的植物中碘不足,当地的动物摄碘也不足。因此生活在这种地区的人们,以当地的水、植物、动物为主要食物,导致碘摄入减少而发病。

(一)碘的生态学

碘是合成甲状腺激素的重要原料,因此了解碘的生态学对研究碘缺乏病的病因、流行病学及防治具有重要意义。碘的生态学是研究碘在自然界的分布,碘在自然环境与生物间的传递、转移及碘与生物体之间关系的科学。碘的原子序数 53,原子量 126.9,化学符号 I。它是一种活泼元素,属强氧化剂,常温下以晶体形式存在,呈蓝色,高温下发生升华,不易溶于水但易溶于有机溶剂。自然界中的碘多以化合物形式存在。

1.碘在自然界中的分布

碘广泛分布于岩石、土壤、空气和水中,在地球元素的含量居第 47 位。在无机界中(表 3-1)以火成岩土壤含量最高(9 mg/kg);空气以海洋上空的空气含量最高(100 μg/L),而沿海地区的空气含量则大大下降,大陆空气一般低于 1 μg/m^3;海水的碘含量大大高于河水,河水中的碘主要来自土壤,因此河的上游含碘量低,而下游较高,丰水期高于枯水期。居民饮用水(河水或井水)在一定程度上反映了土壤中的碘含量,因此常常作为外环境碘含量的主要指标。从流行病学上看,水碘低于 5 μg/L 则可能会有碘缺乏病的发生。

表 3-1 无机界中的碘含量

无机物	碘含量(μg/L)
海洋空气	100
陆地空气	0.7~1
海水	50
河水	5
火成岩土壤	9 000
沉积岩土壤	4 000
变质岩土壤	5 000
一般泥土	400

有机物的碘含量见表 3-2。植物从土壤和水中吸收碘,因此碘被浓集。故植物的含碘量高于外环境,被称为碘的一级浓集。动物吃了植物,使动物体内含碘量高于植物,是碘的二级浓集。人类进食动植物,使碘再次浓缩,这是碘的三级浓集。由于海水的碘含量很高,因此海产品的碘含量高于陆生动植物。动物性食物的碘含量大于植物性食物,奶、蛋则大于一般肉类。同样的缺碘环境,如果以动物性食品为主,碘缺乏病发生的可能性就会变小,如在我国青海省,同样是缺碘,但牧民很少患碘缺乏病,而该病多集中在农业区。缺碘病区多分布在山区、交通不便、人民生活水平低的地区,通常以当地出产的植物性食物为主,因此发病率高,在这个意义上讲,碘缺乏病是一种“穷病”。朱宪彝教授曾经预言,如果将来人民生活水平提高,交通发达,食物来源多样化(外地食品进入病区),动物性食品为主,大多数轻、中度缺碘地区的碘缺乏病会自然消失。

表 3-2 常见食物的碘含量

食物	碘含量(范围)
海带	2 000
海鱼	832(163~3 180)
贝类	789(308~1 300)
淡水鱼	30(17~40)
鸡蛋	93
牛奶	47(35~56)
肉类	50(29~97)
水果	18(10~29)
蔬菜	29(12~201)
豆类	30(23~36)
谷物类	47(22~72)

注:以上为鲜重时的碘含量。单位 μg/kg。

2.碘在自然界的循环

图 3-1 显示了碘的循环。自然环境中的碘是随水的流动而转移,河水的碘来自土壤,随着水

流向下游流动,碘浓度有所增加。陆地上碘的分布呈山区<半山区<平原,而河水碘浓度恰好是下游大于上游,这与碘缺乏病的地理分布是一致的。河水流入大海,使海水碘浓度上升,加上岩石中的碘溶解于海水中,因而海洋成为自然界的碘库。海水中的碘通过蒸发每年以 400 000 吨的量进入大气,空气的碘又以雨水形式回落到土壤,使得土壤中的碘得到补充。

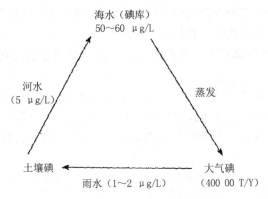

图 3-1　碘在自然界的循环

3.碘的代谢

人体含碘总量为 30 mg(20～50 mg)。甲状腺浓集碘的能力很强,故甲状腺含碘量最多(8～15 mg),其他脏器如唾液腺、乳腺、生殖腺、胃黏膜也可浓集碘。人体碘的来源:80%～90%来自食物,10%～20%来自饮水,约 5%来自空气。消化道、皮肤、黏膜、呼吸道均能吸收碘。碘在消化道以碘离子形式被吸收,胃肠道过多的钙、氟、镁会阻碍碘的吸收。进入血液的碘大多为甲状腺所浓集,多余的碘将从体内排出。排出途径主要是通过肾脏以尿的形式排出,大约占碘排出量的 85%,粪便排碘量占 10%,其余通过汗液和毛发排出。但哺乳期妇女,乳汁的排碘量很多,乳腺能浓集碘以满足婴幼儿对碘的需要,每天约排出 25 μg 碘。人体每天碘需要量为 60～100 μg。由于食物中的碘因储存或烹调会有所损失,而碘的吸收要受多种因素影响,故碘的供给量要大于需要量,一般为需要量的 2 倍。美国国家科学院粮食营养局建议碘的供给量为成人(男、女)150 μg/d,孕妇 175 μg/d,乳母 200 μg/d。

在一个稳定条件下,人体碘的排出量基本上反映碘的摄入量。由于碘主要经尿排出,因此尿碘则基本反映了碘的摄入量。人体尿碘低于 100 μg/L 即提示碘摄入不足,流行病学资料显示,尿碘低于 50 μg/L 则会出现地甲肿,低于 20 μg/L 则几乎肯定会出现地克病。

(二)自然环境碘缺乏的原因

1.外环境碘缺乏是历史形成的

外环境碘缺乏大约在 100 万年以前的第四纪冰川期,由于冰川的融化、洪水的冲刷,地壳表面含碘丰富的土壤几乎完全被冲刷掉而流入海洋。例如地理学家在瑞士阿尔卑斯山区的研究证实,冰川时期某些高地被冲走约 250 m 厚的土壤和岩石。冲刷后的地壳由母岩重新形成新土壤,新土壤的碘含量很少,只有旧土壤的1/4。目前世界上现存的碘缺乏病区的分布大致与第四纪冰川覆盖区是相同的。

2.洪水泛滥或冲积平原地区

如果反复遭受洪水冲刷,表层土壤丢失,也会使碘含量下降,故某些洪泛区或冲积平原也可能是缺碘地区。

3.生态环境

生态环境遭受破坏,特别是植被的破坏,土壤表面被风、沙、雨水河流带走,使碘大量丢失。因此土壤表面的裸露,碘可能被淋滤,这种现象在山区更明显。中国的广大山区、喜马拉雅山区、安第斯山和阿尔卑斯山区都是著名的严重缺碘地区,某些高降雨量的高原地区也可以是碘缺乏地区。在中国北方的某山区,过去森林茂盛,历史上没有碘缺乏病,但由于乱砍滥伐,使绿山变成了秃山,几十年后就成了严重的碘缺乏病区。

外环境的碘缺乏导致机体摄碘不足是碘缺乏病的基本病因。这一观点已经被确认,其根据如下。

(1)碘缺乏病区的外环境碘不足世界上任何碘缺乏病流行的地区,其外环境的碘都是低的。表 3-3 显示承德地区(病区)与一个非缺碘的正常地区(石家庄)外环境碘含量的测定结果,充分说明承德这一重度缺碘地区的水、土、粮、菜的碘含量远远低于非病区,而甲状腺肿的患病率显著高于非病区。

表 3-3　病区与非病区外环境碘含量与甲状腺肿患病率

项目	病区	非病区
水碘($\mu g/L$)	0.86	4.35
土壤碘(mg/kg)	0.62	7.57
粮菜碘含量($\mu g/100\ g$)		
小米	3.34	12.89
高粱	3.87	5.56
玉米	7.99	26.76
西葫	7.10	15.56
大葱	9.85	15.22
甲状腺肿患病率(%)	25.2	2.2

(2)采用补碘的干预措施(碘盐或碘油)后,甲状腺肿很快得到控制,甲状腺肿大率和患病率下降,尿碘水平上升,甲减状态得到纠正,不再有新的克汀病发生。国内外数十年的防治经验证实,几乎所有用碘防治碘缺乏病的病区,都收到了令人满意的效果。

(三)其他原因

尽管缺碘是碘缺乏病的基本原因,但事实表明,碘缺乏不是唯一的病因。

缺碘程度相同,但碘缺乏的病情不同。例如扎伊尔的 Kivu 与 Ubagi 两个地区,缺碘程度相同,24 小时尿碘水平相近。但 Kivu 没有克汀病,甲肿率也不太高,而 Ubagi 甲状腺肿发生率明显大于 Kivu,克汀病发病率达 4.7%。

一些地区补碘后,人群尿碘水平已经正常,但甲状腺肿依然没有消灭。这些事实说明,除缺碘外还可能存在其他原因。

(1)致甲肿物质是指影响或干扰甲状腺激素合成而最终引起甲状腺肿大的物质,去除这些物质后,甲状腺一般会恢复正常。常见的致甲肿物质有:①含硫有机物,这种物质包括硫氰化物、异硫氰化物、甲肿素和二硫化物。其中硫氰化物(SCN^-)是最著名的致甲肿物质。如以木薯为主要食物,木薯含生氰糖苷,进入体内转化为 SCN^-。作为一价离子,SCN^- 与 I^- 竞争进入甲状腺上皮,I^- 进入减少而引起甲状腺肿,SCN^- 的作用可以因加大碘的摄入而被拮抗。因此当在低碘条件下,摄入过多的 SCN^- 时,可以加重甲状腺肿。故 Delange 根据尿中 $I^-(ug)/SCN^-(mg)$ 的比值来判断 SCN^- 的作用,当比值大于 3 时,不会造成地甲肿,接近 2 特别是小于 2 时,则可造成地甲肿流行并会导致黏肿型克汀病发生。②黄酮类:它可以抑制甲状腺过氧化物酶(TPO)的活性,也可抑制甲状腺激素的外周代谢,缺碘时这种作用更突出。小米、高粱、豆类均含有高浓度类黄酮的多聚体和寡聚体。以小米为主食(占主食 75%)的苏丹 Darfur 地区,就有广泛的地甲肿流行。③多羟基酚和酚的衍生物:酚类(如间苯二酚)的作用类似硫脲类药物,干扰碘的有机化过程,从流行病学看,生产或以酚类为原料的工厂,有可能造成甲状腺肿;作为缺碘的地区,如存在此类物质,则使碘缺乏病的流行加重。酚类是煤炭转化过程中产生的,在内蒙古煤田地区,因饮用煤田污染的水,使碘缺乏病的发病率明显增高。④高碘可导致碘缺乏病,碘摄入过多也对机体有害,造成高碘性甲状腺肿。一般见于长期摄入高碘食物或饮水者。中国最早见于河北省黄骅,是由于深井水含碘过高而引起的。短时期的高碘摄入,对甲状腺的作用机制与 Wolffchaloff 效应有关,大剂量碘本身就抑制碘的摄取,通过抑制 TPO 而抑制 MIT 和 DIT 的合成,造成一时性 T_4 下降、TSH 升高。但这种阻断效应是暂时的,当机体适应后,阻断效应消失,称为逃逸现象。长期摄入高碘,尽管机体的适应可使激素代谢维持正常,但由于胶质合成过多而潴留,高碘又抑制蛋白脱碘,最终导致滤泡腔扩大而形成甲状腺肿,病理检查也证实是一种滤泡胶体性甲状腺肿。⑤苯二甲酸酯、多卤烃、多环芳香烃、羟基吡啶这些物质也有很强的致甲肿作用,多见于工业污染区,煤田、页岩、石油地区的水源污染。⑥抗甲状腺药物,如过氯酸盐、硫脲类等均可造成甲状腺肿,有的还可以通过胎盘影响胎儿发育。⑦水源的微生物污染:Me Carrison 报道在喜马拉雅山区地甲肿沿河流分布,上游甲肿患病率 11.8%,而下游为 45.6%,凡不饮用此河水的居民,甲肿患病率降低,他认为是水源性污染而引起的中毒。后来在哥伦比亚及我国甘肃等地也有报道,污染的水源含大量大肠埃希菌或其他细菌,造成地甲肿流行。有人证实大肠埃希菌的代谢物含抗甲状腺物质,Gaitan 则发现饮水中革兰阴性菌可以使非致甲肿物质(邻苯二甲酸)转变为致甲肿物质(双羟苯甲酸)。因此在缺碘条件下,水源的细菌污染可促使甲状腺肿的发生。⑧其他微量元素。钙:在碘缺乏情况下,摄入高钙可加重甲状腺肿。在中国、苏联、希腊等地均发现饮用含高钙的饮水与地甲肿流行有关。高钙导致甲状腺肿的机制可能与钙抑制碘的吸收,促进碘从肾脏排出有关。氟:氟也属卤族元素,高氟条件下,氟与碘在进入甲状腺上皮时存在竞争性抑制,高氟也可抑制 IPO 的活性,国内许多省报道高氟地区甲状腺肿发病率增高。一般来讲,只有在低碘条件下,高氟才明显显示出它对甲状腺的作用。锌:锌缺乏可使肝脏脱碘酶活性增高,T_4 转变为 T_3 加强,故血浆 T_4 下降,可能会加重甲状腺肿和影响脑发育。硒:硒缺乏与碘缺乏的关系是研究热点。在中国,碘缺乏地区与硒缺乏病区往往是重叠的。目前已知硒是 I 型脱碘酶和谷胱甘肽过氧化物酶的重要组成成分。硒缺乏时可造成谷胱甘肽过氧化物酶活性下降,使自由基清除障碍而损伤甲状腺。因此,Dumont 认为同时缺碘缺硒,新生儿甲状腺对自由基的损伤敏感而造成甲状腺萎缩,故与黏肿型克汀病发病有关。但郭津发现,新疆地区以黏肿型克汀病为多见,但不缺硒;青海贵德地区克汀病患者谷胱甘肽过氧化物酶活性下降,该地区是缺碘缺硒地区,但神经型与黏肿型克汀病没有差异,因此 Dumont 的假说又难以成立。缺硒时 I 型脱碘酶活性下降,$T_4 \rightarrow T_3$ 减慢;II 型脱碘酶(主要在神经系统)不含硒,但缺硒缺碘时,II 型脱碘酶活性也下降,使脑内 $T_4 \rightarrow T_3$ 减少,从而保护脑发育。目前大量试验资料证实缺硒时能加重缺碘所造成的损害。锂:锂用来治疗精神疾病,长期服用锂剂可造成甲状腺肿。锂可以被甲状腺上皮所浓集,上皮内锂的浓度可比血浆高 5 倍。锂对甲状腺的作用主要是抑制激素的释放;抑制碘的摄取。

从流行病学上看,锂作为致甲肿物质见于饮水锂浓度过高,或一些地区的土壤锂浓度过高,这样才会影响当地人群甲状腺肿的发生。Gaitan总结了上述致甲肿物质的作用机制并用图3-2予以概括。

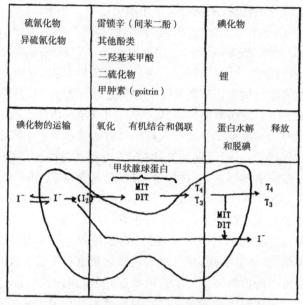

图 3-2　致甲状腺肿物质及其在甲状腺中的作用

(2)营养因素:碘缺乏病多流行在经济不发达的贫穷地区,往往贫病交加、互为因果导致恶性循环。这些居民不仅缺碘,其他营养物质的缺乏也是明显的,居民以植物性食物为主,动物蛋白摄入少,低蛋白、低热量与地甲肿等碘缺乏疾病的流行有关。Firro在南美的研究发现,病区妇女注射碘油之后生育的儿童,其甲状腺肿和克汀病发病率明显下降,但仍有智力落后儿童出现。他的调查证实与热量不足、蛋白质缺乏有关。Aziz在伊朗也发现维生素A和蛋白质缺乏与甲肿的流行有关。动物试验证实,蛋白质摄入不足也可导致甲状腺肿的发生。据认为蛋白质摄入不足可能与酪氨酸比例减少或甲状腺球蛋白减少有关,从而也影响甲状腺激素的合成与运输。

(3)环境污染:除了上述提及的致甲肿物质,一些工业毒物,如铀、锰、汞、铬、锑、有机氯农药及多氯联苯等都可以引起甲状腺肿大。水源的硝酸盐污染在流行病学上有重要意义,硝酸盐是水源污染的重要指标,吉林市沿松花江流域流行的地甲肿就与水源性硝酸盐的污染有关。

四、地方性甲状腺肿

地方性甲状腺肿是由于长期居住在缺碘环境造成机体缺碘而形成的单纯性甲状腺肿。1990年世界卫生大会文件表明,现在世界上至少有10亿人生活在碘缺乏的环境中,虽然很多国家采用碘预防措施,但目前仍有2.11亿人存在甲状腺肿。我国约有3.7亿人仍居住在地方性甲状腺肿流行地区,占世界缺碘地区总人口的37.4%。约有3 500万人患地方性甲状腺肿,所以我国地方性甲状腺肿的防治和研究工作比较艰巨。

(一)病因学

1.碘缺乏

缺碘的概念最初始于含碘食物和碘剂对本病的疗效,我国古代医学家葛洪(晋代)和孙思邈

(唐代)采用海藻、昆布治疗瘿病。Chating 通过流行地区和非流行地区的土壤、水源和空气的碘含量测定,才真正明确缺碘与地方性甲状腺肿的关系。动物试验也证明,缺碘食物饲养的动物将发生此病,而给予一定量的碘剂后可防止此病的发生。

缺碘是指流行地区的土壤、饮水和空气中缺少碘而言,缺碘引起的地方性甲状腺肿的学说为世界公认。人体摄入的碘,大部分由尿排出,因此通过测定尿中碘的排出量基本上可反映碘的摄入量。流行地区居民尿中含碘量明显低于非流行地区,说明流行地区居民处于缺碘状态,在地方性甲状腺肿地区推行碘化食物和碘盐后,患病率明显下降,证明人体碘缺乏是造成地方性甲状腺肿的主要原因。在碘缺乏地区,居民碘摄入量不足,造成合成甲状腺激素所需的碘缺乏。对此,机体产生代偿反应,这种代偿主要通过甲状腺组织增生,并加强其摄碘功能,尽量在低碘状态下使甲状腺能从血液中摄取足够的碘,分泌机体正常需要量的甲状腺素。此外,地方性甲状腺肿患者血清 T_3/T_4 比值增高,提示甲状腺优先合成需碘较少且活性较强的 T_3(T_3 是 T_4 生物活性的 $3\sim4$ 倍,且含碘为 T_4 的 3/4)。结果,机体通过增加高效 T_3 的合成,既节约了碘,又保证机体不发生甲状腺功能减退症。

甲状腺对缺碘的代偿作用是由垂体-甲状腺轴系统调节的。当环境缺碘时,血液中无机碘浓度下降,甲状腺对 TSH 敏感性提高,虽然血液中 TSH 浓度正常,甲状腺组织也开始增生,摄碘功能增强,以保证合成足量的甲状腺素。当缺碘进一步加重时,甲状腺合成 T_3 增多,T_4 减少。血液中 T_4 的浓度是调节垂体分泌 TSH 的主要因素,T_4 减少造成 TSH 分泌增多,甲状腺组织进一步增生。碘缺乏并不都引起甲状腺肿,即使在地方性甲状腺肿发病率达 90% 的重度流行区,仍有 10% 的居民不发病。原因可能是其甲状腺具有更强的摄碘能力,无须甲状腺增生即可获得足够的碘。

2.生甲状腺肿物质

生甲状腺肿的物质很多,一般可分为药用化学品、食用植物类和微量元素三类。药用化学品如硫氰酸盐、过氯酸盐和硫脲嘧啶等。硫脲嘧啶类药品通过抑制甲状腺细胞内的过氧化酶系,使碘化物不能氧化成活性碘分子,从而抑制甲状腺激素的合成。因此,只有给予甲状腺制剂才能防止甲状腺肿。某些单价阴离子,在碘缺乏的情况下与少量的碘竞争。所以临床上补碘或给甲状腺制剂都能防止其致甲状腺肿作用。

植物类致甲状腺肿物质较多,主要的是芸苔类植物,如洋白菜、包心菜、花椰菜、黄芽菜及菜油和大豆制品等,这些植物含有硫葡萄糖甙(如硫氰酸盐,2-5-乙烯-2-硫代恶唑酮),能抑制碘的有机化,使甲状腺激素的合成受阻。另外有些热带地区以木薯为主食,可产生地方性甲状腺肿。木薯在体内被水解后能产生氰化物,并转化成硫氰酸盐,从而引起甲状腺肿。在甲状腺肿流行地区,如用未煮沸的水饲养动物,动物会发生甲状腺肿,而用煮沸后的水饲养则不发生甲状腺肿。相似的情况对居民也一样。由于甲状腺肿流行地区多为陆山区,山水中含有多量的致甲状腺肿的重碳酸盐,经煮沸后形成碳酸钙沉淀下去,就不会产生甲状腺肿,重碳酸盐所致甲状腺肿的作用不强,仅在缺碘的条件下才发生。此外,有人认为钙和镁可抑制碘的吸收,氟和碘在体内有抵抗作用,锰能促进甲状腺肿大,钴能促进甲状腺素的合成,因此饮水中钙、镁、锰、氟含量增高、钴缺乏时可以引起甲状腺肿。

总之,生甲状腺肿物质通过干扰碘的利用和抑制甲状腺素的合成而引起甲状腺肿,是本病的另一重要原因。

3.营养物质缺乏

流行地区多分布于经济条件较差的贫困山区,居民存在蛋白质营养不良问题。动物试验证明,用低蛋白饮食,可以诱发甲状腺肿,给予酪蛋白后甲状腺肿消失。有人研究营养不良婴儿存在甲状腺功能低下趋势。有少数贫困的地方性甲状腺肿流行地区,供碘后其发病率并不下降,而某些城市居民摄碘率低到地方性甲状腺肿流行地区水平,但无地方性甲状腺肿发生。因此,营养因素对地方性甲状腺肿的发生起一定的作用。

(二)病理学

缺碘可造成甲状腺滤泡的上皮细胞肥大和增生,由扁平形变成立方形或高柱形,甚至增生的上皮细胞形成乳头状折叠,突入滤泡腔,使滤泡腔扩大,胶质减少。缺碘缓解后,甲状腺滤泡的上皮细胞重新恢复到原来的形状结构。随着缺碘时间延长,滤泡上皮细胞以胞大增生为主,形成甲状腺弥漫性肿大,质地软,表面光滑,无结节。实际上地方性甲状腺肿患者摄碘量可能时多时少。因此,甲状腺的肥大增生和退化复原反复发生,而且甲状腺组织各个部分对 TSH 的敏感性不一致,较敏感部表现为过度增生,不敏感区域则以退化复原为主,随着病程延长,最终形成结节性甲状腺肿。结节性甲状腺肿多数为多结节型,少数可为单发结节。根据结节的组织学结构可分为胶性结节和实质性结节。胶性结节是甲状腺组织由退化或增生转为退化过程所致,由若干扩大、充满胶质的滤泡腔组成,与周围组织无包膜分隔。实质性结节是甲状腺滤泡上皮细胞过度增生,细胞成团堆积而成,滤泡腔胶质很多,一般无包膜,有的实质性结节可发展为腺瘤或癌变,有些可出现功能自主性而形成甲亢。结节性甲状腺肿内常见小动脉壁增厚及管腔闭锁,周围静脉受压,使结节内血液循环障碍,导致钙盐沉着,组织细胞变性、坏死,出现结节钙化、纤维化和囊性变。

(三)临床表现

地方性甲状腺肿主要表现为颈部增粗,影响美观,严重者可产生压迫症状,一般无甲状腺功能的改变。

1.甲状腺肿

甲状腺肿早期为弥漫性肿大,质软,表面光滑,可随吞咽而上下移动,无血管杂音及震颤,局部皮肤无改变。发病往往在青春期前,青春期、妊娠和哺乳期加重,随着年龄增长和病程延长,甲状腺可出现结节,常为多发性。结节多数为实质性,也可有囊性变、钙化和纤维化。甲状腺呈结节状,结节质地不一、大小不等,偶可发生癌变,此时甲状腺肿大发展迅速、质硬,并有浸润症状。

2.压迫症状

当地方性甲状腺肿患者年龄大,病程长,肿大明显或伴有较大结节时可出现压迫症状:①压迫气管,气管可一侧受压使其移位或弯曲,两侧受压使其变扁,长期受压可造成气管软骨软化,形成气管软化症。主要表现为气管刺激症状和呼吸困难,当颈部过伸或仰卧时呼吸困难加重,严重者可有窒息的危险。②喉返神经受压,常为一侧受压,引起声嘶。如两侧受压可引起失声和窒息。③血管受压,多见于胸骨后甲状腺肿,压迫上腔静脉,造成头部血液回流受阻,颜面水肿,同时颈部和胸部表浅静脉扩张。④食管受压,较少见,当甲状腺伸展至食管和气管之间时,才出现食管压迫而产生吞咽困难。

(四)实验室检查

1.血清甲状腺激素

血清 TT_3 多数正常或轻度升高,TT_4 正常或正常低值,TT_3/TT_4 比值增高。缺碘严重地区,部分患者甲状腺功能失代偿,可出现 TT_3、TT_4 下降。

2.血清 TSH

多数在正常范围,部分 TSH 升高,处于甲状腺功能代偿状态。

3.尿碘

正常成人尿碘排出量为 50～100 $\mu g/g$ 肌酐。地方性甲状腺肿患者碘摄入量减少,尿碘量明显下降。

4.摄[131]I 率

地方性甲状腺肿患者处于碘饥饿状态,摄[131]I 率增高,但高峰常在 24 小时或 24 小时后出现,少数患者可出现高峰前移,类似甲状腺功能亢进症的吸碘改变。

5.甲状腺激素抑制试验

患者摄[131]I 率增高,尤其出现高峰前移者,必须行此试验,可以和甲状腺功能亢进症患者鉴别。地方性甲状腺肿患者甲状腺激素抑制试验阳性。

6.放射性核素显像

甲状腺弥漫性增大,早期放射性分布均匀,随着病程延长和结节、囊肿及钙化形成,放射性分布常不均匀。

7.超声波检查

甲状腺触诊法对甲状腺肿大的分度,特别是学龄儿童生理性肿大的 Ⅰ 度肿大准确性较差。甲状腺超声波检查能较客观、准确地反映甲状腺体积,并能发现甲状腺较小结节及囊肿,且容易普及。目前 WHO 在地方性甲状腺肿流行病学研究中推荐此方法。

8.X 线检查

见颈部软组织肿大,部分患者见甲状腺钙化影,当甲状腺压迫气管,可造成气管移位、弯曲、狭窄及气管软化。

(五)诊断、分型、分度及其普查防治标准

我国在河南省召开北方地方病防治会议,制定普查防治标准如下。

1.诊断

(1)居住在地方性甲状腺肿地区。

(2)甲状腺肿大超过本人拇指末节或有小于拇指末节的结节。

(3)排除甲状腺功能亢进、甲状腺癌等其他疾病。

尿碘低于 50 $\mu g/g$ 肌酐,甲状腺摄[131]I 率呈饥饿曲线,可作为参考标准。

2.分型

(1)弥漫型:甲状腺均匀增大,摸不到结节。

(2)结节型:在甲状腺上摸到一个或几个结节。

(3)混合型:在弥漫肿大的甲状腺上,摸到一个或几个结节。

3.分度

(1)Ⅰ 度:头部保持正常位置时,甲状腺容易看到,大小为超过本人拇指末节到相当于 1/3 个拳头,特点是"看得见"。甲状腺不超过本人拇指末节,能摸到结节时也归为 Ⅰ 度。

(2)Ⅱ 度:由于甲状腺肿大,脖根明显变粗,大于本人 1/3 个拳头到相当于 2/3 个拳头。特点是"脖根粗"。

(3)Ⅲ 度:颈部失去正常形状,甲状腺大于本人 2/3 个拳头到相当于一个拳头大小,特点是"颈变形"。

(4)Ⅳ度：甲状腺大于本人一个拳头，多带有结节。

4.病区划分

以乡村为单位，按上述分度标准普查，居民甲状腺肿患病率＞3％，或7～14岁中小学生肿大率＞20％来划分病区轻重标准(表3-4)。

表 3-4　轻重病区划分标准

	居民患病率(%)	7～14 岁中小学生肿大率(%)	尿碘(μ/g 肌酐)
轻病区	3～10	20～50	25～50
重病区	>10	>50	<25

5.地方性甲状腺肿统计指标

$$患病率 = \frac{Ⅰ \sim Ⅳ 度病例数}{受检总人数} \times 100\%$$

$$肿大率 = \frac{生理性肿大人数 + Ⅰ \sim Ⅳ 度病例数}{受检总人数} \times 100\%$$

$$患病率 = \frac{再检时出现 Ⅰ \sim Ⅳ 度病例数}{初检时属于正常或生理增大总人数} \times 100\%$$

6.防治效果观察标准

(1)治愈：防治后，各度甲状腺肿恢复到生理性肿大。如残留硬结，大小不超过本人拇指末节。

(2)有效：肿大度下降Ⅰ度或Ⅰ度以上，尚未恢复到生理增大。

(3)无效：原肿大度数无改变。

(4)增大：肿大度增加Ⅰ度或Ⅰ度以上。

(5)发病：原为正常，发展到Ⅰ度或Ⅰ度以上。

(6)复发：治愈后，经过一段时间，又发展到Ⅰ度或Ⅰ度以上。

7.基本控制和基本消灭指标

在确保以食盐加碘为重点的综合防治措施落实后，以乡村为单位，居民患病率重病区等于或＜5％，轻病区等于或＜3％，轻重病区7～14岁中小学生甲状腺肿大率等于或＜20％(居民尿碘高于 50 μg/g 肌酐)为基本控制和基本消灭。

(六)防治

地方性甲状腺肿主要是由于碘缺乏所致，因此防治的最好办法是补充适量的碘。早在晋代我国就采用海藻、海带防治本病。瑞士首先应用碘盐预防地方性甲状腺肿，取得满意效果。目前已有 30 多个国家立法使用碘盐，我国也已通过应用碘盐的法规。国外曾一度用碘化饮水、碘化面粉和碘化糖果等方法，均因种种原因而被淘汰。

1.碘盐

碘盐，即在食盐中加入碘化物。目前各国加入碘化物的浓度极不一致，联合国卫生组织推荐剂量为每天 80～160 mg。由于我国各省区病情轻重不一，居民食盐消费量不等，且碘盐的加工和包装方法不同，因此各省标准不一致。目前，我国碘盐的碘含量在 20～50 mg/kg，即可达到防治地方性甲状腺肿的要求，但甲状腺肿患者应用碘剂后有诱发碘甲亢的危险，在高碘地区则应控制碘摄入量。

2.碘油

新几内亚一位胸科医师发现支气管碘油造影后，患者血清蛋白结合碘长期升高，因而发明碘油防治地方性甲状腺肿的方法。碘油注射可发挥长效作用，可能是吸收的碘油部分储存在甲状腺内和其他组织内，例如网状内皮系统、脂肪组织等，形成一个碘库，尔后慢慢从这些组织释放出来，长期供给机体碘，且可随身体需碘量自行调节。自新几内亚应用碘油防治地方性甲状腺肿取得满意效果后，许多国家已相继采用。

(1)碘油的种类：乙碘油，每毫升含碘 475 mg。碘化核桃油，每毫升含碘 507.3 mg。碘化豆油，每毫升含碘 485.2 mg。

(2)碘油的注射剂量及方法：儿童注射臀部，成人注射三角肌，乙碘油注射 0.5 mL 可纠正缺碘 1.5 年，注射 1.5 mL 纠正缺碘 2 年，注射 5 mL 约持续 5 年。碘核桃油和碘化豆油注射 1 mL 可纠正缺碘 3.5 年。

(3)碘油的适应证与不良反应：流行地区居民不分性别、年龄，在 0～45 岁均可注射碘油。由于结节性甲状腺肿患者的甲状腺具有功能自主调节的趋势，易诱发甲亢，因此用量可减半。大结节型甲状腺肿一般不采用碘油注射法。

我国在地方性甲状腺肿防治中，也曾采用此法，取得较好疗效。总之，此法简便、长效、经济、可靠，尤其适用于边远、交通不便地区。

3.甲状腺制剂

通过补充甲状腺激素，抑制 TSH 分泌从而使甲状腺缩小。主要适用于存在甲状腺功能低下趋势的患者，特别是妊娠、哺乳期妇女，在补充碘剂的基础上加用甲状腺制剂。也适用于经补充碘剂无效者。常用甲状腺制剂有甲状腺片，每天口服 60～80 mg；左甲状腺素(LT_4)，每天口服 100～300 mg；三碘甲状腺原氨酸(T_3)，每天口服 25～100 μg。应用甲状腺制剂，应从小剂量开始，逐渐加量，对于有心血管疾病的患者和老年人，应慎重使用。

4.手术治疗

手术治疗的目的是切除失去正常生理功能和结构及疑有恶变的甲状腺组织，解除压迫症状。

(1)适应证：①较大结节型和混合型甲状腺肿。②疑恶变者。③出现各种压迫症状。④巨大甲状腺肿影响生活和美观。⑤伴有甲状腺功能亢进症。

(2)禁忌证：①轻度弥漫性肿大，无合并症者。②合并各种严重心脏病、高血压和肝、肾疾病患者。③儿童青春期及老年人。④妊娠期妇女暂不考虑手术治疗。

五、地方性克汀病

地方性克汀病(简称地克病)又称地方性呆小病，是指出生在地方性甲状腺肿流行区，具有身体发育障碍和智力障碍的甲减患者。地克病与地方性甲状腺肿有密切的关系。我国是地方性甲状腺肿病情严重的国家之一，患地克病的人数为 20 多万。

(一)病因

地克病均发生在地方性甲状腺肿流行区。凡是地方性甲状腺肿发病率越高的地区，饮食中含碘越低，地克病的发生率就越高。流行区应用碘化物预防后，新发生的地克病明显减少，消灭了地方性甲状腺肿的地区，地克病不再出现，说明缺碘是地克病的主要原因。

有资料表明，环境缺碘的严重程度与地克病的发病率并非总是一致的，如爪哇，缺碘严重，地方性甲状腺肿发病率高，但地克病罕见。再如喜马拉雅山区，不同乡村缺碘同样严重，但地克病的发病率差异很大。另外,地克病常有家族集中性,故认为地克病的发病和遗传因素有关。但有些遗传学调查,如同卵双生子调查、家族调查等结果,则否定与遗传有关系。因此地克病与遗传因素的关系目前尚无定论。

正常状态下,在胚胎发育的 10~12 周,胎儿甲状腺即开始合成甲状腺激素。在此之前,胎儿发育所需的甲状腺素由母体通过胎盘供给。此后胎儿的部分甲状腺素和合成甲状腺素所需的碘也由母体通过胎盘提供,怀孕期缺碘和母体甲减使胎儿甲状腺激素供给不足。甲状腺激素缺乏,使中枢神经系统的发育、分化和成熟障碍,同时也影响其他组织的分化和发育,如骨骼系统。缺碘造成胎儿甲状腺激素不足的同时,细胞内元素碘供给也缺乏,直接影响脑细胞的发育和分化。总之,地克病的脑发育障碍,与缺碘的直接影响和甲状腺功能低下均有密切关系。

(二)病理

多数患者甲状腺萎缩,呈广泛的纤维化,滤泡数量减少,体积缩小。部分患者有代偿性甲状腺肿大,即甲状腺呈弥漫性或结节性肿大,滤泡增多,上皮细胞增生,呈立方状或高柱状。大脑呈萎缩性改变,其重量和体积明显小于正常,镜下见神经细胞排列紊乱,神经胶质细胞增生,锥体细胞可有异位现象,体积小、尼氏小体减少或消失。脑垂体体积增大,嗜碱性粒细胞数量增多,细胞肥大,嗜酸性粒细胞减少。骨骼系统可见骨化不全,骨骼成熟障碍,骨龄延迟。

(三)临床表现

地克病在不同地区发病率差别很大。男女之间发病率无差异。临床上表现为不同程度的神经系统功能障碍和甲状腺功能低下。根据临床表现的差异分为神经型、黏液性水肿型和混合型。神经型主要特点是智力低下和神经综合征,如听力、语言和运动神经障碍等;黏液性水肿型出现以黏液性水肿为特点的甲状腺功能低下症状,不同程度的身体发育障碍、性发育障碍及克汀病形象等;混合型兼具上述两种主要症状。临床上以混合型多见。

地克病临床表现差异较大,不同的临床类型其表现也不一样,典型地克病的临床表现有以下几种。

1.智力障碍

(1)智力障碍是诊断地克病的必备条件,但临床上智力障碍的程度轻重不等,一般分为 4 度。

(2)弱智:智商 50~69,无明显语言障碍,记忆力、理解力差,不能顺利完成小学教育,能学会一定的谋生技能。

(3)愚笨:智商 35~49,能掌握日常生活用语,但词汇缺乏,不能适应普通学校学习,动作迟钝,但可学会生活自理和简单劳动。

(4)痴呆:智商 20~34,言语功能严重受损,不能进行有效的语言交流,能认人和理解简单意思,除饮食、大小便外,生活不能自理。

(5)白痴:智商 0~20,言语功能缺乏,生活完全不能自理。

2.聋哑

聋指听力障碍,可分为全聋、半聋和听力减退。哑指语言障碍,分为全哑、半哑和语言不清。

3.运动功能障碍

运动功能障碍可表现为步态不稳、爬行和瘫痪。一般肌张力增强,腱反射亢进,可出现病理反射,常以下肢表现突出,有时可见下运动神经元损伤的肌肉萎缩。

4.身体矮小

不同的临床类型患者,体格发育障碍的程度不同。神经型患者体格发育迟缓,但最终可正常或接近正常。黏液水肿型体格发育明显落后，四肢、手指、足趾较短，上身长明显大于下身长，骨骼发育迟缓，骨龄落后于实际年龄，多数成年后身高在 1.2～1.4 m，甚至更矮。

5.性发育落后

神经型患者仅少数有性发育落后，表现为外生殖器和第二性征的发育迟缓，但以后仍能成熟，多数可结婚并生育。黏液性水肿型患者绝大多数性发育落后，外生殖器呈儿童型，缺乏第二性征，一般不能结婚或生育。

6.甲状腺肿

患者甲状腺可肿大、正常或萎缩。一般神经型甲状腺肿大多见，可为结节性。黏液性水肿型甲状腺多不肿大，甚至萎缩。

7.甲状腺功能低下和克汀病面容

神经型克汀病患者，多数甲减表现轻微或没有症状，但实验室检查往往有甲减的证据。黏液水肿型甲减的临床表现较明显。典型患者表现为方颅，方脸，额低短，眉间宽，眼裂狭窄，鼻梁塌陷，鼻翼宽，唇厚，张口伸舌，舌体肥大，流涎，面容呆笨，颈部粗短，临床上称为克汀病面容。此外可见患者头发稀疏、易折断及脱落，皮肤粗糙、干厚、脱屑，体温低，患者畏寒嗜暖，心率缓慢，血压低，常见脐疝和腹股沟疝，肠蠕动减弱，便秘，2～3 天大便一次，严重者可达 7～10 天一次。

(四)实验室检查

1.甲状腺功能检查

几乎所有患者都有不同程度甲状腺功能低下的实验室改变，即使无甲减临床表现的神经型患者，95％可表现为 TT_4 降低，TSH 升高，这两种指标的变化对甲减的诊断最为灵敏可靠。典型患者 TT_4、TT_3、FT_4、FT_3 均下降，TSH 升高。由于地克病发生在重度缺碘地区，摄[131]I 率多增高，呈碘饥饿曲线。黏液水肿型摄[131]I 率多降低。BMR 下降，跟腱反射时间延长，血清胆固醇可正常或升高。

2.骨骼 X 线检查

可见骨骼发育延迟，明显落后于实际年龄，长骨骨皮质增厚，髓腔狭窄，骨骺发育不良，指骨、胫腓骨骨端膨大，颅底短小，脑回压迹减少，蝶鞍变宽，乳突、鼻旁窦气化不良。

(五)诊断

我国在河南辉县召开地甲病克汀病学术会议，并制定了地方性克汀病诊断标准，就其主要内容介绍如下。

1.地方性克汀病的诊断

(1)必备条件：①出生、居住于低碘、地方性甲状腺肿病区。②有精神发育不全，主要表现为不同程度的智力障碍。

(2)辅助条件。①神经系统症状：不同程度的智力障碍；不同程度的语言障碍；不同程度的运动神经障碍。②甲状腺功能低下症：不同程度的身体发育障碍；不同程度的克汀病形象，如傻相、面宽，眼距宽，塌鼻梁，耳软，腹部膨隆等；不同程度的甲减表现，如黏液性水肿，皮肤、毛发干燥，X 线骨龄落后和骨骺愈合延迟及血浆 PBI 降低，血清 TT_4 降低，TSH 升高。

有上述的必备条件，再具有辅助条件中神经系统或甲状腺功能低下症任何一项或几项，而又可排除分娩损伤、脑炎、脑膜炎及药物中毒者，即可诊断为地方性克汀病。如单有上述必备条件，但不能排除类似本症的其他疾病者，可诊断为疑似患者。

2.地方性克汀病智力分度标准

地方性克汀病智力分度标准见表 3-5。

表 3-5　地方性克汀病智力分度标准

	重(智龄 0～5 岁)	中(智龄 5～8 岁)	轻(智力 8～11 岁)
生活能力	完全或部分不能自理个人生活	能自理生活	能自理生活
劳动能力	不能完成或仅能完成简单的家务劳动	能参加一般家务劳动或简单田间劳动	能经常执行一般家务劳动或田间劳动,但难以学会较复杂的家务或田间劳动
语言能力	有明显语言障碍	用单词或简单词语表达简单事务,语句联系松弛	说话可连贯,但语句简单,内容贫乏,抓不住事物关系的中心
认识能力	不能或仅在一定程度上分辨大小、颜色、形状	能认识大小、颜色、形状,不能从事文化学习或学习有明显困难	能在相当程度上认识环境处理问题,但较同龄儿童幼稚、不恰当;能初步参加文化学习,但难以学习较复杂或抽象的文化知识
计算能力	无数概念	能借助实物认 10 以内的数。无抽象概念,不能运算	可以学会脱离实物的数的概念,可掌握到 10 以内,借助或不借助实物作 10 以内或 10 以上的加减,但心算困难

3.婴幼儿地方性克汀病诊断

婴幼儿地方性克汀病诊断指征见表 3-6。

表 3-6　婴幼儿地方性克汀病诊断指征

	一般症状体征	神经体征	化验检查	X 线表现
新生儿期	哭声微弱,吸乳困难或呛奶,食量少,整日嗜睡,醒时也不动或少动,便秘,有脐疝,克汀病形象	吸吮反射(一) 强握反射(一) 拥抱反射(一)	PBI 降低,血清 T_4 降低,血清 TSH 升高	股骨远端骨骺不出现
3 个月左右	无反应性微笑,不会发笑声,对铃声无反应,不能俯卧抬头至 45°,不能跟注视物转头至 90°,有脐疝,克汀病形象	吸吮反射(一) 强握反射(一) 拥抱反射(一) 可有斜视	同上	骨龄落后
半岁左右	不会自发微笑,不会伸手抓东西,不会两手抓在一起,不会发尖叫声,不会翻身,俯卧不能抬头至 90°和不会用手撑起胸,不能跟注视物转头至 180°	可用斜视和眼球震颤	同上	同上
1 岁左右	对生人无反应,不会自己吃东西,不会做躲猫游戏,不会将一手之物传递给另一手,不会有所指叫妈妈和咿呀学语,不能独坐,不能扶站,有脐疝,克汀病形象	吸吮反射(＋) 强握反射(＋) 抬躯反射(一) 可有斜视和眼震	同上	腕关节的头骨和钩骨骨骺未出现
2 岁左右	不会脱衣、脱鞋,不会用杯子喝水,不会做拍手、再见等动作,不会说 3 个字的话,不会走,不会后退走,不会上台阶,有脐疝,克汀病形象	吸吮反射(＋) 强握反射(＋) 拥抱反射(＋) 可有斜视和眼球震颤	同上	(任何年龄各部位长骨两端的骨骺,如呈点彩状或泡沫状,在流行区均应考虑地方性克汀病)

(六)鉴别诊断

1.先天愚型

与克汀病不同,是由于染色体畸变所致,即第 21 染色体三体,患者头小而短,鼻梁平坦,鼻小,眼裂小,两侧眼角上吊,舌长,舌尖伸出舌外,表情愚钝,小指短并内弯,掌纹贯通于手,第一、第二趾分开,肌张力低,关节松弛易屈,皮肤温暖、细腻。先天愚型患者身材矮小不如克汀病严重,表情较活跃,对周围事物较感兴趣,但性腺发育较克汀病严重,多数不育,甲状腺功能检查正常,有染色体异常,可与克汀病鉴别。

2.脂肪软骨营养不良(又称黏多糖病、承溜病)

因遗传性黏多糖代谢障碍,造成大量黏多糖沉积在网状内皮系统,其外形颇似克汀病,身材矮小,智力发育障碍,颈短,头大,唇厚,皮肤粗糙。由于脊柱软骨发育不良较四肢严重,故躯干较四肢为短。因脊柱短和肝脾大,患者腹部膨隆,常伴脐疝,手指弯曲不能伸展呈"爪状",半数有角膜混浊及视力障碍。X 线检查示软骨营养不良。尿黏多糖阳性,甲状腺功能正常。

3.苯丙酮尿症

苯丙酮尿症是遗传性苯丙氨酸代谢缺陷。患者智力低下明显,出生 4～6 月可出现症状,头发由黑渐变黄,皮肤嫩白,不安,多动,肌张力及反射增强,汗、尿有霉臭味,尿三氯化铁试验阳性,血苯丙氨酸浓度升高,无甲状腺功能改变。

4.大脑性瘫痪

大脑性瘫痪是颅内非进行性病灶所引起的运动障碍,可因产前或产后缺氧损伤等因素引起,部分原因不明,患者有明显的智力低下,痉挛性瘫痪为主,运动障碍明显,甲状腺功能正常。

5.软骨营养不良

患者身材矮小,由于病变主要在四肢,四肢与躯干相比明显较短,腰椎前凸,臀部向后突起,肌肉发达,智力正常,无甲状腺功能减退。

6.垂体性侏儒

垂体性侏儒是因垂体前叶生长激素分泌不足,造成机体的生长发育障碍。患者智力正常,一般 2～4 岁开始较同龄儿童生长缓慢,但身体各部分比例正常,性发育不全,第二性征缺乏或低下,到成年后仍保持儿童外貌,生长激素水平下降,血清 TSH 正常或降低。甲状腺制剂治疗无明显效果。

7.佝偻病

患者智力正常,有方颅、鸡胸、串珠肋,"X"或"O"型腿等,血钙、血磷降低,有典型的佝偻病 X 线征象,容易与克汀病区别。但有时两者可同时存在。

(七)预防与治疗

地克病一旦出现神经损害往往难以恢复,给家庭和社会带来很大的负担。因此,地克病预防更为重要,预防主要措施是补充碘盐、碘油等,随着地方性甲状腺肿的消失,地克病发生率明显减少或消失,地克病一经确诊,应补充碘剂,具体方法同地方性甲状腺肿的防治,同时应给予甲状腺激素的替代治疗,方法同成人甲减,但剂量与成人不同。替代治疗的疗效与地克病的临床类型有密切的关系,黏液水肿型疗效明显,甲减的症状可消失。年幼者身高明显增长,智力有所进步,但对原有的神经损伤则不能得到恢复。年龄较大者,智商无法改变。神经型地克病疗效不佳。对地克病患者应进行长期耐心教育和训练,可以改善其智力水平,提高其工作和生活自理能力。此外要加强营养,补充蛋白质、维生素 A、B 族维生素、维生素 C 和钙剂等。

总之,地克病的治疗应强调早期发现、早期治疗,才能减轻神经系统损伤,促进患者体格发育。但关键在于预防。

六、亚临床型克汀病

(一)基本概念

亚临床型克汀病(亚克汀)是一种由缺碘引起的极轻型的克汀患者,这些人不能诊断为典型的地克病,但他们又不正常,常以轻度智力落后为主要特征而影响病区人口素质。DeQuervain和Wegelin首先在缺碘病区把非典型的克汀患者称为"半克汀病"。Iaggasse明确使用"类克汀病"这个术语,定义为:①可疑甲减。②可疑智力落后。③二者均有。他认为具备上述一项者可诊断为类克汀病。碘缺乏病专家组在山西忻州召开了一次专题学术会议,在这个会议上,与会人员同意地方性亚临床克汀病的命名,简称亚克汀。

(二)临床表现

1.轻度智力落后

就智力落后而言,智商(IQ)小于50可诊断为地克病;其IQ为50～69属轻度智力落后(MMR),即所谓弱智,这是亚克汀的主要特征。MMR的患儿常表现为计算能力差;记忆力尤其是长期记忆能力不良;抽象运算能力差;注意力、认识力和理解能力均低于正常儿童,有的还伴有一定的情感障碍。

2.轻度的神经损伤

亚克汀病的神经损伤较轻,往往需采用精细的检查方法才能检出。

(1)神经运动功能异常亚克汀患者往往表现异常,如反应时延长,动作易疲劳,准确性差。

(2)轻度听力障碍患者常不表现为耳聋,但有不同程度的听力受损,严重的儿童在上课时只能坐在前排才能听清教师的讲课。

(3)其他阳性发现有的亚克汀患者伴有腱反射亢进,巴宾斯基征阳性等锥体束症状,有的脑电图发现慢波增多,多数听觉诱发电位异常,有的还有视觉诱发电位异常。

3.激素性甲状腺功能减退

少数患者表现为 T_4 下降、TSH升高,但多数人显示 T_3 正常、T_4 稍低(可在正常范围内)、TSH升高等亚临床甲减的改变。故亚克汀患者可表现为身高、体重、头围低于正常人。骨龄落后或骨骺愈合不良往往是一种检出亚克汀病较敏感的指标。

(三)诊断

目前没有全国的统一标准,亚克汀病学术研讨会上,碘缺乏病专家咨询组建议提出了下列试用的诊断标准。

1.必备条件

(1)出生、居住于低碘性地方性甲状腺肿病区。

(2)有精神发育迟滞,主要表现为轻度智力落后4岁以下DDST(丹佛发育筛选测验,Denver Development Screening Test)异常者;4岁以上IQ为50～69者。

2.辅助条件

(1)神经系统障碍。①轻度听力障碍(电测听高频或低频有异常)。②极轻度言语障碍。③精神运动发育障碍或运动技能障碍。

(2)甲状腺功能障碍。①极轻度的身体发育障碍。②极轻度的骨龄发育落后。③激素性甲状腺功能减退。

有上述必备条件,再具有辅助条件中神经系统障碍或甲状腺功能障碍的任何一项或一项以上,而又能排除其他原因,如营养不良、锌缺乏等可能影响智力,中耳炎等可影响听力,以及影响骨龄和身体发育的因素均排除后,可诊断为地方性亚临床型克汀病。

(四)对亚克汀病临床意义的认识

亚克汀病由于以轻度智力落后为主要临床表现,因此它属于有结构异常的精神发育迟滞病。所谓结构异常是指这种智力落后是有一定的病理改变、结构异常和神经系统损伤。该病的发病机制与地克病是相同的,轻度缺碘或缺碘导致的轻度损伤是其发病的基本环节。值得重视的是,近年来由于碘盐浓度不稳定或不合格及非碘盐进入病区,人群碘缺乏的纠正并不彻底,因此地甲肿和地克病虽然得到了基本控制,但却不能根除亚克汀的发生。因此碘缺乏纠正不足,特别是孕妇供碘不足是导致亚克汀发病的重要原因。

亚克汀病的发病率远远高于典型的克汀病,并严重影响人口素质和阻碍社会经济的发展,因此病区人群的智力水平正在成为衡量碘缺乏病防治好坏的重要标志。过多的争论其诊断问题不如着眼于本病的防治。严格的食盐加碘或育龄妇女强化补碘(碘油口服或肌内注射)是防治本病的主要手段。由于亚克汀病为先天性脑损伤所致,不可能完全逆转,所以加强教育和训练、改善营养状况可能有所裨益,对有激素性甲减者可用碘油或适量的甲状腺素治疗,但本病主要在于预防。

七、碘缺乏病的防治与监测

(一)防治原则
防治的主要手段是采用补碘的干预措施,这种措施必须符合下述原则。

1.长期性原则

碘缺乏病的本质是人类所生存的外环境碘缺乏,因此人群的补碘绝非是短期行为,要世世代代坚持下去。

2.生活化原则

由于补碘是长期的、世世代代都采取的措施,因此补碘的办法也必须是生活化措施。食盐加碘防治碘缺乏病是全世界都采用的最普通、最积极、最利于推广的补碘干预措施。

3.全民性原则

中国绝大多数地区人群的碘营养水平并不高。因此国家决定改变过去只对病区供应碘盐的措施,应实行全民食盐加碘。

(二)防治措施

1.碘盐

(1)碘盐中碘浓度:碘盐中添加多少碘才可能纠正碘缺乏,其影响因素为:①按人每天对碘的需要量,以碘离子计算,公认的供给标准为150 μg/d。②当地的缺碘程度,可以通过 μg/尿碘来判断。③每人每天食盐摄入量,因地区、习惯而异,一般为6~20 g,北方高于南方,看来平均10 g是合理的。④烹调习惯,有的人做菜时喜欢"爆盐",即放入油后,待油热后放入盐,这种情况下盐碘损失较多。⑤食物中有无致甲肿物质,如果有致甲肿物质,碘的供应量需提高。近年来卫健委把加碘浓度全国统一为1/(2万)。所谓1/(2万)的浓度,是指每20 000份食盐中加入一份碘化物(碘化钾或碘酸钾)。

(2)碘盐中所用的含碘的化合物:目前碘盐中所采用的碘化物有两种:碘化钾(KI)和碘酸钾(KIO$_3$)。由于碘化钾在日光下、高温下、潮湿及酸性环境下易氧化或挥发而使碘丢失,因此世界多数国家都使用碘酸钾,后者不易挥发,在高温、潮湿条件下化学性质稳定。我国的碘盐在历史上使用碘化钾,后来,根据专家的建议,已改用碘酸钾。

2.碘油

碘油即乙基碘油,是用植物油与碘化氢反应后所形成的一种有机碘化物。碘油有三种:碘化豆油、碘化核桃油和碘化罂粟油。其主要成分大都是碘化甘油酯,碘都是和不饱和脂肪酸的双键相结合。现在临床使用的碘油主要有两种剂型:针剂为注射用;胶囊(或微胶囊冲剂)供口服用。

3.其他补碘办法

(1)碘化水把碘化物按一定比例投放进供水系统,这种对限定地区的人群进行补碘的方法,在泰国和意大利的西西里岛使用过,也收到了控制碘缺乏病的效果。

(2)碘化食品碘化面包曾经作为主要补碘措施在荷兰、澳大利亚普及,在防治碘缺乏病中起过一定的作用。

4.药物治疗

(1)卢戈氏碘液通常服用一滴,约 6 mg 碘,可维持 30 天,以后可重复服用。这种办法费用低,使用简便,对小范围内的人群或暂不能推广碘盐的地方可以使用这种防治方法。

(2)碘化钾或碘酸钾的片剂、糖丸、糖浆等制剂可用于孕妇、乳母和婴幼儿。孕妇(孕 3 个月以后)不宜服用碘油;婴幼儿没有合适的碘油剂型,这部分人群又不愿接受注射治疗。但补碘对他们又非常重要,足够的碘供应对下一代的智力发育至关重要。因此这些剂型是适宜的,可接受的。

(三)监测

对于碘缺乏病来讲,监测的目的及意义在于以下几种。①确定一个人群的缺碘程度及碘缺乏病的分布状况,为长期评估或监测提供一个基线。②识别出高发病区及高危险人群,以便迅速争取干预措施,即何处应优先采取措施,以便更有效地利用资源。③对已实行的防治计划进行评估,即防治计划的效果如何,对出现的问题及时进行分析并反馈到相应的执行部门,以便迅速争取对策。

从以上意义讲,监测是个长期的、常规性的工作。在制定监测计划时,首先要选择进行监测的指标,监测的目标人群(这部分人群有代表性、对碘缺乏敏感易伤性、容易进行监测易接近性),并且采取最符合流行病学原则的最佳抽样调查方法。①对碘盐质量进行监测要从工厂、销售商店和居民户三个水平上检查盐中的碘浓度,合格的碘盐要在 90% 以上。②甲状腺大小这是对病情的监测。目标人群以 7～14 岁儿童为好,这部分人群在学校中上学,故容易接近、调查方便;他们正处于生长发育时期,对碘缺乏敏感;他们的甲状腺肿大情况对整个人群有代表性。在我国,专家们普遍认为 7～14 岁的甲肿率应在 5% 以下;大于 5% 被认为碘缺乏纠正不彻底。③尿碘这是反映居民碘营养水平的敏感指标。一般 50 例标本就具有代表性。尿碘值以中位数表示,正常应大于 100 μg/L。

以上三个指标是最基本的指标,也是容易施行的。下面的指标是可供选择的,有条件有能力的地方可以采用:①新生儿 TSH>5 mU/L 的比率应小于 3%。②血清 Tg 的中位数应小于 10 mg/mL。③对学龄儿童进行智力(IQ)评估。

碘缺乏病是一种病因明确、防治方法有效、完全可以预防或根除的地方病。它是一种全球性的营养缺乏病,目前主要危害发展中国家。碘缺乏病的根除是涉及政府多部门、多学科的系统工程,任何环节的纰漏都会导致碘缺乏病的流行。只要多部门合作,卫生、盐业、商业、工商、教育、公安等通力协作,确保食盐加碘的落实,将可以在全球实际消除碘缺乏病。

(白　杨)

第六节　甲状腺乳头状癌

甲状腺乳头状癌(papillary thyroid carcinoma,PTC)是甲状腺癌中最多见的一型,既往流行病学资料显示 PTC 占甲状腺癌的 60%～90%,近年来全世界范围内其发病率呈明显上升趋势,天津医科大学肿瘤医院的一项调查结果显示,该院 PTC 患者比重已经占全部甲状腺癌的 96.0% 左右,权重明显升高。其组织学亚型较多,临床特性呈多样化。

甲状腺乳头状癌的发病率因地区、营养状况及医疗水平而异。由于 PTC 远处转移率及死亡率均较低,因此 PTC 属低度恶性肿瘤;但在某些特定人群中,如老年人及有射线接触史者,PTC 亦具有较强的侵袭性,并可侵犯喉返神经、气管、食管等。

一、病因学

(一)射线暴露

甲状腺癌的发生与接触辐射时的年龄有关。儿童期电离辐射接触史是甲状腺癌,特别是 PTC 发生的一个重要危险因素。而对于年龄在 15 岁及以上的个体,则不存在明显的辐射剂量依赖性甲状腺癌发生率。大约有 9% 的甲状腺癌与射线暴露、接触史有关。

一般来讲,辐射导致的 PTC 无论在生物学特性上还是在临床处理上均与散发型 PTC 相似。然而最近有研究显示,切尔诺贝利核电站事件所导致的儿童 PTC 具有更强的侵袭性,提示乳头状癌的生物学行为可能与辐射剂量相关。在这些儿童中,低分化 PTC 及实性型 PTC 所占比例较无射线接触史的 PTC 患者为高。

(二)遗传因素

PTC 已被明确与多种遗传性疾病有关,如家族性息肉、Gardner 综合征及 Cowden 病。近年来多个研究筛选出多个基因,包括 *HABP2*、*SRGAP1*、*NKX2-1*、*FOXE1* 等,可能与该病遗传相关。同时,PTC 患者可同时合并有乳腺、卵巢、肾或中枢神经系统的恶性肿瘤。另外,PTC 合并桥本甲状腺炎的患者在临床亦不在少数,但导致上述现象发生的具体机制仍有待进一步研究。

(三)基因突变

在过去的十年里,诸多研究均表明不同类型的基因变异决定了甲状腺肿瘤的不同病理分型,同时也决定了不同类型甲状腺癌不同的生物学行为。近年来,有关甲状腺癌发病机制的研究在分子水平取得了很大进展,*BRAF* 和 *TERT* 基因突变在 PTC 发生发展中的作用机制是研究的热点问题。*RET* 基因重排、*RAS* 突变及 *BRAF* 突变在 70% 的 PTC 中被发现。

(四)其他因素

激素水平及饮食中碘、胡萝卜素、维生素 C、维生素 E 的摄入可能与 PTC 的发生有关,但仍需进一步研究证实。

二、病理特征

(一)大体形态

肿瘤直径为数毫米至数厘米,可单发亦可多发,多为硬而坚实,亦可硬韧或呈囊实性。微小者多为实性,最小可为数毫米,倘不注意,易被忽略;癌灶多无包膜,常浸润正常甲状腺组织而无清楚分界,呈星芒状,有的似瘢痕组织结节。肿物较大者一般切面呈苍白色,胶样物甚少,常有钙化,切割时可闻磨砂音。可有包膜或不完整,有时可为囊性伴部分实性成分,有时可见乳头状突起,也有的肿物边界极不清楚,无明显肿物轮廓,切面呈散沙状。

(二)镜检

在镜下,典型的 PTC 乳头状结构表现为由中央为纤维血管轴心、表面衬覆一层肿瘤性上皮所构成。典型的乳头较长,有复杂的分支。衬覆在乳头表面和肿瘤性滤泡的上皮细胞核具有特征性改变。细胞核大、互相重叠在一起。核圆形或卵圆形,核边缘欠规则,呈锯齿状或有皱褶,可出现与核长轴平行的核沟。核染色质常平行排列,聚于核内膜下,致使核膜增厚,核空淡,呈毛玻璃样。核仁小,不明显。核分裂现象罕见或无。在乳头纤维血管轴心中、淋巴管内、实性上皮成分之间和肿瘤性滤泡之间的间质中常存在同心圆层状结构的砂粒体。

(三)分型

近年来,国内外认为 PTC 组织学上的多样性可能与其临床表现上的差异具有密切的联系。WHO 已于肿瘤国际组织学分类标准中对 PTC 的组织学分型进行了重新分类,其中主要包括滤泡型、嗜酸性粒细胞型、弥漫硬化型、高细胞型、柱状细胞型等十余型。近年来也有研究将一类有纤维囊包裹的"滤泡亚型甲状腺乳头状癌"(EFVPTC)进行重新命名,现在它的名字则是"带有乳头状细胞核特征的非浸润性滤泡型甲状腺肿瘤"(NIFTP),此类型为极低度恶性潜能肿瘤,绝大部分肿瘤完整切除后已经可以治愈,不需要追加 RAI 治疗。

下面将对乳头状癌各分型的临床病理特征进行分述。

1.弥漫硬化亚型

(1)该型常累及儿童和年轻成人,表现为双侧或单侧弥漫性甲状腺肿胀。

(2)大多数研究表明此型生物学上较经典型乳头状癌更具侵袭性,表现为更高的淋巴结转移率(几乎 100%)和较高的远处转移概率。

(3)经过充分的治疗,死亡率与经典型相似,大概与患者发病时年轻有关。

(4)甲状腺实质被白色较硬的组织弥漫替代,切面有砂粒感。典型的组织学特征包括:①弥漫累及单侧腺叶或双侧腺叶;②重度淋巴浆细胞浸润伴生发中心形成;③丰富散在的砂粒体;④多灶而分散的位于淋巴管内的乳头状癌小岛,伴明显的鳞状上皮化生巢;⑤在鳞状分化区域乳头状癌核特征缺失。

2.实性亚型

(1)指具有 50% 以上实性生长方式的乳头状癌。

(2)由纤细的纤维血管分隔肿瘤细胞岛,肿瘤细胞圆形或不规则形,具有乳头状癌核的特征。

(3)不出现肿瘤坏死。

(4)与普通的乳头状癌相比,其远处转移的频率稍高,预后稍差。

(5)此亚型在术中冷冻切片诊断时具有一定难度,因其往往没有明显纤维化,核特征没有常规切片中明显,部分病例浸润性生长亦不明显,但仔细观察在肿瘤边缘多有异型的肿瘤性小结节形成。

（6）主要的鉴别诊断是低分化癌（核较深染，核分裂象常见，可见灶性坏死，Ki67 增殖指数较高，多高于 10%）和髓样癌。

3.高细胞亚型

（1）肿瘤细胞的高度至少是宽度的三倍，呈典型乳头状癌特征的核大多位于基底。

（2）胞质丰富，因线粒体堆积而呈嗜酸性，有时胞质局灶透明。

（3）常富于乳头及高度浸润性。

（4）肿瘤体积往往较大。

（5）更容易向甲状腺外扩展（2%～82%）。

（6）更具侵袭性（复发率 18%～58%，死亡率 9%～25%）。

4.柱状细胞亚型

（1）有包膜的肿瘤可有包膜浸润，有时有血管浸润。浸润性肿瘤常表现为甲状腺外扩散。

（2）以混合性乳头、复杂腺体、筛状和实性结构为特征。乳头和腺体被覆高柱状细胞，核呈假复层排列、深染、卵圆形或梭形（类似于结直肠癌或子宫内膜样腺癌）。可出现核下空泡及透明胞质。

（3）不同于高细胞亚型，柱状细胞更高，核深染，呈明显假复层排列，胞质缺乏嗜酸性改变，高细胞亚型更像典型的乳头状癌。

三、临床表现

PTC 患者初期多无自觉不适，甲状腺肿物为最常见表现。除微小癌外，甲状腺触诊可及单发或多发肿物，质硬，吞咽时肿块移动度减低。随病情进展，晚期可出现声音嘶哑、呼吸困难、吞咽困难等表现。若肿瘤压迫颈交感神经节，可产生 Horner 综合征。颈丛浅支受侵犯时，患者可有耳、枕部、肩等处疼痛。此外，有些患者就诊时可出现颈淋巴结转移及远处脏器转移。需注意的是，目前有相当比例 PTC 患者为微小癌，其临床表现隐匿。这类患者多在常规体检时行颈部超声检查发现甲状腺肿物，或以颈部淋巴结转移为首要症状就诊。颈淋巴结转移是 PTC 较常见的临床表现，可高达 50% 以上。转移淋巴结部位以同侧Ⅵ区最为常见。Ⅱ、Ⅲ、Ⅳ区也可见转移。Ⅰ、Ⅴ区偶见。血型转移较少，多见于肺，亦可出现肝、脑、骨转移。

四、临床分期及危险分层系统

目前临床应用较多的有 AMES、MACIS、AGES 系统等（表 3-7～表 3-9）。

表 3-7　AMES 危险分层系统

危险分层	分层标准
低危组	（1）年龄<45 岁且五远处转移；（2）男性年龄≥40 岁，女性年龄≥50 岁且符合以下所有条件：①无腺体外侵犯；②肿瘤大小<5 cm；③无远处转移
高危组	（1）无论年龄，有远处转移者；（2）年龄≥40 岁，女性年龄≥50 岁，伴有以下任何一项：①腺体外侵犯；②肿瘤大小≥5 cm

表 3-8 MACIS 系统

	风险因素	评分
M 远处转移	是	3
	否	0
A 确诊年龄	<5	3.1
	≥40	0.08×年龄
C 肉眼腺外侵犯	是	1
	否	0
I 肿瘤	是	1
	否	0
S 肿瘤直径	/	0.3×大小(cm)

表 3-9 AGES 危险分层系统

	风险因素	评分
A 年龄	<40	0
	≥40	0.05×年龄
G 组织学分级(Broders 分级)	≤2	1
	≥3	3
E 甲状腺包膜外侵犯	无	0
	有	1
	远处转移	3
S 肿瘤直径	/	0.2×大小(cm)

总预后得分＝A＋G＋E＋S；≤4 分为低危组，>4 分为高危组。

五、诊断

PTC 诊断的首选方法推荐采用高分辨率超声影像检查,而计算机断层扫描(CT)、磁共振成像(MRI)及正电子发射断层扫描(PET-CT)对于 PTC 的定性效果均不及超声,因此不建议将 CT、MRI 和 PET-CT 作为诊断 PTC 的常规检查方法。对于转移灶较大且或怀疑有周围组织侵犯的 PTC,强化 CT 或 MRI 可以作为评估手段。

(一)超声

甲状腺超声影像检查有助于定性、定位及定量诊断。以下超声征象提示甲状腺癌的可能性大:①实性低回声结节。②纵横比大于 1。③结节形态和边缘不规则、晕圈缺如。④微小钙化、针尖样弥散分布或簇状分布的钙化。⑤同时伴有颈部淋巴结超声影像异常,如淋巴结呈圆形、边界不规则或模糊、内部回声不均、内部出现钙化、皮髓质分界不清、淋巴门消失或囊性变等,提示甲状腺癌的可能性大。临床上建议应用二维成像(横切面及纵切面成像)描述结节的位置和数量,进行"定位"与"定量"诊断,同时对颈部淋巴结情况进行全面评估。此外通过超声检查鉴别甲状腺结节良恶性的能力与超声医师的临床经验相关。目前在国内许多医院已应用甲状腺影像报告和数据系统分级(TI-RADS)。超声科医师应在 PTC 的 TI-RADS 分级方面统一认识。

(二)CT

甲状腺癌多表现为甲状腺内形态不规则且边缘模糊不整的低密度实质性肿块,其密度不均匀,无包膜或无完整包膜;病变区甲状腺不规则肿大及有小点状、砂粒状钙化或囊性变。由于肿瘤向周围组织侵犯,病区与正常甲状腺及周围组织器官的分界不清;可有颈部淋巴结肿大;同时可有气管受压造成移位,管壁粗糙。行增强扫描后可见实性部分强化明显,相关囊变坏死区域则并未强化。这是甲状腺癌较具特征性CT征象。

钙化是甲状腺癌的表现,但钙化不能作为鉴别甲状腺良、恶性肿瘤的依据,而砂粒状钙化却是甲状腺癌的特征性表现之一。砂粒状钙化或瘤内囊性钙化结节常出现于恶性肿瘤尤其是乳头状癌,在CT扫描时发现细沙样钙化首先应考虑甲状腺癌可能。甲状腺癌少有包膜,但周围组织因肿瘤生长的不断刺激可发生反应性纤维增生,从而形成假包膜。假包膜部分区域被肿瘤侵及或破坏,形成瘤周不完整包膜样低密度影是CT诊断甲状腺癌的特征性表现,在增强扫描时可形成"强化残圈征"。当CT上出现强化环的不完整或无强化环,同时有瘤壁乳头状强化结节,是肿瘤细胞已有向肿瘤包膜外部分侵蚀或多处深度浸润肿瘤包膜的表现,则提示甲状腺癌的诊断。

甲状腺右叶体积增大,平扫内见多发低密度结节,增强后强化不均,边界不清,较大者范围约1.9 cm×1.5 cm;甲状腺下方气管周围、双侧锁骨上及双颈部多发肿大淋巴结,增强后明显强化,部分强化不均

与超声检查比较,CT检查可以清楚地显示甲状腺癌病灶的大小、位置、性质,同时还可以显示肿块在周围组织的侵犯及淋巴结转移情况。故甲状腺恶性肿瘤尤其是甲状腺癌影像学表现具有特征性,CT诊断该病具有较高准确性和一定优势。同时CT检查还可明确显示病变范围,尤其对扩展的病变范围及与邻近重要器官及大血管的关系,对术前制订手术方案及预测手术中可能发生的损伤有重要意义,必要时可行强化CT。胸部CT还可早期发现有无肺转移。

六、治疗

PTC的治疗以手术治疗为主,术后辅以内分泌抑制治疗、[131]I治疗,部分晚期患者可采用外放疗及靶向药物治疗。

(一)外科治疗

外科治疗为PTC治疗的主要手段,但目前临床上对本病的外科处理不甚统一,盲目扩大或缩小于术范围等不规范的问题依然存在,影响患者的生存质量和预后。正规、合理的初次治疗是本病处理的关键所在,同时应注重多学科联合的MDT,方可获得令人满意的疗效。

国内外争议的另一个焦点主要是甲状腺微小乳头状癌(papillary thyroid microcarcinoma,PTMC)手术的必要性和手术范围。结合近年来PTMC领域的最新临床研究成果和国内的实际情况,中国抗癌协会甲状腺癌专业委员会(Chinese Association of Thyroid Oncology,CATO)制定了中国《甲状腺微小乳头状癌诊断与治疗专家共识》,以进一步提高我国PTMC的诊治水平,并提供更加合理及规范的诊治方案。

1.原发灶的处理

在既往相当长一段时期内,国内对PTC原发灶的术式一直缺乏统一的共识和规范。近年来,肿瘤规范化治疗理念不断深入,PTC原发灶处理术式也趋于统一。依据我国甲状腺结节和分化型甲状腺癌治疗的实践经验,并结合国际权威指南精华,由中国抗癌协会头颈肿瘤专业委员会甲状腺癌学组牵头编写了我国第一部《分化型甲状腺癌临床指南》,由中华医学会内分泌学分

会、中华医学会外科学分会、中国抗癌协会头颈肿瘤专业委员会及中华医学会核医学分会联合出版了《甲状腺结节和分化型甲状腺癌诊治指南》，对 PTC 原发灶的处理进行了规范化建议。PTC 的原发灶切除术式应主要包括全/近全甲状腺切除术和甲状腺腺叶＋峡部切除术，而甲状腺次全切除及肿物切除等不规范术式不建议使用。在确定 PTC 手术原发灶切除范围时，需要考虑以下几个因素：①肿瘤大小；②有无侵犯周围组织；③有无淋巴结和远处转移；④单灶或多灶；⑤童年期有无放射线接触史；⑥有无甲状腺癌或甲状腺癌综合征家族史；⑦性别、病理亚型等其他危险因素。

(1)甲状腺腺叶＋峡部切除术：与全/近全甲状腺切除术相比，甲状腺腺叶＋峡部切除术有利于保留部分甲状腺功能，也利于保护甲状旁腺功能、减少对侧喉返神经损伤。需注意的是，这种术式可能遗漏对侧甲状腺内的微小病灶，不利于术后通过血清 Tg 和 ^{131}I 全身显像监控病情，如果术后经评估还需要 ^{131}I 治疗，则要进行再次手术切除残留的甲状腺。同时应根据临床 TNM (cTNM)分期、危险分层、各种术式的利弊和患者意愿，细化外科处理原则，不可一概而论。

(2)全/近全甲状腺切除术：行全/近全甲状腺切除时，应当尽量保留甲状旁腺及其血供，以减少术后甲状旁腺功能减低的发生。

全/近全甲状腺切除术可为 PTC 患者带来下述益处：①最大限度地保证原发灶切除的彻底性，可一次性治疗多灶性病变及隐匿病灶。②利于术后监控肿瘤的复发和转移。③利于术后 ^{131}I 治疗。④减少肿瘤复发和再次手术的概率(特别是对中、高危 PTC 患者)，从而避免再次手术导致的严重并发症发生率增加。⑤准确评估患者的术后分期和危险度分层。另一方面，全/近全甲状腺切除术后，将不可避免地发生永久性甲减；并且，这种术式对外科医师专业技能的要求较高，术后甲状旁腺功能受损和(或)喉返神经损伤的概率增大。外科医师应参加专业培训、规范手术方式、掌握手术技巧，在行 PTC 手术时，应熟悉喉返神经及喉上神经的解剖及保护，重视甲状旁腺的识别和原位血管化功能保留，以减少术后并发症的发生。

对局部存在严重侵犯的 PTC，如累及气管、食管、喉返神经等，只要患者全身情况许可，应争取做扩大根治手术。如一侧喉返神经受累，可行神经切除，如缺损较小，可行神经端-端吻合；如缺损较大，且喉返神经入喉处及近迷走神经处保留有足够长的神经时，可行神经移植，游离舌下神经袢、颈丛神经深支移植吻合或者舌下神经袢喉返神经吻合。

对于 PTC 累及周围器官时，处理原则是在切净肿瘤的基础上尽可能地保留器官的功能，如部分喉切除和气管部分切除修补术等。甲状腺癌侵犯气管，对于气管软骨或腔内无侵犯的患者，可在保留气管形态完整的基础上，将肿瘤从气管表面锐性削切；对于侵犯严重的患者，根据气管受侵犯部位和程度不同，可选择气管部分切除术(楔形切除、窗状切除)、气管袖状切除端-端吻合术等，修复可选择胸锁乳突肌锁骨骨膜瓣修复术、胸锁乳突肌或颈阔肌皮瓣修复术等。肿瘤浸润至食管肌层时，只要未侵入食管腔内，可将肿瘤连同受累食管肌层切除，保留其食管黏膜，仍可取得满意效果。如肿瘤严重侵犯喉、下咽、食管、气管难以保留时，可将受累器官一并切除，以带血管蒂的游离皮瓣进行修复重建。天津医科大学肿瘤医院曾收治一例晚期双侧 PTC 患者，肿瘤已严重累及喉、下咽、气管、颈段食管并双颈淋巴结转移，癌肿同时累及左颈部分皮肤，就诊时已经呼吸及吞咽困难；遂行全喉、全下咽、颈段食管、气管切除加双侧颈淋巴结清除术，然后用带血管蒂的右侧股前外侧肌皮瓣进行颈段消化道重建及缺损皮肤修复并行气管造瘘，术后患者一期愈合，恢复进食，效果满意。

2.颈部淋巴结的处理

文献显示20%～90%的PTC患者在确诊时即存在颈部淋巴结转移,多发生于中央区。28%～33%的颈部淋巴结转移并不是在术前影像学和术中发现的,而是在预防性中央区淋巴结清除后才明确诊断,并由此改变了PTC的分期和术后处理方案。因此,应结合术前及术中的危险评估,在有技术保障的情况下,原发灶手术同时行预防性中央区淋巴结清除,要求手术医师熟练掌握喉返神经及甲状旁腺的显露及保留技巧,这是减少中央区淋巴结清除术后并发症的关键。同时,建议在行中央区淋巴结清除时,注意左右侧解剖结构的区别,不应遗漏右侧喉返神经深面的区域。

(1)中央区淋巴结清除术的范围上界至甲状软骨,下界达无名动脉,外侧界为颈动脉鞘内侧缘,包括气管前、气管旁、喉前淋巴结等。

(2)颈侧区淋巴结一般不建议进行预防性清扫,PTC颈侧区清扫的适应证为术前或术中证实有颈侧区淋巴结转移。对部分临床颈部中央区淋巴结转移(cN$_{1a}$)患者,应根据Ⅵ区转移淋巴结的数量和比例、PTC原发灶的位置、大小、病理分型和术中对非Ⅵ区淋巴结的探查情况等进行综合评估,行择区性颈部淋巴结清除术。

(3)侧颈区淋巴结清除术的范围上至二腹肌,下至锁骨上,内侧界为颈动脉鞘内侧缘,外界至斜方肌前缘,包括Ⅱ～Ⅴ区的淋巴结和软组织。

关于手术方式,应以功能性颈淋巴结清除术(简称颈清术)为主,根据术中具体情况决定胸锁乳突肌、颈内静脉、副神经、颈外静脉、肩胛舌骨肌、颈丛神经及耳大神经、枕小神经等的保留与否,但必须强调的是一定要遵循肿瘤外科的原则,不可随意缩小手术范围。在双侧颈清术中应尽量保留一侧颈内静脉,否则要保留一侧或双侧颈外静脉,以保证脑血液回流。如双侧侧颈淋巴结转移较多需行双侧颈清术,建议分期进行。而且手术时期也要选择好,如分期行双侧全颈清术应间隔3个月或以上;如确实需要同期行双侧全颈清术时,更应注意颈内静脉的保留,术后减少保留侧的加压包扎以免影响血液回流,并应注意双侧迷走、交感、膈神经及喉返神经的保留和保护。上纵隔淋巴结转移的患者,多可于颈部低位切除,必要时应做胸骨劈开以清除该处的淋巴结。

(二)^{131}I治疗

^{131}I治疗是PTC术后一种重要的辅助治疗手段,是利用部分PTC具有吸碘功能的特点,将放射性碘高度浓聚于肿瘤组织中,达到杀死癌细胞的目的。^{131}I治疗包含两个层次:一是采用^{131}I清除PTC术后残留的甲状腺组织(^{131}I ablation for thyroid remnant),简称^{131}I清甲;二是采用^{131}I清除手术不能切除的PTC患者转移灶,简称^{131}I清灶。

(三)内分泌抑制治疗

PTC术后TSH抑制治疗是指手术后应用甲状腺激素将TSH抑制在正常低限或低限以下,甚至检测不到的程度,一方面补充PTC患者所缺乏的甲状腺激素,另一方面抑制PTC细胞生长。TSH抑制治疗最佳目标值应满足:既能降低PTC的复发、转移率和相关死亡率,又能减少外源性药物导致的不良反应。根据PTC患者的肿瘤复发危险度和TSH抑制治疗的不良反应风险,制订个体化治疗目标;根据双风险评估结果,建议在PTC患者的初治期(术后1年内)和随访期中,设立相应TSH抑制治疗目标。

(四)PTC的辅助性外照射治疗或化疗

侵袭性PTC经过手术和^{131}I治疗后,外照射治疗降低复发率的作用尚不明确,不建议常规使用。下述情况下,可考虑外照射治疗:①以局部姑息治疗为目的;②有肉眼可见的残留肿瘤,无法手术或^{131}I治疗;③疼痛性骨转移;④位于关键部位、无法手术或^{131}I治疗(如脊椎转移、中枢神经系统转移、某些纵隔或隆突下淋巴结转移、骨盆转移等)。PTC对化疗药物不敏感。化疗仅作为姑息治疗或其他手段无效后的尝试治疗。

(五)PTC的靶向药物治疗

随着对甲状腺癌分子机制研究的不断深入,越来越多的靶向药物开展了针对甲状腺癌的临床试验。酪氨酸激酶抑制剂(tyrosine kinase inhibitors,TKIs)是目前在甲状腺癌中研究最多的靶向治疗药物。目前,国家食品药品监督管理总局(CFDA)已批准口服多激酶抑制剂索拉非尼(多吉美)用于治疗局部复发或转移的进展性的放射性碘难治性(RAI)分化型甲状腺癌。

七、预后

PTC是低度恶性肿瘤,总体预后良好,10年生存率可超过95%。尽管大多数PTC患者预后良好、死亡率较低,但是约30%的PTC患者会出现复发或转移,其中2/3发生于手术后的10年内,有术后复发并有远处转移者预后较差。

对于选择严密观察的PTC患者,尤其是低危PTMC,随访的目的在于确定是否发生肿瘤进展,是否需要及时行手术治疗。对手术治疗的PTC患者进行长期随访的目的在于:①对临床治愈者进行监控,以便早期发现复发肿瘤和转移;②对PTC复发或带瘤生存者,动态观察病情的进展和治疗效果,调整治疗方案;③监控TSH抑制治疗的效果;④对PTC患者的某些伴发疾病(如心脏疾病、其他恶性肿瘤等)病情进行动态观察。

以往对PTC死亡和复发危险度的评估,多为初始治疗结束时的单时点静态评估。近年来,国内外专家提出根据患者对治疗的反应,进行"连续危险度评估",建立PTC的动态危险度评估模式,以指导后续治疗及随访。

(白　杨)

第七节　甲状腺滤泡癌

甲状腺滤泡癌(follicular thyroid cancer,FTC)是一种显示滤泡细胞分化,但缺乏乳头状癌特征的甲状腺恶性上皮来源肿瘤,与甲状腺乳头状癌同属于分化型甲状腺癌(DTC),是甲状腺癌第二种常见的组织学类型。目前全球FTC患者比重占所有甲状腺癌的9%~40%,其结果差异取决于人种、摄碘情况及甲状腺乳头状癌滤泡亚型作为子诊断的应用等因素,例如文献报道低碘地区甲状腺滤泡癌相对偏多。美国SEER数据库统计的甲状腺癌患者,发现75 992名患者中25.7%为甲状腺滤泡癌,而我国的FTC占比以往为10%~15%,但近年来有逐渐下降趋势。

一、病因学

碘缺乏一直被认为是FTC的高发因素,在加碘饮食地区和碘缺乏地区,FTC发病率分别为5%及25%~40%。在意大利西西里岛周边,甲状腺癌的相关风险在碘缺乏人群与碘充足人群之间的比值是1.4∶1。流行病学研究表明,无论是针对地区人群的流行病调查结果,还是针对人群迁移的分析,增加碘的供应都在人群中产生从FTC向PTC转变的趋势。然而,由于技术和成本原因所限,目前所有与碘的状态相关的 FTC 和 DTC 的流行病学数据都缺乏对照组或其他相关变量的分析,同时基础研究方面也尚未获得有力的相关证据。

近年来,通过分子检测发现一部分 FTC 与 *RAS* 基因突变相关,最高可占 FTC 的 40%~50%,突变位点主要为 *H-RAS* 和 *N-RAS* 基因的第 61 位密码子。值得一提的是,*RAS* 突变同样可存在于甲状腺腺瘤中(20%~40%),因此在细针穿刺活检标本或组织标本中应用 *RAS* 基因突变进行诊断性检测目前仍有争议。另一方面,*RAS* 突变阴性的 FTC 常可检测到 *PPARG* 基因重排,其中最常见的是 *PAX8-PPARG* 融合,发生率约为 35%。*PPRAG*(过氧化物酶体增殖物激活受体 γ)是类固醇/甲状腺激素受体家族的一个成员,融合基因多数由第 2 和第 3 对染色体之间的平衡易位产生,并导致编码甲状腺特异性配对盒转录因子 *PAX8* 和 *PPARG* 大部分序列之间的融合,另外一个比较少见的融合则是 *CREB3L2-PPARG* 融合。

PAX8 在甲状腺分化过程中发挥重要作用,PPARG 则主要调节细胞周期和细胞凋亡。而 *PAX8-PPARG* 重排除导致 PPARG 过度表达外,该 PAX8-PPARG 嵌合蛋白还会对 PAX8 或 PPARG 正常功能(显性负效应)产生干扰,诱发致癌活性,若该观点被证实,则有望通过使用 PPARG 激动剂来恢复其功能,从而达到治疗目的。虽然 *PAX8-PPARG* 重排目前尚不能用于 FTC 的临床诊断,但研究显示 PAX8-PPARG 阳性的滤泡型腺瘤有一定发生包膜浸润的潜能,因此,如果在 FTC 的细针穿刺中证实这种改变,则提示病理检测时注意检查是否存在包膜和血管侵犯。

二、病理特征

(一)大体表现

大多数甲状腺滤泡癌呈实性,瘤体存在包膜,剖面呈黄褐色或浅棕色。可发生继发性改变,如出血、囊性变。根据包膜是否完整,甲状腺滤泡癌可分两型:①有包膜,但有显微镜下血管和(或)包膜浸润,此型称为包裹性血管浸润型。②包膜不完整并明显浸润周围甲状腺膜组织,此型称为浸润型。包裹性血管浸润型滤泡癌肉眼观察像甲状腺滤泡性腺瘤。浸润型滤泡癌切面灰白色,可侵占大部分甲状腺组织并侵出甲状腺包膜外,与周围组织粘连或侵入周围组织如气管、肌肉、皮肤和颈部大血管并常累及喉返神经。

(二)组织学表现

甲状腺滤泡癌以滤泡状结构为主要组织学特征,无乳头状形成,淀粉样物少见。癌细胞一般分化良好,常似正常甲状腺组织,且滤泡中含胶体,有些似甲状腺肿结构,癌细胞可见轻度或中度间变,常见包膜、血管、淋巴管侵犯,癌组织在包膜外浸润性生长。根据滤泡大小,可将甲状腺滤泡癌分为大滤泡型、正常滤泡型及小滤泡型。呈小梁状或实性排列的肿瘤可称为梁状或胚胎型。

除典型的滤泡癌外,许特莱细胞癌和透明细胞癌为甲状腺滤泡癌的两个特殊亚型。①许特莱细胞癌:形态与许特莱细胞腺瘤相似,具有丰富的嗜酸性胞质,因线粒体积聚而呈颗粒状,有包膜、血管和(或)邻近甲状腺实质浸润或有卫星结节形成。过去研究认为该种亚型预后较差,5 年生存率 20%~40%;而新近研究表明组织学特征能准确地预测许特莱细胞的行为,无浸润的肿瘤可行腺叶切除治疗。②透明细胞癌:罕见,肿瘤由具有透明胞质的癌细胞构成。癌细胞界限清楚,胞质内富含糖原。诊断甲状腺透明细胞癌必须先除外转移性肾透明细胞癌和甲状旁腺癌。

三、临床表现

大部分患者的首发表现为甲状腺肿物,肿物生长缓慢,质地中等,边界不清,表面不光滑。早期随甲状腺的活动度较好,当肿瘤侵犯甲状腺邻近的组织后则固定,可出现不同程度的压迫症状,表现为声音嘶哑,发声困难,吞咽困难和呼吸困难等。与PTC相比,FTC发生颈部和纵隔区域淋巴结转移较少,8%～13%,远处转移则较多,可高达20%以上,以肺部和骨转移为常见,其他脏器如脑、肝、膀胱和皮肤等也可累及。骨转移灶多为溶骨性改变,较少出现成骨性改变,少部分患者则以转移症状,如股骨、脊柱的病理性骨折为首发表现。

四、诊断

术前诊断甲状腺癌除了病史、体征、常用辅助检查外,术前超声检查是极有参考价值的诊断方法。有助于确定病变的部位、大小、数量、范围,以及性质、淋巴结有无转移等。但目前临床上对于术前诊断FTC较为困难,原因在于:①对于早中期FTC患者,其肿瘤的彩色超声多普勒声像特征与甲状腺良性肿瘤,尤其是滤泡性腺瘤极为相似,并多伴有液化或囊性成分。②超声和术前细胞学检查均无法灵敏地发现包膜和血管的微浸润,特别是微小浸润型FTC,很难从细胞形态和结构上与腺瘤进行区分。③目前仍未发现有效针对FTC的分子生物学标志可用于临床诊断。即使是术中冷冻组织学检查也无法完全克服以上问题,因此导致术前甚至术中FTC的诊断率远低于PTC,从而对FTC治疗方案的早期确立造成困难。

五、治疗

基于FTC的术前诊断率显著低于PTC,且预后仅比PTC稍差这两方面原因,目前在设定治疗策略时,通常把FTC和PTC一起归入分化型甲状腺癌(DTC)的范畴同等看待,原则上均以手术为主,根据需要辅以核素治疗和生物靶向治疗。

(1)原发灶方面,根据美国甲状腺协会(ATA)针对甲状腺肿瘤的临床指南,低危型的FTC(即$T_1 \sim T_2$、仅存在局限性包膜浸润,血管微浸润小于4处、cN_0)可选择单侧腺叶作为初始手术方案;而对于具有广泛血管浸润、cN_1及被证实有远处转移的高危型患者,则需要行全甲状腺切除术,术后辅以核素治疗。

(2)淋巴结转移病灶方面,对于术前考虑cN_1的患者应视淋巴结所处部位行侧颈清扫术或双侧中央区淋巴结清除术,对于颈侧区cN_0的患者,常规不行颈淋巴结清除术。目前的争议主要集中在预防性中央区淋巴结清除的指征方面,产生争议的原因在于:①中央区淋巴结术前评估的准确率较低;②在患者预后方面,预防性中央区清扫尚未获得强有力的循证医学证据。因此,现在各大临床指南均建议仅在分期较晚($T_{3/4}$、N_{1b})的FTC患者中考虑行预防性中央区淋巴结清除术。

需要注意的是,对于FTC来说,包膜浸润和血管浸润为评价FTC预后从而设计治疗方案的最重要因素,但在大多数患者中是否存在肿瘤外侵和浸润需要由术后石蜡病理检查来确定。因此临床上面临最常见的问题并非术前的手术方案选择,而是在获得石蜡病理报告后,决定是否需行补充性的健侧甲状腺叶切除术。考虑到FTC较高的远处转移率,其对术后核素治疗的需求较大,因此目前建议对除低危型FTC以外的患者行补充性健侧甲状腺切除术,并同期行中央区淋巴结清除术。

与PTC相同,FTC肿瘤细胞常保留摄碘的功能,因此可在甲状腺全切术后行辅助性核素治疗。同时由于FTC远处转移率较高,核素治疗的总体获益较PTC更高。通过回顾近年有关不同复发风险分层患者经[131]I治疗获益的研究,目前各大临床指南对高危型FTC患者强烈推荐术后核素治疗,对低危分层患者则不推荐行该治疗。对于碘难治性的晚期 FTC 患者,以往尝试放疗或化疗,但疗效欠佳。近年来分子靶向药物的问世为甲状腺滤泡癌的治疗带来了福音,基于两项大型Ⅲ期临床试验的结果,索拉非尼和乐伐替尼已分别被 FDA 批准用于局部晚期或转移性放射性碘难治性 DTC 的治疗。

对于孤立的骨转移病灶可行手术彻底切除,可使生存率提高。无法切除的痛性病变也可考虑放射性碘、射线照射及动脉栓塞等治疗。这些方法主要是缓解骨性疼痛,并不是治疗甲状腺癌本身。脑转移见于晚期老年患者,预后较差。中枢神经系统的转移病变不论对放射性碘的吸收如何,均可手术切除或行X 刀、伽马刀及射波刀等治疗,因可使生存时间明显延长。国外文献资料显示射频消融法治疗甲状腺滤泡癌转移灶(尤其是骨转移灶)取得较好疗效,将来或可成为治疗甲状腺滤泡癌转移灶的重要方式之一。

六、预后

本病属低度恶性肿瘤,总体预后良好,但较甲状腺乳头状癌稍差。对于不存在血管浸润或仅存在血管微浸润的低危型 FTC 患者,复发率仅为 0～7%,报道的 10 年生存率最高超过 90%;包膜完整的、仅出现血管微浸润的(转移灶数量较少且限于囊内血管的)甲状腺滤泡癌复发率为0～5%。而血管浸润范围更大者(限于囊内血管但灶数＞4 灶或出现囊外血管浸润)提示预后不良。出现大范围血管浸润者预后最差。远处转移是 FTC 患者死亡的主要原因,而对于高危型 FTC 患者,其远处转移率可高达 30%～55%,其 10 年生存率仅为 40%～60%。甲状腺滤泡癌预后还与年龄、肿瘤直径、TNM 分期、手术范围及碘-131 治疗效果等因素有关。45 岁以下患者预后较好,但 60%滤泡癌患者超过 40 岁,其中远处转移为其主要死亡原因。肿瘤局限在包膜内、直径小、TNM 分期较低、手术清扫彻底及对碘-131 治疗敏感的滤泡癌预后较好。除此之外,滤泡癌细胞分化程度可能也是影响患者预后的因素之一。国外文献显示呈实性、小梁状及岛状生长的FTC 存在碘治疗抵抗,提示患者预后不良。随着目前生物靶向治疗的兴起,尤其是免疫相关靶向治疗药物的深入研究,相信将来会有更多的晚期 FTC 患者从中获益。

（白　杨）

第四章

乳 腺 疾 病

第一节 乳 房 结 核

结核杆菌感染乳房,在乳房形成结核病灶,称乳房结核。它是乳房不常见的感染性疾病,无特殊好发年龄段,但成年人多见,男性也可以发生。它在一些结核病高发地区发生率略高。

乳房结核的感染途径主要有:①血行感染,其原发灶在肺、肾、骨等。②直接接触感染,结核杆菌经乳房部皮肤破损处或乳头逆行感染。③邻近组织器官的结核病灶蔓延而来,如原发病灶在局部肋骨、胸膜、肩关节的都可能对乳房构成威胁。④淋巴系统的逆行感染,同侧腋下淋巴结、颈、锁骨上淋巴结或内乳淋巴结的结核,可沿淋巴管逆行至乳房造成感染。

大体可见病灶呈结节形,边界不清,有的在向周边扩散后,在其附近已形成新的结节,结节形病灶之间趋于融合,而形成更大的肿块,肿块中央常有液化,可见如豆腐渣样的干酪样坏死物流出,这种冷脓肿常自行破溃形成结核性窦道,时间长久以后,结核病灶在乳房中使乳腺组织破坏严重。显微镜下可见包括干酪样变性、上皮细胞和朗格汉斯细胞的结核肉芽肿。

一、临床诊断

乳房结核发展缓慢,病程由数月到一两年不等,其临床表现主要以局部体征为主,部分伴发结核病全身症状。多单个发生,双乳出现者实为非常罕见。许多患者可能既往有结核病史,或者正患身体其他部位的结核,或者在患者的家庭中有结核病患者。

(一)早期

逐渐缓慢增长的乳房肿块,不痛,质硬。肿块在 2 cm 左右时,往往呈球形,活动度较大,边界较清楚,与乳腺的某些良性肿瘤很相似。全身症状不明显。

(二)中期

肿块长大,形状变得不规则,边界不清楚,趋于固定,胸壁和皮肤可以受累,有触痛,局部皮肤水肿,颜色可以发生少许改变。如未得到及时诊治,可以有冷脓肿形成,扪之有波动感,继而发生溃破形成窦道,脓液清稀,其中含白色豆腐渣样物质。如果肿块发生在离乳头较近的部位,可能影响乳头而引起乳头内陷。可有同侧腋下淋巴结肿大,轻微触痛。

这时可能出现午后或晚间低热、潮热盗汗、体重减轻、食欲下降等结核感染全身症状。

(三)后期

局部潜形性空腔,溃口难以愈合。严重的病例,腋下淋巴结可以受累而出现腋下淋巴结结核。全身结核症状变得明显，若有混合感染发生，病情进展会明显加快，脓液也会变得浑浊。

二、相关检查

（1）由于结核病灶形成冷脓肿的特点，乳房结核在有窦道有溃口的时候诊断不难，只要取少许脓液做涂片查找结核杆菌，或者夹下少许脓腔壁组织送病理检查即可。

（2）对于未溃破的乳房结核，针吸细胞学检查和涂片查找结核杆菌是诊断乳房结核的最好方法。当在肿块的中心抽吸到这种冷脓肿物质时，临床诊断就可以基本确定。

（3）红细胞沉降率加快常常是活动期结核的表现，乳房结核也不例外。当有混合感染时，白细胞总数和中性粒细胞计数会升高。

（4）乳房结核在乳腺 X 线摄影图像上，呈密度增高的肿块影，边界不太清楚，形态不甚规则，有时可见皮下脂肪失去透明带和皮肤增厚，或者多个结节影。

（5）乳房结核的 B 超图像，常显示一个混合的回声病灶，或者难以定义的低回声灶。

被怀疑乳房结核的患者，有必要接受胸部 X 线检查，以了解胸部情况。

三、鉴别诊断

乳房感染性疾病乳房结核在中后期，有它特殊的表现形式，冷脓肿形成和慢性窦道，鉴别诊断容易，但当它在早期阶段时，容易与许多乳腺疾病混淆。

（一）乳腺癌

早期在乳房结核还是一个实质性肿块时，它和早期的乳腺癌难以鉴别，通过有无结核病史、发病的年龄等可帮助进行推断，然后依靠穿刺活检确定。虽然乳腺癌晚期也发生溃疡，但常呈菜花样，流出血水，恶臭。

（二）浆细胞性乳腺炎

浆细胞性乳腺炎乳头常常可以挤出粉刺样有臭味的物质，若有溃口，窦道的开口常常在乳晕内，可以见到少许白色脓样物质排除，呈破溃－愈合－再破溃－再愈合，反复发生的状况和乳房结核的冷脓肿不一样。它在急性期的表现有局部红肿热痛，也和乳房结核不同。

（三）慢性乳腺炎

一般曾有一个急性乳腺炎的过程，经大量使用抗生素或苦寒的中药而形成，可能会逐渐缓慢地消退，或者呈反复发作状态，抗生素治疗有效。

（四）乳腺纤维腺瘤

乳腺纤维腺瘤为缓慢生长的或停滞不变的乳腺良性肿瘤，它不会化脓，更不会破溃，但早期临床鉴别难，乳腺 X 线摄影有些帮助，乳腺纤维腺瘤呈边界清楚的圆形块影。在 B 超声像图中，乳腺纤维腺瘤呈实性，边界光滑清楚。针吸细胞学活检将帮助鉴别。

（五）乳腺囊肿疾病

乳腺的囊肿也常为球形质地较硬的肿块，早期的乳房结核与它们之间的鉴别需要用 B 超进行，或者用细针穿刺获得囊内液后，乳腺疾病涂片检查常能帮助诊断。

四、治疗

现代中西医诊疗乳房结核的治疗和普通结核病的治疗一样，采用适量、联合、正规、全程的抗结核治疗。

（1）链霉素、异烟肼和利福平联合治疗半月(治疗期间注意链霉素的不良反应,一旦有听力损害应立即停用),一般在治疗半月后,乳房的肿块就开始变小,停止链霉素治疗。

（2）异烟肼和利福平继续治疗五个半月,窦道愈合,肿块将逐渐缩小消失,结核病全身症状会消退。

（3）注意治疗中监测肝功能。

五、预防

乳房结核的预防方式主要是积极治疗原发结核病灶。

（白　杨）

第二节　乳　头　炎

乳头由致密结缔组织构成,被复层鳞状上皮覆盖。乳头的表面皮肤对雌激素非常敏感,当雌激素缺乏时,乳头皮肤就会萎缩变薄,分娩后体内雌激素水平骤然下降,乳头皮肤也因而变薄,容易受损,哺乳时会产生一种灼痛感,因此乳头炎多见于哺乳期妇女。

一、病因

（1）抵抗力低下的产妇生产时体力消耗较大,因产后哺乳、照顾婴儿,休息较差,身体不易很快恢复,抗病力较低。另外,糖尿病患者身体免疫功能低下,也是容易患病的内因。

（2）乳头破损和婴儿吸吮的机械性刺激、咬伤或局部病变引起的乳头皲裂。

（3）细菌侵入并藏于乳房皮肤表面,当乳头损伤或皲裂后,便可从乳头破损处乘虚而入,引起感染。

二、临床表现

乳头炎可为单侧,亦可为双侧。主要表现为乳头红、肿及皲裂,多为放射状小裂口,裂口可深可浅,深时可出血。裂口的干性分泌物可结成黄色痂皮,并发生干燥性疼痛,往往影响哺乳。婴儿吸吮时,剧痛难忍。患者多无发热、寒战等全身中毒症状,但极易发展为急性乳腺炎而使病情加重。

三、诊断

（1）哺乳期妇女,有婴儿咬伤史。

（2）局部症状:乳房红、肿、热、痛,严重者可见乳头皲裂,患侧腋窝淋巴结可有肿大。

（3）全身症状:寒战、高热、烦躁、乏力等。

（4）化验检查:白细胞计数升高,特别是中性粒细胞数明显增加。

四、治疗

主要为局部治疗,重者可口服抗生素,停止直接向小儿授乳,用吸奶器将乳汁吸出喂养婴儿,也可将玻璃罩橡皮乳头放在乳头周围皮肤上哺乳。如炎症轻者,可在哺乳后局部敷药,哺乳前将药擦去。乳头皲裂处可用温盐水清洗,然后涂以抗生素软膏或食用油使皲裂处软化,使疼痛减轻,易于治愈,同时应避免进食刺激性食物。

五、预防与护理

(1)孕期要经常用温水清洗乳头,以增强皮肤的韧性。

(2)哺乳时,应将全部乳头塞入小儿口中,以免咬破乳头,不要让小儿含着乳头睡觉。

(3)授乳后应用清水洗净乳头,并用细软布衬于乳头前的乳罩内以免擦破乳头。

（白　杨）

第三节　慢性乳腺炎

一、残余性乳腺炎

残余性乳腺炎(乳房内疼痛肿块)是指在断奶后数月或数年,乳腺仍有残余乳汁分泌引起感染者。本病多发生在 40～50 岁的妇女,病程较长,很少形成脓肿,仅表现为乳房局部疼痛和有肿块。

(一)临床表现

患者诉乳房局部疼痛,并摸到有一肿块来诊。自觉有低热,但不明显,除有局部疼痛外。乳头还可挤出乳汁。断奶已很久,经抗生素治疗后,病情可缓解,但常反复复发。

(二)局部所见

乳房外观欠正常,微肿,皮肤无橘皮样变,但微红。乳房内可扪及一边界欠清的肿块,中等硬,有压痛。挤压乳头乳晕,常可挤出少许乳汁样液。患者多是中年女性。

(三)诊断

残余性乳腺炎。

(四)特点

(1)患者已断奶后数月或数年。挤压时,有时可挤出乳汁。

(2)乳腺仍有乳汁分泌(称残余乳汁分泌),并在乳房内形成一肿块。

(3)肿块中等硬,有触痛,边界不清,皮肤微红,但无橘皮征。

(4)患者多是 40～50 岁的妇女。

(5)病程较长,反复复发,但很少形成脓肿,易被误认为炎性乳癌。

(五)发生原因

残乳汁乳腺炎是乳房内的残乳引起的。致病菌常为金黄色葡萄球菌等化脓菌。

(六)治疗

治疗同急性乳腺炎,可用青霉素 480 万 U 加入 5‰ 葡萄糖盐液内静脉点滴,或口服广谱抗生素。应警惕恶性肿瘤。在抗感染治疗无效时,应做肿块切除并送病理切片检查。

二、慢性纤维性乳腺炎

慢性纤维性乳腺炎(乳房内硬结)又称乳腺硬变症,是急性化脓性乳腺炎后,乳腺内或乳管内,残留1~3个硬韧的炎性结节。或潴留性肿块。随身体的抵抗力可时大时小。

(一)临床表现

患者有急性乳腺炎史,急性炎症消失后,局部有一压痛性肿块,随着时日肿块渐渐缩小,但未完全消退,不久或患者抵抗力低下时,肿块再度肿大,疼痛。经抗生素、理疗等治疗肿块又可逐渐缩小或消退,不久可能又出现,如此反复发生。

(二)局部所见

乳腺内有一硬结,边界不清,活动,微压痛,与皮肤无粘连。

(三)诊断

慢性纤维性乳腺炎。

(四)特点

(1)急性化脓性乳腺炎后,乳腺内出现1~3个硬块结节。

(2)结节界限不清,起初有微压痛,后渐渐缩小,但抵抗力低时,又可增大。

(3)抗生素、理疗治疗后,炎症可消退,但以后不久又可复发,并如此反复发作。

(五)发生原因

由于炎症阻塞了乳腺管,使腺管内积液潴留,形成硬节肿块。

此病易与恶性肿瘤混淆,应取活体病理检查鉴别。

(六)治疗

手术切除。

(白　杨)

第四节　乳房丝虫病

乳房丝虫病是血丝虫寄生于乳房的淋巴管中,淋巴管产生阻塞而发生丝虫性的肉芽肿,乳房出现肿块、疼痛的病症。血丝虫主要寄生在人体较大的淋巴管内,常见到有下肢"象皮肿"。成年妇女的乳房淋巴管非常丰富,尤其是妊娠、哺乳乳腺,由于性激素的作用,体积变大,淋巴管扩张,血丝虫的寄生机会因而增多,所以乳房可寄生血丝虫。乳房丝虫病在乳房寄生虫病中较多见,但在所有乳腺疾病中其发病率极低。血丝虫病是我国五大寄生虫病之一,我国黄河以南丝虫病流行地区,乳房丝虫病发病相对较高,曹光群等报道2 581例乳房包块中,乳房炎性肿块以丝虫性肉芽肿为最多(66.12%)。徐州医学院病理教研组报道10年内共发现女性乳房丝虫性结节57例。

寄生在人体的丝虫有11种之多,但丝虫病多由班氏丝虫引起,马来丝虫次之。患者女性为多,男性罕见,发病年龄16~60岁,平均年龄38.2岁。基本病变是因成虫寄生于乳腺淋巴管中,引起肉芽肿性淋巴管炎,可分为3期。①急性期:淋巴管内膜和外膜发炎;②亚急性期:结核样淋巴管炎形成;③慢性期:发生闭塞性淋巴管炎,并可见有钙化。

一、临床表现

乳房内单发结节或硬块,亦有 2～3 个结节者,病变以乳房外上象限多见,其次为中央区及外下象限,结节直径一般 0.5～2.5 cm,大者可达 5 cm 以上,大部分位于皮下或表浅的乳腺组织内,少数位于较深的乳腺组织内。多累及单侧乳腺,偶见双侧同发,结节初期质地稍软,推之可动,生长缓慢。当生长到一定程度即不再生长,乳房表皮无改变。少数患者乳房内肿块与乳腺或真皮粘连。结节渐为中等硬度似象皮。晚期由于纤维组织增生和钙化使肿块变硬,活动度受限。急性期结节表面皮肤轻度发红,少数患者局部皮肤有橘皮样变,有轻度疼痛和压痛,同侧腋窝淋巴结可肿大,个别可并发急性化脓性乳腺炎,很易误诊为乳腺癌、良性肿瘤、乳腺结构不良等乳腺疾病。

二、病理改变

(一)大体所见

丝虫性乳房内肿块多为不规则的结节状,常位于表浅乳腺组织或皮下脂肪内,直径为 1～5 cm,肿块早期较软,晚期较硬。肿块中央常可查到数个小囊,囊内充以灰黄色或灰白色的干酪状物,有的可见胶冻状物或出血,在血液中可见丝虫体残段。小囊周围是充血的肉芽组织,再向外是致密的纤维组织。

(二)镜下特点

(1)发病初期表现为乳腺淋巴管管壁水肿,有嗜酸性粒细胞、单核细胞浸润,使淋巴管壁增厚,管内有纤维蛋白、淋巴细胞、嗜酸性粒细胞等凝集而成的栓子,栓塞于管腔内。随着病情的进展,淋巴管壁可见以死亡虫体为核心的肉芽肿性淋巴管炎,还可见大片的组织坏死和坏死组织崩解液化后产生的粉染无结构状物及细胞核残片构成的嗜酸性脓肿。在脓肿内可查到成虫及微丝蚴的虫体残片。以嗜酸性脓肿为核心,外周围以上皮样细胞及多核巨细胞、成纤维细胞,呈放射状排列于四周,形成结核样肉芽肿,再向外由新生的毛细血管和成纤维细胞及多量嗜酸性粒细胞、淋巴细胞、浆细胞等浸润,构成肉芽组织。

(2)晚期由于丝虫体逐渐裂解而被组织吸收或钙化,嗜酸性脓肿被吸收或纤维化,肉芽肿被逐渐纤维化,可见增生的纤维组织呈同心圆状排列。淋巴管壁纤维组织增生变厚明显,有的形成实心的玻璃样变,使淋巴管腔完全闭锁,淋巴液淤滞,小淋巴管屈曲扩张,结节周边的脂肪组织及乳腺组织中的小血管常见充血及内皮细胞增生、纤维组织增生,乳腺管萎缩,乳腺及乳腺中的脂肪组织也有较多的嗜酸性粒细胞、淋巴细胞、浆细胞浸润。

三、诊断

(一)病史及体征

有丝虫病流行地区居住史,女性丝虫病患者,乳腺外上象限的浅表组织触到较硬的结节,状如象皮者。

(二)午夜静脉血

直接涂厚,湿片镜检查到微丝蚴。

(三)免疫学检查

有较强的敏感性和特异性。

1.间接荧光抗体试验

班氏丝虫阳性率 92.8％，马来丝虫阳性率 99.1％。

2.酶联免疫吸附试验

丝虫抗体阳性率与微丝蚴阳性符合率为 95％左右。

(四)乳房结节肿块活检病理切片

在肉芽组织结构中查到丝虫体或微丝蚴虫体。

(五)乳房淋巴管造影检查

乳房淋巴管造影可见输入淋巴管口较大，输出口较小。

(六)乳房肿块细针穿刺细胞学检查

此检查可见卷曲成团、虫体结构不清的微丝蚴和乳腺上皮细胞及中性粒细胞。

四、鉴别诊断

(一)与乳腺癌鉴别

(1)病史:乳房丝虫病患者大都有丝虫病流行区居住史。

(2)体征:乳房丝虫病乳房内肿块虽可与皮肤粘连，但很少出现乳头朝向改变和皮肤橘皮样变。

(3)乳房丝虫病血中肿块穿刺细胞检查和病理切片可查到丝虫微丝蚴，而乳腺癌细针穿刺细胞学及病理切片可见癌细胞。

(二)与乳房结核鉴别

(1)病史:乳房结核患者几乎都有其他器官结核史;乳房丝虫病患者都有丝虫病流行区居住史。

(2)乳房丝虫病患者较乳腺结核患者为多，在乳房病理组织切片中，前者可查到丝虫或微丝蚴虫体，而后者可查到典型结核节或结核杆菌。

(三)与乳房脂肪坏死鉴别

1.外伤史

乳房脂肪坏死多有外伤史，查体肿块较硬，多与皮肤粘连，伤处可见褐色瘀斑。

2.大体标本

乳房脂肪坏死大体标本切面观，可见油囊及液化脂肪，没有出血及丝虫虫体残骸。

3.病理所见

乳房脂肪坏死没有嗜酸性脓肿，也没有多量嗜酸性粒细胞浸润及淋巴管病变。

五、治疗

(一)药物治疗

轻型患者以药物治疗为主，乙胺嗪有特效，可杀死成虫及蚴虫，卡巴肿对成虫有杀灭作用，可使乳腺结节消失。

1.乙胺嗪

成人剂量为 200 mg，每天 3 次，连服 7～8 天;也可每周或每月 200～300 mg，其疗效亦好，且比较安全。

2.卡巴肿

卡巴肿为砷制剂,每天剂量为 0.25～0.50 g,分 2 次服,10 天为 1 个疗程,有肝病者不宜服用,对于孕妇、体弱、营养不良或其他如急性传染病、肝肾疾病、活动期肺结核等病应暂缓治疗,月经期也不宜服药。

药物治疗变态反应:多因虫体死亡所致,常见有咽喉水肿及支气管痉挛,应予注意,必要时可应用激素抗过敏治疗,一般无严重并发症,1～2 周后可自愈。

(二)手术治疗

对药物治疗结节仍不消失者,可行丝虫结节单纯切除术,术前应用乙胺嗪治疗,可防止术后出现新的结节。术后标本送病理检查。

(高作收)

第五节 乳房囊虫病

乳房囊虫病是指链状绦虫的幼虫(囊尾蚴)寄生于乳房皮下或乳腺组织内,形成囊虫结节。

一、病因和发病机制

猪是猪绦虫的中间宿主,人是其唯一的终宿主。本病易流行于用人粪喂猪的国家内,当人食入未煮熟而带有虫体的猪肉或食用了附有链状绦虫虫卵的蔬菜瓜果,饮用了含有猪绦虫虫卵的生水,六钩蚴在十二指肠内孵化钻入肠壁,随后进入肠系膜静脉及淋巴循环,被运送到乳房发生此病。

二、临床表现

乳房与全身皮肤并存囊虫病多见,乳房内结节数目不等,如黄豆大小、圆形或椭圆形、表面光滑、质地中等,皮色不变,推之活动,与周围组织无粘连,无明显压痛。

三、诊断与鉴别诊断

(一)诊断

1.病史

患者有肠绦虫病史,或粪便中发现有绦虫虫卵或妊娠节片,为诊断本病重要参考。有食含囊虫猪肉的病史。

2.囊虫结节

乳房内典型囊虫结节改变,特别是伴有全身皮肤结节者。

3.活检

病理切片中可见囊肿内含有囊尾蚴头节即可确诊。

4.免疫学检查

敏感性高,特异性强。

(1)间接血凝试验(IHA):阳性率为 89.6%。

(2)酶联免疫吸附试验:阳性率达 92.9%～100.0%。

(二)鉴别诊断

本病应与乳房纤维腺瘤、脂肪瘤及皮脂腺囊肿相鉴别,一般纤维腺瘤,质地较硬,肿块部位在腺体内,乳房囊虫病结节多位于皮下;而脂肪瘤质地较软,形态不规则;皮脂腺囊肿多与皮肤粘连,不难与本病鉴别。术中囊虫结节有完整包膜,内为液体,透光是其特点。

四、治疗

(1)对于本病单个结节可手术切除,并服药治疗。

(2)多发结节应予药物治疗。①鹤草酚:1～2 g/d,清晨 1 次顿服凉开水送下,早餐菜食,1.5 小时后服酚酞或硫酸镁导泻。②氯硝柳胺:2～3 g/d,分 2 次口服(宜嚼碎吞服),先后间隔1 小时,2 小时后服硫酸镁导泻。

(3)中药治疗。①囊虫丸一号:鹤虱 180 g,雷丸、使君子、党参、黄芪各 120 g,大白 240 g,共研细末,炼蜜为丸,每丸 6 g,每次 1 丸,每天 3 次。②囊虫丸二号:皂角刺、僵蚕各 60 g,蜈蚣、青礞石各 90 g,蛇床子、胆南星各 45 g,朱砂 9 g,共研细末,炼蜜为丸,每丸 3 g,每次 1 丸,每天3 次。

(高作收)

第六节　乳房棘球蚴病

乳房棘球蚴病是人感染细粒棘球绦虫的幼虫所发生的疾病,流行于宁、青、藏、内蒙古等牧区。棘球蚴病寄生部位,首先以肝脏为最多,约占 70%,其次肺占 20%～30%,寄生于皮下组织乳房者罕见。

一、病因

棘球蚴以狗为终宿主,人及牛、羊为中间宿主,成虫是寄生于狗肠道的犬绦虫,长 3～6 mm,棘球蚴的虫卵随狗的粪便排出,污染牧场、畜舍、蔬菜、土壤和水源,这些污染物把虫卵带到人或牛、羊等中间宿主的胃或小肠内,孵出的六钩蚴钻入胃壁或肠壁,随血液或淋巴液到达肝、肺、脑等处,或乳房等皮下组织内,逐步发展成为细粒棘球蚴,而发生棘球蚴病。

二、临床表现

棘球蚴病潜伏期可长达 5～30 年,多见于 20～50 岁。乳房肿块,多为单发,无明显疼痛及不适,生长缓慢,进行性增大,质地中等,表面光滑,触之有囊性感,活动性好,表皮无明显改变,乳头无凹陷,腋下淋巴结不肿大。

三、病理改变

(一)大体标本所见

包块为乳白色,质稍硬,外被以完整包膜,切面为囊性,内为澄清无色液体。

（二）镜下所见

囊壁由纤维组织所构成,可有嗜酸性粒细胞、淋巴细胞、浆细胞等炎症细胞浸润,囊肿周围乳腺组织也有炎症细胞浸润,囊内壁可见有生发层。

四、诊断

（1）患者有牧区居住史且常有与狗接触史,乳房内有生长缓慢的包块。

（2）触诊时乳房内有 1 个或数个包块,直径可达 3～5 cm,呈圆形或椭圆形,表面光滑,有囊性感,中等硬度,活动性好,如果切开可见有完整包膜,内有清亮的液体。

（3）钼靶 X 线可见圆形或椭圆形、边界整齐光滑的"包壳"状影像,B 超检查可见典型的液平反射波。对乳房棘球蚴病的囊切忌穿刺,以防棘球蚴液外流种植复发。

（4）实验室检查。①补体结合试验 60％～70％患者呈阳性反应。②卡索尼皮内试验阳性率可高达 90％。③血中嗜酸性粒细胞增多,但一般不超过 10％,有的可高达 70％。④红细胞凝集试验可呈阳性反应。

五、治疗

（一）手术治疗

主要是通过手术完整地切除棘球蚴囊肿,手术中应保护周围皮肤与乳腺组织,防止囊肿破裂,以免引起术后复发。如不慎刺破内囊,则应将囊吸净,取出内囊,并用 10％甲醛溶液反复涂擦外囊的内壁,以破坏囊壁的生发层,最后连同囊液污染的乳腺组织一并切除,防止术后复发。

（二）化学疗法

阿苯达唑每天顿服 400 mg,连续服用 3 天。

（高作收）

第七节　乳腺脂肪瘤

乳腺脂肪瘤同身体其他部位脂肪瘤一样,其肿块较软,边界清楚,生长缓慢无特殊不适,极少恶变。

一、临床表现

本病可发生于任何年龄,多见于 40～60 岁妇女,好发于脂肪丰富的肥大乳房内。本病发病率低,多为圆形、椭圆形,质地柔软,有分叶,直径多在 5 cm 以下,也有达 10 cm 者。根据肿瘤在乳房内位置不同分为:①乳房皮下脂肪瘤;②乳房内脂肪瘤;③乳腺外脂肪瘤。

二、病理改变

（一）大体所见

肿物质地软,有完整包膜,呈结节状或分叶状,形态不规则,多为圆形或椭圆形,瘤组织与正常乳腺内脂肪极为相似。其颜色较正常脂肪黄。脂肪瘤组织有包膜与乳房皮下脂肪组织及乳房脂肪小叶不同。

（二）镜下所见

瘤体由分化良好的成熟脂肪组织所构成。有时混有少许幼稚的脂肪细胞,细胞核小且位于细胞中央,细胞质内充有丰富的脂滴,瘤细胞间有少许纤维组织及小血管。根据肿瘤组织的所含成分,乳房脂肪瘤可分为乳腺单纯性脂肪瘤、乳腺内血管型脂肪瘤、乳腺纤维型脂肪瘤、乳腺腺脂肪瘤。

三、X线表现

可行X线鉴别肿瘤的性质。恶性者,在肿块周围有毛刷状阴影出现,良性则无此现象。脂肪瘤的X线表现为边界清楚、密度较低的肿块阴影,呈圆形或卵圆形,也有呈分叶状的。有时病变位居皮下,其密度与脂肪组织相似,因此往往不能在X线片上显示。位居乳房内的脂肪瘤,可显示乳腺内占位性病变。边缘呈现薄层纤维脂肪包膜的透亮带,将邻近的乳腺条索状结缔组织推开,以此作为诊断参考。

四、治疗

乳房的脂肪瘤,与其他部位的脂肪瘤一样,为良性肿瘤,很少发生恶变,且生长缓慢,对机体的危害不大。若瘤体不大,无须处理。对于乳腺间脂肪瘤,因手术探查遇到本病可随即摘除。位于乳房后的脂肪瘤,如诊断清楚,瘤体又不大,不影响其乳房功能者,不必手术。而对瘤体较大,明显压迫周围组织,甚至影响乳腺功能者,或继发癌变者,以手术切除为原则。

（高作收）

第八节 乳房血管瘤

乳房血管瘤发生在乳腺的很少,主要见于乳房皮肤或皮下,病变处皮肤呈青紫色,或皮肤正常少有隆起,以及皮肤的毛细血管样红色小结节。可单发也可多发,肿物大小、深浅不定,没有包膜,质地柔软有弹性可以压平。无明显症状。血管瘤大多数为先天性,生长缓慢,很少有恶变。病因与雌激素增高有关。发生在乳腺上的血管瘤,依其组织结构、形态特点可分为毛细血管瘤和海绵状血管瘤。根据临床症状和体征诊断本病不难。

一、乳房毛细血管型血管瘤

（一）临床表现

毛细血管型血管瘤又称莓状痣,是一种良性自限性病变,可发展为海绵状血管瘤,呈鲜红色,高出皮表,也可为紫红色或青紫色,界限清楚,表面为细颗粒状或皱襞状,压迫褪色,生长缓慢。有报道其发病率为乳房疾病的1.2%左右。

（二）病理改变

1.大体所见

血管瘤多发生在乳腺的真皮内,大小不定,表皮隆起,质地柔软无包膜,呈暗紫红色,切面暗红有血液渗出。

2.镜下所见

镜下见大量排列方向不一的细胞,在血管之间有少量的疏松纤维组织增生。

(三)治疗

毛细血管瘤是一种自限性病变,一般不需治疗,但要密切观察。如病变小还是以手术切除为最好,但幼儿时不宜手术。也可用 X 射线或低电压 X 射线超短距离照射,一般一次 2.58×10^{-2} C/kg,每周 2 次,0.2~0.26 C/kg 为 1 个疗程。放射性^{32}P 贴敷,1 个疗程成人可 0.9 C/kg,必要时间隔 3 个月后再贴敷1 次,均可收到明显效果。

二、乳房海绵状血管瘤

本病除在体表及四肢多见外,肝脏也可见到,乳房内则少见,常与乳房毛细血管瘤混合存在。

(一)临床表现

乳房海绵状血管瘤位于皮下,瘤组织软,多为稍隆起的圆形,边界不太清楚,状如海绵有压缩性。病变处表皮正常,对于表浅的海绵状血管瘤,可以透过皮肤看到蓝色团块状瘤,亦可呈青紫色,常与毛细血管瘤并存,构成混合性血管瘤。穿刺有血抽出,最大者可达 6 cm×8 cm,X 线偶尔见成人血管瘤内血管腔钙化。

(二)病理改变

1.大体所见

海绵状血管瘤可见于乳腺皮下或深层组织。瘤组织大小不一,质地柔软。切面紫红色可见有大小不等的血管腔,管壁厚薄不均,内含较多的血液。

2.镜下特点

瘤组织由大小不等、形态不规则的血管构成。管腔内有较多的血液,管壁仅有一层内皮细胞,无平滑肌,血管间可见有不等量的纤维间隔。

三、治疗

(一)治疗原则

(1)因乳房血管瘤为良性肿瘤,可呈浸润性生长,但有的可停止生长或缩小,一些幼儿的血管瘤经过一段时间可以自行消退。故对婴幼儿,此病可以观察,不宜过早处理。

(2)血管瘤对放疗也很敏感,有些可以完全治愈,但对婴幼儿身体及乳腺都有损害,甚至乳腺终身不发育,故应慎重应用或不过早使用。

(3)海绵状血管瘤手术切除时,须小心谨慎逐一结扎外围血管以防出血过多。

(4)海绵状血管瘤须硬化治疗者,也宜在少年时为宜,但必须根据肿瘤生长状况而定。

(5)对生长迅速的血管瘤以尽早处理为宜,以手术切除为主。

(二)具体方法

1.X 射线放疗

海绵状血管瘤对 X 射线颇为敏感,一般常用浅层 X 射线治疗机,每周照射 1~2 次,每次 $(1.29~2.58) \times 10^{-2}$ C/kg,总量可达 0.2~0.26 C/kg,有条件者可用镭盒接触治疗。

2.硬化剂

硬化剂注射,可用 5%~10%高渗盐水或 5%色肝油酸钠等,注入肿瘤下方及周围。切勿注入瘤内或上方,否则可引起破溃。剂量一般不超过 0.5 mL,每周 1 次,数次后可见效果。

3.手术切除

手术治疗时要注意止血,术后效果良好,但能在硬化后尽量少切乳房或部分切除乳房,也不做乳房全切以做整形基础。

(高作收)

第九节 乳腺平滑肌瘤

乳腺平滑肌瘤来源于乳腺的平滑肌组织,可见于乳头、乳晕区内的平滑肌及腺内血管平滑肌组织。乳腺平滑肌瘤生长缓慢,可对瘤周围组织产生压迫,阻碍乳腺的正常功能。如果生长迅速者,应考虑平滑肌瘤恶变或是平滑肌肉瘤。发生于乳腺上的平滑肌瘤可分为乳头平滑肌瘤和乳腺平滑肌瘤。乳腺平滑肌瘤又可分为 3 型:即浅表型、血管型和腺型。浅表型平滑肌瘤来自乳腺区真皮内的平滑肌;血管型平滑肌瘤来源于乳腺本身血管壁上的平滑肌;腺型平滑肌瘤来自深层血管的平滑肌,也可能来源于管周平滑肌。

一、乳头平滑肌瘤

源自乳头的平滑肌细胞(乳头及乳晕处无皮下组织,而主要是平滑肌构成)。一般肿物不超过 1 cm。发病年龄为 20~40 岁女性,多数单发,偶尔见多发者。

(一)临床表现

肿物位于乳头内,直径一般不大于 1 cm。触之较硬,富于弹性,活动性差,时而疼痛,生长缓慢,可有局部压迫症状,如在哺乳期可影响哺乳,肿瘤压迫乳管使乳汁流出不畅。可继发乳腺炎,使乳腺出现红肿、疼痛等炎性表现。

(二)病理改变

1.大体所见

乳头内有平滑肌瘤生长,使其肿胀增粗,触之呈结节状,质地坚实,体积不大,直径一般均小于1.0 cm,切面隆起,呈灰红色。如果瘤内含纤维成分增多则呈乳白色,包膜可有可无。

2.镜下所见

平滑肌瘤由分化比较成熟的平滑肌细胞所构成。瘤细胞呈长梭形、胞质丰富,红染,边界清楚。细胞核呈杆状,两端钝圆,位于细胞中央,少见或不见核分裂。瘤细胞排列成束状或编织状,有时可见瘤细胞呈栅栏状排列,间质为少量的纤维组织。

二、乳腺内平滑肌瘤

(一)临床表现

乳腺内平滑肌瘤罕见,有些特点与乳头平滑肌瘤相似,不同的是它可以发生在乳头以外的乳腺任何部位,呈圆形或椭圆形,有时扁平,直径为 0.5~2.5 cm,生长缓慢,无疼痛。由于生长部位及来源和结构不同,可分为三型。①浅表型平滑肌瘤:本瘤发生于乳晕区真皮内,与皮下组织无关,皮肤包膜隆起呈结节状,大量分化良好的平滑肌细胞呈编织状排列。②血管型平滑肌瘤:起源于乳腺血管平滑肌细胞,肿瘤边界清楚,有完整包膜,间质略软,大小不超过 2.5 cm。③腺样型平滑肌瘤:此型肿瘤由平滑肌细胞和上皮细胞构成,肿瘤大小不定,一般直径在 3 cm 以下。

(二)诊断

乳腺内平滑肌瘤少见,早期患者无症状,瘤组织生长缓慢,多见于乳头、乳晕区。1 个或数个 1～3 cm 大小的圆形或椭圆形肿块,质地硬韧,有弹性,周界清楚。由于肿瘤呈膨胀性生长,压迫乳腺导管,使乳汁潴留可继发乳腺炎。少数患者主诉乳腺有阵痛。

1.表浅型平滑肌瘤

(1)肿瘤生长在乳头内,使乳头变粗变硬。

(2)瘤细胞呈梭形,胞质丰富而红染,核呈杆棒状,平直而两端钝圆,位于细胞中央。

2.血管型平滑肌瘤

(1)瘤组织由平滑肌和厚壁的血管构成。

(2)血管大小不等。

3.腺型平滑肌瘤

(1)肿瘤较大,直径可达 3 cm,在乳腺皮下较深处。

(2)肿瘤由平滑肌和腺胞或腺上皮细胞所构成。

(三)X 线片

其可见有边界清楚、整齐、锐利、瘤体直径 1～3 cm 的高密度阴影区。

(四)鉴别诊断

1.平滑肌瘤与平滑肌肉瘤相鉴别

鉴别点包括:①平滑肌肉瘤一般体积较大,无完整包膜,侵犯周围组织,切面呈鱼肉状。②平滑肌肉瘤的瘤细胞间变明显,每高倍视野可见 1 个以上核分裂。平滑肌瘤几乎不见核分裂现象。③平滑肌肉瘤可发生转移,术后易复发。

2.平滑肌瘤与皮肤纤维瘤相鉴别

鉴别点包括:①皮肤纤维瘤细胞界限不清,常见胶原成纤维细胞。②皮肤纤维瘤细胞核两端尖锐呈枣核状。③Masson 染色,胶原纤维染成绿色,平滑肌细胞呈红色。vangison 染色,纤维组织呈红色,而平滑肌细胞呈黄色。

(五)治疗

乳腺的平滑肌瘤是良性肿瘤,手术切除预后良好。如果瘤体较大,生长迅速,疼痛加剧,说明有恶变的可能,则应及早做乳腺单纯切除或区段切除。平滑肌瘤恶变最重要的指征是瘤细胞的核分裂数量,对决定其良、恶性有极为重要的意义。一般认为高倍视野(×400)能找到一个肯定的病理性核分裂,即可作出低度恶性的诊断;如果查到 5～25 个核分裂,可以认为是中度恶性平滑肌瘤;若 25 个以上核分裂,可定为高度恶性肿瘤。

（高作收）

第五章

胃与十二指肠疾病

第一节 胃 扭 转

胃扭转是由于胃固定机制发生障碍,或因胃本身及其周围系膜(器官)的异常,使胃沿不同轴向发生部分或完全的扭转。胃扭转最早由 Berti 在尸检中发现。

本病可发生于任何年龄,多见于 30~60 岁,男女性别无差异。15％~20％胃扭转发生于儿童,多见于 1 岁以前,常同先天性膈缺损有关。2/3 的胃扭转病例为继发性,最常见的是食管旁疝的并发症,也可能同其他先天性或获得性腹部异常有关。

一、分类

(一)按病因分类

1.原发性胃扭转

致病因素主要是胃的支持韧带有先天性松弛或过长,再加上胃运动功能异常,如饱餐后胃的重量增加,容易导致胃扭转。除解剖学因素外,急性胃扩张、剧烈呕吐、横结肠胀气等亦是胃扭转的诱因。

2.继发性胃扭转

该病为胃本身或周围脏器的病变造成,如食管裂孔疝、先天及后天性膈肌缺损、胃穿透性溃疡、胃肿瘤、脾大等疾病,亦可由胆囊炎、肝脓肿等造成胃粘连牵拉引起胃扭转。

(二)以胃扭转的轴心分类

1.器官轴(纵轴)型胃扭转

此类型较少见。胃沿贲门至幽门的连线为轴心向上旋转,造成胃大弯向上、向左移位,位于胃小弯上方,贲门和胃底的位置基本无变化,幽门则指向下。横结肠也可随胃大弯向上移位,这种类型的旋转可以在胃的前方或胃的后方,但以前方多见。

2.系膜轴型(横轴)胃扭转

此类型最常见。胃沿着从大、小弯中点的连线为轴发生旋转。又可分为两个亚型:一个亚型是幽门由右向上向左旋转,胃窦转至胃体之前,有时幽门可达到贲门水平,右侧横结肠也可随胃幽门窦部移至左上腹;另一亚型是胃底由左向下向右旋转,胃体移至胃窦之前。系膜轴型扭转造成胃前后对折,使胃形成两个小腔。这类扭转中膈肌异常不常见,多为胃部手术并发症或为特发性,典型的为慢性不完全扭转,食管胃连接部并无梗阻,胃管或内镜多可通过。

3.混合型胃扭转

较常见,兼有器官轴型扭转及系膜轴型扭转两者的特点。

(三)按扭转范围分类

1.完全型扭转

整个胃除与横膈相附着的部分以外都发生扭转。

2.部分型扭转

仅胃的一部分发生扭转,通常是胃幽门终末部发生扭转。

(四)按扭转性质分类

1.急性胃扭转

发病急,呈急腹症表现。常与胃解剖学异常有密切关系,在不同的诱因激发下起病。如食管裂孔疝、膈疝、胃下垂、胃的韧带松弛或过长、剧烈呕吐、急性胃扩张、胃巨大肿瘤、横结肠显著胀气等可成为胃的位置突然改变而发生扭转的诱因。

2.慢性胃扭转

有上腹部不适,偶有呕吐等临床表现,可以反复发作。多为继发性,除膈肌的病变外,胃本身或上腹部邻近器官的疾病,如穿透性溃疡、肝脓肿、胆道感染、膈创伤等亦可成为慢性胃扭转的诱因。

二、临床表现

胃扭转的临床表现与扭转范围、程度及发病的快慢有关。

(一)急性胃扭转

表现为上腹部突然剧烈疼痛,可放射至背部及左胸部。有时甚至放射到肩部、颈部并伴随呼吸困难,有时可有心电图改变,有可能被误诊为心肌梗死。急性胃扭转常伴有持续性呕吐,呕吐物量不多,不含胆汁,以后有难以消除的干呕,进食后可立即呕出,这是因为胃扭转使贲门口完全闭塞的结果。上腹部进行性膨胀,下腹部平坦柔软。大多数患者不能经食管插入胃管。急性胃扭转晚期可发生血管闭塞和胃壁缺血坏死,以致发生休克。

查体可发现上腹膨隆及局限性压痛,下腹平坦,全身情况无大变化,若伴有全身情况改变,提示胃部有血液循环障碍。反复干呕、上腹局限压痛、胃管不能插入胃内,这是急性胃扭转的三大特征,称为"急性胃扭转三联征"(Borchardt 三联征)。但这三联症在扭转程度较轻时,不一定存在。

(二)慢性胃扭转

较急性胃扭转多见,临床表现不典型,多为间断性胃灼热感、嗳气、腹胀、腹鸣、腹痛,进食后尤甚。主要临床症状是间断发作的上腹部疼痛,有的病史可长达数年。亦可无临床症状,仅在钡餐检查时才被发现。对于食管旁疝患者发生间断性上腹痛,特别是伴有呕吐或干呕者应考虑慢性间断性胃扭转。

三、辅助检查

(一)X 线检查

1.立位胸腹部 X 线

可见两个液气平面,若出现气腹则提示并发胃穿孔。

2.上消化道 X 线钡餐

上消化道 X 线钡餐不仅能明确有无扭转,且能了解扭转的轴向、范围和方向,有时还可了解扭转的病因。器官轴型表现为胃大弯、胃底向前、从左侧转向右侧,胃大弯朝向膈面,胃小弯向下,后壁向前呈倒置胃,食管远端梗阻呈尖削影,腹食管段延长,胃底与膈分离,食管与胃黏膜呈十字形交叉。系膜轴型表现为食管胃连接处位于膈下的异常低位,而远端位于头侧,胃体、胃窦重叠,贲门和幽门可在同一水平面上。

(二)内镜检查

内镜检查有一定难度,进镜时需慎重。胃镜进入贲门口时可见到齿状线扭曲现象,贲门充血、水肿,胃腔正常解剖位置改变,胃前后壁或大、小弯位置改变,有些患者可发现食管炎、肿瘤或溃疡。

四、诊断与鉴别诊断

(一)诊断

诊断标准:①临床表现以间歇性腹胀、间断发作的上腹痛、恶心、轻度呕吐为主要临床症状,病程短者数天,长者选数年,进食可诱发。②胃镜检查时,内镜通过贲门后,盘滞于胃底或胃体腔,并见远端黏膜皱襞呈螺旋或折叠状,镜端难通过到达胃窦,见不到幽门。③胃镜下复位后,患者即感临床症状减轻,尤以腹胀减轻为主。④上消化道 X 线钡剂检查示:胃囊部有两个液平;胃倒转,大弯在小弯之上;贲门幽门在同一水平面,幽门和十二指肠面向下;胃黏膜皱襞可见扭曲或交叉,腹腔段食管比正常增长等。符合上述①～③或①～④条可诊断胃扭转。

(二)鉴别诊断

1.食管裂孔疝

主要临床症状为胸骨后灼痛或烧灼感,伴有嗳气或呃逆。常于餐后 1 小时内出现,可产生压迫临床症状如气促、心悸、咳嗽等。有时胃扭转可合并有疝,X 线钡餐检查有助于鉴别。

2.急性胃扩张

本病腹痛不严重,以上腹胀为主,有频繁的呕吐,呕吐量大且常含有胆汁。可插入胃管抽出大量气体及胃液。患者常有脱水及碱中毒征象。

3.粘连性肠梗阻

常有腹部手术史,表现为突然阵发性腹痛,排气排便停止,呕吐物有粪臭味,X 线检查可见肠腔呈梯形的液平面。

4.胃癌

多见于中老年,腹部疼痛较轻,查体于上腹部可触及节结形包块,多伴有消瘦、贫血等慢性消耗性表现。通过 X 线征象或内镜检查可与胃扭转相鉴别。

5.幽门梗阻

都有消化性溃疡病史,可呕吐宿食,呕吐物量较多。X 线检查发现幽门梗阻,内镜检查可见溃疡及幽门梗阻。

6.慢性胆囊炎

非急性发作时,表现为上腹部隐痛及消化不良的临床症状,进油腻食物诱发。可向右肩部放射,Murphy 征阳性,但无剧烈腹痛、干呕。可以顺利插入胃管,胆囊 B 超、胆囊造影、十二指肠引流可有阳性发现。

7.心肌梗死

多发生于中老年患者,常有基础病史,发作前有心悸、心绞痛等先兆,伴有严重的心律失常,特征性心电图、心肌酶学检查可协助鉴别。

五、治疗

(1)急性胃扭转多以急腹症入外科治疗,手术通常是必需的。术前可先试行放置胃管行胃肠减压,可提高手术的成功率;在插入胃管时也有损伤食管下段的危险,操作时应注意。急性绞窄性胃扭转致胃缺血、坏疽或胃肠减压失败时需要尽早应用广谱抗生素和补液。如胃管不能插入,应尽早手术。在解除胃扭转后根据患者情况可进一步行胃固定或胃造瘘术,必要时须行胃大部切除术。术后需持续胃肠减压直至胃肠道功能恢复正常。近年来有人报道内镜下胃造瘘术,但主要适用于无须纠正解剖异常的系膜扭转型患者或少数手术指征不明显的慢性器官轴型扭转。

(2)对于慢性胃扭转,医师和患者应权衡手术利弊。如果患者不愿意接受手术时,应使患者清楚病情有发展为急性胃扭转及其并发症的可能性。如果全胃位于胸腔或存在于食管旁疝,应施行手术预防急性发作。目前手术治疗慢性复发性胃扭转建议行胃扭转的复位术、胃固定术。对因膈向腹腔突出造成的胃扭转行膈下结肠移位术。合并有食管裂孔疝或膈疝者应作胃固定术及膈疝修补术。对有胸腹裂孔疝的儿童,应经腹关闭缺陷。伴有胃溃疡或胃肿瘤者可作胃大部切除。

另有一些急性和慢性胃扭转患者可通过内镜扭转复位。对可耐受手术的患者,行内镜减压可作为暂时性的处理,但不推荐用于治疗急性胃扭转。

六、预后

由于诊断和治疗措施的不断改进,急性胃扭转的死亡率已下降至15%～20%,急性胃扭转的急症手术死亡率约为40%,若发生绞榨则死亡率可达60%。已明确诊断的慢性胃扭转患者的死亡率为0～13%。

(刘登强)

第二节 胃轻瘫

胃轻瘫不是一种独立的疾病,而是各种原因引起的胃运动功能低下。主要表现为胃排空障碍,这种排空障碍是功能性的,诊断主要基于临床症状、无胃出口梗阻或溃疡及胃排空延迟证据。按病因学可分为两类:原发性胃轻瘫及继发性胃轻瘫。前者又称特发性胃轻瘫,二者的发病机制尚不十分清楚。

一、病因学

胃轻瘫的病因繁杂,可分为急性和慢性两类。

(一)急性病因

急性病因多由药物、病毒感染及电解质代谢紊乱引起。常见导致胃轻瘫的药物有麻醉镇静剂、抗胆碱能药物、胰高血糖素样肽-1（GLP-1）和糊精类似物。此外，β受体阻滞剂、钙通道阻滞剂、左旋多巴、生长抑素类药物也可引起胃轻瘫临床症状。需要注意的是，在进行胃排空检查时需停用类似药物，避免影响检查结果。

前期病毒感染可以导致胃轻瘫，称为病毒感染后胃轻瘫。常见可导致胃轻瘫的病毒包括轮状病毒、诺如病毒、EB病毒、巨细胞病毒等。沙门菌、肠贾第鞭毛虫等其他病原体可能也参与了胃轻瘫的发病。部分病毒感染后胃轻瘫的临床症状可随时间推移得到改善。

（二）慢性病因

慢性病因诸多，包括糖尿病、胃食管反流病、胃部手术/减肥手术/迷走神经切断手术史、贲门失弛缓症、结缔组织病、甲状腺功能减退、慢性肝衰竭或肾衰竭、假性肠梗阻、神经肌肉病变、肿瘤和神经性厌食等。

糖尿病性胃轻瘫在近年受到最多的关注。临床试验表明，血糖控制水平不佳（血糖＞11.10 mmol/L）会明显加重胃轻瘫临床症状，延迟胃排空。对糖尿病性胃轻瘫而言，控制合适的血糖作为治疗的目标，合适血糖情况下胃排空可明显改善，且临床症状可得到缓解。除糖尿病之外，垂体功能减退症、艾迪生病、甲状腺功能异常、甲状旁腺功能减退等多种内分泌代谢疾病也可引起胃轻瘫。

胃食管反流病和胃轻瘫的发病相关，且胃轻瘫可能加重胃食管反流病临床症状。因而对抑酸治疗存在抵抗的GERD患者，有必要评估是否存在胃轻瘫诊断。

二、病理生理学

胃动力障碍是胃轻瘫病理生理的最关键因素。胃肠运动不协调、胃顺应性降低及胃电节律异常均与胃轻瘫的发病关系密切。胃动力障碍可有以下表现：近端胃张力性收缩减弱，容受性舒张功能下降；胃窦收缩幅度减低、频率减少；胃推进性蠕动减慢或消失；胃固相和液相排空延迟；移行性运动复合波Ⅲ相（MMCⅢ）缺如或幅度明显低；幽门功能失调，紧张性和时相性收缩频率增加；胃电节律紊乱；胃扩张感觉阈值降低。

此外，能够影响胃动力及感觉功能的激素分泌异常均可能导致胃轻瘫的发病，包括胃肠动素、生长抑素、生长素、食欲素-A和食欲素-B、黑色素聚集激素、胆囊收缩素、酪氨酰酪氨酸肽、胰高血糖素样肽-1、胰多肽、胃泌素、瘦素、肠肽、载脂蛋白AIV、淀粉素等。

而目前研究较为深入的是糖尿病性胃轻瘫。病理生理改变主要认为与副交感神经功能失调、高血糖、神经元型一氧化氮合酶的表达缺失、肠神经元的表达缺失、平滑肌异常、Cajal肠间质细胞病变、激素、微血管病变等因素有关。

三、临床表现

胃轻瘫的临床表现多样，主要为上腹部饱胀与恶心呕吐。多数患者有早饱、食欲减退表现，晨起明显。部分患者伴上腹部胀痛，少数患者可有腹泻或便秘表现。发作性干呕常见，可伴反复呃逆，进餐时或进餐后加重。也有部分患者空腹存在恶心表现。严重的胃轻瘫可出现呕吐，呕吐物多为4小时内进食的胃内容物，也可出现隔夜食物。部分患者呕吐后腹胀可稍减轻，但通常无法完全缓解。

若患者长期食欲减退或反复恶心、呕吐，可出现明显消瘦、体重减轻、疲乏无力等临床症状，严重者出现营养不良、贫血。

部分患者伴有神经精神临床症状。

四、辅助检查

(一)推荐检查

1.核素扫描技术

该技术是通过核素标记的固体或液体食物从胃中的排空速率来反映胃排空功能的一种检测方法。目前核素扫描的闪烁法固体胃排空是评估胃排空和诊断胃轻瘫的"金标准"技术。诊断胃轻瘫最可靠的方法和参数即是 4 小时闪烁法固体胃潴留评估。固体试餐用^{99m}Tc 标记,由 λ-闪烁仪扫描计数,测定不同时间的胃排空率及胃半排空时间。试验持续时间短或基于液体的排空试验可能会降低诊断的敏感性。液体试餐一般由^{111}Mo 标记,其敏感性略差,是受倾倒综合征等因素影响。本实验为金标准,但费用昂贵且有放射暴露,所以广泛开展受一定限制。

2.无线胶囊动力检测

吞服内置微型传感器的胶囊,当胶囊在消化道运动时可检测 pH、压力、温度。根据胃内酸性环境到十二指肠碱性环境的 pH 骤变来判断胃排空。胶囊同时也可检测小肠和结肠的数据。该检查历史较短,目前受到临床极大重视,但其替代闪烁显像法还需要进一步确证。

3.^{13}C 呼吸试验

应用^{13}C 标记的八碳饱和脂肪酸、辛酸、青绿藻或者螺旋藻试餐,^{13}C 进入小肠后迅速被吸收,并在肝脏中氧化分解,从呼吸中排出$^{13}CO_2$。通过质谱分析仪检测^{13}C 含量从而间接检测胃排空功能。该检查同样在临床迅速推广,但其替代闪烁显像法同样需要确证。

(二)其他检查

1.X 线检查

通过服用不透 X 线标志物装置如钡条,可以了解胃排空情况。此法简便易行、敏感性高,但其为半定量检查,测定的准确性受到一定限制。

2.超声检查

经腹部超声检查是一种相对简单、无创、经济的检查技术。它可以评价胃结构功能异常,被用于研究胃扩张和胃潴留、胃窦收缩力、机械性受损、反流、胃排空等。二维超声是通过测量试餐后不同时间胃窦部胃容积的变化反映胃排空,其局限性在于仅能测定对液体的排空。三维超声能够对胃内食物的分布、胃窦部容积及近端胃容积和总容积的比率进行检测,但该技术耗时,测量结果的准确性与操作者技术密切相关,且操作设备昂贵。

3.磁共振成像(MRI)检查

近年来发展迅速,已成为临床评价胃肠功能较普及的检测工具。它可以提供精确的解剖扫描图像,并实时收集相关胃容积排空信息。有更好的时间及空间分辨率,可辨别胃内气体还是液体,从而同步评估胃排空和胃分泌功能。该检查依从性高,无创,安全,可以获得动态参数。但数据处理缺乏标准化,且费用昂贵。

4.单光子发射 CT(SPECT)检查

此技术是应用静脉内注射^{99m}Tc 使其在胃壁积聚来构建胃的三维成像,测量实时胃容积,评价胃底潴留和胃内分布情况。缺点是存在射线暴露。

5.上消化道压力及阻抗测定

测定胃内压的方法有导管法、无线电遥测法等。通过导管测压最常用,需将测压导管插至胃、十二指肠,通过多导联压力测定进行评估。该方法可区分肌源性和神经源性小肠运动功能障碍。但因其有创性和技术操作要求高,主要用于难治性胃轻瘫的评估。

6.胃电监测

包括体表胃电监测和黏膜下胃电监测。临床常采用体表 EGG 间接反映胃肌电活动,可作为胃轻瘫的筛查试验。

此外需要注意的是,影响胃排空的药物在诊断试验前至少停用 48 小时,具体停用时间主要依赖药物的药代动力学。此外,糖尿病患者在进行胃排空实验前需检测血糖,血糖控制在 15.26 mmol/L 以下时才推荐进行胃排空测定,避免因血糖过高影响试验结果的准确性。

五、诊断与鉴别诊断

(一)诊断

胃轻瘫的诊断基于临床症状及以上胃排空的测定的结果,同时需排除胃出口梗阻或溃疡等器质性疾病。急性胃轻瘫的诊断需结合若患者近期较明确的感染、电解质代谢紊乱的病史或用药史。慢性胃轻瘫中的继发性胃轻瘫诊断主要依据患者明确的糖尿病、系统性硬化或迷走神经切断术等病史做出诊断,若患者无此类疾病病史,可考虑原发性胃轻瘫。

(二)鉴别诊断

鉴别诊断需重点考虑反刍综合征和进食障碍类疾病,如厌食症和贪食症。这些疾病可能与胃排空异常有关。同时也应考虑周期性呕吐综合征,其有反复周期性发作的恶心和呕吐表现。长期慢性使用大麻素的患者可能会出现类似周期性呕吐综合征的表现。以上患者的治疗策略与胃轻瘫并不相同,如建议患者停用大麻素、替代治疗等,在诊断时需重点鉴别以上疾病的可能。

六、治疗

胃轻瘫的治疗包括饮食及营养支持治疗、糖尿病患者的血糖控制、药物治疗、内镜治疗、胃电起搏治疗、手术治疗、其他补充替代治疗、前瞻性治疗。胃轻瘫患者一线治疗包括液体和电解质恢复、营养支持、糖尿病患者优化血糖控制。

(一)饮食及营养支持治疗

营养和水的补充最好经口摄入。患者胃窦研磨能力下降,脂肪排空速度减慢,因而应当接受营养师的建议,少量多次进餐,进食低脂肪、可溶性纤维营养餐。建议患者充分咀嚼食物,饭后保持直立和行走,以缓解临床症状。

如果不能耐受固体食物,推荐使用匀浆或液体营养餐。如果口服摄入不够,需考虑肠内营养支持,因胃传输功能障碍,幽门下营养优于胃内营养。首先需考虑经鼻空肠管进行肠内营养,此后可能需要考虑经空肠造瘘管进行肠内营养。肠内营养的指征包括3~6个月体重下降10%和(或)临床症状顽固反复住院。肠内营养优于肠外营养。

(二)糖尿病患者的血糖控制

良好的血糖控制是目标,急性血糖升高可能影响胃排空,可以推测控制血糖可能会改善胃排空和减轻临床症状。糖尿病患者应用普兰林肽和 GLP-1 类似物可能会延迟胃排空,在开始胃轻瘫治疗前应考虑停止以上药物应用,并选择其他替代治疗。

(三)药物治疗

在已开始饮食治疗后,充分考虑治疗利弊,可应用促动力药物以改善胃轻瘫临床症状及胃排空。

1.甲氧氯普胺

甲氧氯普胺是中枢及外周神经多巴胺受体拮抗剂,具有促胃动力和止吐作用。通过拮抗多巴胺受体增加肠肌神经丛释放乙酸胆碱发挥促胃动力作用,止吐效应是作用于延脑催吐化学感应区。甲氧氯普胺的中枢神经系统不良反应相对常见,如嗜睡、头晕及锥体外系反应。为一线促动力药物,推荐以最低剂量液体形式给药,最大剂量不应超过 0.5 mg/(kg·d)。出现锥体外系不良反应后需要停药。

2.多潘立酮

多潘立酮为周围神经多巴胺受体拮抗剂,也具有促胃动力和止吐作用,能增进胃窦部蠕动、十二指肠收缩力。此药不影响胃酸的分泌,不透过血-脑屏障,不良反应相对较少。对不能使用甲氧氯普胺的患者推荐使用多潘立酮。考虑到多潘立酮可能会延长心电图矫正的 Q-T 间期,故推荐做基线心电图。若存在 Q-T 间期延长表现,则不建议应用该药物。应用多潘立酮同时随诊心电图变化。

3.红霉素

除作为抗生素外,还作用于胃及十二指肠的胆碱能神经元和平滑肌,激动胃动素受体,是最有效的静脉促胃动力药物。主要不良反应是胃肠道反应,长期应用易致菌群失调,偶见转氨酶轻度升高。口服红霉素也可以改善胃排空,但长期疗效会因快速抗药反应而受限。

4.米坦西诺

米坦西诺是一种新的大环内酯类胃动素激动剂,具有促胃动力作用而没有抗生素活性。

5.莫沙必利

莫沙必利为苯甲酸胺的衍生物,是新一代选择性 5-羟色胺 4 受体激动剂,主要作用于胃肠肌间神经丛末梢的 5-羟色胺受体,促进节后神经纤维释放乙酰胆碱,从而促进胃排空。

6.止吐药

可以改善伴随的恶心呕吐临床症状,但不能改善胃排空。

7.三环类抗抑郁药

可用于胃轻瘫伴顽固恶心呕吐的患者,但药物本身不能促进胃排空,同时有潜在的延迟胃排空的风险。

(四)内镜治疗

曾有通过幽门内注射肉毒杆菌毒素及幽门扩张治疗以缓解幽门痉挛促进胃排空的方法。但目前基于随机对照研究,不推荐该治疗。

(五)胃电起搏治疗

基本原理是在腹壁埋藏胃电起搏装置,利用外源性电流驱动胃体起搏点的电活动,使其恢复正常的节律和波幅,从而改善胃动力。其临床疗效已在临床试验中得到肯定,可考虑用于顽固性恶心呕吐的患者。与特发性胃轻瘫和术后胃轻瘫相比,糖尿病胃轻瘫患者从胃电起搏治疗获益的可能性更大。

(六)手术治疗

保守治疗无效的严重病例可考虑手术治疗。可行胃造口术、空肠造口术、幽门成形术、胃切除术。胃造口术主要为了引流胃内潴留物,空肠造口术主要为了行肠内营养,均为减轻临床症状的方案。对术后胃轻瘫临床症状严重持续存在、药物治疗失败的患者可考虑行全胃切除。外科幽门成形术或胃空肠造口术已经用于顽固性胃轻瘫的治疗,但需要进一步研究证实手术效果。胃部分切除术和幽门成形术临床很少应用,需慎重评估。

(七)其他补充替代治疗

针灸作为胃轻瘫的替代治疗方案,与胃排空的改善和临床症状减轻有关。许多中医的理气药或方剂具有促进胃排空作用。部分胃轻瘫患者存在焦虑、抑郁等心理障碍,应进行必要的心理支持治疗。

(八)前瞻性治疗

如肠神经和ICCs的干细胞移植。已有研究显示,神经元型一氧化氮合成酶被敲除的大鼠,在其幽门壁进行神经干细胞移植,可以改善胃排空。目前仅限于动物实验阶段,其治疗前景值得期待。

七、预防与预后

该疾病属于胃肠动力障碍相关的疾病,病情容易反复发作、迁延不愈。大部分患者需要长期应用药物治疗。目前大部分患者可以通过现有的治疗方式取得较满意的效果,但对于重度胃轻瘫的患者,尚缺乏有效的治疗方法。

(刘登强)

<h1 align="center">第三节　胃　憩　室</h1>

胃憩室可分类为真性和假性两类。对外科医师而言,在手术时区分这两类是非常明显的,但X线检查却会引起诊断困难。

假性胃憩室通常是由于良性溃疡造成深度穿透或局限性穿孔。其他因素包括坏死性肿瘤和粘连向外牵张等。这些胃憩室的壁可能不包含任何可辨认的胃壁。

真性的胃憩室较假性少见。可能会有多发性的,通常憩室壁由胃壁的所有层次组成。病因不确定,可能是先天性的。在所有的胃肠憩室病例报告中,真性胃憩室约占3%。

一、发生率

有文献报道412例真性胃憩室,其中的165例是380 000例常规钡餐检查中发现,发生率为0.04%。然而在Meerhof系列报道中,在7 500例常规X线钡餐检查中,发现30例憩室,发生率为0.4%。尽管两组发生率相差10倍,但不可能代表胃憩室发生率的真正差异,可能与小的病灶易被疏漏及检查者经验等因素有关。

二、病理

胃憩室以发生在右侧贲门的后壁为多见。在meorof的报道中,80%的患者是属于近贲门的胃憩室,其余的多为近幽门的胃憩室。Patmer报道所收集的342例胃憩室中,259例在胃远端的后壁(73%),31例在胃窦,29例在胃体,15例在幽门,8例在胃底。

胃憩室大小差异很大,通常为直径1～6 cm,呈囊状或管状。胃腔和憩室间孔大的可容纳

2个指尖,最小的只能用极细的探针探及。多数孔径为 2~4 cm。开口的大小与并发症有关,宽颈开口憩室内容物不滞留,并发症发生率较低;腔颈较小者,食物残渣易滞留和细菌过度繁殖,可能引发炎症。另外,憩室开口小者钡剂难以进入憩室腔内,X线钡餐检查不易发现。

三、临床表现与并发症

(一)临床表现

憩室可能发生在任何年龄,但最常发生在 20~60 岁的成年人。Palmer 组,成年人占 80%。儿童通常是真性憩室,且易发生并发症。大部分胃憩室是无症状的,有时在一些患者中,充满食物残渣的胃大憩室会引起上腹部胀感及不适,但在缺乏特殊的并发症者,手术切除憩室后很少能减缓症状。

(二)并发症

胃憩室并发症罕见。由于内容物滞留和细菌过度繁殖可导致急性憩室炎,严重时会发生穿孔。炎症致局部憩室壁黏膜和血管糜烂,可引起出血和便血。穿孔伴出血则导致血腹。有个案报告成年人胃憩室造成幽门梗阻。罕见的是,憩室内出现恶性肿瘤、异物和胃石。

四、诊断

除发生并发症外,大部分胃憩室无任何症状,故多在上消化道疾病检查时偶然发现的。在没有其他病理情况时发现憩室较困难。

(1)憩室在上部胃肠道钡餐检查中表现为胃腔的突出物,周围平整圆滑,对照剂有时聚集在囊袋底部,当患者站立时,囊内上部有空气。发生于胃前壁或胃后壁的憩室很容易被忽视,除非使用气钡双重对比造影技术,并取患者头低位或站立位进行检查。小憩室可被误认为穿透性胃溃疡,反之亦然。两者的区分取决于病变的部位,由于近贲门溃疡是少见的。其他运用钡餐进行鉴别诊断的包括:贲门癌、贲门裂隙疝、食管末端憩室和皮革样胃。

(2)患者口服对照造影剂 CT 扫描通常能显示憩室。若不给予对照剂,或憩室没有对照物填充,CT 结果会与肾上腺肿瘤相似。

(3)内镜对鉴别诊断是最有价值的。

五、治疗

仅显示有憩室存在并非手术切除的指征。经常显现模糊的消化不良症状,而无其他异常或憩室的并发症,则手术治疗不会减轻患者的症状。

手术仅适应于有并发症时,如发生憩室炎或出血,或合并其他病灶出现者。当诊断不能确定,剖腹探查是最后手段。

六、手术方法

手术由憩室部位和有无合并病灶而定。

若憩室近贲门,游离胃左侧大网膜,以显露近胃食管孔的后方,小心分离粘连、胃壁和胰腺,显露分离憩室,需要时可牵引憩室以利显露,切除憩室、残端双层缝合。

若剖腹探查时不易发现憩室时,可钳闭胃窦,经鼻胃管注入盐水充盈胃,可能易于发现。

胃小弯和大弯侧憩室做 V 形切除,缝合裂口。幽门窦的憩室可施行部分胃切除术治疗,若合并胃部病灶时尤其适合。

(刘登强)

第四节 胃 癌

胃癌是我国最常见的恶性肿瘤之一,死亡率居恶性肿瘤首位。胃癌多见于男性,男女之比约为 2：1。平均死亡年龄为 61.6 岁。

一、病因

尚不十分清楚,与以下因素有关。

(一)地域环境

地域环境不同,胃癌的发病率也大不相同,发病率最高的国家和最低的国家之间相差可达数十倍。在世界范围内,日本发病率最高,美国则很低。我国的西北部及东南沿海各省的胃癌发病率远高于南方和西南各省。生活在美国的第三代日本移民由于地域环境的改变,发病率逐渐降低。而苏联靠近日本海地区的居民胃癌的发病率则是苏联中、西部的 2 倍之多。

(二)饮食因素

饮食因素是胃癌发生的最主要原因。具体因素如下所述。

1.含有致癌物

如亚硝胺类化合物、真菌毒素、多环烃类等。

2.含有致癌物前体

如亚硝酸盐,经体内代谢后可转变成强致癌物亚硝胺。

3.含有促癌物

如长期高盐饮食破坏了胃黏膜的保护层,使致癌物直接与胃黏膜接触。

(三)化学因素

1.亚硝胺类化合物

多种亚硝胺类化合物均致胃癌。亚硝胺类化合物在自然界存在的不多,但合成亚硝胺的前体物质亚硝酸盐和二级胺却广泛存在。亚硝酸盐及二级胺在 pH 1～3 或细菌的作用下可合成亚硝胺类化合物。

2.多环芳烃类化合物

最具代表性的致癌物质是 3,4-苯并芘。污染、烘烤及熏制的食品中 3,4-苯并芘含量增高。3,4-苯并芘经过细胞内粗面内质网的功能氧化酶活化成二氢二醇环氧化物,并与细胞的 DNA、RNA 及蛋白质等大分子结合,致基因突变而致癌。

(四)Hp

WHO 国际癌症研究机构曾得出"Hp 是一种致癌因子,在胃癌的发病中起病因作用"的结论。Hp 感染率高的国家和地区常有较高的胃癌发病率,且随着 Hp 抗体滴度的升高胃癌的危险性也相应增加。Hp 感染后是否发生胃癌与年龄有关,儿童期感染 Hp 发生胃癌的危险性增加;而成年后感染多不足以发展成胃癌。Hp 致胃癌的机制有如下提法:①促进胃黏膜上皮细胞过度增生。②诱导胃黏膜细胞凋亡。③Hp 的代谢产物直接转化胃黏膜。④Hp 的 DNA 转换到胃黏膜细胞中致癌变。⑤Hp 诱发同种生物毒性炎症反应,这种慢性炎症过程促使细胞增生和增加自由基形成而致癌。

（五）癌前疾病和癌前病变

这是两个不同的概念，胃的癌前疾病指的是一些发生胃癌危险性明显增加的临床情况，如慢性萎缩性胃炎、胃溃疡、胃息肉、胃黏膜巨大皱襞症、残胃等；胃的癌前病变指的是容易发生癌变的胃黏膜病理组织学变化，但其本身尚不具备恶性改变。现阶段得到公认的是不典型增生。不典型增生的病理组织学改变主要是细胞的过度增生和丧失了正常的分化，在结构和功能上部分地丧失了与原组织的相似性。不典型增生分为轻度、中度和重度三级。一般而言重度不典型增生易发生癌变。不典型增生是癌变过程中必经的一个阶段，这一过程是一个谱带式的连续过程，即正常→增生→不典型增生→原位癌→浸润癌。

此外，遗传因素、免疫监视机制失调、癌基因（如*C -met* 、*K -ras* 基因等）的过度表达和抑癌基因（如*p53* 、*APC* 、*MCC* 基因等）突变、重排、缺失、甲基化等变化都与胃癌的发生有一定的关系。

二、病理

（一）肿瘤位置

1.初发胃癌

将胃大弯、胃小弯各等分为 3 份，连接其对应点，可分为上 1/3(U)、中 1/3(M)和下 1/3(L)。每个原发病变都应记录其二维的最大值。如果 1 个以上的分区受累，所有的受累分区都要按受累的程度记录，肿瘤主体所在的部位列在最前，如 LM 或 UML 等。如果肿瘤侵犯了食管或十二指肠，分别记为 E 或 D。胃癌一般以 L 区最为多见，约占半数，其次为 U 区，M 区较少，广泛分布者更少。

2.残胃癌

肿瘤在吻合口处(A)、胃缝合线处(S)、其他位置(O)、整个残胃(T)、扩散至食管(E)、十二指肠(D)、空肠(J)。

（二）大体类型

1.早期胃癌

早期胃癌指病变仅限于黏膜和黏膜下层，而不论病变的范围和有无淋巴结转移。癌灶直径 10 mm 以下称小胃癌，5 mm 以下称微小胃癌。早期胃癌分为三型（图 5-1）：Ⅰ 型，隆起型；Ⅱ 型，表浅型。包括三个亚型，Ⅱa 型，表浅隆起型；Ⅱb 型，表浅平坦型；Ⅱc 型，表浅凹陷型；Ⅲ 型，凹陷型。如果合并两种以上亚型时，面积最大的一种写在最前面，其他依次排在后面。如Ⅱc＋Ⅲ。Ⅰ型和Ⅱa 型鉴别如下：Ⅰ型病变厚度超过正常黏膜的 2 倍，Ⅱa 型的病变厚度不到正常黏膜的 2 倍。

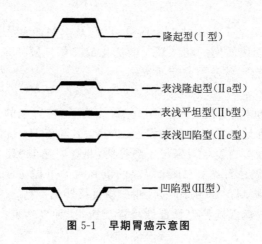

隆起型（Ⅰ型）

表浅隆起型（Ⅱa型）

表浅平坦型（Ⅱb型）

表浅凹陷型（Ⅱc型）

凹陷型（Ⅲ型）

图 5-1 早期胃癌示意图

2.进展期胃癌

进展期胃癌指病变深度已超过黏膜下层的胃癌。按 Borrmann 分型法分为四型(图 5-2)：Ⅰ型,息肉(肿块)型；Ⅱ型,无浸润溃疡型,癌灶与正常胃界限清楚；Ⅲ型,有浸润溃疡型,癌灶与正常胃界限不清楚；Ⅳ型,弥漫浸润型。

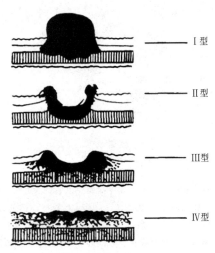

图 5-2 **胃癌的 Borrmann 分型**

(三)组织类型

(1)WHO 将胃癌归类为上皮性肿瘤和类癌两种,其中前者又包括：①腺癌(包括乳头状腺癌、管状腺癌、低分化腺癌、黏液腺癌及印戒细胞癌)。②腺鳞癌。③鳞状细胞癌。④未分化癌。⑤不能分类的癌。

(2)日本胃癌研究会将胃癌分为以下三型。①普通型：包括乳头状腺癌、管状腺癌(高分化型、中分化型)、低分化性腺癌(实体型癌和非实体型癌)、印戒细胞癌和黏液细胞癌。②特殊型：包括腺鳞癌、鳞状细胞癌、未分化癌和不能分类的癌。③类癌。

(四)转移扩散途径

1.直接浸润

直接浸润是胃癌的主要扩散方式之一。当胃癌侵犯浆膜层时,可直接浸润腹膜、邻近器官或组织,主要有胰腺、肝脏、横结肠及其系膜等,也可借黏膜下层或浆膜下层向上浸润至食管下端、向下浸润至十二指肠。

2.淋巴转移

淋巴转移是胃癌的主要转移途径,早期胃癌的淋巴转移率近20%,进展期胃癌的淋巴转移率高达70%左右。一般情况下按淋巴流向转移,少数情况也有跳跃式转移。胃周淋巴结分为以下23组(图 5-3),具体如下：除了上述胃周淋巴结外,还有2处淋巴结在临床上很有意义,一是左锁骨上淋巴结,如触及肿大为癌细胞沿胸导管转移所致;二是脐周淋巴结,如肿大为癌细胞通过肝圆韧带淋巴管转移所致。淋巴结的转移率＝转移淋巴结数目/受检淋巴结数目。

3.血行转移

胃癌晚期癌细胞经门静脉或体循环向身体其他部位播散,常见的有肝、肺、骨、肾、脑等,其中以肝转移最为常见。

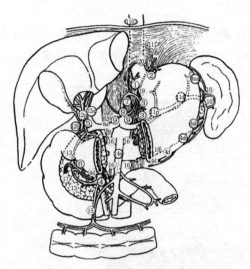

1.贲门右区；2.贲门左区；3.沿胃小弯；4sa.胃短血管旁；4sb.胃网膜左血管旁；4d.胃网膜右血管旁；5.幽门上区；6.幽门下区；7.胃左动脉旁；8a.肝总动脉前；8p.肝总动脉后；9.腹腔动脉旁；10.脾门；11p.近端脾动脉旁；11d.远端脾动脉旁；12a.肝动脉旁；12p.门静脉后；12b.胆总管旁；13.胰头后；14a.肠系膜上动脉旁；15.结肠中血管旁；16.腹主动脉旁(a1,膈肌主动脉裂孔至腹腔干上缘；a2,腹腔干上缘至左肾静脉下缘；b1,左肾静脉下缘至肠系膜下动脉上缘；b2,肠系膜下动脉上缘至腹主动脉分叉处)；17.胰头前；18.胰下缘；19.膈下；20.食管裂孔；110.胸下部食管旁；111.膈上

图 5-3　胃周淋巴结分组

4.种植转移

当胃癌浸透浆膜后，癌细胞可自浆膜脱落并种植于腹膜、大网膜或其他脏器表面，形成转移性结节，黏液腺癌种植转移最为多见。若种植转移至直肠前凹，直肠指诊可能触到肿块。胃癌卵巢转移占全部卵巢转移癌的 50% 左右，其机制除以上所述外，也可能是经血行转移或淋巴逆流所致。

5.胃癌微转移

胃癌微转移是近几年提出的新概念,定义为治疗时已经存在但目前常规病理学诊断技术还不能确定的转移。

(五)临床病理分期

国际抗癌联盟(UICC)公布了胃癌的临床病理分期,尔后经多年来的不断修改已日趋合理。

1.肿瘤浸润深度

用 T 来表示,可以分为以下几种情况:T_1,肿瘤侵及黏膜和(或)黏膜肌(M)或黏膜下层(SM),SM 又可分为 SM1 和 SM2,前者是指癌肿越过黏膜肌不足 0.5 mm,而后者则超过了 0.5 mm。T_2,肿瘤侵及肌层(MP)或浆膜下(SS)。T_3,肿瘤浸透浆膜(SE)。T_4,肿瘤侵犯邻近结构或经腔内扩展至食管、十二指肠。

2.淋巴结转移

无淋巴结转移用 N_0 表示,其余根据肿瘤的所在部位,区域淋巴结分为三站,即 N_1、N_2、N_3。超出上述范围的淋巴结归为远隔转移(M_1),与此相应的淋巴结清除术分为 D_0、D_1、D_2 和 D_3(表 5-1)。

表 5-1　肿瘤部位与淋巴结分站

肿瘤部位	N_1	N_2	N_3
L/LD	3 4d 5 6	1 7 8a 9 11p 12a 14v	4sb 8p 12b/p 13 $16a_2$/b_1
LM/M/ML	1 3 4sb 4d 5 6	7 8a 9 11p 12a	2 4sa 8p 10 11d 12b/p 13 14v $16a_2$/b_1
MU/UM	1 2 3 4sa 4sb 4d 5 6	7 8a 9 10 11p 11d 12a	8p 12b/p 14v $16a_2$/b_1 19 20
U	1 2 3 4sa 4sb	4d 7 8a 9 10 11p 11d	5 6 8p 12a 12b/p $16a_2$/b_1 19 20
LMU/MUL/MLU/UML	1 2 3 4sa 4sb 4d 5 6	7 8a 9 10 11p 11d 12a 14v	8p 12b/p 13 $16a_2$/b_1 19 20

表 5-1 中未注明的淋巴结均为 M_1,如肿瘤位于 L/LD 时 4sa 为 M_1。

考虑到淋巴结转移的个数与患者的 5 年生存率关系更为密切,UICC 在新 TNM 分期中,对淋巴结的分期强调转移的淋巴结数目而不考虑淋巴结所在的解剖位置,规定如下:N_0 无淋巴结转移(受检淋巴结个数须≥15);N_1 转移的淋巴结数为 1~6 个;N_2 转移的淋巴结数为 7~15 个;N_3 转移的淋巴结数在 16 个以上。

3.远处转移

M_0 表示无远处转移;M_1 表示有远处转移。

4.胃癌分期(表 5-2)

表 5-2　胃癌的分期

	N_0	N_1	N_2	N_3
T_1	ⅠA	ⅠB	Ⅱ	
T_2	ⅠB	Ⅱ	ⅢA	
T_3	Ⅱ	ⅢA	ⅢB	
T_4	ⅢA	ⅢB		
$H_1P_1CY_1M_1$				Ⅳ

表 5-2 中 Ⅳ 期胃癌包括如下几种情况:N_3 淋巴结有转移、肝脏有转移(H_1)、腹膜有转移(P_1)、腹腔脱落细胞检查阳性(CY_1)和其他远隔转移(M_1),包括胃周以外的淋巴结、肺脏、胸膜、骨髓、骨、脑、脑脊膜、皮肤等。

三、临床表现

(一)症状

早期患者多无症状,以后逐渐出现上消化道症状,包括上腹部不适、心窝部隐痛、食后饱胀感等。胃窦癌常引起十二指肠功能的改变,可以出现类似十二指肠溃疡的症状。如果上述症状未得到患者或医师的充分注意而按慢性胃炎或十二指肠溃疡病处理,患者可获得暂时性缓解。随着病情的进一步发展,患者可逐渐出现上腹部疼痛加重、食欲减退、消瘦、乏力等;若癌灶浸润胃周血管则引起消化道出血,根据患者出血速度的快慢和出血量的大小,可出现呕血或黑便;若幽门被部分或完全梗阻则可致恶心与呕吐,呕吐物多为隔宿食和胃液;贲门癌和高位小弯癌可有进食哽噎感。此时虽诊断容易但已属于晚期,治疗较为困难且效果不佳。因此,外科医师对有上述临床表现的患者,尤其是中年以上的患者应细加分析,合理检查以避免延误诊断。

(二)体征

早期患者多无明显体征,上腹部深压痛可能是唯一值得注意的体征。晚期患者可能出现:上腹部肿块、左锁骨上淋巴结肿大、直肠指诊在直肠前凹触到肿块、腹水等。

四、诊断

胃镜和 X 线钡餐检查仍是目前诊断胃癌的主要方法,胃液脱落细胞学检查现已较少应用。此外,利用连续病理切片、免疫组化、流式细胞分析、RT-PCR 等方法诊断胃癌微转移也取得了一些进展,本节也将做一简单介绍。

(一)纤维胃镜检查

纤维胃镜优点在于可以直接观察病变部位,且可以对可疑病灶直接钳取小块组织做病理组织学检查。胃镜的观察范围较大,从食管到十二指肠都可以观察及取活检。检查中利用刚果红、亚甲蓝等进行活体染色可提高早期胃癌的检出率。若发现可疑病灶应进行活检,为避免漏诊,应在病灶的四周钳取 4~6 块组织,不要集中一点取材或取材过少。

(二)X 线钡餐检查

X 线钡餐检查通过对胃的形态、黏膜变化、蠕动情况及排空时间的观察确立诊断,痛苦较小。近年随着数字化胃肠造影技术逐渐应用于临床使影像更加清晰,分辨率大为提高,因此 X 线钡餐检查仍是目前胃癌的主要诊断方法之一。其不足是不能取活检,且不如胃镜直观,对早期胃癌诊断较为困难。进展期胃癌 X 线钡餐检查所见与 Borrmann 分型一致,即表现为肿块(充盈缺损)、溃疡(龛影)或弥漫性浸润(胃壁僵硬、胃腔狭窄等)3 种影像。早期胃癌常需借助于气钡双重对比造影。

(三)影像学检查

影像学检查常用的有腹部超声、超声内镜(EUS)、多层螺旋 CT(MSCT)等。这些影像学检查除了能了解胃腔内和胃壁本身(如超声内镜可将胃壁分为 5 层对浸润深度作出判断)的情况外,主要用于判断胃周淋巴结,胃周器官肝、胰及腹膜等部位有无转移或浸润,是目前胃癌术前 TNM 分期的首选方法。分期的准确性普通腹部超声为 50%,EUS 与 MSCT 相近,在 76% 左右,但 MSCT 在判断肝转移、腹膜转移和腹膜后淋巴结转移等方面优于 EUS。此外,MSCT 扫描三维立体重建模拟内镜技术近年也开始用于胃癌的诊断与分期,但尚需进一步积累经验。

(四)胃癌微转移的诊断

胃癌微转移的诊断主要采用连续病理切片、免疫组化、反转录聚合酶链反应(RT-PCR)、流式细胞术、细胞遗传学、免疫细胞化学等先进技术,检测淋巴结、骨髓、周围静脉血及腹腔内的微转移灶,阳性率显著高于普通病理检查。胃癌微转移的诊断可为医师判断预后、选择术式、确定淋巴结清扫范围、术后确定分期及建立个体化的化疗方案提供依据。

五、鉴别诊断

大多数胃癌患者经过外科医师初步诊断后,通过 X 线钡餐或胃镜检查都可获得正确诊断。在少数情况下,胃癌需与胃良性溃疡、胃良性肿瘤相鉴别。

(一)胃良性溃疡

胃良性溃疡与胃癌相比较,胃良性溃疡一般病程较长,曾有典型溃疡疼痛反复发作史,抗酸剂治疗有效,多不伴有食欲减退。除非合并出血、幽门梗阻等严重的并发症,多无明显体征,不会出现近期明显消瘦、贫血、腹部包块甚至左锁骨上窝淋巴结肿大等。更为重要的是,X线钡餐和胃镜检查,良性溃疡常＜2.5 cm,圆形或椭圆形龛影,边缘整齐,蠕动波可通过病灶;胃镜下可见黏膜基底平坦,有白色或黄白色苔覆盖,周围黏膜水肿、充血,黏膜皱襞向溃疡集中。而癌性溃疡与此有很大的不同,详细特征参见胃癌诊断部分。

(二)胃良性肿瘤

胃良性肿瘤多无明显临床表现,X线钡餐为圆形或椭圆形的充盈缺损,而非龛影。胃镜则表现为黏膜下包块。

六、治疗

(一)手术治疗

手术治疗是胃癌最有效的治疗方法。胃癌根治术应遵循以下3点要求:①充分切除原发癌灶。②彻底清除胃周淋巴结。③完全消灭腹腔游离癌细胞和微小转移灶。胃癌的根治度分为3级:A级,D＞N,即手术切除的淋巴结站别大于已有转移的淋巴结站别;切除胃组织切缘1 cm内无癌细胞浸润。B级,D＝N,或切缘1 cm内有癌细胞浸润,也属于根治性手术。C级,仅切除原发灶和部分转移灶,有肿瘤残余,属于非根治性手术。

1.早期胃癌

有学者曾将胃癌标准根治术定为胃大部切除加D_2淋巴结清除术,小于这一范围的手术不列入根治术。但是多年来经过多个国家的大宗患者的临床和病理反复实践与验证,发现这一原则有所欠缺,并由此提出对某些胃癌可行缩小手术,包括缩小胃的切除范围、缩小淋巴结的清除范围和保留一定的脏器功能。这样使患者既获得了根治又有效地减小了手术的侵袭,提高了手术的安全性和手术后的生存质量。常用的手术方式:①内镜或腔镜下黏膜切除术:适用于黏膜分化型癌,隆起型＜20 mm、凹陷型(无溃疡形成)＜10 mm。该术式创伤小但切缘癌残留率较高,达10%。②其他手术:根据病情可选择各种缩小手术,常用的有腹腔镜下或开腹胃部分切除术、保留幽门的胃切除术、保留迷走神经的胃部分切除术和D_1手术等,病变范围较大的则应行D_2手术。早期胃癌经合理治疗后,黏膜癌的5年生存率为98.0%、黏膜下癌为88.7%。

2.进展期胃癌

根治术后5年生存率一般在40%左右。对局限性胃癌未侵犯浆膜或浆膜为反应型、胃周淋巴结无明显转移的患者,以D_2手术为宜。局限型胃癌已侵犯浆膜、浆膜属于突出结节型,应行D_2手术。一些学者认为扩大胃周淋巴结清除能够提高患者术后5年生存率,并且淋巴结的清除及病理学检查对术后的正确分期、正确判断预后、指导术后监测和选择术后治疗方案都有重要的价值。

3.胃癌根治术

胃癌根治术包括根治性远端或近端胃大部切除术和全胃切除术3种。根治性胃大部切除术的胃切断线依胃癌类型而定,Borrmann Ⅰ型和Borrmann Ⅱ型可少一些、Borrmann Ⅲ型则应多一些,一般应距癌外缘4～6 cm并切除胃的3/4～4/5;根治性近端胃大部切除术和全胃切除术应在贲门上3～4 cm切断食管;根治性远端胃大部切除术和全胃切除术应在幽门下3～4 cm切断十二指肠。以L区胃癌,D_2根治术为例说明远端胃癌根治术的切除范围:切除大网膜、小网膜、横结肠系膜前叶和胰腺被膜;清除N_1淋巴结3、4d、5、6组;N_2淋巴结1、7、8a、9、11p、12a、

14v组；幽门下 3～4 cm 处切断十二指肠；距癌边缘 4～6 cm 切断胃。根治性远端胃大部切除术后消化道重建与胃大部切除术后相同。根治性近端胃大部切除术后将残胃与食管直接吻合，要注意的是其远侧胃必须保留全胃的 1/3 以上，否则残胃将无功能。根治性全胃切除术后消化道重建的方法较多，常用的有两种(图 5-4)。①食管空肠 Roux-en-Y 法：应用较广泛并在此基础上演变出多种变法。②食管空肠祥式吻合法：常用 Schlatter 法，也有多种演变方法。全胃切除术后的主要并发症有食管空肠吻合口瘘、食管空肠吻合口狭窄、反流性食管炎、排空障碍、营养性并发症等。

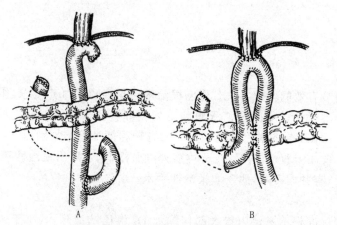

图 5-4　全胃切除术后消化道重建的常用方法

A.Roux-en-Y 法；B.Schlatter 法

4.扩大胃癌根治术与联合脏器切除术

扩大胃癌根治术是指包括胰体、胰尾及脾在内的根治性胃大部切除术或全胃切除术。联合脏器切除术是指联合肝或横结肠等脏器的切除术。联合脏器切除术损伤大、生理干扰重，故不应作为姑息性治疗的手段，也不宜用于年老体弱，心、肺、肝、肾功能不全或营养、免疫状态差的患者。

5.姑息手术

其目的有二：一是减轻患者的癌负荷；二是解除患者的症状，如幽门梗阻、消化道出血、疼痛或营养不良等。术式主要有以下几种：①姑息性切除，即切除主要癌灶的胃切除术。②旁路手术，如胃空肠吻合术。③营养造口，如空肠营养造口术。

6.腹腔游离癌细胞和微小转移灶的处理

术后腹膜转移是术后复发的主要形式之一。已浸出浆膜的进展期胃癌随着受侵面积的增大，癌细胞脱落的可能性也增加，为消灭脱落到腹腔的游离癌细胞，可采取如下措施。

(1)腹腔内化疗：可在门静脉内、肝脏内和腹腔内获得较高的药物浓度，而外周血中的药物浓度则较低，这样药物的毒副作用就随之减少。腹腔内化疗的方法主要有两种：①经皮腹腔内置管。②术中皮下放置植入式腹腔泵或 Tenckhoff 导管。

(2)腹腔内高温灌洗：在完成根治术后应用封闭的循环系统，以 42～45 ℃的蒸馏水恒温下行腹腔内高温灌洗，蒸馏水内可添加各种抗癌药物，如 ADM、DDP、MMC、醋酸氯己定等。一般用 4 000 mL 左右的液体，灌洗 3～10 分钟。早期胃癌无须灌洗。T_2 期胃癌虽未穿透浆膜，但考虑到胃周淋巴结转移在 40% 以上，转移癌可透过淋巴结被膜形成癌细胞的二次脱落、术中医源性脱落,以及 T_2 期胃癌患者死于腹膜转移的达 $1.2\%\sim1.8\%$,所以也主张行腹腔内高温灌洗。至于 T_3 期与 T_4 期胃癌,腹腔内高温灌洗则能提高患者的生存期。

(二)化疗

胃癌对化疗药物有低度至中度的敏感性。胃癌的化疗可于术前、术中和术后进行,本节主要介绍常用的术后辅助化疗。术后化疗的意义在于在外科手术的基础上杀灭亚临床癌灶或脱落的癌细胞,以达到降低或避免术后复发、转移的目的。目前对胃癌术后化疗的疗效仍存在较大的争议,一些荟萃分析显示术后化疗患者的生存获益较小。

1.适应证

(1)根治术后患者:早期胃癌根治术后原则上不必辅以化疗,但具有下列一项以上者应辅助化疗:癌灶面积 >5 cm^2、病理组织分化差、淋巴结有转移、多发癌灶或年龄 <40 岁。进展期胃癌根治术后无论有无淋巴结转移,均需化疗。

(2)非根治术后患者:如姑息性切除术后、旁路术后、造瘘术后、开腹探查未切除及有癌残留的患者。

(3)不能手术或再发的患者:要求患者全身状态较好、无重要脏器功能不全。4 周内进行过大手术、急性感染期、严重营养不良、胃肠道梗阻、重要脏器功能严重受损、血白细胞低于 $3.5\times10^9/L$、血小板低于 $80\times10^9/L$ 等不宜化疗。化疗过程中如出现上述情况也应终止化疗。

2.常用方案

已证实胃癌化疗联合用药优于单一用药。临床上常用的化疗方案及疗效如下。

(1)FAM 方案:由氟尿嘧啶(5-FU)、多柔比星(ADM)和丝裂霉素(MMC)三药组成。用法:5-FU 600 mg/m^2,静脉滴注,第 1、8、29、36 天;ADM 30 mg/m^2,静脉注射,第 1、29 天;MMC 10 mg/m^2,静脉注射,第 1 天。每 2 个月重复一次。有效率为 $21\%\sim42\%$。

(2)UFTM 方案:由 UFT(替加氟/尿嘧啶)和 MMC 组成。用法:UFT 600 mg/d,口服;MMC $6\sim8$ mg,静脉注射,1 次/周。以上两药连用 8 周。有效率为 $9\%\sim67\%$。

(3)替吉奥(S-1)方案:由替加氟(FT)、吉莫斯特(CDHP)和奥替拉西钾三药按一定比例组成,前者为 5-FU 前体药物,后两者为生物调节剂。用法:40 mg/m^2,每天 2 次,口服;6 周为 1 个疗程,其中用药 4 周,停药 2 周。有效率为 44.6%。

近年胃癌化疗新药如紫杉醇类(多西他赛)、拓扑异构酶 I 抑制药(伊立替康)、口服氟化嘧啶类(卡培他滨)、第三代铂类(奥沙利铂)等备受关注,含新药的化疗方案呈逐年增高趋势,这些新药单药有效率 $>20\%$,联合用药疗效更好,可达 50% 以上。此外,分子靶向药物联合化疗也在应用和总结经验中。

(三)放疗

胃癌对放射线敏感性较低,因此多数学者不主张术前放疗。因胃癌复发多在癌床和邻近部位,故术中放疗有助于防止胃癌的复发。术中放疗的优点:①术中单次大剂量(20~30 Gy)放疗的生物学效应明显高于手术前、后相同剂量的分次照射。②能更准确地照射到癌复发危险较大的部位,即肿瘤床。③术中可以对周围的正常组织加以保护,减少放射线的不良反应。术后放疗仅用于缓解由狭窄、癌浸润等所引起的疼痛,以及对残癌处(非黏液细胞癌)银夹标志后的局部治疗。

(四)免疫治疗

生物治疗在胃癌综合治疗中的地位越来越受到重视。主要包括:①非特异性免疫增强剂:临床上应用较为广泛的主要有卡介苗、短小棒状杆菌、香菇多糖等。②过继性免疫制剂:属于此类的有淋巴因子激活的杀伤细胞(LAK)、细胞毒性 T 细胞(CTL)等,以及一些细胞因子,如白细胞介素-2(IL-2)、肿瘤坏死因子(TNF)、干扰素(IFN)等。

(五)中药治疗

中药治疗是通过"扶正"和"驱邪"来实现的,如人参、黄芪、六味地黄丸等具有促进骨髓有核细胞及造血干细胞的增生、激活非特异性吞噬细胞和自然杀伤细胞、加速 T 细胞的分裂、诱导产生干扰素等"扶正"功能。再如健脾益肾冲剂具有清除氧自由基的"祛邪"功能。此外,一些中药可用于预防和治疗胃癌化疗中的不良反应,如恶心、呕吐、腹胀、食欲减退,白细胞、血小板减少和贫血等。

(六)基因治疗

基因治疗主要有抑癌基因治疗、自杀基因治疗、反义基因治疗、核酶基因转染治疗和基因免疫治疗等。虽然这些治疗方法目前多数还仅限于动物试验,但正逐步走向成熟,将来有望成为胃癌治疗的新方法。

(刘登强)

第五节　胃肠道异物

胃肠道异物主要见于误食,进食不当或经肛门塞入。美国消化内镜学会《消化道异物和食物嵌塞处理指南》指出,异物摄入和食物团嵌塞在临床上并非少见,80%以上的异物可以自行排出,无须治疗。但故意摄入的异物63%～76%需要行内镜治疗,12%～16%需要外科手术取出。经肛途径异物常见于借助器具的经肛门性行为,医源性(纱布、体温计等)遗留,外伤或遭恶意攻击塞入,绝大多数可通过手法取出,少数需外科手术治疗。下文按两种途径分别阐述。

一、经口吞入异物

(一)病因

1.发病对象

多数异物误食发生在儿童,好发年龄段在 6 个月至 6 岁;成年人误食异物多发生于精神障碍、发育延迟、乙醇中毒等,可一次吞入多种异物,也可有多次吞入异物病史;牙齿缺如的老年人易吞入没有咀嚼大块食物或义齿。

2.异物种类

报道种类相当多,多为动物骨刺、牙签、果核、别针、鱼钩、食品药品包装、义齿、硬币、纽扣电池等,也有磁铁、刀片、缝针、毒品袋及各种易于拆卸吞食的物品,以及订书机、门扣、钢笔等。在押人员吞食的尖锐物品较多,常用纸片、塑料等包裹后再吞下,但仍存在风险。

(二)诊断

1.临床表现

多数病例并无明显症状。完全清醒、有沟通能力的儿童和成人,一般都能确定吞食的异物,指出不适部位。一些患者并不知道他们吞食了异物,而在数小时、数天甚至数年后出现并发症。幼儿及精神病患者可能对病史陈述不清,如果突然出现呛咳、拒绝进食、呕吐、流涎、哮鸣、血性唾液或呼吸困难等症状时,应考虑到吞食异物的可能。颈部出现肿胀、红斑、触痛或捻发音提示口咽部损伤或上段食管穿孔。腹痛、腹胀、肛门停止排气应考虑肠梗阻。发热、剧烈腹痛,腹膜炎体征提示消化道穿孔可能。在极少数情况下可出现脸色苍白、四肢湿冷,心悸、口渴,焦虑不安或淡漠以至昏迷,可能为异物刺破血管,造成失血性休克。

2.体格检查

对于消化道异物病例,病史、辅助检查远较体格检查重要。多数患者无明显体征。当出现穿孔、梗阻及出血时,相应出现腹膜炎、腹胀或休克等体征。

3.辅助检查

(1)胸腹正侧位 X 线检查:可诊断大多数消化道异物及位置,了解有无纵隔和腹腔游离气体,然而鱼刺、木块、塑料、大多数玻璃和细金属不容易被发现。不推荐常规钡餐检查,因有误吸危险,且造影剂裹覆异物和食管黏膜,可能会给内镜检查造成困难。

(2)CT 检查:可提高异物检出的阳性率,且更好的显示异物位置和与周围脏器的关系,但是对透 X 线的异物为阴性。

(3)手持式金属探测仪:可检测多数吞咽的金属异物,对儿童可能是非常有用的筛查工具。

(4)内镜检查:结肠镜和胃镜是消化道异物诊疗的最常用方法,且可以直接取出部分小异物。

需特别指出的是,一些在押人员为逃避关押,常用乳胶避孕套或透明薄膜包裹尖锐金属异物后吞食,或将金属异物贴于后背造成 X 线检查假象,应当予以鉴别。

(三)治疗

首先了解通气情况,保持呼吸道通畅。

1.非手术治疗

包括等待或促进异物自行排出和内镜治疗。

(1)处理原则:消化道异物一旦确诊,必须决定是否需要治疗、紧急程度和治疗方法。影响处理方法的因素包括患者年龄,临床状况,异物大小、形状和种类,存留部位,内镜医师技术水平等。内镜介入的时机,取决于发生误吸或穿孔的可能性。锋利物体或纽扣电池停留在食管内,需紧急进行内镜治疗。异物梗阻食管,为防止误吸,也需紧急内镜处理。圆滑无害的小型异物则很少需要紧急处理,大多可经消化道自发排出。任何情况下异物或食团在食管内的停留时间都不能超过 24 小时。儿童患者异物存留于食管的时间可能难以确定,因此可发生透壁性糜烂、瘘管形成等并发症。喉咽部和环咽肌水平的尖锐异物,可用直接喉镜取出。而环咽肌水平以下的异物,则应用纤维胃镜。胃镜诊治可以在患者清醒状态下或是在静脉基础麻醉下进行,取决于患者年龄、配合能力、异物类型和数量。

(2)器械:取异物必须准备的器械包括鼠齿钳、鳄嘴钳、息肉圈套器、息肉抓持器、Dormier 篮、取物网、异物保护帽等。有时可先用类似异物在体外进行模拟操作,以设计适当的方案。在取异物时使用外套管可以保护气道,防止异物掉入,取多个异物或食物嵌塞时允许内镜反复通过,取尖锐异物时可保护食管黏膜免受损伤。对于儿童外套管则并不常用。异物保护帽用于取锋利的或尖锐的物体。为确保气道通畅,气管插管是一备选方法。

(3)钝性异物的处理:使用异物钳、鳄嘴钳、圈套器或者取物网,可较容易地取出硬币。光滑的球形物体最好用取物网或取物篮。在食管内不易抓取的物体,可以推入胃中以更易于抓取。有报道在透视引导下使用 Foley 导管取出不透 X 线的钝性物体的方法,但取出异物时 Foley 导管不能控制异物,不能保护气道,亦不能评估食管损伤状况,故价值有限。如果异物进入胃中,大多在 4~6 天排出,有些异物可能需要长达 4 周。在等待异物自行排出的过程中,要指导患者日常饮食,可以增服一些富有纤维素的食物(如韭菜),以利异物排出,并注意观察粪便以发现排出的异物。小的钝性异物,如果未自行排出,但无症状,可每周进行一次 X 线检查,以跟踪其进程。在成人,直径>2.5 cm 的圆形异物不易通过幽门,如果 3 周后异物仍在胃内,就应进行内镜处理。异物一旦通过胃,停留在某一部位超过 1 周,也应考虑手术治疗。发热、呕吐、腹痛是紧急手术探查的指征(图 5-5)。

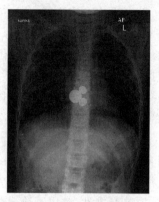

图 5-5　X 线检查见钝性异物

(4)长形异物的处理:长度超过 6~10 cm 的异物,诸如牙刷、汤勺,很难通过十二指肠。可用长型外套管(>45 cm)通过贲门,用圈套器或取物篮抓住异物拉入外套管中,再将整个装置(包括异物、外套管和内镜)一起拉出(图 5-6)。

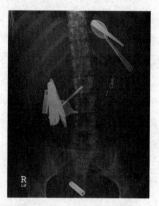

图 5-6　X 线见长形异物

(5)尖锐异物的处理:因为许多尖锐和尖细异物在 X 线下不易显示,所以,X 线检查阴性的患者必须行内镜检查。停留在食管内的尖锐异物应急诊治疗。环咽肌水平或以上的异物也可用直接喉镜取出。尖锐异物虽然大多数能够顺利通过胃肠道而不发生意外,但其并发症率仍高达35%。故尖锐异物如果已抵达胃或近端十二指肠,应尽量用内镜取出,否则应每天行 X 线检查确定其位置,并告诉患者在出现腹痛、呕吐、持续体温升高、呕血、黑便时立即就诊。对于连续3 天不前行的尖锐异物,应考虑手术治疗。使用内镜取出尖锐异物时,为防黏膜损伤,可使用外套管或在内镜端部装上保护兜。

(6)纽扣电池的处理:对吞入纽扣电池的患者要特别关注,因纽扣电池可能在被消化液破坏外壳后有碱性物质外泄,直接腐蚀消化道黏膜,很快发生坏死和穿孔,导致致命性并发症

(图 5-7),故应急诊处理。通常用内镜取石篮或取物网都能成功。另一种方法是使用气囊,空气囊可通过内镜工作通道,到达异物远端,将气囊充气后向外拉,固定住电池一起取出。操作过程中应使用外套管或气管插管保护气道。如果电池不能从食管中直接取出,可推入胃中用取物篮取出。若电池在食管以下,除非有胃肠道受损的症状和体征,或反复 X 线检查显示较大的电池(直径>20 mm)停留在胃中超过 48 小时,否则没有必要取出。电池一旦通过十二指肠,85%会在 72 小时内排出。这种情况下每 3～4 天进行一次 X 线检查是适当的。使用催吐药处理吞入的纽扣电池并无益处,还会使胃中的电池退入食管。胃肠道灌洗可能会加快电池排出,泻药和抑酸剂并未证明对吞入的电池有任何作用。

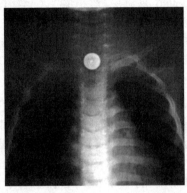

图 5-7　食管内纽扣电池的 X 线表现

(7)毒品袋的处理:"人体藏毒"是现代毒品犯罪的常见运送方法,运送人常将毒品包裹在塑料中或乳胶避孕套中吞入。这种毒品包装小袋在 X 线下通常可以看到,CT 检查也可帮助发现。毒品袋破损会致命,用内镜取出时有破裂危险,所以禁用内镜处理。毒品袋在体内若不能向前运动,出现肠梗阻症状,或怀疑毒品袋有破损可能时,应行外科手术取出。

(8)磁铁的处理:吞入磁铁可引起严重的胃肠道损伤和坏死。磁铁之间或与金属物体之间的引力,会压迫肠壁,导致坏死、穿孔、肠梗阻或肠扭转,因此应及时去除所有吞入的磁铁。

(9)硬币的处理:最常见于幼儿吞食。如果硬币进入食管内,可观察 12～24 小时,复查 X 线检查,通常可自行排出且无明显症状。若出现流涎,胸痛,喘鸣等症状,应积极处理取出硬币。若吞入大量硬币,还需警惕并发锌中毒。

(10)误食所致直肠肛管异物的处理:多因小骨片、鱼刺、小竹签等混在食物中,随进食时大口吞咽而进入消化道,随粪便进入直肠,到达狭窄的肛管上口时,因位置未与直肠肛管纵轴平行而嵌顿,可刺伤或压迫肠壁过久,导致直肠肛管损伤。小骨片等直肠异物经肛门钳夹取出一般不难,但有时异物大部分刺入肠壁,肛窥直视下不易寻找,需用手指仔细触摸确定部位,取出异物后还需仔细检查防止遗漏。

2.手术治疗

(1)处理原则。需手术治疗的情况包括:①尖锐异物停留在食管内,或已抵达胃或近端十二指肠,内镜无法安全取出者,或已通过近端十二指肠,每天行 X 线检查连续 3 天不前行。②钝性异物停留胃内 3 周以上,内镜无法取出,或已通过胃,但停留在某一部位超过 1 周。③长形异物很难通过十二指肠,内镜也无法取出。④出现梗阻、穿孔、出血等症状及腹膜炎体征。

(2)手术方式。进入消化道的异物可停留在食管、幽门、回盲瓣等生理性狭窄处,需根据不同部位采取不同手术方式。①开胸异物取出术:尖锐物体停留在食管内,内镜无法取出,或已造成胸段食管穿孔,甚至气管割伤,形成气管-食管瘘,继发纵隔气肿,脓肿,肺脓肿等,均应行开胸探查术,酌情可采用食管镜下取出异物加一期食管修补术、食管壁切开取出异物、或加空肠造瘘术。②胃前壁切开异物取出术:适用于胃内尖锐异物,或钝性异物停留胃内3周以上,内镜无法取出者,术中全层切开胃体前壁,取出异物后再间断全层缝合胃壁切口,并作浆肌层缝合加固。③幽门切开异物取出术:适用于近端十二指肠内尖锐异物,或钝性异物停留近端十二指肠1周以上,或长形异物无法通过十二指肠,内镜无法取出者。沿胃纵轴全层切开幽门,使用卵圆钳探及近端十二指肠内的异物并钳夹取出,过程中注意避免损伤肠壁,不可强行拉出,取出异物后沿垂直胃纵轴方向横行全层缝合幽门切口,并作浆肌层缝合加固,行幽门成形术。④小肠切开异物取出术:适用于尖锐异物位于小肠内,连续3天不前行,或钝性异物停留小肠内1周以上时。术中于异物所在部位沿小肠纵轴全层切开小肠壁,取出异物后,垂直小肠纵轴全层缝合切口,并作浆肌层加固。⑤结肠异物取出术:适用于尖锐异物位于结肠内连续3天不前行,或钝性异物停留结肠内1周以上,肠镜无法取出者。绝大多数结肠钝性异物可推动,对于降结肠、乙状结肠的钝性异物多可开腹后顺肠管由肛门推出,对于升结肠、横结肠的钝性异物可挤压回小肠,再行小肠切开异物取出术。对于结肠内尖锐异物,可在其所处部位切开肠壁取出,根据肠道准备情况决定是否一期缝合,也可将缝合处外置,若未愈合则打开成为结肠造瘘,留待以后行还瘘手术,若顺利愈合则可避免结肠造瘘,3个月后再将外置肠管还纳腹腔。⑥特殊情况:对于梗阻、穿孔、出血等并发症,如梗阻严重术中可行肠减压术、肠造瘘术等;穿孔至腹腔者,需行肠修补术(小肠)或肠造瘘术(结肠),并彻底清洗腹腔,放置引流;肠坏死较多者需切除坏死肠段,酌情一期吻合(小肠)或肠造瘘(结肠);尖锐异物刺破血管者予相应止血处理。

二、经肛门置入异物

(一)病因

1.发病对象

多由非正常性行为引起,患者多见为30~50岁的男性。偶有外伤造成异物插入,体内藏毒,或因排便困难用条状物抠挖过深难以取出等,极少数为医疗操作遗留。

2.异物种类

多为条状物和瓶状物,种类繁多,曾见于临床的有按摩棒、假阳具、黄瓜、衣架、茄子、苹果、雪茄、灯泡、圣诞饰品、啤酒瓶、扫帚、钢笔、木条等,也有因外伤插入的钢条,极少数情况为医源性纱布、体温计等(图5-8)。

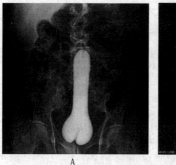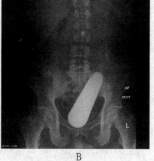

图 5-8 经肛塞入直肠的异物(腹部 X 线检查)

(二)诊断

1.临床表现

异物部分或全部进入直肠,造成肛门疼痛,腹胀,直肠黏膜和肛门括约肌损伤者有疼痛及出血,若导致穿孔可出现剧烈腹痛、会阴坠胀、发热等症状,合并膀胱损伤者有血尿、腹痛、排尿困难等症状。一部分自行取出异物的患者,仍有可能出现出血和穿孔,此类患者往往羞于讲述病因,可能为医师诊断带来困难。较轻的异物性肛管直肠损伤,由于就诊时间晚,多数发生局部感染症状。

2.体格检查

由于患者多羞于就医,就医前多自行反复试图取出异物,就医后也可能隐瞒部分病史,因此体格检查尤为重要。腹部体检有腹膜炎体征者,应怀疑穿孔和腹腔脏器损伤,肛门指诊为必需项目,可触及异物,探知直肠和括约肌损伤情况。

3.辅助检查

体格检查怀疑穿孔可能时,血常规检查白细胞计数和中性粒细胞比值升高有助于帮助判断。放射学检查尤为重要,腹部立卧位 X 线检查可显示异物形状、位置,CT 检查有助于判断是否穿孔及发现其他脏器损伤。

(三)治疗

1.处理原则

(1)对直肠异物病例首先需明确是否发生直肠穿孔,向腹腔穿孔将造成急性腹膜炎,腹膜返折以下穿孔将引起直肠周围间隙严重感染。腹部 X 线检查可显示异物位置和游离气体,可帮助诊断穿孔。若患者出现低血压,心动过速,严重腹痛或会阴部红肿疼痛,发热,体查发现腹膜炎体征,腹部 X 线检查存在游离气体,可诊断为直肠穿孔。应立即抗休克和抗生素治疗,尽快完善术前准备,放置尿管,急诊手术。若病情稳定,生命体征正常,但不能排除穿孔,可行 CT 检查以协助诊断。此类穿孔通常发生于腹膜返折以下,CT 检查可发现直肠系膜含气、积液,周围脂肪模糊。当异物被取出或进入乙状结肠,行肛门镜或肠镜检查可明确乙状结肠直肠损伤或异物位置。

(2)对于没有穿孔和腹膜炎,生命体征稳定的患者,大多数异物可在急诊室或手术室内取出。近肛门处异物可直接或在骶麻下取出。对远离肛门进入直肠上段或乙状结肠的异物不可使用泻剂和灌肠,这可能造成直肠损伤,甚至可能将异物推至更近端的结肠,可尝试在肛门镜或肠镜下取出,否则只能手术取出异物。

(3)取出异物后,应再次检查直肠,以排除缺血坏死或肠壁穿孔。

(4)应当指出的是,直肠异物患者中同性恋者较多,为 HIV 感染高危人群,在处理直肠异物尤其是尖锐异物时,医务人员应注意自身防护。

2.经肛异物取出

多采用截石位,有利于暴露肛门,而且便于下压腹部,以助取出异物。

使直肠和肛门括约肌放松是经肛异物取出的关键,可以用腰麻、骶麻或静脉麻醉,配合充分扩肛,以利于暴露和观察。如果异物容易被手指触到,可在扩肛后使用 Kocher 钳或卵环钳夹持住异物,将其拉至肛缘取出。之后需用乙状结肠镜或肠镜检查远端结肠和直肠有无损伤。直肠异物种类很多,需根据具体情况设计不同方式取出。

(1)钝器:如前所述,在患者充分镇静、扩肛、异物靠近肛管的情况下,使用器械钳夹或手指可较为容易地取出异物。在操作过程中可要求患者协助作用力排便动作,使异物下降靠近肛管,以便取出(图 5-9)。

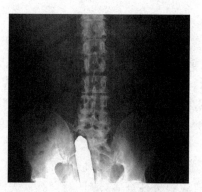

图 5-9 直肠内钝器的 X 线表现

(2)光滑物体:光滑物体如酒瓶、水果等不易抓取,水果等破碎后无伤害的物体可以破碎后取出,但酒瓶、灯泡等破裂后可造成损伤的物体应小心避免其破碎。光滑异物与直肠黏膜紧密贴合,将异物向下拉扯时可形成真空吸力妨碍取出,此时可尝试放置 Foley 尿管在异物与直肠壁之间,扩张尿管球囊,使空气进入,去除真空状态,取出异物(图 5-10)。

(3)尖锐物体:尖锐物体的取出比较困难,而且存在黏膜撕裂、出血、穿孔等风险,需要外科医师在直视或内镜下仔细、耐心操作。异物取出后应再次检查直肠以排除损伤(图 5-11)。

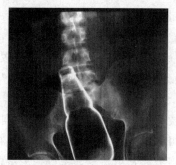

图 5-10 直肠内光滑物体 X 线表现

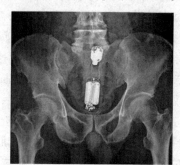

图 5-11 直肠内尖锐物体 X 线表现

3.肠镜下异物取出

适用于上段直肠或中下段乙状结肠,肠镜可提供清晰的画面,可观察到细小的直肠黏膜损伤。有报道使用肠镜可顺利取出 45% 的乙状结肠异物和 76% 的直肠异物,而避免了外科手术。常用方法是用息肉圈套套住异物取出。使用肠镜还可起到去除真空状态的作用,适用于光滑异物的取出。成功取出异物后应在肠镜下再次评估结直肠损伤情况。

4.手术治疗

经肛门或内镜多次努力仍无法取出异物时需手术取出。有穿孔、腹膜炎等情况也是明确的手术适应证。在开腹或腹腔镜手术中,可尝试将异物向远端推动,以尝试经肛门取出。不能成功则须开腹切开结肠取出异物,之后可根据结肠清洁程度一期缝合,或将缝合处外置。若异物已导致结直肠穿孔,则按结直肠损伤处理。还应注意勿遗漏多个异物,或已破碎断裂的异物部分。

(四)并发症及术后处理

直肠异物最危险的并发症是直肠或乙状结肠穿孔,接诊医师应作三方面的判断:①患者全身情况。②是否存在穿孔,穿孔部位位于腹腔还是腹膜返折以下。③腹腔穿刺是否存在粪样液体。

治疗的原则是:粪便转流、清创、冲洗远端和引流。

(1)若发现直肠黏膜撕裂,最重要的是确认有否肠壁全层裂伤,若排除后,较小的撕裂出血一般为自限性,无须特殊处理,而撕裂较大时需在麻醉下缝合止血,或用肾上腺素生理盐水纱布填塞。术后3天内应调整饮食或经肠外营养支持,尽量减少大便。

(2)开腹取异物术后易发切口感染,对切口的处理可采用甲硝唑冲洗、切口内引流,或采用全层减张缝合关腹,并预防性使用抗生素。

(3)若因肛门括约肌损伤或断裂导致不同程度大便失禁,需进行结肠造瘘术、括约肌修补或成形术和造瘘还纳术的多阶段治疗。

(朱志义)

第六节　急性肠梗阻

急性肠梗阻是指肠内容物运行由于某些原因发生阻塞,继而引起全身一系列病理生理反应和临床症状。

一、分类

(一)机械性肠梗阻

临床最多见,由于机械性原因使肠内容物不能通过。多见于肠道肿瘤,肠管受压,肠腔狭窄和粘连引起的肠管成角、纠结成团等。肠道粪石梗阻主要见于老年人。

(二)动力性肠梗阻

动力性肠梗阻分为麻痹性肠梗阻和痉挛性肠梗阻,肠道本身无器质性病变,前者由于肠道失去蠕动功能,以致肠内容物不能运行,如低钾血症时;后者则由于肠壁平滑肌过度收缩,造成急性肠管闭塞而发生梗阻,见于急性肠炎和慢性铅中毒等,较为少见。

(三)血运性肠梗阻

肠系膜血管栓塞或血栓形成,引起肠道血液循环障碍,肠管失去蠕动能力,肠内容物停止运行。

二、病因

主要原因依次为肠粘连、疝嵌顿、肠道肿瘤、肠套叠、肠道蛔虫症、肠扭转等。据大宗资料报道,肠粘连引起的肠梗阻占70%～80%(图5-12)。

三、病理生理

急性肠梗阻病因繁多,但肠腔阻塞后的病理生理变化主要概括为以下方面。

(一)肠腔积液积气

正常情况下,人体消化道内的少量气体,随肠蠕动向下推进,部分由肠道吸收,其余最后经肛门排出。消化道气体约70%来自经口吞入的空气,约30%来自肠腔内细菌的分解发酵。这些气体在肠梗阻时不能被吸收和排除,再加上肠道细菌大量繁殖和发酵作用,肠腔胀气会越来越重。

肠梗阻时肠道和其他消化腺分泌的大量消化液正常吸收循环途径被阻断,梗阻近端肠腔内大量积液,病程晚期还有肠壁病变引起的渗出,再加上呕吐丢失,将造成严重的水、电解质平衡紊乱,循环血量不足和休克。严重膨胀扩张的小肠还引起腹腔压力增高,膈肌抬高,影响下腔静脉回流,加重心动过速和呼吸急促。

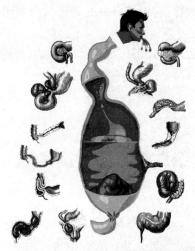

图 5-12　引起急性肠梗阻的常见病因

(二)细菌易位与毒素吸收

急性肠梗阻时肠道细菌迅速繁殖,产生大量有毒物质,并经损伤的肠黏膜屏障和通透性增高的末梢血管进入血液循环,肠腔内细菌也发生易位,进入血液、淋巴循环和腹腔,引起全身中毒反应和感染。

(三)肠壁血运障碍

急性完全性肠梗阻的近端肠管扩张逐渐加重,肠壁逐渐变薄,张力增高,进而引起肠壁血运障碍,即绞窄性肠梗阻,肠黏膜可发生溃疡和坏死,肠壁出现出血点和瘀斑,肠腔和腹腔内均有血性液体渗出。随着时间延长,过度扩张的肠壁会因缺血而坏死,继而肠管破裂,引起急性腹膜炎。

以上病理生理改变持续进展将最终导致多器官功能障碍综合征和死亡。

四、临床表现

急性肠梗阻的症状与梗阻部位和时间有明显关系,位置越高,则呕吐越明显,容易出现水、电解质平衡紊乱;位置越低,则腹胀越明显,容易出现中毒和感染;病情随时间逐渐加重。急性肠梗阻的共同症状包括腹痛、腹胀、呕吐和停止排气排便。

(一)腹痛

无血运障碍的单纯性肠梗阻为阵发性腹痛。肠管内容物下行受阻,其近端肠管会加强蠕动,因此出现阵发性绞痛,逐渐加剧。其特点是发作时呈波浪式由轻至重,可自行缓解,有间歇,部位不定。腹痛发作时在有些患者的腹壁可见肠型,听诊可闻及高调肠鸣音。腹痛发作频率随蠕动频率变化,早期较频繁,数分钟至数秒钟 1 次,至病程晚期肠管严重扩张或绞窄时则转为持续性胀痛。绞窄性肠梗阻腹痛多为持续性钝痛或胀痛,伴阵发性加剧,引起腹膜炎后腹痛最明显处多为绞窄肠管所在部位。麻痹性肠梗阻腹痛较轻,为持续性全腹胀痛,甚至没有明显腹痛,而主要表现为明显腹胀。

腹痛随病情发展而变化,阵发性绞痛转为持续性腹痛伴阵发性加剧提示病情加重,肠梗阻可能由不全性转为完全性,单纯性转为绞窄性。

(二)呕吐

急性肠梗阻时多数患者有呕吐症状,呕吐程度和呕吐物性质与梗阻部位及程度有关。高位小肠梗阻呕吐发生早而频繁,早期为反射性,吐出胃内食物和酸性胃液,随后为碱性胆汁。低位小肠梗阻呕吐发生晚,可吐出粪臭味肠内容物。结肠梗阻少有呕吐。呕吐和腹痛常呈相关性,病程早期呕吐后腹痛可暂时缓解。如呕吐物为棕褐色或血性时应考虑已发生绞窄性肠梗阻。麻痹性肠梗阻的呕吐为溢出性,量较少。

(三)腹胀

腹胀症状与梗阻部位有明显关系,高位梗阻因呕吐频繁,胃肠道积气积液较少,腹胀不明显。低位梗阻时腹胀明显。

(四)停止排气、排便

不完全性肠梗阻时肛门还可排出少量粪便和气体,完全性肠梗阻则完全停止排气排便。在高位完全性肠梗阻患者,梗阻以下肠道内的积气、积便在病程早期仍可排出,故有排气排便并不说明梗阻不存在。绞窄性肠梗阻时,可出现黏液血便。

(五)全身症状

急性肠梗阻早期全身情况变化不大,晚期则出现发热、脱水、水电解质酸碱平衡紊乱、休克,并发肠坏死穿孔时则出现腹膜炎体征。

(六)体征

腹部膨隆与梗阻部位有关,低位梗阻较明显,可为全腹均匀膨隆或不对称膨隆,随病程进展加重,在腹壁薄的患者可见肠型。腹部叩诊鼓音。未发生肠绞窄或穿孔时,腹肌软,但因肠道胀气膨隆导致腹壁张力升高,可干扰对腹肌紧张的判断。压痛定位不明确,可为广泛轻压痛。发生肠绞窄或穿孔后,压痛明显,定位在绞窄肠管部位或遍及全腹,并有反跳痛和肌紧张。在病程早期听诊可闻及高调金属声响样肠鸣音,至病程晚期近端肠道严重扩张,发生肠绞窄、穿孔或在麻痹性肠梗阻,肠鸣音消失。应注意在年老体弱患者,即使已发生肠绞窄或穿孔,腹部体征也可能表现不明确。

对肠梗阻患者的体检应注意腹股沟区,特别在肥胖患者,其嵌顿疝可能被掩埋于厚层脂肪中而被忽略。肛门指诊应作为常规检查,可发现直肠肿瘤、手术吻合口狭窄或盆腔肿瘤等。多数肠梗阻患者直肠空虚,若直肠内聚集多量质硬粪块,则梗阻可能为粪块堵塞引起,多见于老年人,勿轻易手术探查。

五、辅助检查

(一)立位腹部 X 线检查

立位腹部 X 线检查是诊断是否存在肠梗阻最常用亦最有效的检查,急性肠梗阻表现为肠道内多发液气平面,小肠梗阻表现为阶梯状液平面;若见鱼肋征,即扩大的肠管内密集排列线条状或弧线状皱襞影,则为空肠梗阻征象;结肠梗阻表现为扩大的结肠腔和宽大的液气平面,而小肠扩张程度较轻。无法直立的患者可拍侧卧位片,平卧位片可以体现肠腔大量积气,但无法体现液气平面(图 5-13)。

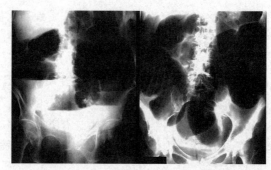

图 5-13　急性肠梗阻时立位腹平片(左)和平卧位片(右)对照

(二)超声检查

简便快捷,可在床边进行。肠梗阻时超声可见梗阻近端肠管扩张伴肠腔内积液,而远端肠管空瘪。小肠梗阻近端肠道内径常＞3 cm,结肠梗阻近端内径常＞5 cm。根据扩张肠管的分布可大致判断梗阻部位,小肠高位梗阻时上腹部和左侧腹可见扩张的空肠回声,呈"琴键征";小肠低位梗阻时扩张肠管充满全腹腔,右下腹及盆腔内扩张肠管壁较光滑(回肠);结肠梗阻时形成袋状扩张,位于腹周。严重结肠梗阻时肠管明显扩张,小肠与结肠的形态难以区分,但回盲瓣常可显示。机械性肠梗阻时近端肠管蠕动增强,扩张肠管无回声区内的强回声斑点呈往返或漩涡状流动;而麻痹性肠梗阻时肠壁蠕动减弱或消失,肠管广泛扩张积气;绞窄性肠梗阻时肠管粘连坏死呈团块状,肠壁无血流信号。超声诊断肠梗阻的敏感性可达 89%～96%,而且对引起梗阻的病因,如肿瘤、嵌顿疝等也可提供重要线索。

(三)CT 检查

平卧位 CT 横切面影像可显示肠管扩张和肠腔内多发气液平面。机械性肠梗阻有扩张肠管和塌陷肠管交界的"移行带征";麻痹性肠梗阻常表现为小肠、结肠均有扩张和积气积液,而常以积气为主,无明显"移行带征";血运障碍性肠梗阻除梗死或栓塞血管供血的相应肠管扩张、肠壁水肿增厚外,梗阻肠管对应血管可见高密度血栓,或增强扫描见血管内充盈缺损。CT 还有助于发现引起肠梗阻的病因,如肿瘤、腹腔脓肿、腹膜炎、胰腺炎等。

(四)实验室检查

常规实验室检查常见水电解质酸碱平衡紊乱,低钾、低钠血症,白细胞计数升高,中性粒细胞比值升高等。

六、诊断

依据症状体征和影像学检查,急性肠梗阻的诊断不难确立。完整的急性肠梗阻诊断应包括以下要点。

(一)梗阻为完全性或不完全性

不完全性肠梗阻具有腹痛腹胀、呕吐等症状,但病情发展较慢,可有少量排气、排便,立位腹平片见肠道少量积气,可有少数短小液气平面。完全性肠梗阻病情发展快而重,早期可能有少量排气排便,但随病情进展,排气排便完全停止,立位腹平片见肠道扩张明显,可见多个宽大液气平面。

(二)梗阻部位高低

高位小肠梗阻,呕吐出现早而频繁,水、电解质与酸碱平衡紊乱严重,腹胀不明显,立位腹平片见液气面主要位于左上腹。低位小肠梗阻呕吐出现晚,一次呕吐量大,常有粪臭味,腹胀明显,腹痛较重,立位腹平片见宽大液气平面,主要位于右下腹或遍布全腹。

(三)梗阻性质

是机械性还是动力性肠梗阻,性质不同,处理方法也不同。机械性肠梗阻常伴有阵发性绞痛,可见肠型和蠕动波,肠鸣音高亢。而麻痹性肠梗阻则呈持续性腹胀,腹部膨隆均匀对称,无阵发性绞痛,肠鸣音减弱或消失,多有原发病因存在。痉挛性肠梗阻的特点是阵发性腹痛开始快,缓解也快,肠鸣音多不亢进,腹胀也不明显。机械性肠梗阻的立位腹平片见充气扩张肠管仅限于梗阻以上肠道,麻痹性肠梗阻则可见从胃、小肠至结肠普遍胀气,痉挛性肠梗阻时胀气多不明显。

(四)梗阻为单纯性还是绞窄性

绞窄性肠梗阻预后严重,须立即手术治疗,而单纯性肠梗阻可先保守治疗。出现下列临床表现者应考虑有绞窄性肠梗阻存在:①腹痛剧烈,在阵发性疼痛间歇仍有持续性疼痛。②出现难以纠正的休克。③腹膜刺激征明显,体温、脉搏、白细胞逐渐升高。④呕吐物或肠道排泄物中有血性液体,或腹腔穿刺抽出血性液体。⑤腹胀不对称,可触及压痛的肠袢,并有反跳痛。在临床实际中肠绞窄的表现可能并不典型,若延误手术可危及生命,外科医师应提高警惕,急性肠梗阻经积极保守治疗效果不明显,腹痛不减轻,即应考虑手术探查。

(五)梗阻病因

详细询问病史,结合临床资料全面分析。婴幼儿急性肠梗阻多见于肠套叠和腹股沟疝嵌顿,青壮年多见于腹外疝嵌顿,老年人常见于消化道和腹腔原发或转移肿瘤。有腹部损伤或手术史则粘连性肠梗阻可能性大,房颤、风湿性心瓣膜病等可引起肠系膜血管血栓,饱食后运动出现的急性肠梗阻多考虑肠扭转引起。

七、治疗

(一)非手术治疗

为患者入院后的紧急处置措施,可能使部分患者病情得到缓解,为进一步检查和择期手术创造条件,也作为急诊手术探查前的准备措施。

1.禁食和胃肠减压

禁止一切饮食,放置鼻胃管(长度55～65 cm)并持续负压吸引。降低胃肠道积气积液和张力有利于改善肠壁血液循环,减轻腹胀和全身中毒症状,改善呼吸循环。

2.补充血容量和纠正水电解质、酸碱平衡失调

患者入院后立即建立静脉通道,给予充分的液体支持。对已有休克征象者可先快速输注5%葡萄糖盐水或林格氏液1 000 mL。高位小肠梗阻常有脱水,低钾、低钠、低氯血症和代谢性碱中毒,其中以低钾血症最为突出,可进一步导致肠麻痹,加重梗阻病情。尿量>40 mL/h可静脉滴注补钾。低钾、低钠纠正后代谢性碱中毒多能随之纠正。低位小肠梗阻多表现为脱水、低钠、低钾和代谢性酸中毒,其中以低钠更为突出。轻度低钠血症一般补充5%葡萄糖盐水1 000 mL后多可纠正,重度低钠患者则需根据实验室检查结果在补液中加入相应量的10%氯化钠溶液。对急性肠梗阻患者的补液量应包括已累计丢失量、正常需要量和继续丢失量,其中丢失量还包括因组织水肿而移至组织间隙的循环液体量。应记录尿量、间断复查实验室指标,对重症患者还应监测中心静脉压,以酌情调整补液量和成分。对绞窄性肠梗阻患者可适当输血浆、清蛋白或其他胶体液,以维持循环胶体渗透压,有利于维持循环血量稳定,减轻组织水肿。

3.应用抗生素防治感染

急性肠梗阻时由于肠内容物瘀滞,肠道细菌大量繁殖,肠壁屏障功能受损容易发生细菌易位,出现绞窄性肠梗阻时感染将更加严重。故应用广谱抗生素为必要措施。

4.营养支持

禁食时间超过 48 小时应给予全肠外营养支持,经外周静脉输注最好不超过 7 天,而经深静脉导管可长期输注,但应注意防治导管感染等并发症。

5.抑制消化道分泌

应用生长抑素可有效抑制消化液分泌,减少肠道积液,降低梗阻肠段压力。

6.其他

输注血浆或清蛋白同时应用利尿剂,有助于减轻肠壁水肿。

(二)手术治疗

经非手术治疗无效,病情进展者,已出现绞窄性肠梗阻或预计将出现肠绞窄的患者应行急诊手术治疗。需根据梗阻病因、性质、部位及全身情况综合评估,选择术式。手术原则是在最短时间内用最简单有效的方法解除梗阻。若伴有休克,待休克纠正后手术较为安全。若估计肠管已坏死而休克短时间内难以纠正者,应在积极抗休克同时进行手术探查。

手术切口应考虑有利于暴露梗阻部位,多采用经腹正中线切口或经右腹直肌探查切口(图 5-14)。应尽量在估计无粘连处进入腹腔,探查粘连区,锐性加钝性分离粘连,显露梗阻部位。已坏死的肠段、肿瘤、结核和狭窄部位应行肠段切除。若肠道高度膨胀影响手术操作,可先行肠腔减压,在肠壁开小口吸取肠内容物及气体,过程中尽量避免腹腔污染。

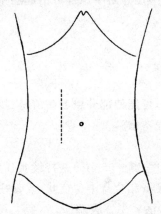

图 5-14 切口选择在有利于显露梗阻的部位

对肠道生机的判断是决定是否切除及切除范围的依据,主要从肠壁色泽、弹性、蠕动、血供、边缘动脉搏动等方面进行判断。遇判断有难度时,可用温热生理盐水湿敷肠袢,或以 0.5%～1%的普鲁卡因 10～30 mL 在相应系膜根部注射,以缓解血管痉挛,并将此段肠管放回腹腔,15～20 分钟后再观察。若肠壁颜色转为正常,弹性和蠕动恢复,肠系膜边缘动脉搏动可见,则不必切除,若无好转则应切除。多数小肠部分切除后吻合较为安全。若绞窄肠段过长,患者情况危重,或切除范围涉及结肠,应在切除坏死肠段后做近远端肠造瘘,待病情稳定后二期行肠吻合术。

八、术后处理

手术后对患者应密切监护,老年、体弱及重症患者应进入 ICU 治疗。常见术后并发症包括以下三方面。

(一)腹腔和切口感染

肠管坏死已存在较严重的腹腔感染,肠管切开减压和肠段切除易污染腹腔和切口,故术后发生感染的风险较高。术中应尽量避免肠内容物污染,关腹前应用生理盐水、聚维酮碘溶液或甲硝唑充分清洗腹腔,留置有效的腹盆腔引流,切口建议采用全层减张缝合,以消除无效腔,即使有感染渗出也可向外或向腹腔排除,避免因感染而敞开切口。

(二)腹胀和肠麻痹

术后应继续监测和补充电解质,进行肠外营养支持,继续鼻胃管减压。可用少量生理盐水灌肠,促进肠蠕动,减少肠粘连。若广泛肠粘连在手术中未能完全分离,或机械性肠梗阻存在多个病因,而手术只解决了某个病因,应警惕术后再次出现机械性肠梗阻,必要时需再次手术。

(三)肠漏和吻合口漏

肠漏和吻合口漏是粘连性肠梗阻术后的常见并发症。急性肠梗阻时肠壁水肿变脆,分离粘连时容易损伤,且在术中容易忽略,而在术后出现肠内容物外漏,引起急性腹膜炎。急性肠梗阻手术切除梗阻部位,行肠吻合时,近端肠管扩张变粗,而远端肠管较细,大口对小口吻合有一定难度,加之肠壁的炎性水肿和腹膜炎,容易造成术后吻合口漏。术后肠漏和吻合口漏的预后取决于其部位、流量、类型等,轻者经通畅引流,加强支持治疗后可以愈合,重者需及时再次手术治疗。

(朱志义)

第七节 十二指肠憩室

消化道憩室最常见的部位是结肠,其次为小肠,而小肠憩室最常发生于十二指肠,即十二指肠憩室(图 5-15)。最早由法国病理学家 Chome 报道,Case 首先用 X 线钡剂造影发现十二指肠憩室,Bauer 对 1 例产生梗阻症状的十二指肠憩室行胃-空肠吻合术,Forsell 和 Key 首次切除 1 例经 X 线检查出的十二指肠憩室。根据目前的文献统计,十二指肠憩室的钡剂造影检出率为 1%～6%,内镜检出率为 12%～27%,尸检检出率更高,为 15%～22%。

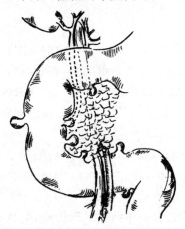

图 5-15 十二指肠憩室示意图

一、病因

憩室产生的确切原因尚不清楚,多认为因先天性肠壁局限性肌层发育不全或薄弱,在肠内突然高压,或长期持续、或反复压力增高时,肠壁薄弱处黏膜及黏膜下层突出形成憩室。肠壁外炎症组织形成的粘连瘢痕牵拉亦可导致憩室发生。故不同类型的憩室,其产生原因也有所不同。

(一)先天性憩室

非常少见,为先天性发育异常,出生时即存在。憩室壁的结构包括肠黏膜、黏膜下层及肌层,与正常肠壁完全相同,又称为真性憩室。

(二)原发性憩室

部分肠壁存在先天性解剖缺陷,因肠内压增高而使该处肠黏膜及黏膜下层向外突出形成憩室。罕见的黏膜和黏膜下层向内突出形成十二指肠腔内憩室,多位于乳头附近,呈息肉样囊袋状。此种憩室壁的肌层组织多缺如或薄弱。

(三)继发性憩室

继发性憩室多由十二指肠溃疡瘢痕收缩或慢性胆囊炎粘连牵拉所致,故均发生在十二指肠球部,又称为假性憩室。

二、病理生理

十二指肠憩室多数可终身没有症状,也没有病理改变,仅在并发憩室炎症或出血时出现相应病理变化和临床症状。

(一)好发部位

十二指肠憩室以单发性多见,多发罕见。原发性憩室70%位于十二指肠降部,20%位于水平部,10%位于升部。继发性憩室则多在十二指肠球部。文献统计60%～95%的憩室位于十二指肠降部内侧壁,并且多位于以十二指肠乳头为中心的2.5 cm直径范围内,称为乳头旁憩室(peri-ampullary diverticula,PAD)。好发于此处的原因是该处为胚胎发育时前肠和后肠的结合部,为先天性薄弱区,加上胆胰管穿行致结缔组织支撑缺乏,使该处肠壁缺陷或薄弱。

PAD在解剖上与胰腺关系密切,与胰管和胆管邻近,多数伸向胰腺后方,甚至穿入胰腺组织内。此外,PAD中还有一种特殊情况,即胆总管和胰管直接开口于憩室,故PAD常可引起梗阻、胆管炎、胰腺炎等并发症。

(二)病理改变

憩室大小形态各异,与其解剖位置、肠内压力及产生的时间长短有关。一般为0.5～10.0 cm大小,形状可呈圆形、椭圆形或管状等。憩室颈部大小与症状的产生密切相关,颈部开口较宽者憩室内容物容易引流,可长时间无症状发生;如开口狭小,或因炎症反应导致开口狭小、憩室扩张,则肠内容物或食物进入憩室后容易潴留其中,发生细菌感染而致憩室炎和其他并发症。

(三)病理分型

根据憩室突出方向与十二指肠腔的关系,可分为腔内型憩室和腔外型憩室。临床常见为腔外型憩室,腔内型罕见。

1.腔内型憩室

憩室壁由两层肠黏膜和其间少许黏膜下结缔组织构成,呈息肉状或囊袋状附着于十二指肠乳头附近,肠腔外触之似肠腔内息肉。部分病例十二指肠乳头位于憩室内,故易引起胆道、胰腺疾病及十二指肠腔内堵塞,并发胃十二指肠溃疡,此类病例也常伴有其他器官先天畸形。

2.腔外型憩室

多为圆形或呈分叶状,颈部可宽可窄。多为单发,约10%的患者可有两个以上腔外憩室或并存其他消化道憩室。70%位于十二指肠降部,与胰腺解剖关系密切,30%在水平部或升部。

三、临床表现

十二指肠憩室很少发现于30岁以下患者,82%的患者在60岁以上才出现症状,大多数在58~65岁时做出诊断,男女发生率几乎相等。多数十二指肠憩室无症状,只有在发生并发症后才引起不适。憩室的大小形状各不相同,但多数颈部口径比较狭小,一旦肠内容物进入又不易排出时,可引起各种并发症。常见的十二指肠憩室并发症可分为憩室炎和憩室压迫邻近结构两类情况。前者系由于憩室内食糜潴留引发急、慢性憩室炎和憩室周围炎,可有右上腹疼痛及压痛,并可向背部放射,并伴有上腹饱胀不适,恶心、呕吐。严重的憩室炎可继发溃疡、出血或穿孔,出现黑便和剧烈腹痛等症状。后者系因憩室内食糜潴留膨胀,或较大的十二指肠腔内、外憩室扩张,引起十二指肠部分梗阻,或者憩室内虽无肠内容物潴留,但也可能压迫邻近器官而产生并发症。临床表现为上消化道梗阻症状,呕吐物初为胃内容物,其后为胆汁,甚至可混有血液,呕吐后症状可缓解。十二指肠乳头附近的憩室,特别是憩室在乳头内者,可因炎症、压迫胆管和胰管而引发胆道感染、梗阻性黄疸和急、慢性胰腺炎,出现相应症状和体征。

十二指肠憩室的并发症较多,如十二指肠部分梗阻、憩室炎、憩室周围炎、憩室内结石、急性或慢性胰腺炎、胃十二指肠溃疡恶变、大出血、穿孔、胆管炎、憩室胆总管瘘、十二指肠结肠瘘、梗阻性黄疸等。

(一)憩室炎与憩室出血

由于十二指肠憩室内容物潴留,细菌繁殖,发生感染,引起憩室炎。继之憩室黏膜糜烂出血,亦有憩室内为异位胰腺组织,并发胰腺炎引起出血,或憩室炎症侵蚀穿破附近血管发生大出血。尚有少见的憩室内黏膜恶变出血。

(二)憩室穿孔

由于憩室内容物潴留,黏膜炎性糜烂并发溃疡,最终穿孔。穿孔多位于腹膜后,穿孔后症状不典型,甚至剖腹探查仍不能发现。通常出现腹膜后脓肿,胰腺坏死,胰瘘。若剖腹探查时发现十二指肠旁蜂窝织炎,或有胆汁、胰液渗出,应考虑憩室穿孔可能,需切开侧腹膜仔细探查。

(三)十二指肠梗阻

十二指肠梗阻多见于腔内型憩室,形成息肉样囊袋堵塞肠腔。也可因较大的腔外型憩室内容物潴留,压迫十二指肠导致梗阻,但大多数是不全性梗阻。

(四)胆、胰管梗阻

胆、胰管梗阻多见于PAD,腔内型或腔外型均可发生。因胆总管、胰管开口于憩室下方或两侧,甚至于憩室边缘或憩室内,致使Oddi括约肌功能障碍,发生梗阻。憩室机械性压迫胆总管和胰管,可致胆汁、胰液潴留,腔内压力增高,十二指肠乳头水肿,胆总管末端水肿,增加逆行感染机会,并发胆管感染或急慢性胰腺炎。十二指肠憩室合并肝胆、胰腺疾病时所表现的症状群可称为Lemmel综合征,亦有人称之为十二指肠憩室综合征。

(五)伴发病

十二指肠憩室常伴有胆道疾病、胃炎、消化性溃疡、胰腺炎、结石、寄生虫等,之间互相影响,互为因果,两者同时存在的可能性为 10%～50%。其中伴发胆道疾病者应属首位,常是"胆道术后综合征"的原因之一。因此在处理十二指肠憩室的同时,要注意不要遗漏这些伴发病,反之亦然。

十二指肠憩室反复引起逆行性胆总管感染,可造成胆总管下段结石。部分世界文献统计显示,十二指肠憩室合并胆石的发病率为 6.8%～64.2%,并发现日本人的发病率比英国人、美国人高。有人指出在处理胆石症时(事先未发现十二指肠憩室)同时处理憩室的情况日益多见。遇到十二指肠乳头开口正好在憩室内和(或)合并胆石症者,处理较为困难,术前应有所估计。

四、辅助检查

无症状的十二指肠憩室多于行上消化道钡餐检查时被发现,如果发现应做正、斜位摄片,重点了解憩室大小、部位、颈部口径和排空情况。十二指肠镜检查为诊断此病的"金标准",其优点是可以直视十二指肠憩室,并重点了解憩室颈与乳头的关系,有助于正确选择手术方式。对伴有胆胰病变者可同时行 ERCP,以了解胆胰管情况。有观点认为 MRI 检查在十二指肠憩室诊断中具有较高准确性,且认为其临床意义不止于诊断憩室本身,更在于对胆道炎症和结石的病因诊断,以及对 ERCP 及内镜下治疗的指导作用。

(一)X 线钡餐检查

可发现十二指肠憩室,表现为突出肠壁的袋状龛影,轮廓整齐清晰,边缘光滑,加压后可见龛影中有黏膜纹理延续到十二指肠。有的龛影在钡剂排空后,显示为腔内残留钡剂阴影的较大憩室,颈部较宽,在憩室内有时可见气液平面。如憩室周围肠黏膜皱襞增粗,轮廓不整齐,局部有激惹征象,或憩室排空延长,或有限局性压痛,为憩室炎表现,如憩室固定不能移动,为憩室周围炎表现。

继发性十二指肠憩室常伴有十二指肠球部不规则变形,并有肠管增宽阴影。当憩室较小或颈部狭窄,其开口部常被肠黏膜皱襞掩盖,或因憩室内充满大量食物残渣,而不易发现其存在。如有少量钡剂进入憩室,或可见一完整或不完整的环影。用低张十二指肠 X 线钡剂造影可增加憩室的发现率。

(二)纤维十二指肠镜检查

除可发现憩室的开口外,尚可了解憩室与十二指肠乳头的关系,为决定手术方案提供依据。

(三)胆道造影

有静脉胆道造影、经皮经肝穿刺胆道造影(PTC)或 ERCP 等方法。可了解憩室与胆管胰管之间的关系,对外科治疗方法的选择有参考意义。憩室与胆胰管的关系有胆胰管开口于憩室底部,或胆胰管开口于憩室侧壁或颈部等。这些胆胰管异常开口常伴有 Oddi 括约肌功能异常,因而容易引起憩室内容物的逆流或梗阻,而导致胆管炎或胰腺炎。

五、诊断

临床中十二指肠憩室的延误诊断率很高,原因是其临床表现没有特异性,难以与常见病如急、慢性胆囊炎、胆石症、慢性胃炎、胃溃疡、胰腺炎、非溃疡性消化不良等相区别,或有时与这些疾病并存,加上十二指肠憩室的发现率较低,临床医师缺乏警惕性,出现相关症状时首先想到的是常见病,对合并有常见病而症状反复发作的患者,也只满足于原有诊断,而忽略追查原因。因此,凡有前述临床表现而按常见病治疗效果不佳时,除考虑治疗措施得当与否外,还要考虑到存在十二指肠憩室的可能性,以下几点尤应引起注意:①无法用溃疡病解释的消化道症状和黑便史。②胆囊切除术后症状仍存在,反复发作胆管炎而无结石残留或复发者。③反复发作的慢性胰腺炎。④无明确原因的胆道感染。若怀疑憩室是引起症状的原因,也必须排查其他疾病。诊断十二指肠憩室时应先行上消化道钡餐检查,诊断依据为X线检查显示的狭颈憩室,钡剂潴留其内超过6小时,有条件时可以加做纤维十二指肠镜检查进一步确诊,并明确其与十二指肠乳头的关系。

六、治疗

治疗原则:没有症状的十二指肠憩室无须治疗。有一定临床症状而无其他病变存在时,应先采用内科治疗,包括饮食调节,使用制酸药、解痉药等,并可采取侧卧位或调整各种不同姿势,以帮助憩室内积食排空。由于憩室多位于十二指肠降部内侧壁,甚或埋藏在胰腺组织内,手术切除比较困难,故仅在内科治疗无效并屡次并发憩室炎、出血或压迫邻近脏器时才考虑手术治疗。

手术切除憩室为理想的治疗,但十二指肠憩室壁较薄弱,粘连紧密,剥离时易撕破,憩室位于胰腺头部者分离时出血多,并容易损伤胰腺及胆胰管等,故手术方式必须慎重选择。手术原则是切除憩室和治疗憩室并发症。

(一)手术适应证

十二指肠憩室有下列情况可考虑手术:①憩室颈部狭小,内容物潴留,排空障碍,有憩室炎的明显症状,反复进行内科治疗无效。②憩室出血、穿孔或形成脓肿。③憩室巨大、胀满,使胆总管或胰管受压梗阻,以及胆胰管异常开口于憩室内,引起胆胰系统病变。④憩室内有息肉、肿瘤、寄生虫或性质不明病变等。

(二)术前准备

除按一般胃肠手术前准备外,应尽量了解憩室的部位及与周围器官的关系。准确定位有利于术中探查和术式选择。上消化道X线钡餐造影应摄左前斜位和右前斜位片,以判断憩室在十二指肠内前侧或内后侧,与胰腺实质和胆道走行的关系及憩室开口与十二指肠乳头的关系。位于降部内侧的憩室,最好在术前行内镜及胆道造影检查,了解憩室与十二指肠乳头及胆管的关系。必须留置胃管,必要时术中可经胃管注入空气,使憩室充气以显示其位置。

(三)常用手术方法

因十二指肠憩室的手术比较复杂,风险较大,目前国内外均没有腹腔镜十二指肠憩室手术的相关报道,手术仍局限于开放术式。术中显露憩室有不同途径,依其部位而定。位于十二指肠水平部和升部的憩室应将横结肠系膜切开显露;位于降部内前侧的憩室,应解剖降部内前缘;在降部内后侧的憩室,应切开十二指肠外侧腹膜(Kocher切口),将十二指肠向左前方翻转以显露(图5-16)。

1.憩室切除术

对容易分离或位于十二指肠水平部和升部的憩室,以切除为好。找到憩室后将其与周围粘连组织剥离干净,在憩室颈部钳夹切除。钳夹部位需离开十二指肠约1 cm,做纵行(或斜行)切除,切除时避免用力牵拉,以防切除黏膜过多,导致肠腔狭窄。切除后进行全层间断内翻缝合,外加浆肌层间断缝合。

憩室位于十二指肠降部内侧时,可在十二指肠降段前壁中段做一小切口,将憩室内翻入十二指肠腔切除,再缝合十二指肠切口。

若憩室位于十二指肠乳头附近或胆总管、胰管的开口处,切除憩室后须行胆囊切除术、胆总管置 T 形管引流及十二指肠乳头成形术。也可考虑将憩室纳入十二指肠腔,在十二指肠内施行切除,然后做十二指肠乳头成形术。

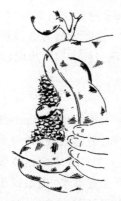

图 5-16　Kocher 切口显露降部内后侧憩室

2.憩室内翻缝闭术

切除憩室会损伤胆总管开口时,不宜强行切除,可做憩室内翻缝闭术,此种手术只适用于无出血、穿孔等并发症的较小憩室。方法是于憩室颈部做一荷包缝合,用血管钳将憩室内翻入肠腔内,然后结扎荷包缝线,或使憩室内翻后以细丝线缝合颈部,使其不再脱出即可。

3.转流术(捷径术)

转流术(捷径术)适用于无法切除或不宜内翻或缝闭的憩室,可行胃部分切除毕Ⅱ式吻合术,使食物改道,将憩室旷置,以避免炎症出血等并发症。对于巨大憩室也有人主张用 DeNicola 法作 Y 形憩室空肠吻合术。

(四)急性并发症治疗

1.出血

当憩室入口较小引流不畅时,易使憩室及其周围反复发生炎症,导致局部溃疡、糜烂,可使血管裸露破裂。憩室内如有异位的胰、胃及其他腺组织,或憩室内有异物存留、肿瘤、静脉破裂等,亦可导致憩室出血。临床上以黑便多见,若出血量较大,则可引起呕血。

对十二指肠憩室出血患者,若血压等生命体征稳定,首选抗炎、抑酸、止血等保守治疗,多数有效。随着内镜技术的普及与提高,各种内镜下止血法已广泛开展。只要全身情况许可,急诊内镜检查配合相应治疗已成为诊断和治疗十二指肠憩室出血的首选方法。目前用于内镜下止血的方法主要为无水乙醇、高渗钠-肾上腺素、吸收性明胶海绵等局部注射,以及凝血酶喷洒、金属止血夹等单独或联合应用。对动脉喷射样出血往往需用止血夹止血法,但要求组织具有一定的弹性,或为裸露血管出血。如上述几种内镜止血法治疗无效,就应及时开腹手术治疗。

手术治疗首选憩室切除术,既可切除病灶,又可达到有效止血目的。但有的憩室向胰腺内长入,或距十二指肠乳头太近,若切除易误伤胆胰管,十二指肠多发憩室亦较难切除。遇到这些情况,必须切开十二指肠壁,在直视下缝扎出血点,止血可靠后行十二指肠旷置、毕Ⅱ式胃部分切除术。此外,经保守治疗出血停止后,可择期行保留幽门的十二指肠旷置胃空肠吻合术,此术式可避免残留憩室和十二指肠排空障碍,以及反流性胃炎,有利于防止残胃癌的发生。

2.穿孔

因十二指肠憩室通常位于腹膜后,所以其穿孔症状的发展常呈隐匿性,早期体征亦不明显,为避免误漏诊,需注意上腹部剧烈疼痛伴腰背部疼痛要想到十二指肠憩室穿孔的可能。早期症状不明显的患者,会逐渐出现腹膜刺激征,故反复检查腹部体征并前后对比有重要意义,另外诊断性腹腔穿刺和腹部 X 线检查亦对本病诊断有意义。CT 检查可见腹膜后十二指肠周围积液、积气。在手术探查中发现横结肠系膜右侧或小肠系膜根部有胆汁染色和捻发感时,提示十二指肠穿孔存在。

穿孔诊断明确后多需手术治疗,术式选择应根据十二指肠憩室穿孔的部位、大小、发病时间长短、腹腔污染情况决定。对伤口小,边缘血运好,穿孔时间较短的患者,行单纯修补加局部引流,同时将胃管放至修补处远端肠腔内即可;对破口虽小,但病程长,破口周围污染较重者,行修补加十二指肠造口术;对十二指肠破口大,肠壁有缺损不能直接缝合者,可行带蒂肠片修补术;对十二指肠降段、水平段憩室穿孔应考虑行十二指肠憩室化手术(图 5-17)。术后禁食,应用抗生素,并早期应用静脉营养支持,以保证穿孔处愈合。

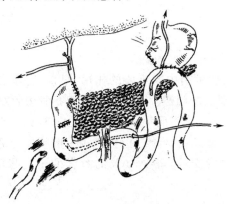

图 5-17　十二指肠憩室化手术

七、术后并发症及处理

由于憩室缺乏肌层组织、壁薄及与周围组织粘连,分离时易撕破,或损伤周围器官,又或因缝合欠佳,常见手术并发症有以下几种。

(一)十二指肠漏

十二指肠漏为严重并发症,死亡率高,多在切除乳头旁憩室时发生。防止的关键在于分离憩室时要操作轻柔,缝合要严密。一旦发生十二指肠漏必须及时引流,给予胃肠减压,抗感染治疗和营养支持,维持水、电解质平衡,漏口多可逐渐愈合。

(二)梗阻性黄疸与胰腺炎

多因切除憩室时误伤胆管或胰管,或憩室内翻缝闭时致胆总管远端或壶腹部局限性狭窄引起。临床表现为上腹部疼痛、发热及黄疸,需再次手术解除梗阻。为避免此并发症发生,手术时应仔细辨认胆、胰管,切除憩室时勿将十二指肠黏膜切除过多,以免影响胆道开口的通畅。切除距乳头近的憩室前一般应先行胆总管切开,插入导管至壶腹部以标志胆道开口位置,然后再分离憩室,缝合时防止误将胆道开口缝合。

十二指肠手术是高风险手术,术后处理十分重要,主要措施有:①生命体征监测。②持续十二指肠减压(将胃管远端送至十二指肠降部)3~5 天。③施行十二指肠造瘘者必须妥善固定造瘘管,术后 15 天以后方能酌情拔除。④其他应严格按照胃肠道手术后常规处理。**(朱志义)**

第八节　消化性溃疡

消化性溃疡主要是指胃、十二指肠的溃疡,是最常见的疾病之一。主要病变是黏膜的局限性组织缺损,炎症与坏死性病变,深达黏膜肌层。溃疡的形成有多种因素,但酸性胃液对黏膜的消化作用是溃疡形成的基本因素,故称为消化性溃疡。十二指肠溃疡占消化性溃疡的80％。近年来,国内外十二指肠溃疡的发病率和需要住院率逐步减少,但溃疡病的急性并发症,如穿孔、大出血、幽门梗阻,需入院急诊手术的病例并没有减少,因而外科治疗在溃疡病的治疗中仍有重要地位。

一、概述

(一)十二指肠溃疡

胃酸在十二指肠溃疡的发病机制中起重要的作用,早期,有学者就提出无酸就无溃疡。此外,十二指肠黏膜防御机制减弱和幽门螺杆菌也在十二指肠溃疡的发生发展中发挥重要作用。

典型的十二指肠溃疡发生在十二指肠第一部(95％),最常见在距幽门 3 cm 以内(90％),发生在前后壁机会均等,偶可见两者均有。十二指肠溃疡一般不发生恶变。未经治疗的十二指肠溃疡自然史为自发性愈合和复发交替,至少 60％的愈合的十二指肠溃疡 1 年内复发,80％～90％的 2 年内复发。

(二)胃溃疡

胃溃疡患者平均胃酸分泌比正常人低,胃排空延缓、十二指肠液反流是导致胃黏膜屏障破坏形成溃疡的重要原因。幽门螺杆菌感染和非甾体抗炎药是影响胃黏膜防御机制的外源性因素。根据溃疡位置可分为以下 4 型。

(1)Ⅰ型:最常见,占57％,位于小弯侧胃切迹附近,发生在胃窦和胃体黏膜交界处。临床症状不典型,胃酸分泌正常或偏低。

(2)Ⅱ型:复合溃疡,占22％,呈高胃酸分泌。内科治疗往往无效,易合并出血,常需手术治疗。

(3)Ⅲ型:占20％,幽门管溃疡或距幽门 2 cm 以内的胃溃疡,临床症状与十二指肠溃疡相似,常呈高胃酸分泌。内科治疗容易复发。

(4)Ⅳ型:高位溃疡,多位于胃近端,距食管胃连接处 4 cm 以内,较少见。患者多为 O 型血,常为穿透性溃疡,易并发出血和穿孔,梗阻少见。

(三)胃十二指肠溃疡并发症

胃十二指肠溃疡的并发症包括溃疡急性穿孔、溃疡急性出血或瘢痕性幽门梗阻。这些并发症可发生于十二指肠溃疡或胃溃疡,幽门梗阻并发于十二指肠溃疡较多,而恶性肿瘤引起的幽门梗阻,则几乎全部发生于胃溃疡。

1.溃疡急性穿孔

溃疡急性穿孔是胃溃疡比较严重的并发症之一,是常见的外科急腹症,表现为起病急病情重,病情变化比较快,需要紧急处理,若诊治不及时,有可能危及生命。溃疡急性穿孔主要发生在胃小弯处,占60%的病例,发病率方面,南方高于北方,城市高于农村。

2.溃疡急性出血

胃十二指肠溃疡患者溃疡基底的血管被侵蚀而导致破裂出血,引起患者大量呕血、黑便,导致红细胞、血红蛋白明显下降、脉率加快,血压下降,出现休克或休克前期症状,称为溃疡大出血。十二指肠溃疡患者出血较胃溃疡出血多见,估计消化性溃疡出血患者约占全部上消化道出血住院患者的50%。

3.瘢痕性幽门梗阻

慢性十二指肠溃疡或幽门管溃疡引起幽门部或十二指肠球部狭窄、变形,或合并周围水肿时引起狭窄者称瘢痕性幽门梗阻。

二、诊断

(一)十二指肠溃疡

1.病史与体格检查

(1)病史:节律性、周期性上腹疼痛,10%以上患者可无症状;春、秋季节多发,夏季和冬季缓解;一般发生在餐后90分钟至3小时,常可夜间痛醒,进食和服抗酸药后缓解;疼痛性质的改变提示可能产生并发症,如溃疡疼痛变成持续性,不再为食物或抗酸药缓解,或放射至背部,提示溃疡可能穿透。

(2)体格检查:常规体格检查一般无异常发现;急性溃疡发作期,可出现上腹部轻压痛。

2.辅助检查

(1)上消化道内镜检查可见溃疡面。注意:内镜检查是十二指肠溃疡诊断的最重要方法,不仅可作出十二指肠溃疡的诊断,亦可检查其他病变,如胃溃疡、十二指肠炎、胃炎或食管炎。

(2)上消化道钡餐检查典型可见龛影,可作为十二指肠溃疡初步诊断依据。注意:钡餐检查亦可用作其他病变的鉴别诊断,如钡餐检查有龛影,一般不再做内镜检查。

(3)胃酸测定和血清胃泌素测定主要用于胃泌素瘤的排除。注意:胃酸对十二指肠的诊断作用不大,但术前术后测定胃酸,对评估患者行迷走神经切断术后迷走神经是否完整切断有帮助。成功的迷走神经切断后单胺氧化酶下降70%。

3.鉴别诊断

(1)慢性胆囊炎:右上腹痛多为餐后发作,常向右肩和背部放射,可伴发热。鉴别要点:多伴有厌油腻食物,超声检查多可确诊。

(2)慢性胰腺炎:反复发作腹痛,多在饭后或酗酒后发作,呈持续性,患者常采取一些体位来减轻疼痛。伴有消瘦和营养不良,晚期出现腹泻、糖尿病症状等。鉴别要点:B超可见胰腺肿大,内部回声不均匀,胆管、胰管扩张等,CT可见胰腺不规则,内有钙化灶及结石表现。

(3)功能性消化不良:症状无特异性。鉴别要点:X线检查是正常的。

(4)胃泌素瘤:来源于胰腺G细胞的肿瘤,肿瘤往往<1 cm,生长缓慢,大量分泌胃泌素,刺激壁细胞增生,分泌大量胃酸,导致胃、十二指肠壶腹部和不典型部位发生多发性溃疡。鉴别要点:多发生于不典型部位,具有难治性特点,高胃酸分泌,空腹血清胃泌素>200 pg/mL。

(二)胃溃疡

1.病史与体格检查

(1)病史:胃溃疡发病年龄多为40~59岁,较十二指肠溃疡晚15~20年;腹痛节律性不如十二指肠溃疡明显,进食加重,且发生在进餐后 0.5～1.0 小时,进食不能缓解;疼痛性质多为深在性痛,常有恶心、呕吐。

(2)体格检查:通常是正常的,发作或穿透性溃疡上腹部剑突下或稍偏左侧可有压痛。

2.辅助检查

(1)上消化道内镜检查。注意:内镜检查可正确评估溃疡的范围和程度,胃溃疡有一定的恶性可能,因此所有胃溃疡必须做活检,胃窦和胃体黏膜活检用尿素酶试验或组织学检查评估幽门螺杆菌感染。

(2)钡餐检查。注意:良性胃溃疡的 X 线特征包括突出胃轮廓外的龛影,放射性黏膜皱襞至溃疡边缘,周围黏膜完整,无充盈缺损。

3.鉴别诊断

(1)胃癌:癌性溃疡常较大(直径>2.5 cm),边缘隆起不规则,呈火山口样,溃疡底部不平整、质硬、污秽。鉴别要点:必要时多次活检以排除恶性胃溃疡。

(2)功能性疾病:不完全的食管裂孔、萎缩性胃炎、肠易激综合征等功能性疾病的非特异的症状常与胃溃疡的症状混淆。鉴别要点:相应的放射学检查或胃镜检查是鉴别的必要手段。

(三)胃十二指肠溃疡并发症

1.溃疡急性穿孔

(1)病史:多年的溃疡病史,穿孔前溃疡病症状加重;突发上腹部刀割样剧痛,迅速波及全腹,惧怕翻身及深呼吸,可放射至肩部;可有恶心、呕吐等上消化道症状;少数伴休克症状。

(2)体格检查:焦急、出汗、呼吸变浅、心搏加快,可发热;腹膜刺激征,腹壁板样强直,肠鸣音减弱或消失,腹式呼吸减弱,肝浊音界可消失;少数患者如幼儿或老年、免疫抑制、四肢瘫痪或昏迷的患者,可不出现典型征象。

(3)辅助检查:①立位腹平片可见膈下游离气体。注意:诊断可疑,应从鼻胃管向胃内注入400 mL 气体后重复拍片,如未发现膈下游离气体也不能排除诊断。②上消化道造影。注意:应用钡剂较水溶性对比剂可靠,也没有增加感染或难以排出。③诊断性腹腔穿刺。注意:腹腔穿刺见胆汁或食物残渣,诊断更加确定。④实验室检查:包括血常规、血清电解质和淀粉酶,常有白细胞计数升高和核左移,血清淀粉酶一般是正常的,可少量升高。注意:穿孔时间较长需检查肾功能、血清肌酐、动脉血气分析,监测酸碱平衡状况。

(4)鉴别诊断。①急性阑尾炎或急性乙状结肠憩室炎:穿孔后溢出胃液向下流向结肠旁沟,在右侧似急性阑尾炎,在左侧似急性乙状结肠憩室炎。鉴别要点:急性阑尾炎或急性乙状结肠憩室炎一般体征较局限,无腹壁板样强直,X 线检查无膈下游离气体。②急性胆囊炎:穿孔后胃液积聚在胆囊和十二指肠附近,类似急性胆囊炎的胆囊穿孔。鉴别要点:胆囊炎表现为右上腹绞痛或持续性疼痛伴阵发性加剧,向右肩放射,体格检查可触及肿大的胆囊,墨菲氏征阳性,坏疽穿孔会出现弥漫性腹膜炎,但不会出现膈下游离气体,B 超提示胆囊炎或胆囊结石。③急性胰腺炎:临床表现与溃疡急性穿孔十分相似,但腹痛有由轻转重的过程,肌紧张较轻。鉴别要点:血、尿淀粉酶和腹腔穿刺液淀粉酶明显升高,X 线检查无膈下游离气体,CT、B 超检查提示胰腺肿胀。

2.溃疡急性出血

(1)病史:患者多有典型溃疡病史,近期可有服用非甾体抗炎药或皮质类固醇药物;主要症状是呕血和解柏油样黑便,具体取决于出血的量和速度;短期内失血超过 800 mL,可出现休克症状。

（2）体格检查：腹部体征不明显，可有腹胀，上腹部轻压痛，肠鸣音亢进等。出现休克时可有四肢湿冷、面色苍白、脉搏细速、呼吸急促、血压下降。

（3）辅助检查。①急诊胃镜检查：可迅速明确出血部位和病因，24小时内胃镜阳性率可达70%～80%。注意：检查见活动性出血也可尝试在内镜下凝血治疗。②选择性腹腔动脉或肠系膜上动脉造影。注意：用于血流动力学稳定的活动性出血患者，如出血量少或已停止，可能结果阴性。如明确出血点可采取栓塞等介入治疗。③实验室检查：红细胞、血红蛋白计数降低。

3.瘢痕性幽门梗阻

（1）病史：大多数有多年的胃十二指肠溃疡史；进行性上腹饱胀（食后）、呕吐，呕吐多发生在餐后30～60分钟，以下午和夜间多见，呕吐物含大量宿食，不含胆汁，呕吐后症状缓解；患者体重减轻，甚至极度消瘦

（2）体格检查：患者有不同程度的消瘦、失水；上腹部可见胃型及蠕动波，可闻及上腹振水音；胃肠减压出大量胃内潴留物，每天减压量大；盐水负荷试验：通过鼻胃管将700 mL盐水在3～5分钟注入胃内，关闭胃管，30分钟后回抽盐水，超过350 mL说明有梗阻。

（3）辅助检查。①内镜检查：可见胃扩张含大量液体，幽门狭窄不规则，不能通过胃镜进入十二指肠。注意：需做活检以排除恶性肿瘤。②上消化道造影：可见扩大和无张力的胃，如少量造影剂进入十二指肠可见变形和瘢痕的球部，24小时后造影剂仍有存留提示瘢痕性幽门梗阻。③实验室检查：患者可有贫血、持续性呕吐引起的代谢性碱中毒伴脱水，血清电解质测定显示低钾、低氯和碳酸氢盐升高。

（4）鉴别诊断。①痉挛水肿性幽门梗阻鉴别要点：呕吐为间歇性，经胃肠减压及抑酸治疗后可缓解，胃镜未见明显瘢痕形成。②胃窦部肿瘤引起的梗阻鉴别要点：胃镜活检及钡餐可明确诊断。③十二指肠肿瘤或胰头癌压迫引起上消化道梗阻鉴别要点：十二指肠球部以下梗阻，呕吐物含胆汁，根据X线、胃镜可鉴别。

三、治疗

（一）十二指肠溃疡

治疗目的：疼痛缓解、促进溃疡愈合、防止复发、减少并发症。

1.非手术治疗

（1）避免致溃疡因素：如烟草、刺激性调味品、精神过度紧张等，鼓励正常有规律的一天三餐。

（2）降低胃酸药物：包括抗酸药如氢氧化铝、组胺H_2受体阻滞剂如西咪替丁、质子泵抑制剂如奥美拉唑，其中，质子泵抑制剂是目前最强有力的胃酸抑制剂。

（3）胃黏膜保护药物：如硫糖铝、枸橼酸铋钾等。

（4）根治幽门螺杆菌方案：一般采用三联方案及两种抗生素合并胶态次枸橼酸铋，或抗分泌药，推荐方案：质子泵抑制剂（标准剂量）＋阿莫西林（1 g）＋克拉霉素（0.5 g），一天2次，共7天。

2.手术治疗

（1）适应证：合并有穿孔、出血、梗阻的十二指肠溃疡。无并发症的十二指肠溃疡出现以下情况：①穿透性溃疡，复合溃疡，球后溃疡；②难治性溃疡，经严格的内科治疗，仍发作频繁，影响生活质量者；③有穿孔或出血病史者，溃疡复发。

（2）禁忌证：单纯性溃疡无严重并发症者；年龄在30岁以下或60岁以上又无绝对适应证；患者有严重的内科疾病，致手术有严重的危险者。

(3)经典手术方式:胃大部切除术;胃迷走神经切断术。

(4)微创手术:腹腔镜下迷走神经切断术具有创伤小、疼痛轻微、住院时间短等优点,而腹腔镜胃大部切除术、胃空肠吻合术经实践证明安全可行。

(5)术后恢复:术后继续给予抑酸治疗;术后饮食由流质饮食向半流质、软食、普食过渡。

(二)胃溃疡

1.非手术治疗

主要应用组胺 H_2 受体拮抗剂和质子泵抑制剂治疗,溃疡的愈合更重要的是依靠治疗的持续时间,而不是抑酸剂的程度。质子泵抑制剂是针对难治性溃疡最有效的制剂。治疗 6～8 周检查无充分愈合的证据,须重做活检,即使是恶性胃溃疡也可能暂时愈合,若第 3 次复发或怀疑为恶性肿瘤,是手术指征。

2.手术治疗

良性溃疡选择性手术的两个主要目的是切除溃疡灶及受损的黏膜组织和减少胃酸及蛋白酶的分泌,其次是减少胆汁反流和胃潴留。

(1)手术适应证:①经严格的内科治疗 4～6 周,溃疡未愈合或愈合后又复发者;②年龄在 45 岁以上的患者;③巨大溃疡(>3 cm),穿透性溃疡或高位溃疡者;④出现出血、穿孔、梗阻等并发症或可疑恶性肿瘤。

由于胃溃疡有一定的恶性可能,因此手术指征可适当放宽。

(2)经典手术方式。①胃大部切除术:毕罗氏Ⅰ式胃切除术是Ⅰ型和Ⅲ型胃溃疡最常用的术式,因这类胃溃疡大多数十二指肠正常,易于毕罗氏Ⅰ式重建,而术后并发症较毕罗氏Ⅱ式胃切除为少;②高位溃疡可行溃疡局部切除加远端的胃部分切除术,也可行局部切除加近端选择性迷走神经切断术;③复合溃疡,手术方式同十二指肠溃疡。

(三)胃十二指肠溃疡并发症

1.溃疡急性穿孔

(1)非手术治疗:适用于全身情况好、症状体征较轻的空腹穿孔,判断穿孔较小,腹膜炎已局限者,或经水溶性造影剂证实穿孔已封闭者。包括禁食、水,胃肠减压,静脉补液,恢复血容量,留置导尿管以观察尿量,静脉应用抗生素,通常用广谱头孢菌素,静脉输注质子泵抑制剂等制酸药物。这些患者易发生膈下或肝下脓肿,可用经皮穿刺导管引流治疗。

(2)手术治疗。适应证:①凡不适合于非手术治疗的急性穿孔病例,如症状重、腹痛剧烈、饱腹穿孔等;②经非手术治疗 6 小时后病情仍继续加重者。

术前准备:①禁食、胃肠减压;②纠正血流动力学紊乱;③抗生素治疗。

手术方式包括以下几点。①单纯修补术:操作简便易行,手术时间短,风险小,但是远期效果差,5 年复发率高。②胃大部切除术:在患者的具体情况、手术条件和手术者的经验允许情况下,可行胃大部切除术,既解决了穿孔问题,又解决了溃疡病的治疗问题。首先考虑保障患者的生命安全,一般认为患者的一般情况良好,有幽门梗阻或出血史,穿孔在 12 小时以内,腹腔污染较轻时,可行胃大部切除术。③单纯修补+高选择性迷走神经切除术:主要用于十二指肠溃疡穿孔,可降低溃疡复发率和再次手术率,但不适合穿孔时间>24 小时或腹腔明显污染者。

术后恢复:持续胃肠减压;术后给予 H_2 受体阻滞剂或质子泵抑制剂。

2.溃疡急性出血

(1)非手术治疗:对于出血量相对少、生命体征可控制平稳或非持续性出血的患者可先试行非手术治疗,卧床休息,吸氧,建立静脉通道,监测生命体征。

快速滴注平衡盐溶液,根据血压、脉搏、尿量和周围循环状况判断失血量,无心脏病病史者收缩压降至 $9.3 \sim 12.0$ kPa($70 \sim 90$ mmHg),提示失血显著,达全身 25% 总血容量范围,出血量大时输注浓缩红细胞。休克患者用中心静脉导管监测血流动力学。①放置鼻胃管:观察胃管排出液,含去甲肾上腺素的生理盐水间歇冲洗,评估出血特征和是否复发出血。②应用止血药、抑酸药和生长抑素等药物。③急诊胃镜检查:内镜检查一般可正确鉴别出血来源,从而制订治疗计划,同时可进行内镜下止血治疗如电凝止血、注射止血药物等。其次,内镜所见溃疡外观可提示预后意义,溃疡基底发现血管、新鲜凝血块或较大溃疡(直径>1 cm)预示再出血率较高。④血管造影栓塞治疗:对于生命体征可控制平稳的患者。

(2)手术治疗。适应证:①持续出血48小时;②出血速度快,血流动力学不稳定或短时间内(6~8小时)需要输血>4单位;③年龄>60岁的冠状动脉硬化症者;④内镜止血失败,或再出血风险较大;⑤近期复发出血或合并其他并发症;⑥血管造影栓塞无法止血或栓塞后再次大出血。

术前准备:①禁食、胃肠减压;②积极液体复苏,力争在血流动力学稳定的情况下进行手术;③充分备血;④应用 H_2 受体阻滞剂或质子泵抑制剂。

手术方式。①胃溃疡:连同溃疡切除远端胃,根据切除范围行毕罗氏Ⅰ式吻合或毕罗氏Ⅱ式吻合;溃疡切除,缝合胃切口,迷走神经切断合并幽门成形术;Ⅳ型溃疡可选用胃远端和小弯侧舌形连同溃疡一并切除,行胆总管囊肿空肠吻合术;②十二指肠溃疡出血:溃疡缝合止血并迷走神经干切断是最简单有效的手术;旷置溃疡的毕罗氏Ⅱ式胃大部切除术。

注意:手术后再出血不少见,单纯缝合止血的再出血率高,附加迷走神经切断术等可降低再出血率。

术后康复:①术后继续禁食、胃肠减压;②根据情况继续补液、营养支持,必要时输血治疗;③静脉应用抑酸药物。

3.瘢痕性幽门梗阻

(1)非手术治疗:建立鼻胃管吸引;纠正血容量和水、电解质及代谢紊乱,肠外营养纠正营养状态;抑酸治疗。

(2)手术治疗瘢痕性梗阻是外科手术的绝对适应证。

术前准备:①完善相关检查;②鼻胃管减压 5~7 天,温盐水洗胃 1~2 天;③纠正水、电解质和代谢紊乱,恢复正氮平衡;④预防性使用抗生素;⑤给予 H_2 受体阻滞剂或质子泵抑制剂。

手术方式:①远端胃切除术;②胃窦切除加迷走神经切断;③迷走神经切断并引流术。

术后恢复:继续加强营养支持;给予 H_2 受体阻滞剂或质子泵抑制剂。

四、诊治要点

本病确诊后一般采取综合性治疗措施,包括非手术治疗、手术治疗和并发症的治疗。治疗消化性溃疡的目的:①缓解临床症状;②促进溃疡愈合;③防止溃疡复发;④减少并发症。但目前现有的各种疗法尚不能改变消化性溃疡的自然病程和彻底根治溃疡。

五、健康教育

(1)出院后严格内科治疗,定期复查胃镜。

（2）饮食宜稀软、清淡。

（3）避免出现暴饮暴食、过度劳累等刺激。

（徐秀峰）

第九节　急性消化道出血

一、概述

急性消化道出血是临床常见综合征，可由多种疾病所致。可因消化道本身的炎症、溃疡、机械性损伤、血管病变、肿瘤等因素引起，也可因邻近器官的病变，以及全身性疾病累和消化道引起。只要损害了消化道黏膜血管，或者导致凝血功能障碍，均可导致消化道出血。消化道是指从食管到肛门的管道，包括食管、胃、十二指肠、空肠、回肠、盲肠、结肠及直肠。上消化道出血是指十二指肠悬韧带以上的食管、胃、十二指肠、上段空肠及胰管和胆管的出血，胃空肠吻合术后的空肠出血亦属此范围。十二指肠悬韧带以下的消化道出血统称为下消化道出血。随着内镜技术的发展，新名词中消化道改变了对消化道的传统分段概念的认识。新定义以十二指肠乳头、回盲瓣为标志，将消化道分为上消化道（十二指肠乳头以上）、中消化道（十二指肠乳头至回盲瓣）和下消化道（盲肠、结肠、直肠）。

急性消化道出血以呕血和（或）便血为主要临床表现，因出血量的不同而伴有或不伴周围循环衰竭的表现。呕血多呈咖啡色，这是因为出血后血液在胃内潴留时间较长经胃酸作用所致，但出血量大，速度快，也可呕吐鲜红色血液。上消化道出血不一定有呕血，但一般均见有黑便，黑便呈柏油样黏稠而且发亮，但若十二指肠部位病变的出血速度过快时，在肠道停留的时间短，粪便颜色也可为紫红色。下消化道出血的临床表现以便血为主，轻者仅呈粪便潜血或黑便，出血量大则为鲜血便，重者可出现休克。消化道出血是临床常见急症之一，其中在短期内失血量超过1 000 mL或循环血容量减少20％以上的出血为大出血，需及时抢救。

二、诊断

（一）病史

急性消化道出血时，若患者病情重，往往不能耐受详细问诊及体格检查。因此病史询问应简洁明快，抓住关键，迅速做出初步病因和部位诊断。

（二）临床表现

1.呕血与黑便

出血是以呕血还是便血为首发症状，是否同时存在。呕血可为暗红色甚至鲜红色伴血块。如果出血量大，黑便可为暗红色甚至鲜红色。

2.失血性周围循环衰竭症状

出血量＞400 mL时可出现头晕、心悸、出汗、乏力、口干、恶心、黑矇或晕厥等症，＞700 mL时上述症状显著，并出现晕厥、肢体冷感、皮肤苍白、血压下降等，出血量达1 000 mL时可产生休克。

(三)体格检查

(1)脉搏:是判断失血程度的重要指标。

(2)出血时血容量锐减、最初机体代偿导致心率加快。当大量出血时,脉搏快而弱(或脉细弱)。脉搏每分钟增至 100 次以上,失血估计为 800～1 600 mL;脉搏细微甚至扪不清时,失血已达 1 600 mL 以上。

(3)血压:急性失血 800 mL 以上时(占总血量的 20%),患者进入休克早期,但血压尚正常,收缩压正常或稍升高,脉压缩小。急性失血 800～1 600 mL 时(占总血量的 20%～40%),收缩压可降至 9.3～10.7 kPa(70～80 mmHg),脉压小。急性失血 1 600 mL 以上时(占总血量的 40%以上),收缩压可降至 6.7～9.3 kPa(50～70 mmHg),更严重的出血,血压可降至零。

(4)发热:多在 38.5 ℃以下,可能与分解产物吸收、体内蛋白质破坏、循环衰竭导致体温调节中枢不稳定有关。

(5)腹部压痛:多是炎性疾病的体征,如溃疡性结肠炎、菌痢。并发肠梗阻或穿孔时有典型的腹膜炎体征,并可出现中毒症状。

(6)腹部包块:结肠癌、肠道间质瘤、淋巴瘤时可扪及腹部包块。

(7)直肠指诊:可发现肛门和直肠疾病。

(四)辅助检查

1.血常规检查

红细胞计数、血红蛋白、血细胞比容初期可无变化,一般 3 小时后才会出现血红蛋白计数下降,平均在出血后 32 小时,血红蛋白才可被稀释到最大限度。若患者出血前无贫血,血红蛋白在短时间内下降至 7 g 以下,表示出血量在 1 200 mL 以上。

2.纤维胃镜检查

纤维胃镜检查是首选的上消化道出血诊断方法,阳性率一般达 80%以上,并可作相应的止血治疗。

注意:①最好的时机是在出血后 24～48 小时进行。否则,一些浅表性黏膜病变可部分或全部修复,从而使诊断的阳性率大大下降。②处于失血性休克的患者,应首先补充血容量,待血压相对平稳后做胃镜较为安全。但对动脉出血,休克状态无法纠正时,亦可在快速输血、吸氧和生命体征监护下行急诊胃镜检查。③事先不必洗胃,但若出血过多,估计血块会影响观察时,可用冰水洗胃后进行检查。

3.纤维结肠镜检查

目前已广泛应用于下消化道出血的检查,其优点为直观、可发现轻微的炎性病变和浅表溃疡,同时也可作相应治疗。

注意:此检查在急性出血期间仍可进行,但严重出血伴休克时,需待病情稳定后再进行。

4.选择性动脉造影

当上消化道出血经内镜和 X 线检查未能发现病变时,应做选择性动脉造影。特别是对血管畸形和小肠肿瘤等有很高的诊断价值,并可通过导管滴注血管收缩剂或注入人工栓子止血。若造影剂外渗,显示出血部位,则出血速度至少在 1.0 mL/min(1 500 mL/d)。故最适宜于活动性出血时做检查,阳性率可达 50%～77%。

注意:需要相应的设备和相当的操作技术。

5.放射性核素显像

放射性核素显像敏感性高,但特异性差,故使用价值受限。当出血速度达到 0.1 mL/min,核素便可以显示出血部位,并可监测消化道出血达 24 小时。

注意:需要相应的设备和相当的操作技术。缺点是定位不够准确,但与选择性动脉造影结合起来可明显提高确诊率。

6.小肠内镜

近年来开展的检查小肠病变的方法,费用较高,有一定的难度。

7.智能胶囊消化道内镜

受检者通过口服内置摄像与信号传输装置的智能胶囊,借助消化道蠕动使之在消化道内运动并拍摄图像,医师利用体外的图像记录仪和影像工作站,了解受检者的整个消化道情况,并对其病情做出诊断的方法。

(五)鉴别诊断

1.出血部位

急性消化道出血时,首先应根据病史及症状和体征,迅速做出是上消化道还是下消化道出血的初步诊断。

(1)上消化道出血一般以呕血和(或)便血为主要临床表现,呕血多呈咖啡色。上消化道出血不一定有呕血,但一般均见有黑便,黑便呈柏油样黏稠而且发亮。

(2)若出血量大而速度快,也可呕吐鲜红色血液,粪便颜色也可为暗红色甚至鲜红色。

(3)有导致上消化道出血的原发病,如消化性溃疡、肝硬化、慢性胃炎及应激性病变等。

(4)下消化道出血以便血为主,一般无呕血史。

(5)有导致下消化道出血的原发病,如肠道良恶性肿瘤、肠道炎性疾病和结肠憩室等。偶尔也有肝癌侵入结肠肝曲、子宫颈癌侵入直肠而引起大量便血。

(6)胃管吸引如抽出的胃液内无血液而又有胆汁,则可肯定出血来自下消化道。

鉴别要点:可以根据胃镜和肠镜检查做出部位和病因诊断。

2.急性周围循环衰竭征象

若消化道出血引起的急性周围循环衰竭征象的出现先于呕血和黑便,就必须与中毒性休克、过敏性休克、心源性休克或急性重症胰腺炎,以及异位妊娠破裂、自发性或创伤性脾破裂、动脉瘤破裂等其他病因引起的出血性休克相鉴别。

3.咯血

咯血是指喉以下呼吸道出血,血液经咳嗽由口腔咯出的一种症状。凡痰中带有血丝、痰血相兼、纯血鲜红,均称为咯血。咯血前常有喉痒和咳嗽及胸闷,一般伴有心肺疾病。

4.其他

口服动物血液、炭粉、枸橼酸铋剂和某些中药也可引起黑便,有时需与上消化道出血引起的黑便鉴别。对可疑患者可做胃液、呕吐物或粪便隐血试验。

三、治疗

急性消化道出血时,若患者病情重,往往不宜接受详细问诊及体查,因此应抓住关键,根据病史和症状及体征,迅速做出初步病因和部位诊断。对消化道大出血的患者,应首先治疗休克,然后查证出血的部位和病因,以决定进一步的治疗方针和判断预后。其治疗原则:积极控制出血、治疗原发病、手术治疗。

(一)非手术治疗

上消化道出血病情急、变化快,严重者可危及生命,应采取积极措施进行抢救。迅速补充血容量、抗休克应放在一切医疗措施的首位。

1.一般的急救措施

(1)卧床休息和禁食,保持呼吸道通畅,避免呕血时误吸引起窒息,必要时吸氧。

(2)严密监测生命体征,包括意识、脉搏和血压、肢体温度,皮肤和甲床色泽、周围静脉特别是颈静脉充盈情况等,意识障碍和排尿困难者需留置导尿管。重症患者常需中心静脉压测定、心电监护、血氧饱和度、呼吸监测。

(3)记录呕血和便血的频度、颜色、性质、次数和总量,定期复查红细胞计数、血红蛋白、血细胞比容与血尿素氮等。

(4)对活动性出血的非静脉曲张性出血患者应置胃管,以观察出血情况,并可经胃管给药。

2.迅速补充血容量

(1)患者处于休克状态时,应首先补充血容量。在准备输血时,立即静脉输入 5%～10%葡萄糖液、0.9%氯化钠注射液等。强调一开始不要单独输血而不输液,因为患者急性失血后血液浓缩,血液较黏稠,此时输血并不能更有效地改善微循环的缺血和缺氧状态。因此主张先输液,或者紧急时输液和输血同时进行。

(2)当收缩压在 6.7 kPa(50 mmHg)以下时,输液和输血速度要适当加快,甚至需升压输血,以尽快把收缩压升高至 10.7～12.0 kPa(80～90 mmHg)水平,血压稳定后减慢输液速度。

(3)输入库存血较多时,每 600 mL 血应补充葡萄糖酸钙 10 mL。对肝硬化或急性胃黏膜病变的患者,尽可能采用新鲜血。

(4)有心、肺、肾疾病患者及老年患者,要防止因输液和输血量过多过快引起的急性肺水肿。因此,必须密切观察患者的一般状况及生命体征变化,有条件者应测定中心静脉压来监测输入量。

3.药物止血治疗

应针对不同的病因,采取相应的止血措施。

(1)组胺 H_2 受体拮抗剂和质子泵抑制剂:消化性溃疡和急性胃黏膜病变等引起的出血,该法止血效果较好。组胺 H_2 受体拮抗剂包括西咪替丁及雷尼替丁等。质子泵抑制剂抑酸作用强,能迅速提高胃内 pH。

(2)去甲肾上腺素灌注:胃出血时可用去甲肾上腺素 8 mg,加入冷生理盐水 100～200 mL,经胃管灌注或口服,每 0.5～1.0 小时灌注 1 次,必要时可重复 3～4 次。

(3)凝血酶口服量:轻、中度出血 2 000 IU,2～4 小时 1 次;重度出血 10 000～20 000 IU,1～2 小时 1 次,均以 0.9%氯化钠注射液配制为 10～100 IU/L,用药同时应给予 H_2 受体拮抗剂或质子泵抑制剂等抑酸制剂。

(4)垂体升压素及其衍生物:垂体升压素使内脏小血管收缩,从而降低门静脉压力以达到止血的目的。近年采用周围静脉持续性低流量滴注法,剂量 0.2～0.3 U/min,止血后减为 0.1～0.2 U/min,维持 8 小时后停药。不良反应有腹痛、腹泻、诱发心绞痛、血压增高等,故高血压和冠心病患者使用时要慎重。与硝酸甘油联合使用可减轻其不良反应。

(5)生长抑素及其衍生物:生长抑素及其衍生物是目前治疗急性食管胃底曲张静脉破裂出血

的主要药物。适用于肝硬化食管静脉曲张的出血,其止血成功率70%~87%。对消化性溃疡出血亦有较好的止血成功率。生长抑素及其衍生物为奥曲肽,人工合成物为思他宁。

(二)内镜下止血法

对急性消化道出血的患者应尽快完成消化道内镜检查,而且药物与内镜联合治疗是目前首选的治疗方式。

1.内镜下喷洒药物止血

(1)蒙塞尔溶液常用浓度5%~10%,每次50~100 mL。孟氏液止血有效率85%~90%。

(2)去甲肾上腺素可用8 mg加入等渗盐水20 mL使用,止血有效率80%。

2.内镜下高频电凝止血

(1)电凝止血须确定出血的血管方能进行,出血病灶周围必须干净。若胃出血,电凝止血前先用冰水洗胃。

(2)电凝并不适宜出血凶猛的食管静脉曲张出血。

(3)不足之处为高频电凝止血后可发生再出血。

3.内镜下激光止血

(1)近年可供作止血的激光有氩激光及石榴石激光两种。止血成功率为80%~90%。

(2)对治疗食管静脉曲张出血的疗效尚有争议。

(3)激光治疗出血的并发症不多,有报道个别患者发生穿孔和气腹及照射后形成溃疡,导致迟发性大出血等。

(4)石榴石激光可用于治疗胃肠道血管畸形出血。

4.内镜下注射药物止血

(1)经内镜用稀浓度肾上腺素作出血灶周围黏膜下注射可暂时止血。

(2)局部注射硬化剂和无水乙醇,使血管闭塞。该法不需要特殊器材,价廉易行,安全有效,是治疗溃疡出血中应用最广泛的治疗方法。适用于治疗喷血或血管裸露的出血病灶。

5.内镜下放置缝合夹子

(1)内镜直视下放置缝合夹子,把出血的血管缝夹止血,伤口愈合后金属夹子会自行脱落,随粪便排出体外。

(2)用于消化性溃疡或应激性溃疡出血,特别对小动脉出血效果更满意。

(3)怀疑溃疡穿孔出血者和恶性肿瘤患者不适宜使用止血夹。

6.内镜下曲张静脉套扎术

用橡皮圈套扎曲张的静脉,数天后被套扎静脉完全栓塞并脱落,曲张静脉变细或程度减轻。

(三)介入治疗

选择性血管造影时,经导管向动脉内灌注垂体升压素或去甲肾上腺素,导致小动脉和毛细血管收缩,使出血停止。也可注入人工栓子,一般用吸收性明胶海绵堵塞出血的血管。

(四)气囊压迫止血法

食管静脉曲张出血后,可用三腔二囊管或四腔二囊管填塞胃底及食管中下段止血。气囊填塞对中小量食管静脉曲张出血效果较佳,对大出血可作为临时应急措施。食管囊和胃囊注气后的压力要求在4.7~5.3 kPa(35~40 mmHg)。初压可维持12~24小时,以后每4~6小时放气1次,视出血活动程度,每次放气5~30分钟,然后再注气,以防止黏膜受压过久发生缺血性坏死。止血24小时后,放气观察1~2天才拔管。

(五)手术治疗

消化道大出血时急症手术往往并发症及病死率比择期手术高,所以应尽可能先采取内科止血治疗。当内科积极治疗 48 小时以上仍有继续出血,24 小时内输血 1 500 mL 仍不能维持血压稳定者,而出血部位明确时,才考虑手术治疗。

手术的目的首先是控制出血,在患者全身情况和局部条件许可的前提下,可对病变部位作较彻底的外科手术。如经过各项检查,出血部位和病因还不能确定,而仍继续出血,最终只能通过剖腹探查来明确诊断,术中可结合内镜来确定出血部位和明确病因诊断。

四、诊治要点

急性消化道出血,特别是出血量较大的患者,往往病情比较重,病史采集和体格检查及辅助检查往往需要与治疗同步进行。因此,急诊医师接诊到患者后需要做到以下几点。

(1)生命体征的检查和检测,对判断出血量和治疗提供帮助。

(2)建立快速静脉通道,维持循环稳定。

(3)保持呼吸道通畅,防止误吸而窒息。

(4)补充血容量的原则是先输液,或者紧急时输液和输血同时进行。

(5)有时患者病情危重,应首要以抗休克为重点,待病情基本稳定后再做相关辅助检查。

(6)必要时的有创检测手段(重症监护)。

(7)纤维胃镜和肠镜检查应作为首选,既可明确诊断又可作相应的止血治疗。

(8)治疗措施采取后,应进一步了解患者详细病史,为后续的确切诊断和治疗提供帮助。

(9)部位和病因诊断有时会比较困难,应想到有全身疾病所致的消化道出血,特别是有可能有多元性病因导致出血。有时诊断不明而出血停止,患者应随访。

(10)一般不把手术探查作为明确诊断和治疗的首选,若无条件,可在患者病情稳定时在监护状态下转院,应有急救医师陪护。

(11)简洁明快的病史询问,包括既往疾病、呕血和便血的数量和颜色,以便初步判断出血的部位和出血量,为后续的进一步诊断和治疗提供证据。原则为首先对症治疗,其次病因治疗,必要时标本兼治。

五、健康教育

(1)积极治疗原发性疾病,如食管炎症、胃溃疡、慢性肝炎、慢性肾炎,减少出血的机会。

(2)慢性病患者,如身体虚弱者,应常服维生素 C 及大补气血之中药,以提高机体适应能力。

(3)生活要有规律,避免过度劳累,睡眠应充足,避免情绪紧张。

(徐秀峰)

第十节　阑　尾　炎

阑尾是右髂窝部连接于盲肠的一盲管样结构,外形如蚯蚓,又名蚓状突。阑尾长度一般为 5～10 cm,直径为 0.5～0.7 cm,内径仅 0.2～0.3 cm,阑尾腔容积约 0.1 mL。阑尾自盲肠后内侧壁伸出,其根部位于 3 条结肠带的汇合点,其体表投影通常为脐与右髂前上棘连线中外 1/3 交界处,称为麦氏点。麦氏点是选择阑尾手术切口的标记点。阑尾炎是指由各种原因导致阑尾管腔堵塞,或继发细菌感染而引发的炎症。

一、概述

(一)急性阑尾炎

急性阑尾炎是腹部外科最常见的急腹症,主要表现为转移性右下腹痛、阑尾点压痛及反跳痛,其发病率约为 1/1 000,以青年最为多见,男性多于女性,其比值为(2∶1)～(3∶1)。

(二)慢性阑尾炎

慢性阑尾炎多由急性阑尾炎转变而来,少数也可开始即呈慢性过程,主要病变为阑尾壁不同程度的纤维化及慢性炎性细胞浸润。

经常有右下腹疼痛,有的患者仅有隐痛或不适,剧烈活动或饮食不节可诱发急性发作。

二、诊断

(一)急性阑尾炎

1.病史

(1)腹痛:是急性阑尾炎最常见的症状。70%～80%患者可出现典型的转移性右下腹痛,即腹痛发作始于上腹,逐渐移向脐部,数小时后转移并局限在右下腹,但也有部分患者发病时即出现右下腹痛。

不同病理类型的阑尾炎,其腹痛也有差异,单纯性阑尾炎可表现为轻度隐痛;化脓性阑尾炎可表现为阵发性腹痛和剧痛;坏疽性阑尾炎呈持续性剧烈腹痛;穿孔性阑尾炎因阑尾腔压力骤降,腹痛可暂时性缓解,但出现腹膜炎后,腹痛又有持续加剧。

不同位置的阑尾炎,腹痛部位也有区别,盲肠后位阑尾炎可呈右侧腰部疼痛;盆位阑尾炎呈耻骨上区腹痛;肝下区阑尾炎可呈右上腹痛,极少数左位阑尾可出现左下腹痛。

(2)胃肠道症状:90%患者可出现各种胃肠道症状,发病早期即可出现厌食、恶心和呕吐,少数可发生便秘、腹泻。盆位阑尾炎可因炎症刺激直肠和膀胱引起排便、里急后重症状;弥漫性腹膜炎时可引起麻痹性肠梗阻,出现腹胀、排气排便减少等症状。

(3)全身症状:早期可出现乏力,体温多为正常或低热。炎症加重或合并穿孔可出现高热、寒战、脉速等全身中毒症状。如发生化脓性门静脉炎可出现寒战、高热和轻度黄疸。

2.体征

(1)右下腹内压痛:是急性阑尾炎最常见的重要体征。压痛点通常位于麦氏点,可随阑尾位置的变异而改变,但压痛点始终在一个固定的位置上。发病早期腹痛尚未转移至右下腹时,右下腹即可出现固定压痛,且压痛的程度与病变程度相关。当炎症加重,压痛的范围也随之扩大;当阑尾穿孔时,疼痛和压痛的范围可波及全腹,但此时仍以阑尾所在位置的压痛最明显,可用叩诊来检查更为准确。也可嘱患者左侧卧位,体格检查效果会更好。老年人对压痛的反应较轻。

(2)腹膜刺激征:主要包括反跳痛、腹肌紧张、肠鸣音减弱或消失等,提示阑尾炎症加重,可能出现化脓、坏疽或穿孔等病理改变。腹膜炎范围扩大,说明局部腹腔内有渗出或阑尾穿孔。但是在小儿、老人、妊娠妇女、肥胖、虚弱者或盲肠后位阑尾炎时,腹膜刺激征可不明显。

(3)右下腹包块:如体格检查发现右下腹饱满,扪及一压痛性包块,边界不清,固定,应考虑阑尾周围脓肿的诊断。

(4)其他辅助性体征。①结肠充气试验:患者仰卧位,用右手压住左下腹降结肠部,再用左手按压近端结肠,结肠内气体可传至盲肠和阑尾,引起右下腹疼痛者为阳性;②腰大肌试验:患者左侧卧位,将右大腿后伸,引起右下腹疼痛者为阳性,说明阑尾靠近腰大肌处;③闭孔内肌试验:患者仰卧位,将右髋和右膝均屈曲90°,然后被动向内旋转,引起右下腹疼痛者为阳性,提示阑尾位置较低,靠近闭孔内肌;④直肠指诊:如阑尾位于盆腔或阑尾炎症波及盆腔,指诊有直肠右前方触痛。当阑尾穿孔时直肠前壁压痛广泛;当形成阑尾周围脓肿时,有时可触及痛性肿块。

3.辅助检查

(1)实验室检查:多数急性阑尾炎患者的白细胞计数和中性粒细胞比例升高。白细胞计数升高到$(10\sim20)\times10^9/L$,可发生核左移。单纯性阑尾炎或老年患者,白细胞可无明显升高。尿液分析常无异常,如尿液中出现少量红细胞,说明炎性阑尾刺激右侧输尿管或膀胱,明显血尿说明存在泌尿系统的原发病变。在生育期有闭经史的女患者,应检查血清β-人绒毛膜促性腺激素,以除外产科情况。血清淀粉酶和脂肪酶检测有助于除外急性胰腺炎。

(2)影像学检查:①腹部 X 线检查可见盲肠扩张和液-气平面,如穿孔可见气腹征和横结肠扩张等;②B 超检查可显示阑尾呈低回声的管状结构,压之形态不改变,较僵硬,横切面呈同心圆样靶状图形,阑尾周围脓肿时可见包块影;③CT 检查可见阑尾增粗、壁厚和周围组织炎性改变等,还可用于发现周围脓肿和炎性肿块,观察腹部和盆腔器官其他病情;④腹腔镜检查是除手术外诊断阑尾最为肯定的方法。对于有条件的单位,腹腔镜检查也可用于诊断急性阑尾炎并同时做阑尾切除术。

4.鉴别诊断

(1)胃十二指肠溃疡穿孔:穿孔溢出的胃内容物可沿升结肠旁沟流至右下腹,容易误认为是急性阑尾炎的转移性腹痛。

鉴别要点:患者常有溃疡病史,上腹疼痛和压痛,并有腹壁板状强直和肠鸣音消失等腹膜刺激征象。胸腹部 X 线检查如发现膈下有游离气体,则有助于鉴别诊断。

(2)妇产科疾病:对育龄妇女要特别注意异位妊娠破裂,表现为突然下腹痛,常有急性失血症状和腹腔内出血的体征,有停经史和阴道不规则出血史;检查时宫颈举痛、附件肿块、阴道后穹隆穿刺有血。卵巢滤泡或黄体囊肿破裂的病情较轻,发病多在排卵期或月经中期以后。卵巢囊肿蒂扭转会有剧烈腹痛。急性输卵管炎和急性盆腔炎,常有脓性白带和盆腔压痛,阴道后穹隆穿刺可获脓液,涂片检查常见革兰阴性双球菌。

(3)右侧输尿管结石:多呈突然发生的右下腹阵发性剧烈绞痛,并向会阴部、外生殖器放射。检查时腹软,压痛不明显,有时仅有轻度深压痛。

鉴别要点:尿中查到多量红细胞。B 超检查或 X 线摄片在输尿管走行部位可发现结石阴影。

(4)急性肠系膜淋巴结炎:常见于儿童,多有上呼吸道感染史,腹部压痛可随体位变更,范围较广且不固定。

(5)其他:急性胃肠炎,恶心、呕吐和腹泻等消化道症状较重,无右下腹固定压痛和腹膜刺激征;梅克尔憩室炎,多见于儿童,曾有黑便史,无转移性腹痛,压痛点在内侧;胆道系统感染性疾病,易与高位阑尾炎相混淆,但有明显绞痛、高热,甚至出现黄疸,常有反复右上腹痛史;右侧肺炎和胸膜炎,右中下腹痛,而无明显固定压痛点,有呼吸系统的病史和症状。

(二)慢性阑尾炎

1.病史

(1)既往常有急性阑尾炎发作病史。

(2)经常有右下腹疼痛,有的患者仅有隐痛或不适。

(3)剧烈活动或饮食不节可诱发急性发作。

2.体格检查

阑尾部位的局限性压痛,压痛经常存在,位置也较固定。

3.辅助检查

X 线钡餐灌肠透视检查,可见阑尾不充盈或充盈不全,阑尾腔不规则,72 小时后透视复查阑尾腔内仍有钡剂残留。

三、治疗

(一)急性阑尾炎

1.非手术治疗

非手术治疗仅限于单纯性阑尾炎及急性阑尾炎的早期阶段,患者不接受手术治疗或客观条件不允许,或伴有其他严重器质性疾病有手术禁忌证者。主要措施包括卧床、禁食、选择有效的抗生素,以及补充水、电解质和营养支持。

2.手术治疗

绝大多数急性阑尾炎一旦确诊,应早期施行阑尾切除术,手术前应积极准备,补充水、电解质,使用预防性抗生素,有助于预防术后感染的发生。根据不同的病理变化和患者条件,采用不同的手术方式。

(1)急性单纯性阑尾炎:行阑尾切除术,切口一期缝合。有条件的单位,也可采用经腹腔镜阑尾切除术。

(2)急性化脓性或坏疽性阑尾炎:行阑尾切除术。腹腔如有脓液,应吸出后清洗,注意保护切口,一期缝合。

(3)穿孔性阑尾炎:宜采用右下腹经腹直肌切口,利于术中探查和确诊,切除阑尾,清除腹腔脓液或冲洗腹腔,根据情况放置腹腔引流。术中注意保护切口,冲洗切口,一期缝合。术后注意观察切口,有感染时及时引流。

(4)阑尾周围脓肿:阑尾脓肿尚未破溃穿孔时应按急性化脓性阑尾炎处理。如脓肿扩大,无局限趋势,宜先行 B 超检查,确定切口部位后行手术切开引流,并尽量行阑尾切除,再通过 U 字缝合关闭阑尾开口的盲肠壁,防止肠瘘发生。术后加强支持治疗,合理使用抗生素。

(二)慢性阑尾炎

慢性阑尾炎明确诊断后需手术切除阑尾,并行病理检查,慢性阑尾炎粘连较严重,手术操作尤应细致。

四、诊治要点

异位急性阑尾炎不易诊断,常误诊为异位所在部位的器官炎性疾病,如肝下或高位急性阑尾炎常被误诊为急性胆囊炎,在女性盆腔深处的急性阑尾炎被误诊为盆腔器官炎性疾病等,异位于左下腹时,除已知中肠有不旋转畸形或伴有右位心,一般于术前很难确诊,因此对位于右下腹以外的疼痛和固定压痛者,必须仔细询问病史做全面体格检查,要想到异位阑尾炎的可能。

五、健康教育

饭后切忌暴急奔走,盛夏酷暑切忌贪凉过度,尤其不宜过饮冰啤酒及其他冷饮,平时饮食注意不要过于肥腻,避免过食刺激性食物,应积极参加体育锻炼,增强体质,提高免疫能力,如果有慢性阑尾炎病史,更应注意避免复发,平时要保持大便通畅。

（徐秀峰）

第六章

小肠疾病

第一节 肠 梗 阻

肠梗阻指肠内容物在肠道中通过受阻,为常见的急腹症,由于其变化快,需要早期做出诊断、处理。诊治的延误可使病情发展加重,甚至出现肠坏死、腹膜炎等严重的情况。小肠梗阻占肠梗阻的 60%～80%。

一、病因学

肠梗阻的病因主要可分为两大类:机械性和动力性。血运障碍引起的肠动力性梗阻有学者归纳为血运性肠梗阻。

(一)机械性

机械性肠梗阻的病因又可归纳为以下 3 类。

1.肠壁内的病变

这些病变通常是先天性的,或是炎症、新生物或是创伤引起。先天性病变包括先天性扭转不良、梅克尔憩室炎症等。在炎症性疾病中克罗恩病最常见,其他还有结核、放线菌病甚至嗜伊红细胞肉芽肿。当然,原发性或继发性肿瘤、肠道多发息肉,也都可以产生梗阻。创伤后肠壁内血肿可以产生急性梗阻也可以是之后因缺血产生瘢痕而狭窄、梗阻。各种原因引起的肠套叠、肠管狭窄都可引起肠管被堵、梗阻。

2.肠壁外的病变

手术后,先天性或炎症后的肠粘连是常见的产生肠梗阻的肠壁外病变。在我国疝也是产生肠梗阻的一个常见原因,其中以腹股沟疝为最多见,其他如股疝、脐疝及一些少见的先天性疝如闭孔疝、坐骨孔疝也可产生肠梗阻。手术后造成的间隙或缺口而导致的疝如胃空肠吻合后、结肠造口或回肠造口后造成的间隙或系膜缺口、外伤性膈肌破裂均可造成小肠进入而形成疝与梗阻。先天性环状胰腺、腹膜包裹、小肠扭转也都可产生梗阻。肠壁外的癌病、肠外肿瘤、局部软组织肿瘤转移、腹腔炎性肿块、脓肿、肠系膜上动脉压迫综合征,均可引起肠梗阻。

3.肠腔内病变

相比之下,这一类病变较为少见,但在我国临床上仍常见到,特别是在基层医院能遇到这类患者,如寄生虫(蛔虫)、粗糙食物形成的粪石、发团、胆石症等在肠腔内堵塞导致肠梗阻。

(二)动力性

动力性又称麻痹性肠梗阻,它又分为麻痹性与痉挛性两类,是由神经抑制或毒素刺激导致的肠壁肌肉运动紊乱。麻痹性肠梗阻较为常见,发生在腹腔手术后、腹部创伤或急性弥漫性腹膜炎患者,由于严重的神经、体液与代谢(如低钾血症)改变所致。痉挛性较为少见,可在急性肠炎、肠道功能紊乱或慢性铅中毒患者发生。

(三)血运性

血运行亦可归纳入动力性肠梗阻之中,是肠系膜血管发生血栓形成或栓子栓塞,从而有肠血管堵塞,循环障碍,肠失去蠕动能力,肠内容物停止运行出现肠麻痹现象,但是它可迅速继发肠坏死,在处理上与肠麻痹截然不同。

(四)原因不明的肠假性梗阻

假性肠梗阻的治疗主要是非手术方法,仅有些因合并有穿孔、坏死等而需要进行手术处理。重要的是要认识这一类型肠梗阻,不误为其他类型肠梗阻,更不宜采取手术治疗。假性肠梗阻与麻痹性肠梗阻不同,它无明显的病因可查,是一慢性疾病,表现有反复发作肠梗阻的临床症状,有肠蠕动障碍、肠胀气,但十二指肠与结肠蠕动可能正常,患者有腹部绞痛、呕吐、腹胀、腹泻甚至脂肪泻,体检时可发现腹胀、肠鸣音减弱或正常,腹部 X 线片不显示有机械性肠梗阻时出现的肠胀气与气液面。

上述分类的依据是发病的原因,其他分类如下。

1.单纯性和绞窄性肠梗阻

不论发病的原因,而根据肠管血液循环有无障碍分类。无血液循环障碍者为单纯性肠梗阻,有血液循环障碍者则为绞窄性肠梗阻。

2.完全性与不完全性肠梗阻

如果一段肠袢的两端均有梗阻,形成闭袢,称闭袢型肠梗阻,虽属完全性肠梗阻,局部肠袢呈高度膨胀,局部血液循环发生障碍,容易发生肠壁坏死、穿孔。

3.根据梗阻的部位

分为高位、低位和小肠、结肠梗阻,也可根据发病的缓急分为急性和慢性。

分类是为了便于诊断与治疗,这些分类中有相互交错,且梗阻也可以转化,要重视早期诊断,适时给予合理治疗。

二、病理学

肠梗阻可引起局部和全身性的病理和生理变化,慢性不完全性肠梗阻的局部主要改变是梗阻近端肠壁、肥厚和肠腔膨胀,远端肠管变细、肠壁变薄。继发于肠管疾病的病理性肠梗阻,梗阻部还具有原发疾病的改变如结核、克罗恩病等。营养不良以及因营养不良而引起器官与代谢改变是主要的改变。急性肠梗阻随梗阻的类型及梗阻的程度而有不同的改变,概括起来有下列几方面。

(一)全身性病理生理改变

1.水、电解质和酸碱失衡

肠梗阻时,吸收功能发生障碍,胃肠道分泌的液体不能被吸收返回全身循环系统而积存在肠腔内。同时肠梗阻时,肠壁继续有液体向肠腔内渗出,导致体液在第三间隙的丢失。如为高位小肠梗阻,出现大量呕吐更易出现脱水,并随丧失液体电解质含量而出现电解质紊乱与酸碱失衡。

胆汁及肠液均为碱性,损失的 Na^+、K^+ 较 Cl^- 为多,再加之组织灌注不良、禁食而易有代谢性酸中毒,但在高位小肠梗阻时,胃液的丧失多于小肠液,则有可能出现代谢性碱中毒。K^+ 的丢失可引起肠壁肌张力减退,引起肠腔膨胀。

2.休克

肠梗阻如未得到及时适当的治疗,大量失水、失电解质可引起低血容量休克。在手术前由于体内代偿性调节,血压与脉搏的改变不明显,但在麻醉后,机体失去调节的功能,休克的临床症状可迅速表现出来。另外,由于肠梗阻引起肠黏膜屏障功能障碍,肠道内细菌、内毒素易位至门静脉和淋巴系统,继有腹腔内感染或全身性感染,也可因肠壁坏死、穿孔而有腹膜炎与感染性休克。在绞窄性肠梗阻时,常是静脉回流障碍先于动脉阻断,导致动脉血仍不断流向肠壁、肠腔,以及因血流障碍而迅速发生肠坏死,出现感染和低血容量休克。

3.脓毒症

肠梗阻时,肠内容物淤积,细菌繁殖,因而产生大量毒素,可直接透过肠壁进入腹腔,致使肠内细菌易位引起腹腔内感染与脓毒症。在低位肠梗阻或结肠梗阻时更明显,因肠腔内有较多的细菌,在梗阻未解除时,因静脉反流有障碍,肠内毒素被吸收较少,而一旦梗阻被解除血液循环恢复后,毒素大量被吸收而出现脓毒症、中毒性休克。因此,在解决梗阻前应先清除肠内积存的感染性肠液。

4.呼吸和心脏功能障碍

肠腔膨胀时腹压增高,膈肌上升,腹式呼吸减弱,可影响肺内气体交换,同时,有血容量不足、下腔静脉被压而下肢静脉血回流量减少,均可使心排血量减少。腹腔内压力 >2.7 kPa(20 mmHg),可产生系列腹腔间室综合征累及心、肺、肾与循环障碍。

(二)局部病理生理改变

1.肠腔积气、积液

有学者应用同位素标志的水、钠与钾进行研究,在小肠梗阻的早期(<12 小时),由于吸收功能降低,水与电解质积存在肠腔内,24 小时后不但是吸收减少而且有分泌增加。

梗阻部以上肠腔积气来自:①吞咽的空气;②重碳酸根中和后产生的 CO_2;③细菌发酵后产生的有机气体。吞咽的空气是肠梗阻时很重要的气体来源,它的含氮量高达 70%,而氮又是一种不被肠黏膜吸收的气体。CO_2 的量虽大,但它易被吸收,不是产生肠胀气的主要成分。

2.肠蠕动增加

正常时肠管蠕动受到自主神经系统、肠管本身的肌电活动和多肽类激素的调节来控制。在发生肠梗阻时,各种刺激增强而使肠管活动增加。在高位肠梗阻频率较快,每 3~5 分钟即可有1次,低位肠梗阻间隔时间较长,可 10~15 分钟 1 次,但如梗阻长时间不解除,肠蠕动又可逐渐变弱甚至消失,出现肠麻痹。

3.肠壁充血水肿、通透性增加

正常小肠腔内压力为 0.27~0.53 kPa,发生完全性肠梗阻时,梗阻近端压力可增至 1.33~1.87 kPa,强烈蠕动时可达 4 kPa 以上。在肠内压增加时,肠壁静脉回流受阻,毛细血管及淋巴管淤积,引起肠壁充血水肿,液体外渗。同时由于缺氧,细胞能量代谢障碍,致使肠壁通透性增加,液体可自肠腔渗透至腹腔,在闭袢型肠梗阻中,肠内压可增加至更高点,使小动脉血流受阻,引起点状坏死和穿孔。

概括起来,高位小肠梗阻易有水、电解质与酸碱失衡。低位肠梗阻容易出现肠腔膨胀、感染及中毒。绞窄性肠梗阻易引起休克。结肠梗阻或闭袢型肠梗阻则易出现肠穿孔、腹膜炎。如治疗不及时或处理不当,不论何种类型肠梗阻都可出现上述的各种病理生理改变。

三、临床表现

各种类型肠梗阻虽有不同的病因,但有一共同的特点即是肠管的通畅性受阻,肠内容物不能正常地通过,因此,有程度不同的腹痛、呕吐、腹胀和停止排便排气等临床症状。

(一)临床症状

1.腹痛

腹痛是机械性肠梗阻的最先出现的临床症状,呈阵发性剧烈绞痛,且在腹痛发作时,患者自觉有肠蠕动感,且有肠鸣,有时还可出现移动性包块。腹痛可呈全腹性或仅局限在腹部的一侧。在高位肠梗阻时,腹痛发作的同时可伴有呕吐。单纯性肠梗阻时,腹痛有出现逐渐加重,再由重减轻的过程。减轻可以是梗阻有所缓解,肠内容物可以通向远段肠管,但也有可能是由于梗阻完全,肠管高度膨胀,腹腔内有炎性渗出或腹膜炎,肠管进入麻痹状态。这时,腹痛虽减轻,但全身临床症状加重,特别是毒性临床症状明显。绞窄性肠梗阻由于有肠管缺血和肠系膜嵌闭,腹痛往往是持续性伴有阵发性加重,疼痛也较剧烈。绞窄性肠梗阻也常伴有休克及腹膜炎临床症状。麻痹性肠梗阻的腹胀明显,腹痛不明显,阵发性绞痛尤为少见。

2.腹胀

腹胀发生在腹痛之后,低位梗阻的腹胀较高位梗阻更为明显。在腹壁较薄的患者,常可显示梗阻部位的上部肠管膨胀出现肠型。高位小肠梗阻常表现为上腹尤其是上腹中部有饱胀,低位小肠梗阻为全腹性胀气,以中腹部最为明显,闭袢型肠梗阻可出现局限性腹胀。

3.呕吐

呕吐是机械性肠梗阻的主要临床症状之一,高位梗阻的呕吐出现较早,在梗阻后短期即发生,呕吐较频繁。在早期为反射性,呕吐物为食物或胃液,其后为胃、十二指肠液和胆汁。低位小肠梗阻的呕吐出现较晚,初为胃内容物,静止期较长,后期的呕吐物为积蓄在肠内并经发酵、腐败呈粪样带臭味的肠内容物。如肠系膜血管有绞窄,呕吐物为有血液的咖啡色、棕色,偶有新鲜血液。

4.排气排便停止

在完全性肠梗阻,排气排便停止是肠梗阻的一个主要临床症状。在梗阻发生的早期,由于肠蠕动增加,梗阻部位以下肠内积存的气体或粪便可以排出,当早期开始腹痛时即可出现排便排气现象,容易误为肠道仍通畅,故在询问病史时,应了解在腹痛再次发作时是否仍有排便排气。但在肠套叠、肠系膜血管栓塞或血栓形成时,可自肛门排出血性黏液或果酱样粪便。

(二)体征

单纯梗阻的早期,患者除在阵发性腹痛发作时出现痛苦表情外,生命体征等无明显变化,待发作时间较长,呕吐频繁,腹胀明显后,可出现脱水现象,患者虚弱甚至休克。当有绞窄性梗阻时可较早地出现休克。腹部检查可观察到腹部有不同程度的腹胀,在腹壁较薄的患者,尚可见到肠型及肠蠕动。肠型及肠蠕动多随腹痛的发作而出现,肠型是梗阻近端肠袢胀气后形成,有助于判断梗阻的部位。

触诊时,单纯性肠梗阻的腹部虽胀气,但腹壁柔软,按之有如充气的球囊,有时在梗阻的部位可有轻度压痛,特别是腹壁切口部粘连引起的梗阻,压痛点较为明显。当梗阻上部肠管内积存的气体与液体较多时,稍加振动可听到振水声。腹部叩诊多呈鼓音。肠鸣音亢进,有时不用听诊器亦可听到。肠鸣音的量和强度均有增加,且可有气过水声及高声调的金属声。腹痛、肠型、肠鸣音亢进都是由于肠蠕动增强引起,常同时出现。因此,在体检时,可稍等待,即可获得这些阳性体征。当有绞窄性肠梗阻或单纯性肠梗阻的晚期,肠壁已有坏死、穿孔,腹腔内已有感染、炎症时,则体征表现为腹膜炎的体征,腹部膨胀,有时可叩出移动性浊音,腹壁有压痛,肠鸣音微弱或消失。因此,在临床观察治疗中,体征的改变应与临床症状相结合,警惕腹膜炎的发生。

四、辅助检查

(一)实验室检查

单纯性肠梗阻早期变化不明显。晚期由于失水和血液浓缩,白细胞计数、血红蛋白、血细胞比容都可增高,血 K^+、Na^+、Cl^- 与酸碱平衡都可发生改变。高位梗阻、呕吐频繁、大量胃液丢失可出现低钾、低氯与代谢性碱中毒。在低位肠梗阻时,可有电解质普遍降低与代谢性酸中毒。腹胀明显,膈肌上升影响呼吸时,亦可出现低氧血症与呼吸性酸或碱中毒,可随患者原有肺部功能障碍而异。因此,动脉血气分析应是一项重要的常规检查。当有绞窄性肠梗阻或腹膜炎时,血常规、血液生物化学测定指标等改变明显。尿量在肠梗阻早期可无明显变化,但在晚期,如无适当的治疗,可出现尿量减少、尿比重增加甚至出现急性肾功能障碍。

(二)影像学检查及内镜检查

1.X线检查

腹部 X 线检查被认为是诊断肠梗阻的首选方法,可以判断是否存在肠梗阻和推测梗阻部位,但无法正确判断梗阻原因。高位小肠梗阻表现为节段性小的液气平或积气。低位小肠梗阻因梗阻原因不同,X 线表现有所不同,可见鸟嘴征、弹簧圈征、咖啡豆征、牵拉征等征象。在不完全性小肠梗阻患者可行小肠造影,透视下可以反映肠管粗细及观察造影剂通过速度及梗阻程度。在急性期患者由于肠道压力较高,造影剂会增加肠道压力而加重病情,患者难以充分配合。

2.超声检查

据报道,腹部超声检查对肠梗阻诊断的敏感性和特异性均高于 X 线检查。实践表明,肠袢充满液体的小肠梗阻,X 线检查难以诊断,而超声则容易观察,可弥补 X 线检查不足。但当肠袢大量充气、图像不典型、肿块位置特殊及超声医师经验较低时,超声对小肠梗阻的诊断易出现误诊及漏诊。

3.CT检查

对小肠梗阻的病因鉴别有一定帮助并且能判断有无较窄及其程度。小肠造影 CT、小肠 CT 成像等检查可以提高小肠梗阻病因的检出,不仅可以良好地显示小肠病变,依靠其后处理功能,还可以更清晰、更全面、更直观地显示肠梗阻的细节,对于由于肿瘤引起的机械性小肠梗阻,可以更好地了解小肠壁及向外侵犯程度,明确病灶的数量及范围,明显优于 X 线及超声检查。

4.MRI检查

在诊断小肠梗阻有一定优势,具有无创伤检查,无 X 线损伤,一般不需要注射对比剂。由于 MRI 检查能多序列、多方位扫描及重建,能获得更多的信息。对小肠梗阻的定位较 CT 检查及腹部 X 线检查有明显优势。能在冠状位很好地显示梗阻点,更加直观地显示肠管受压,能区分是肠粘连或肠道本身病变引起小肠梗阻。但其检查时间长,价格昂贵,部分患者有幽闭恐惧症,不能行此检查。

5.胶囊内镜

随着胶囊内镜临床应用的增多,临床医师对胶囊内镜适应证、禁忌证掌握的经验日渐丰富,胶囊内镜的使用范围也愈加广泛,以前所认为的使用禁忌证逐渐变为相对禁忌证。胶囊内镜对于小肠梗阻患者中仅适用于不完全性小肠梗阻患者,其具有无创性、可视化检查的优点,但其对不完全性小肠梗阻患者使用仍存在很高滞留并加重梗阻的风险。

6.推进式小肠镜

对部分小肠梗阻患者进行诊断及治疗,但其最大的缺点是检查范围只能到达屈氏韧带以下120 cm以内,已经逐渐被气囊辅助内镜所取代。

五、诊断

(一)肠梗阻的诊断

典型的单纯性肠梗阻有阵发性腹部绞痛,同时伴有腹胀、呕吐、肠鸣音增加等自觉临床症状。在粘连性肠梗阻,多数患者都有腹部手术史,或者曾有过腹痛史。但在早期,有时并不具有典型的上述临床症状仅有腹痛与呕吐,则需与其他的急腹症如急性胃肠炎、急性胰腺炎、输尿管结石等鉴别。除病史与详细的腹部检查外,化验检查与辅助检查可有助于诊断。

(二)肠梗阻类型的鉴别

1.机械性与动力性肠梗阻

机械性肠梗阻是常见的肠梗阻类型,具有典型的腹痛、呕吐、肠鸣音增强、腹胀等临床症状,与麻痹性肠梗阻有明显的区别,后者是腹部持续腹胀,但无腹痛,肠鸣音微弱或消失,且多是与腹腔感染、外伤、腹膜后感染、血肿、腹部手术、肠道炎症、脊髓损伤等有关。虽然,机械性肠梗阻的晚期因腹腔炎症而出现与动力性肠梗阻相似的临床症状,但在发作的早期,其临床症状较为明显。腹部X线检查对鉴别这两种肠梗阻甚有价值,动力型肠梗阻出现全腹、小肠与结肠均有明显充气。体征与X线检查能准确地分辨这两类肠梗阻。

2.单纯性与绞窄性肠梗阻

单纯性肠梗阻只是肠内容物通过受阻,而无肠管血运障碍。绞窄性肠梗阻有血运障碍,可发生肠坏死、穿孔与腹膜炎,应及早确诊、手术,解除血运障碍,防止肠坏死、穿孔。绞窄性肠梗阻发病急骤且迅速加重,早期的腹痛剧烈,无静止期,呕吐频繁发作,可有血液呕吐物,腹部有腹膜炎的体征,可有局部隆起或为可触及的孤立胀大的肠袢等均为其特征。腹腔穿刺可以有血性液体。全身变化也较快出现,有脉率快,体温上升,甚至出现休克,腹部X线检查可显示有孤立扩大的肠袢。非手术治疗不能改善其临床症状。当疑为绞窄性肠梗阻而不能得到证实时,仍应及早行手术探查。

3.小肠梗阻与结肠梗阻

临床上常见的是小肠梗阻,但结肠梗阻时因回盲瓣具有单向阀的作用,气体仅能向结肠灌注而不能反流至小肠致形成闭袢性梗阻,结肠呈极度的扩张。加之结肠薄,易发生盲肠部穿孔。结肠梗阻的原因多为肿瘤或乙状结肠扭转,在治疗方法上也有别于小肠梗阻,及早明确是否为结肠梗阻有利于制订治疗计划。结肠梗阻以腹胀为主要临床症状,腹痛、呕吐、肠鸣音亢进均不及小肠梗阻明显。体检时可发现腹部有不对称的膨隆,如腹部X线检查出现充气扩张的一段结肠袢,可考虑为结肠梗阻。钡灌肠检查或结肠镜检查可进一步明确诊断。

(三)病因诊断

肠梗阻可以有不同的类型,也有不同的病因,在采用治疗前,应先明确梗阻类型、部位与病因,以便确定治疗策略与方法。病因的诊断可根据以下方面进行判断。

1.病史

详细的病史可有助于病因的诊断。腹部手术史提示有粘连性肠梗阻的可能。腹股沟疝可引起肠绞窄性梗阻。腹部外伤可致麻痹性梗阻。慢性腹痛伴有低热并突发肠梗阻可能是腹内慢性炎症如结核所致。饱餐后运动或体力劳动出现梗阻应考虑肠扭转。心血管疾病如心房颤动、瓣膜置换后应考虑肠系膜血管栓塞。下腹疼痛伴有肠梗阻的女性患者应考虑有无盆腔附件病变等。

2.体征

腹部检查提示有腹膜刺激临床症状者,应考虑为腹腔内炎症改变或是绞窄性肠梗阻引起。腹部有手术或外伤瘢痕应考虑腹腔内有粘连性肠梗阻。直肠指诊触及肠腔内肿块是否有粪便,直肠膀胱凹有无肿块,指套上是否有血液,腹部触及肿块,在老年人应考虑是否为肿瘤、肠扭转。在幼儿右侧腹部有肿块应考虑是否为肠套叠。具有明显压痛的肿块多提示为炎性病变或绞窄的肠袢。

3.影像学诊断

B超检查虽简便,但因肠袢胀气,影响诊断的效果。CT诊断的准确性虽优于B超,但仅能诊断出明显的实质性肿块或肠腔外有积液。腹部平片除能诊断是结肠、小肠,完全与不完全梗阻外,有时也能提示病因。

六、治疗

急性肠梗阻的治疗包括非手术治疗和手术治疗,治疗方法的选择根据梗阻的原因、性质、部位以及全身情况和病情严重程度而定。不论采用何种治疗,均应首先纠正梗阻带来的水、电解质与酸碱紊乱,改善患者的全身情况。

(一)非手术治疗

1.胃肠减压

胃肠减压是治疗肠梗阻的主要措施之一。现多采用鼻胃管减压,导管插入位置调整合适后,先将胃内容物抽空再行持续低负压吸引。抽出的胃肠液应观察其性质,以帮助鉴别有无绞窄与梗阻部位的高低。胃肠减压的目的是减轻胃肠道积留的气体、液体,减轻肠腔膨胀,有利于肠壁血液循环的恢复,减少肠壁水肿,使某些原有部分梗阻的肠袢因肠壁肿胀而致的完全性梗阻得以缓解,也可使某些扭曲不重的肠袢得以复位,临床症状得到缓解。胃肠减压还可减轻腹内压,改善因膈肌抬高而导致的呼吸与循环障碍。以往有用 Miller-Abbott 管者,该管为双腔,长达3.5 m,管前端带有铜头及橡胶囊,管尾有 Y 形管,一通气囊,一作吸引用。待管前端通过幽门后,将气囊充气,借铜头的重量及充气的气囊随肠蠕动而下行直至梗阻部,以期对低位梗阻作有效的减压。但操作困难,难以达到预期的目的。现也有相似的长三腔减压管。有文献报道,经X线下经鼻肠导管小肠排列治疗小肠梗阻显示出部分疗效。其他治疗还有中药治疗、针灸穴位封闭、油类、造影剂及液状石蜡口服、手法复位等。

2.纠正水、电解质与酸碱失衡

水、电解质与酸碱失衡是急性肠梗阻最突出的生理紊乱,应及早给予纠正。当血液生化检查结果尚未获得前,可先给予平衡盐液(乳酸钠林格液)。待有测定结果后,再添加电解质与纠正酸、碱紊乱,在无心、肺、肾功能障碍的情况下,最初输入液体的速度可稍快一些,但需做尿量监测,必要时做中心静脉压(CVP)监测,以防液体过多或不足。在单纯性肠梗阻的晚期或是绞窄性肠梗阻,常有大量血浆和血液渗出至肠腔或腹腔,需要补充血浆和全血。

3.抗感染

肠梗阻后,肠壁循环有障碍,肠黏膜屏障功能受损而有肠道细菌易位,或是肠腔内细菌直接穿透肠壁至腹腔内产生感染。肠腔内细菌亦可迅速繁殖。同时,膈肌升高引起肺部气体交换与分泌物的排出有影响,易发生肺部感染。因而,肠梗阻患者应给予抗菌药物以预防或治疗腹部或肺部感染,常用的有可以杀灭肠道细菌与肺部细菌的广谱头孢菌素或氨基糖苷类抗生素,以及抗厌氧菌的甲硝唑等。

4.其他治疗

腹胀后影响肺的功能,患者宜吸氧。为减轻胃肠道的膨胀可给予生长抑素以减少胃肠液的分泌量。降低肠腔内压力,改善肠壁循环,水肿消退,可使部分单纯肠梗阻患者的临床症状得以改善。

采用非手术方法治疗肠梗阻时,应严密观察病情的变化,绞窄性肠梗阻或已出现腹膜炎临床症状的肠梗阻,经过2~3小时的非手术治疗,实际上是术前准备,纠正患者的生理失衡状况后即进行手术治疗。单纯性肠梗阻经过非手术治疗24~48小时,梗阻的临床症状未能缓解或在观察治疗过程中临床症状加重或出现腹膜炎临床症状或有腹腔间室综合征出现时,应及时改为手术治疗解除梗阻与减压。但是在手术后早期发生的炎症性肠梗阻除有绞窄发生,应继续治疗等待炎症的消退。

(二)手术治疗

有文献报道,手术治疗仍是目前最安全、最有效的方法。手术治疗目的是解除梗阻、防治绞窄、防治临床症状复发及最大限度保证术后生活质量。其手术主要技术是粘连松解、嵌顿疝整复、肿瘤切除及坏死肠管切除、肠造漏术、短路吻合术。通过手术以恢复肠道生理连续性,保护正常肠管。

1.单纯解除梗阻的手术

这类手术包括为粘连性肠梗阻的粘连分解,祛除肠扭曲,切断粘连束带;为肠内堵塞切开肠腔,去除毛粪石、蛔虫等;为肠扭转、肠套叠的肠袢复位术。

2.肠切除吻合术

肠梗阻是由于肠肿瘤所致,切除肿瘤是解除梗阻的首选方法。在其他非肿瘤性病变,因肠梗阻时间较长,或有绞窄引起肠坏死,或是分离肠粘连时造成较大范围的肠损伤,则需考虑将有病变的肠段切除吻合。在绞窄性肠梗阻,如腹股沟疝、肠扭转、胃大部切除后绞窄性内疝,绞窄解除后,血运有所恢复,但肠袢的生活力如何、是否应切除、切除多少,常是手术医师感到困难之处。当不能肯定小段肠袢有无血运障碍时,以切除吻合为安全。但当有较长段肠袢尤其是全小肠扭转,贸然切除将影响患者将来的生存。为此,应认真判断肠管有无生活力。

3.肠短路吻合

当梗阻的部位切除有困难,如肿瘤向周围组织广泛侵犯,或是粘连广泛难以剥离,但肠管无坏死现象,为解除梗阻,可分离梗阻部远近端肠管作短路吻合,旷置梗阻部,但应注意旷置的肠管尤其是梗阻部的近端肠管不宜过长,以免引起盲袢综合征。

4.肠造口术或肠外置术

肠梗阻部位的病变复杂或患者的情况差,不允许行复杂的手术时,可在膨胀的肠管上,即在梗阻部的近端肠管作肠造口术以减压,解除因肠管高度膨胀而带来的生理紊乱。小肠可采用插管造口的方法,可先在膨胀的肠管上切一小口,放入吸引管进行减压,但应注意避免肠内容物污染腹腔及腹壁切口。肠插管造口管宜稍粗一些如F16、F18以防堵塞,也应行隧道式包埋造口,以防有水肿的膨胀肠管愈合不良而发生瘘。有时当有梗阻病变的肠袢已游离或是肠袢已有坏死,但患者的情况差不能耐受切除吻合术时,可将该肠袢外置、关腹。立即或待患者情况复苏后再在腹腔外切除坏死或病变的肠袢,远、近两切除端固定在腹壁上,近端插管减压、引流,以后再行二期手术,重建肠管的连续性。

急性肠梗阻都是在急诊或半急诊情况下进行,术前的准备不如择期性手术那样完善,且肠袢高度膨胀有血液循环障碍,肠壁有水肿愈合能力差,手术时腹腔已有感染或手术时腹腔为肠内容物严重污染术后易有肠瘘、腹腔感染、切口感染裂开。在绞窄性肠梗阻患者,绞窄解除后循环恢复,肠腔内的毒素大量被吸收入血液循环中,出现全身性中毒临床症状,有些晚期患者还可能发生多器官功能障碍甚至衰竭。绞窄性肠梗阻的手术病死率为 $4.5\%\sim31.0\%$,而单纯性肠梗阻仅为 1%。因此,肠梗阻患者术后的监测治疗仍很重要,胃肠减压,维持水、电解质及酸碱平衡,加强营养支持,抗感染等都必须予以重视。

(三)微创治疗

1.腹腔镜下手术

腹腔镜下手术治疗较开腹手术的优点:一是可以在远离手术部位全面系统地探查腹腔,创口远离创面和原有粘连部位减少术后复发。二是手术创伤小,减少感染,患者恢复时间短,可早期下床活动。同时胃肠功能恢复快,术后早期即可进食。但开展此项手术应严格掌握手术适应证,对于探查发现不适于腹腔镜手术者,应及时中转开腹。

2.介入治疗

对于恶性肿瘤引起的小肠梗阻,不能手术者传统方法采用鼻胃管减压及禁食,但此法对低位小肠梗阻的治疗作用有限。通过介入治疗选择性对肿瘤供血动脉注入化疗药物,达到减轻临床症状,延长生存期。介入治疗有局部治疗效果直接、快速、缓解快、正常组织损伤轻、毒副作用小、患者易接受等优势。

3.内镜下治疗

小肠不全梗阻患者,经双气囊内镜下治疗已经是一种新的选择,可以在镜下切除引起梗阻的息肉、支架放置及狭窄扩张。随着经验的积累和器械的改进,运用双气囊内镜有效治疗肠梗阻的报道日益增多。对于病因不明的小肠梗阻是一种同时可以进行有效诊断和治疗的新方法。当然双气囊内镜已经得到初步应用,但其临床应用仍缺乏一套可行的标准。在未来的研究中通过试验及摸索总结建立一套适用于临床的规范是势在必行的。

小肠梗阻的诊断及治疗正向着多学科综合的方向发展。小肠梗阻的诊治需根据具体病情采取个体化综合治疗,通过选择必要且适合患者的辅助检查尽可能在短时间内明确梗阻程度及病因,以此为前提选择适合患者的治疗手段是影响患者预后的关键因素。就目前而言,小肠梗阻的治疗仍存在诸多尚待解决的问题,有待今后进一步探讨与发现。

(尹立阳)

第二节 肠套叠

一段肠管套入其相连的肠管腔内称为肠套叠,多见于幼儿,成年人肠套叠在我国较为少见。大多数小儿肠套叠属急性原发性,肠管并无器质性病变,而成人肠套叠多由肠壁器质性病变引发,多为慢性反复发作,常见原因有憩室、息肉或肿瘤等,临床表现多不典型,且缺少特异性诊断技术,故术前较难确诊。跟随微创外科的发展,腹腔镜探查和手术的应用日益广泛,在明确肠套叠诊断的同时,还可进行治疗性手术,或为开腹手术设计切口,减小创伤,具有明显的微创优势。

一、成人肠套叠

(一)病因

成人肠套叠临床较少见,多为继发性。其中90%的病因是良性肿瘤、恶性肿瘤、炎性损伤或梅克尔憩室。小肠发生肠套叠多于结肠,这可能与小肠较长,活动度较大,蠕动较频繁,蠕动方式改变机会较大有关。原因不明的肠套叠可能与饮食习惯改变、精神刺激、肠蠕动增强、药物或肠系膜过长有关。腹部外伤和手术后亦可发生不明原因的肠套叠。

肠套叠按套叠类型分为回肠-结肠型、回肠盲肠-结肠型、小肠-小肠型、结肠-结肠型(图6-1)。套叠肠管可分为头部、鞘部、套入部和颈部(图6-2)。

(二)病理生理

肠管套入相邻肠管腔将导致肠腔狭窄,可引起机械性梗阻。尤其当套入部肠段系膜亦套入时,将出现肠管血运障碍,使肠黏膜发生溃疡和坏死,如没得到及时处理,肠壁会因缺血而坏死,最终肠管破裂。由于急性腹膜炎,水、电解质严重丢失,感染和毒素吸收,将导致败血症和MODS。

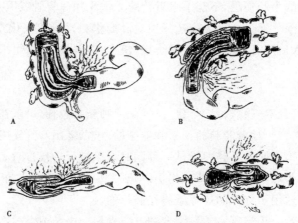

图 6-1 肠套叠类型

A.回肠-结肠型;B.回肠盲肠-结肠型;C.小肠-小肠型;D.结肠-结肠型

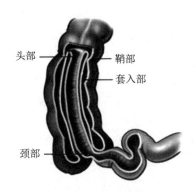

头部

鞘部

套入部

颈部

图 6-2 套叠肠管分部

(三)辅助检查

1.超声检查

超声显示为中央套入部多层肠壁,造成多层次界面的高回声区,两侧为只有一层肠壁构成的低回声或不均质回声环,可表现为"假肾征"或"靶环征",套入部进入套鞘处呈舌状表现,远端呈低或不均质回声肿块。超声检查的缺点是在肠梗阻情况下,肠腔内气体较多,无法获得满意图像。

2.X 线检查

(1)单纯立位腹部平片:可见不全性或完全性肠梗阻表现。

(2)钡灌肠检查:在有结肠套入的成人肠套叠中典型表现为杯口征,对单纯小肠套叠无确诊价值,且必须行肠道准备,在急性完全性肠梗阻时无法行此检查,现已逐渐被 B 超所取代。

3.CT 检查

对成人肠套叠诊断有较高应用价值。肠套叠部位与 CT 扫描线垂直时,表现为圆形或类似环形,称为"靶征",是肠套叠最常见的特征性 CT 表现之一。套叠部位与 CT 扫描线平行时,则肿块呈椭圆形或圆柱形,附以线状的血管影,描述为"腊肠样"肿块。肠系膜血管及脂肪卷入套入部,也是较特异性的 CT 征象之一。

(四)诊断

1.临床表现

腹痛、腹部包块、呕吐、血便为肠套叠常见四大症状。成人肠套叠临床表现不典型,早期诊断困难,在急诊情况下更容易误诊。出现下列情况者应高度怀疑:①病程较长,亚急性起病,腹痛反复发作,症状可自行缓解或经保守治疗后好转,呈不完全性肠梗阻。②腹痛伴腹部包块,包块大小可随腹痛变化,位置不固定,常游走,可消失,消失后腹痛也随之消失。③有腹部包块的急腹症和腹痛伴血便者。④不明原因肠梗阻。

2.辅助检查

影像学检查特别是 B 超可作为首选。CT 检查在成人肠套叠的诊断上有重要价值。

3.腹腔镜探查

术前诊断困难时,剖腹探查或腹腔镜探查是最主要的确诊手段,按微创原则,患者条件允许时首选腹腔镜探查。

(五)治疗

成人肠套叠大多数原发病为肿瘤,通常应手术治疗。

1.不应手法复位的肠套叠

(1)术前或术中探查明确为恶性肿瘤引起肠套叠,应行包括肿瘤及区域淋巴结在内的根治性切除术,试图将肠管复位很可能造成恶性肿瘤细胞播散或血行转移,且在复位过程中,缺血肠段易发生穿孔,而在水肿肠壁处切除吻合易致术后吻合口并发症。

(2)结肠套叠原发于恶性肿瘤的占50%～67%,因此结肠套叠不应手法复位,而应行规范肠切除并清扫淋巴结。

(3)套叠肠段有缺血坏死情况可直接手术切除。

(4)老年患者的肠套叠恶性肿瘤和缺血坏死发生率高,不应复位,可直接行肠段切除术。

2.可以手法复位的肠套叠

(1)肠管易复位且血供良好,可先行手法复位,再根据探查情况决定是否行肠切除手术。对于回肠-结肠型套叠,如肠管复位后未发现其他病变,以切除阑尾为宜,盲肠过长者应做盲肠固定术。

(2)小肠套叠多由良性病变引起,术中可考虑先将肠管手法复位,再行手术治疗。

(六)手术步骤

(1)探查:根据术前影像学评估,一般能明确套叠肠段位置。如梗阻不明显、有足够腹腔空间,可行腹腔镜探查。如腹胀明显、肿物巨大或有其他腹腔镜手术禁忌证时应行剖腹探查。

(2)手法复位:小肠-小肠型套叠较易复位,方法是通过缓慢轻柔挤压、牵拉两端小肠将套叠肠段拖出。回肠-结肠型套叠更容易出现回肠肠壁水肿、缺血、坏死,在复位时容易将肠壁撕裂或损伤,故建议在手法复位回肠-结肠型套叠时应格外小心。

(3)恶性肿瘤引起的肠套叠以不同部位的肿瘤根治原则行肿瘤根治术。

(4)小肠良性疾病引起的套叠在肠管复位后,酌情行单纯病变切除或套叠肠段切除。

(七)术后处理

术后根据不同肠段的手术和术式决定禁饮食时间,预防性应用抗生素。未恢复饮食前应予肠外营养支持。鼓励患者尽早下床活动,促进胃肠道功能恢复。肛门排气后可酌情拔除胃管及腹腔引流管,循序渐进恢复经口进食。

二、小儿肠套叠

小儿肠套叠是指各种原因引起的部分肠管及其附近的肠系膜套入邻近肠腔内,导致肠梗阻,是一种婴幼儿常见急腹症。肠套叠发病率为1.5‰～4‰,不同民族和地区发病率有差异,我国远较欧美国家多见,男孩发病多于女孩,为(1.5～3):1。肠套叠偶尔可见于成人或新生儿,而主要见于1岁以内的婴儿,占60%以上,尤以4～10个月婴儿最多见,是发病高峰。2岁以后发病逐年减少,5岁以后发病罕见。

(一)病因

肠套叠分为原发性和继发性两种。

1.原发性肠套叠

90%的肠套叠属于原发性,套入肠段及周围组织无显著器质性病变。病因至今尚不清楚,可能与下列因素有关。

(1)饮食改变:由于婴儿肠道不能立即适应所改变食物的刺激,发生肠道功能紊乱而引起肠套叠。

（2）回盲部解剖因素：婴儿期回盲部游动性大，小肠系膜相对较长，回肠盲肠发育速度不同，成人回肠盲肠直径比为1：2.5，而新生儿为1：1.43，可能导致蠕动功能失调。婴儿回盲瓣过度肥厚且呈唇样凸入肠腔，加上该区淋巴组织丰富，受炎症或食物刺激后易引起充血、水肿、肥厚，肠蠕动易将回盲瓣向前推移，并牵拉肠管形成套叠。

（3）病毒感染：系列研究报道急性肠套叠与肠道内腺病毒、轮状病毒感染有关。病毒感染可能引起肠系膜淋巴结肿大和回肠末端集合淋巴结增殖肥厚，从而诱发肠套叠。

（4）肠痉挛及自主神经失调：各种原因的刺激，如食物、炎症、腹泻、细菌和寄生虫毒素等，使肠道发生痉挛、蠕动功能节律紊乱或逆蠕动而引起肠套叠。也有人提出由于婴幼儿交感神经发育迟缓，因自主神经系统功能失调而引起肠套叠。

（5）遗传因素：近年来有报道称，部分肠套叠患者有家族发病史。这种家族发病率高的原因尚不清楚，可能与遗传、体质、解剖学特点及对肠套叠诱因的易感性增高等有关。

2.继发性肠套叠

由肠道器质性病变引起，以梅克尔憩室占首位，其次为息肉及肠重复畸形，此外还包括肿瘤、异物、结核、阑尾残端内翻、盲肠袋内翻及紫癜血肿等。患儿发病年龄越大，存在继发性肠套叠的可能性越大。

（二）病理生理

肠套叠在纵形切面上由三层肠壁组成称为单套：外层为肠套叠鞘部或外筒，套入部为内筒和中筒。肠套叠套入最远处为头部或顶端，肠管从外面卷入处为颈部。外筒与中筒以黏膜面相接触，中筒与内筒以浆膜面相接触。绝大多数肠套叠病例是单套。少数病例小肠肠套叠再套入远端结肠肠管内，称为复套，断面上有5层肠壁。肠套叠多为顺行性套叠，与肠蠕动方向一致，逆行套叠极少见。肠套叠一旦形成很少自动复位，套入部进入鞘部，并受到肠蠕动的推动向远端逐渐深入，同时其肠系膜也被牵入鞘内，颈部紧束使之不能自动退出。由于鞘部肠管持续痉挛紧缩而压迫套入部，致使套入部肠管发生循环障碍，初期静脉回流受阻，组织淤血水肿，套入部肠壁静脉怒张破裂出血，黏膜细胞分泌大量黏液，黏液进入肠腔后与血液、粪质混合呈果酱样胶冻状排出。肠壁水肿不断加重，静脉回流障碍加剧，致使动脉受压，供血不足，最终发生肠壁坏死。肠坏死根据发生的病理机制分为动脉性和静脉性坏死。动脉性坏死多发生于鞘部，因鞘部肠管长时间持续性痉挛，肠壁动脉痉挛，血供阻断，部分肠壁出现散在的斑点状坏死，又称缺血性坏死（白色坏死）。静脉性坏死多发生于套入部，是由于系膜血管受压，静脉回流受阻，造成淤血，最终肠管坏死（黑色坏死）。

（三）类型

根据套入部最近端和鞘部最远端肠段部位将肠套叠分为以下类型。

1.小肠型

包括空肠套入空肠型、回肠套入回肠型和空肠套入回肠型。

2.回盲型

以回盲瓣为起套点。

3.回结型

以回肠末端为起套点，阑尾不套入鞘内，此型最多，占70%～80%。

4.结肠型

结肠套入结肠。

5.复杂型或复套型

常见为回结型,占肠套叠的10％～15％。

6.多发型

在肠管不同区域内有分开的2个、3个或更多肠套叠。

(四)临床表现

小儿肠套叠分为婴儿肠套叠(2岁以内者)和儿童肠套叠,临床以前者多见。

1.婴儿肠套叠

多为原发性肠套叠,临床特点如下。

(1)腹痛:为最早症状,常常突然发作,婴儿表现为哭闹不安,伴有拒食出汗、面色苍白、手足乱动等异常痛苦表现。腹痛为阵发性,每次持续数分钟。每次发作后,患儿全身松弛、安静,甚至可以入睡,但间歇十余分钟后又重复发作,如此反复。这种腹痛与肠蠕动间期相一致,是由于肠蠕动将套入肠段向前推进,牵拉肠系膜,肠套叠鞘部产生强烈痉挛而引起的剧烈疼痛,当蠕动波过后,患儿即转为安静。肠套叠晚期合并肠坏死和腹膜炎后,患儿表现萎靡不振,反应低下。部分患儿体质较弱,或并发肠炎、痢疾等疾病时,哭闹不明显,而表现为烦躁不安。

(2)呕吐:呕吐是婴儿肠套叠早期症状之一,在阵发性哭闹开始不久,即出现呕吐,呕吐物初为奶汁及乳块或其他食物,以后转为胆汁样物,1～2天转为带臭味的肠内容物,提示病情严重。

(3)血便:多在发病后6～12小时排血便,便血早者可在发病后3～4小时出现,为稀薄黏液或胶冻样果酱色血便,数小时后可重复排出。便血是由于肠套叠时套叠肠管的系膜嵌入在肠壁间,发生血液循环障碍而引起黏膜渗血,与肠黏液混合形成暗红色胶冻样液体。有些来诊较早患儿,虽无血便排出,但通过肛门指诊可见手套染血,对诊断肠套叠极有价值。

(4)腹部包块:在病儿安静时进行触诊,多数可在右上腹肝下触及腊肠样、稍活动、伴有轻压痛的肿块,肿块可沿结肠走行移动,右下腹一般有空虚感,严重者可在肛门指诊时,触到直肠内子宫颈样肿物,即为套叠头部。

(5)全身状况:依就诊早晚而异,早期除面色苍白,烦躁不安外,营养状况良好。晚期患儿可有脱水,电解质紊乱,精神萎靡不振、嗜睡、反应迟钝。发生肠坏死时,有腹膜炎表现,可出现全身中毒症状,脉搏细速,高热昏迷,休克,衰竭以至死亡。

2.儿童肠套叠

儿童肠套叠与婴儿肠套叠相比较,症状不典型。起病较为缓慢,多表现为不完全性肠梗阻,肠坏死发生时间相对较晚。患儿也有阵发性腹痛,但发作间歇期较婴儿长,呕吐、血便较少见。据统计儿童肠套叠发生便血者只有约40％,而且便血往往在套叠后几天才出现,或者仅在肛门指诊时指套上有少许血迹。儿童较合作时,腹部查体多能触及腊肠形包块,很少有严重脱水及休克表现。

(五)诊断

1.临床表现

阵发性腹痛或哭闹不安、呕吐、便血和腹部包块。

2.腹部查体

腹部查体可触到腊肠样包块,右下腹有空虚感,肛门指诊可见指套血染。

3.腹部超声

腹部超声为首选检查方法,可通过肠套叠特征性影像协助确诊。超声图像在肠套叠横切面上显示为"同心圆"或"靶环"征,纵切面表现为"套筒"征或"假肾"征。

4.腹部 X 线检查或透视

腹部 X 线检查或透视可观察肠气分布、肠梗阻及腹腔渗液情况。

(六)鉴别诊断

小儿肠套叠临床症状和体征不典型时,易与下列疾病混淆:①细菌性痢疾;②消化不良及婴儿肠炎;③腹型过敏性紫癜;④梅克尔憩室出血;⑤蛔虫性肠梗阻;⑥直肠脱垂;⑦其他:结肠息肉脱落出血,肠内外肿瘤等引起的出血或肠梗阻。

(七)治疗

1.非手术疗法

(1)适应证:适用于病程不超过 48 小时,全身情况良好,生命体征平稳,无明显脱水及电解质紊乱,无明显腹胀和腹膜炎表现者。

(2)禁忌证:①病程超过 48 小时,全身情况不良,如有高热、脱水、精神萎靡、休克等症状。②高度腹胀,透视下可见肠腔内多个大液平。③已有腹膜刺激征或疑有肠坏死者。④多次复发性肠套叠而疑似有器质性病变。⑤小肠型肠套叠。

(3)空气灌肠:在空气灌肠前先作腹部正侧位全面透视检查,观察肠内充气及分布情况,注意膈下有无游离气体。采用自动控制压力的结肠注气机,向肛门内插入有气囊的注气管,注气后见气体阴影由直肠顺结肠上行达降结肠及横结肠,遇到套叠头端则阴影受阻,出现柱状、杯口状、螺旋状影像。继续注气时可见空气影向前推进,套头部逐渐向回盲部退缩,直至完全消失,此时可见大量气体进入右下腹小肠,然后迅速扩展到腹中部和左腹部,同时可闻及气过水声。透视下回盲部肿块影消失和小肠内进入大量气体,说明肠套叠已复位。

(4)B超下生理盐水加压灌肠:腹部 B 超可在观察到肠套叠影像后,于超声实时监视下行水压灌肠复位,随着水压缓慢增加,B超下可见套入部与鞘部之间无回声区加宽,纵切面上套叠头部由"靶环"样声像逐渐转变成典型的"宫颈"征,套叠肠管缓慢后退,当退至回盲瓣时,套头部表现为"半岛"征,此时肠管后退较困难,需缓慢加大水压,随水压增大,"半岛"逐渐变小,最后通过回盲瓣而突然消失。此时可见回盲瓣呈"蟹爪样"运动,同时注水阻力消失,证明肠套叠已复位。

(5)钡剂灌肠:流筒悬挂高出检查台 100 cm,将钡剂徐徐灌入直肠内,在荧光屏上追随钡剂进展,在见到肠套叠阴影后增加水柱压力,直至套叠影完全消失。

(6)复位成功的判定及观察:①拔出气囊肛管后患儿排出大量带有臭味的黏液血便和黄色粪水。②患儿很快入睡,无阵发性哭闹及呕吐。③腹部平软,已触不到原有包块。④口服活性炭 0.5~1.0 g,如经 6~8 小时由肛门排出黑色炭末,证明复位成功。

2.手术疗法

(1)手术适应证:①非手术疗法有禁忌证者。②应用非手术疗法复位失败或穿孔者。③小肠套叠。④继发性肠套叠。

(2)肠套叠手术复位。①术前准备:首先应纠正脱水和电解质紊乱,禁食水、胃肠减压、抗感染;必要时采用退热、吸氧、备血等措施。体温降至 38.5 ℃以下可以手术,否则易引起术后高热抽搐,导致死亡。麻醉多采用气管插管全身麻醉。②切口选择:依据套叠肿块部位,选择右上腹横切口、麦氏切口或右侧经腹直肌切口。较小婴儿多采用上腹部横切口,若经过灌肠得知肠套叠已达回盲部,也可采用麦氏切口。③手法整复:开腹后,术者以右手顺结肠走向探查套叠肿块,常可在右上腹、横结肠肝曲或中部触到。由于肠系膜固定较松,小肿块多可提出切口。如肿块较大宜将手伸入腹腔,在套叠部远端用右手示、中指先将肿块逆行推挤,当肿块退至升结肠或盲肠时即可将其托出切口。套叠肿块显露后,检查有无肠坏死。如无肠坏死,则于明视下用两手拇指及示指缓慢交替挤压直至完全复位。复位过程中切忌牵拉套入的近端肠段,以免造成套入肠壁撕裂。如复位困难时,可用温盐水纱布热敷后,再做复位。复位后要仔细检查肠管有无坏死,肠壁有无破裂,肠管本身有无器质性病变等,如无上述征象,将肠管纳入腹腔后逐层关腹。如为回盲型肠套叠复位后,阑尾挤压严重,应将阑尾切除。

(3)肠切除术:对不能复位及肠坏死者,手法整复时肠破裂者,肠管有器质性病变者,疑似有继发性坏死者,在病情允许时可做肠切除一期吻合术。如病情严重,患儿不能耐受肠切除术,可暂行肠造瘘或肠外置术,病情好转后再关闭肠瘘。

(4)腹腔镜下肠套叠复位术:腹腔镜手术探查和治疗肠套叠因其显著的优点而得到肯定:①腹腔镜手术创伤小、恢复快、并发症少;②某些空气灌肠提示复位失败或复位不确切者,麻醉后肠套叠可自行复位,腹腔镜手术探查可以发现上述情况而避免开腹手术的创伤;③对腹腔内脏器探查全面,可及时发现因器质性病变导致的继发性肠套叠;④术中可与空气灌肠相结合,提高复位率,由于腹腔内 CO_2 气腹压力和空气灌肠压力叠加作用于肠套叠头部,同时配合器械在腹腔内的牵拉作用,用较低的空气灌肠压力即能顺利将套叠肠管复位,安全性明显提高。

(尹立阳)

第三节　短肠综合征

短肠综合征是指因各种原因行广泛小肠切除、手术造成小肠短路或误将胃与回肠吻合后,小肠消化吸收面积不足,无法维持生理需要,而导致进行性营养不良及水、电解质紊乱,继而出现器官功能衰退、代谢障碍、免疫功能下降的临床综合征。

一、病因

导致短肠综合征的原因有很多,成人短肠综合征多见于因小肠扭转或肠系膜血管栓塞或血栓形成,导致大部小肠坏死,被迫行大部分小肠切除后;也见于因 Crohn 病、放射性肠损伤、反复肠梗阻、肠外瘘而多次切除小肠,致剩余肠道过短;或因严重外伤致大面积小肠毁损或肠系膜上血管损伤,而被迫切除大量小肠;胃肠手术中误将胃与回肠吻合,或高位与低位小肠间短路术后亦造成短肠综合征。儿童短肠综合征多为先天性因素引起,如肠闭锁、坏死性小肠结肠炎等导致小肠长度不足或切除大量肠袢,无法维持足够营养吸收。

二、病理生理

短肠综合征的严重程度取决于切除肠管的范围及部位,是否保留回盲瓣,残留肠管及其他消化器官(如胰和肝)的功能状态,剩余小肠的代偿适应能力等。通常认为满足正常成人所需的小肠长度最低限度,在没有回盲瓣时为 1 m,而有回盲瓣时为至少 75 cm。大量小肠吸收面积的丢失将导致进行性营养不良、水及电解质紊乱、代谢障碍等。另外,大量肠道激素(如胆囊收缩素、促胰液素、肠抑胃素等)的丢失,将导致肠道动力、转运能力等发生改变,幽门部胃泌素细胞增生

（40%～50%的短肠综合征患者有胃酸分泌亢进）。回肠是吸收结合型胆盐及内因子结合性维生素 B_{12} 的部位，切除或短路后造成的代谢紊乱明显重于空肠。因胆盐吸收减少，未吸收的胆盐进入结肠将导致胆盐性腹泻，胆盐肠-肝循环减少将导致严重的胆盐代谢紊乱，因肝代偿合成胆盐的能力有限，将造成严重脂肪泻。切除较短回肠（<50 cm）时，患者通常能够吸收足够的内因子结合性维生素 B_{12}，而当切除回肠>50 cm 时，将导致明显的吸收障碍，引起巨幼红细胞贫血及外周神经炎，并最终导致亚急性脊髓退行性改变。

短肠综合征时剩余小肠会发生代偿性改变，食物刺激及胃肠激素的改变使小肠绒毛变长、肥大，肠腺陷凹加深，黏膜细胞 DNA 量增加，肠管增粗、延长，黏膜皱襞变多。随黏膜的高度增生，酶和代谢也发生相应变化，钠-钾泵依赖的三磷酸腺苷，水解酶，肠激酶，DNA 酶，嘧啶合成酶活性均增加，而细胞二糖酶活性降低，增生黏膜内经磷酸戊糖途径的葡萄糖代谢增加。研究显示，广泛肠切除后残余肠道可逐渐改善对脂肪、内因子和碳水化合物（特别是葡萄糖）的吸收（图 6-3）。

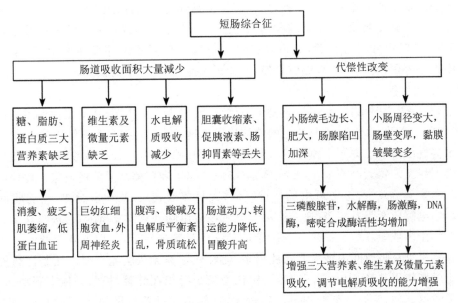

图 6-3　短肠综合征

三、临床表现

主要表现为早期的腹泻和后期的严重营养障碍。短肠综合征的症状一般可分为失代偿期、代偿期、代偿后期 3 个阶段。失代偿期（急性期）为第 1 阶段，是指发生短肠状况后早期，残留的肠道仅能少量吸收三大营养素和水、电解质，患者可出现不同程度的腹泻，与保留肠管的长度相关，多数患者并不十分严重，少数患者每天腹泻量可高达 2 L，重者可达 5～10 L，因此出现脱水、血容量不足、电解质紊乱及酸碱平衡失调。因胃泌素增多，胃酸分泌亢进，不仅使腹泻加重，消化功能进一步恶化，还可出现吻合口溃疡，甚至导致上消化道出血。数天后腹泻次数逐渐减少，生命体征逐渐稳定，胃肠动力恢复。这一阶段多需 2 个月。代偿期（适应期）为第 2 阶段，经治疗后机体内稳态得以稳定，腹泻次数减少，小肠功能亦开始代偿，吸收功能有所增强，肠液丧失逐渐减少，肠黏膜出现增生。代偿期时间长短随残留小肠长度，有无回盲部和肠代偿能力而定，最长可达 2 年,一般在 6 个月左右。代偿后期(维持期)为第 3 阶段,肠功能经代偿后具有一定的消化吸收能力,此时营养支持的方式与量已定型,需要长期维持,并预防并发症。

短肠综合征患者若无合理的营养支持治疗,会逐渐出现营养不良,包括体重减轻、疲乏、肌萎缩、低蛋白血症、皮肤角化过度、肌肉痉挛、凝血功能差及骨痛等。由于胆盐吸收障碍,胆汁中胆盐浓度下降,加上肠激素分泌减少,使胆囊收缩变弱,易发生胆囊结石。钙、镁缺乏可使神经、肌肉兴奋性增强,发生手足搐搦,长期缺钙还可引起骨质疏松。由于草酸盐在肠道吸收增加,尿中草酸盐过多而易形成泌尿系统结石。长期营养不良可最终导致多器官功能衰竭。

四、治疗

根据病因及不同病程阶段采取相应治疗措施。因手术误行吻合造成的短肠状态需急诊再次手术改正吻合。肠切除术后短肠综合征急性期以肠外营养支持,维持水、电解质和酸碱平衡为主,适应期以肠外营养与逐步增加肠内营养相结合,维持期使患者逐步过渡到肠内营养为主。

因短肠综合征早期治疗需大量补液,后期需长期肠外营养支持,应选择中心静脉补液。可采用隧道式锁骨下静脉穿刺置管、皮下埋藏植入注射盒的中心静脉置管或经外周静脉穿刺中心静脉置管(PICC)。据部分学者经验,隧道式锁骨下静脉穿刺置管的并发症发生率(尤其是感染率),明显小于另外两种置管,护理亦较方便,一般可保持 2~3 年不需换管。

(一)急性期治疗

应仔细记录 24 小时液体出入量,监测生命体征,定时复查血电解质、清蛋白、血糖、动脉血气分析,监测体重。术后 24~48 小时补充的液体应以生理盐水、葡萄糖溶液为主,亦可给予一定量氨基酸及水溶性维生素。原则上氮源的供给应从小量开始,逐步增加氨基酸输入量,使负氮平衡状态逐步得到纠正。每天补充 6~8 L 液体,电解质补充量随监测结果酌情调整。此期因肠道不能适应吸收面积骤然减少,患者可出现严重腹泻,大量体液丧失,高胃酸分泌,营养状况迅速恶化,易出现水、电解质紊乱及感染、血糖波动。此阶段应以肠外营养支持为主,进食甚至饮水均可加重腹泻。由于多数短肠综合征患者需接受长期肠外营养支持,不合理肠外营养配方或反复中心静脉导管感染可在短时间内诱发肝功能损害,使肠外营养无法实施。因此在制订肠外营养配方时应避免过度使用高糖,因过量葡萄糖会转化为脂肪沉积在肝脏,长期会损害肝功能;选择具有护肝作用的氨基酸;脂肪乳剂使用量不宜过大,一般不超过总热量的 30%~40%,并采用中、长链脂肪乳;还应补充电解质、复合脂溶性维生素及水溶性维生素、微量元素等;所需热量和蛋白质要根据患者的实际情况进行个体化计算,热量主要由葡萄糖及脂肪提供。

由于长期肠外营养不仅费用昂贵,易出现并发症,而且不利于残留肠道的代偿。因此如有可能即使在急性期也应尽早过渡到肠内营养和口服进食。研究表明,肠内营养实施得越早,越能促进肠功能代偿。但短肠综合征患者能否从肠外营养过渡到肠内营养主要取决于残留肠管的长度和代偿程度,过早进食只会加重腹泻、脱水和电解质紊乱,因此从肠外营养过渡到肠内营养时应十分谨慎。开始肠内营养时先以单纯的盐溶液或糖溶液尝试,逐步增量,随肠代偿的过程,逐步过渡到高蛋白、低脂、适量碳水化合物的少渣饮食,少食多餐,也可选用专用于短肠综合征患者的短肽型肠内营养制剂。

(二)肠康复治疗

急性期后期应进行肠康复治疗,即联合应用生长激素(重组人生长激素)、谷氨酰胺与膳食纤维。生长激素能促进肠黏膜细胞增殖,谷氨酰胺是肠黏膜细胞等生长迅速细胞的主要能量物质,而膳食纤维经肠内细菌酵解后,能产生乙酸、丙酸和丁酸等短链脂肪酸,丁酸不仅可提供能量,还能促进肠黏膜细胞生长。使用方法为重组人生长激素皮下注射[0.05 mg/(kg·d)],谷氨酰胺静脉滴注[0.6 g/(kg·d)],口服含膳食纤维素丰富的食物或营养液,持续 3 周或更长。

(三)防治感染

当患者持续发热,应及时行各项检查以排查感染原因并早期治疗。针对肠源性感染的可能性,无细菌培养和药敏试验结果时,经验性用药应选择覆盖厌氧菌和需氧菌的抗生素。

(四)控制腹泻

禁食及肠外营养可抑制胃肠道蠕动和分泌,延缓胃肠道排空,从而减轻腹泻。可酌情应用肠动力抑制药,如口服洛哌丁胺、阿片酊或小檗碱等。腹泻严重难以控制者,应用生长抑素或奥曲肽可明显抑制胃肠道分泌,减轻腹泻。生长抑素首次剂量 300 μg 静脉注射,以后每小时 300 μg 静脉滴注;或奥曲肽首次剂量 50 μg 静脉注射,以后每小时 25 μg 静脉滴注,连用 3~5 天,腹泻次数明显减少后停用。

(五)抑制胃酸过多

术后胃酸分泌过多可应用质子泵抑制剂,目前抑酸效果最强的种类为埃索美拉唑,40 mg 静脉注射,每天 2 次。

(六)手术治疗

一些探索用手术方法治疗短肠综合征的方法,如肠管倒置术等,并未形成治疗常规,效果仍待定论。

小肠移植目前已成为治疗短肠综合征的理想方式。随着外科技术和免疫抑制方案的进步,经过 20 余年发展,目前小肠移植在美国已被纳入联邦医疗保险范畴,在一些先进的移植中心,1 年和 5 年生存率可高达 91% 和 75%。我国原南京军区南京总医院已成功完成国内首例成人单独小肠移植,目前已有南京、西安、广州等多家移植中心共完成数十例单独或与其他脏器联合小肠移植,但与世界水平相比,小肠移植在中国仍是极富挑战的领域。

五、预防

外科医师应认识到短肠综合征的严重性,在手术中尽量避免过多切除小肠,对于小肠缺血病变范围广的病例,不应草率决定大面积切除,而应经扩血管措施后观察小肠活力,或暂行肠外置术观察,尽量抢救和保留肠管。

(尹立阳)

第四节　小肠良性肿瘤

小肠良性肿瘤可发生于任何部位,其中 49% 位于回肠,30% 位于空肠,位于十二指肠者仅占 21%。有来源于上皮的腺瘤和来源于平滑肌的平滑肌瘤,其他如脂肪瘤、纤维瘤、血管瘤等。发病年龄以 30~60 岁为多,平均 42.8 岁,男性 60%,女性 40%。常见的有腺瘤、平滑肌瘤、脂肪瘤、血管瘤以及少见的神经源性肿瘤、错构瘤、纤维瘤、假性淋巴瘤等。

一、临床表现

(一)腺瘤

最常见,大约占小肠良性肿瘤的14%。属癌前期疾病,与小肠癌的发生密切相关。腺瘤的恶变与其大小有关,直径＜1 cm者恶变率为8.3%(包括壶腹部腺瘤在内),直径＞1 cm时恶变率增加至32.7%;按组织学形态,腺瘤可分为管状腺瘤、绒毛状腺瘤或是两者混合型;绒毛状腺瘤恶变率最高。

绒毛状腺瘤十二指肠部位发病率最高,恶变率为25%～63%。多位于十二指肠降段的内侧壁,环绕Vater壶腹部,可以是家族性腺瘤样息肉病的一种症状。最常见的临床表现是梗阻性黄疸,行上消化道内镜检查即可确诊。

小的腺瘤多无明显症状,有症状者多为出血。长期慢性出血可导致贫血。部分患者因肠套叠而引起间歇发作性肠梗阻。

(二)平滑肌瘤

此瘤占小肠良性肿瘤的20%左右。可发生于任何年龄,但多见于中年以后,男女发病率相似。好发于空肠和回肠,十二指肠少见。约65%的患者有腹痛、乏力、体重减轻,31%患者有间歇发作性肠梗阻症状,15%可发生肠套叠,25%腹部可扪及肿块。约有50%的患者大便隐血试验阳性。约有15%的平滑肌瘤可恶变为平滑肌肉瘤。

(三)脂肪瘤

脂肪瘤占整个消化道脂肪瘤的50%以上,占小肠良性肿瘤的20%左右。多见于老年人,男略多于女;好发于远端小肠,其中发生于回肠者占60%,发生于空肠、十二指肠者各占20%。约35%的患者毫无症状,少数可发生肠套叠、肠扭转,出血罕见。

(四)血管瘤

血管瘤占小肠良性肿瘤的5%,其中60%的患者为多发性血管瘤。血管瘤至少一半是海绵状血管瘤,另一半是毛细血管瘤或者是混合性血管瘤。这些良性的血管瘤常常位于黏膜下,它们可能是全身性血管病变的一部分,症状主要为肠道出血,偶有腹部剧痛或肠套叠、肠梗阻者。

二、诊断

小肠肿瘤的诊断主要依靠临床表现和X线钡餐检查。

(一)X线检查

因肠梗阻入院者,如不完全性肠梗阻,X线立位或卧位平片,可帮助诊断出小肠高位或低位肠梗阻,可推断但不能确诊肠肿瘤。以钡剂全消化道检查为主要确诊方法,但仅20%患者可能获得阳性结果。

(二)纤维十二指肠镜

对诊断十二指肠肿瘤有帮助,并可钳取活检。纤维小肠镜检查虽可帮助诊断,在国内开展尚不普及。

(三)选择性腹腔或肠系膜动脉造影术

对肿瘤出血部位诊断有价值。在急性出血期造影,在每分钟出血量0.5～3.0 mL者,可显示出血部位有造影剂外溢,确诊率为77%～95%。

(四)B超及CT检查

有助于了解肿块的大小、部位,以及与周围组织的关系,但临床不能触及的小于2 cm的肿块,也难以诊断。

三、治疗

治疗原则:以早期手术切除为主要治疗方法。

小肠良性肿瘤由于可导致肠套叠、肠梗阻、出血、穿孔等严重并发症,且部分肿瘤如平滑肌瘤、绒毛状腺瘤有恶变的危险性,故一旦明确诊断,应积极予以切除。切除的方式,随病灶的部位、大小、形态而异,如较小的浆膜下脂肪瘤或神经鞘瘤可将肿瘤完整切除;带蒂腺瘤可行局部切除;对十二指肠腺瘤有人主张经十二指肠将腺瘤作黏膜下切除,但有一定的复发率;对体积较大的腺瘤,应行小肠局部切除,小肠对端吻合术。

四、预后

小肠良性肿瘤切除后可恢复正常。

(尹立阳)

第五节 小肠腺癌

腺癌是小肠中最常见的恶性肿瘤。多发生于60~70岁,男性比女性稍多。病因尚不清楚,和食物中脂肪摄入有显著相关性。作为癌前期病变的小肠腺瘤、Crohn病、遗传性家族性息肉病、Gardner综合征、PeutzJegher综合征,以及VonRecklinghausen病等可能与小肠肿瘤的发生有关。

一、组织发生与病理

小肠腺癌多发生在小肠的近段。其中50%位于十二指肠,40%位于空肠,只有10%位于回肠。其大体形态可分为息肉型、浸润溃疡型、缩窄型和弥漫型4型。组织学类型可分为腺癌、黏液腺癌和未分化癌。

二、临床表现

(一)腹痛

腹痛是最常见的症状,65.2%~66.9%有腹痛,可为隐痛、胀痛乃至剧烈绞痛,多位于腹中部或下部,当并发肠梗阻时,疼痛尤为剧烈并可伴有腹泻、食欲缺乏等。

(二)梗阻

息肉型癌和缩窄型癌易致肠腔狭窄或堵塞,造成小肠完全或部分肠梗阻。包括上腹饱胀、恶心、呕吐等,腹胀的严重程度和癌肿的部位高低有关。十二指肠癌以恶心、呕吐为主,腹胀和肠型并不明显;而回肠癌则腹胀和肠型明显,恶心、呕吐出现较晚。

（三）腹部肿块

十二指肠癌出现肿块者占 10％～25％，位置固定。空、回肠癌 20％～25％以腹部肿块就诊，肿块质地较硬，活动度较大，位置多不固定；当病情发展，癌肿侵及临近组织、器官时，腹部肿块常固定而不能推动，并常伴有压痛。

（四）出血

十二指肠癌 60％～80％大便隐血试验阳性，出血明显者可有黑便，大出血时可有呕血，其发生率约为 6％。空、回肠癌约有 95％大便隐血试验阳性，肉眼可见的出血或黑便占 20％左右，大出血少见。

（五）黄疸

壶腹周围癌有 75％～80％发生黄疸，开始可有波动，随病情进展而进行性加重。

（六）其他

有食欲减退、贫血、消瘦、发热等。当病灶浸润邻近器官可引起一系列压迫症状，如压迫输尿管导致肾盂积水，压迫髂部血管引起下肢或会阴部水肿，压迫膀胱或直肠时引起排尿或排便困难，晚期患者发生肝、肺等转移时可出现相应的症状和体征。

三、转移途径

小肠腺癌主要播散途径有直接浸润、淋巴和血行转移及种植性播散。当癌肿穿透肠壁后可直接浸润至临近组织器官，如十二指肠癌累及胰腺、肝脏、结肠及腹膜后组织等；当癌肿累及黏膜下淋巴网时可转移至肠旁淋巴结、肠系膜淋巴结、肠系膜上淋巴结及腹主动脉旁淋巴结。血行转移常见部位是肝脏，其他常见部位是肺、骨、脑等。当癌肿穿透肠壁浆膜层后，脱落的癌细胞可直接植入腹膜及盆腔，形成膀胱（子宫）直肠窝内种植性肿块。

四、诊断

小肠腺癌的诊断主要依靠临床表现和 X 线钡餐检查，由于小肠肿瘤临床表现较少且不典型，又缺少早期体征和有效的诊断方法，小肠腺癌常被延误诊断。对具有上述一种或数种表现者，应考虑小肠腺癌的可能，需做进一步的检查。

（一）实验室检查

1.十二指肠液细胞学检查

对十二指肠腺癌可获得阳性结果，但因十二指肠引流成功率不高，患者难以合作，此法目前很少应用。

2.隐血试验

肿瘤糜烂出血，隐血试验阳性。

（二）X 线检查

因肠梗阻入院者，如不完全性肠梗阻，X 线立位或卧位平片，可帮助诊断出小肠高位或低位肠梗阻，可推断但不能确诊。十二指肠低张气钡造影可以帮助诊断十二指肠腺癌。以钡剂全消化道检查为小肠腺癌的主要确诊方法，但仅 20％患者可能获得阳性结果。

（三）纤维十二指肠镜

对诊断十二指肠肿瘤有帮助，并可钳取活检。纤维小肠镜检查虽可帮助诊断，在国内开展尚不普及。

(四)选择性腹腔或肠系膜动脉造影术

对肿瘤出血部位诊断有价值。在急性出血期造影,在每分钟出血量0.5~3.0 mL者,可显示出血部位有造影剂外溢,确诊率为77%~95%。

(五)B超和CT检查

有助于了解肿块的大小、部位,以及与周围组织的关系;但临床不能触及的小于2 cm的肿块,也难以诊断。

(六)其他

必要时可行剖腹探查。

五、鉴别诊断

小肠增殖性结核常可触及肿块,且常伴有乏力、食欲减退、恶心、呕吐、贫血、发热等,临床症状酷似小肠腺癌,手术探查时常见多个小肠袢黏着于小肠之上,常伴有腹水,且腹膜腔内有弥漫性粟粒样播散。临床上很难于小肠晚期癌相鉴别,直至腹膜结节活检做切片观察后才明确诊断。

小肠腺癌应与小肠良性肿瘤鉴别,小肠良性肿瘤一般病程长,生长缓慢,与周围组织界限清楚,无粘连,无全身症状,但发生肠套叠时可出现肠梗阻症状。

六、治疗

以早期手术切除为主要治疗方法,切除原则是距病灶两端各10 cm处做肠段切除,并清除相应的系膜淋巴结直至肠系膜上动脉分支根部。

(1)十二指肠腺癌:行胰、十二指肠切除术(Whipple术)。有资料显示,扩大淋巴结清扫术,与标准的胰十二指肠切除术相比存活率无显著性提高。

(2)回肠末端腺癌:为了完成广泛的淋巴结清扫,应该切除右半结肠。

(3)小肠腺癌晚期,已固定不能切除者,行肿瘤远近端小肠旁路手术,可延长生命,改善梗阻症状。

辅助治疗的作用仍不明确,小肠腺癌被认为是抗放疗和抗化疗。因此,手术切除后,通常不主张放化疗。

七、预后

患者预后取决于肿瘤的分期。无淋巴结转移的患者,切除后5年的存活率为70%;伴有淋巴结转移的患者在进行治疗性切除后,5年存活率为20%~50%,平均约为25%;患十二指肠癌的患者的存活率稍高于患空肠或回肠腺癌患者。

(尹立阳)

第七章

结直肠与肛管疾病

第一节 结 肠 憩 室

一、概述

结肠憩室是一种获得性、多发性结肠黏膜经环肌突出的小疝。其发病与西方饮食习惯相关，是结肠内压力增高的结果，乙状结肠是最高发的部位。正常情况下并无症状，仅在出现并发症后才有症状。

二、临床表现

(一)急性憩室炎

腹痛主要位于左下腹，呈钝痛或绞痛伴腹胀、排便习惯改变，往往是便秘但也有腹泻者，并可有恶心。

约有20%已知有憩室病的患者有一次以上憩室炎发作史。

体检时局部有压痛，甚至反跳痛，当憩室炎发生穿孔时可产生局限性腹膜炎或弥漫性腹膜炎的体征，直肠指检盆腔有触痛。

(二)憩室出血

突发性大量出血，主要为褐红色粪便，但70%会自行停止。

体检时往往无阳性发现。

三、诊断要点

(1)CT扫描可确定病变在肠腔外的范围，特别在诊断伴局部脓肿、结肠膀胱瘘等并发症时有帮助，还可通过CT引导对局限性积脓进行穿刺引流。

(2)B超扫描可提供与CT扫描相同的结果，同时也可经B超引导进行脓肿引流，然而在急性憩室炎伴局部肠段充气扩张时，超声图像可能不清晰。

(3)炎症完全消退后气钡双重对比造影，可清晰显示多发性结肠憩室的存在。

(4)在炎症完全消退后进行纤维结肠镜检可见多数憩室开口。

(5)在急性出血期，可通过肠系膜血管造影(肠系膜下动脉造影)显示出血部位的憩室。

四、治疗方案及原则

(一)非手术治疗

(1)及时进高纤维和粗麦麸饮食(20～30 g/d)可预防并发症的发生,其作用为增加粪便总量,减少传递时间和降低结肠内压力。

(2)轻度憩室炎时可给广谱抗生素,包括甲硝唑和头孢类,约需 7 天。开始 2～3 天流食,之后给予淡的软食,直至症状消失。

(3)重度憩室炎时需住院治疗,禁食、补液、胃肠减压、广谱抗生素等,症状应在 48 小时内(开始治疗后)减轻、消退,然后在 3 周后可行纤维结肠镜或气钡双重对比造影检查。约有 1/5 的病例在初次住院时需手术治疗。

(二)手术治疗

1.手术适应证

(1)虽然给予高纤维和粗麦麸饮食,炎性症状(疼痛)持续不消失。

(2)反复发作的急性憩室炎。

(3)持续有触痛性肿块。

(4)结肠病变无法与癌肿区分:选择性手术主要适宜于年龄较轻(<55 岁)、免疫抑制(如肾移植者)、X 线显示有造影剂外渗或乙状结肠狭窄的病例。

(5)重度憩室炎经保守治疗 3～5 天不见效。

(6)伴弥漫性腹膜炎。

2.手术处理

(1)选择性手术最好在最近一次憩室炎发作消退后 8 周施行,只需切除有炎性反应的憩室,通常包括整个乙状结肠和直肠、乙结肠。近端应切除所有炎症浸润的结肠系膜,远端则应切至肌层增厚以下,故近端相当于降结肠,远端则在直肠上段,然后行一期吻合。

(2)局限的结肠周围或盆腔脓肿可在 CT 或 B 超引导下引脓,留置引流管需保持通畅,定期用生理盐水冲洗,直至脓腔完全瘪陷才停止引流,必要时可通过窦道造影确定有无残腔,然后在完全愈合后至少6 周行切除手术。

(3)对穿孔伴腹膜炎的病例,可行 Hartmann 式结肠切除。4～6 个月后二期恢复肠道连续性。对局部污染轻微、炎症水肿、气胀均不太明显的高选择性病例,亦可在手术台上对近端结肠进行彻底灌洗后一期吻合,对结肠灌洗清洁程度不够满意的病例可加做近端横结肠造口,2～3 个月后经肛门注入造影剂证实吻合口愈合良好、通畅后,可予关闭造口。

(4)对发生结肠膀胱瘘的病例,可行病变结肠切除和瘘口(膀胱)修补术。

(5)对出血的病例在明确出血来源上常有一定难度,除非证实出血确实来自憩室,但必须考虑往往同时存在结肠癌或结肠息肉,因此手术前必须通过全面检查再决定手术方式。

(刘登强)

第二节 结肠扭转

结肠扭转是以结肠系膜为轴的部分肠袢扭转及以肠管本身纵轴为中心扭曲。其发病在世界各地很不一致,以非洲、亚洲、中东、东欧、北欧和南美等地多见,西欧和北美少见,Halabi 等报道,在美国结肠扭转约占所有肠梗阻的 1.9%;在巴基斯坦占 30%;巴西占 25%;印度占 20%。国内报道其发生率为 3.6%~13.17%,以山东、河北等地多见。本病可发生于任何年龄,乙状结肠扭转多见于平均年龄大于 70 岁的老年人,男性居多,男与女之比,据统计,在 9:1~(1:1),平均发病年龄 40~69 岁,而盲肠扭转多见于年轻女性。乙状结肠是最常见的发生部位,约占 90%,其次是盲肠,偶见横结肠和脾曲。该病发展迅速,有较高的病死率 9%~12%,术后并发症多,应早期诊断,早期治疗。

一、病因

结肠扭转常由于肠系膜根部较窄,且所属肠段冗长,活动度大,如乙状结肠。冗长的肠段随着年龄的增长而延长。此外,Kerry 和 Ransom 归纳了 4 个诱发因素:①肠内容物和气体使肠袢高度膨胀,如长期慢性便秘等。②肠活动的增强和腹内器官位置的变化,如妊娠和分娩。③有过腹腔手术病史而使腹腔内粘连。④先天性异常如肠旋转不良或后天因素造成远端肠管梗阻。盲肠正常固定在后腹壁,正常盲肠可以旋转 270°,不会发生扭转,但有 10%~22% 的人群在胚胎发育期间盲肠与升结肠未完全融合于后腹膜,形成游动盲肠,因活动范围大,其中有 25% 的人会发生盲肠扭转。此外,东欧与非洲扭转多与高纤维饮食有关,西欧与北美多与慢性便秘、滥用泻药与灌肠有关。

二、病理

(1)乙状结肠扭转多为逆时针方向,但也有顺时针方向扭转,扭转程度可由 180°~720°。旋转少于 180°时,不影响肠腔的通畅,尚不算扭转,有自行恢复可能,特别是女性,盆腔宽大,更易恢复,当超过此限,即可出现肠梗阻。肠扭转造成的主要病理改变是肠梗阻和肠管血运的改变。乙状结肠扭转后,肠袢的入口及出口均被闭塞,因此属闭袢性梗阻,肠腔内积气、积液、压力增高,也会影响肠壁血运。除扭转的肠袢外,扭转对其近侧结肠也造成梗阻。乙状结肠扭转后发生肠管血运障碍来自两方面:一是系膜扭转造成系膜血管扭转不畅,另一方面是肠袢的膨胀,压力高而影响肠壁血循环,先影响毛细血管,然后是静脉,最后是动脉,引起肠腔内和腹腔内出血,肠壁血管发生栓塞、坏死和穿孔。大致可分为以下 3 个阶段。①肠淤血水肿期:淤血水肿致肠壁增厚,常发生在黏膜和黏膜下层。②肠缺血期:在肠壁血运受阻时,肠壁缺血缺氧致张力减低或消失而扩张,除肠腔内大量渗液外,常伴有腹腔游离液体。③肠坏死期:肠缺血时间过长,导致组织缺氧、变性、黏膜面糜烂坏死。但由于肠腔内大量积气,高压气体常能循糜烂面溢出,溢出的气体可仅存留在黏膜下层或浆膜下层,此少量气体呈线状围绕肠壁排列,形成肠壁间积气。

(2)盲肠扭转常以系膜为轴呈顺时针方向扭转,也偶见逆时针方向扭转。盲肠扭转是由于盲肠没有固定而具有高度活动性,这种高度活动性更有利于肠管迅速而又过紧地扭转,血管突然闭塞,扭转后盲肠迅速膨胀,压力增高,引起浆膜破裂、血运障碍,出现高比例的肠坏死。肠扭转不包括盲肠折叠,后者又称盲肠并合。是游离盲肠向前向上翻折,虽可发生梗阻,但不影响系膜血管,也不发生盲肠坏死。

三、临床表现

(1)乙状结肠扭转的表现多样化,可呈急性发作,也可呈亚急性或慢性发作。早期肠坏死出现腹膜炎、休克等严重表现,亚急性、慢性发作发病缓慢,多有发作史,腹痛轻,偶为痉挛性,但腹胀严重,以上腹明显,常偏于一侧。腹部体征除明显腹胀外,可有左下腹轻压痛及肠鸣音亢进,有时可扪及腹部包块且有弹性。指诊直肠空虚。

(2)盲肠扭转的临床症状、体征与小肠扭转基本相同,而且病情进展更为迅速,发病急,腹中部或右下腹疼痛,为绞痛性质,阵发性加重。并可有恶心、呕吐,开始尚可排出气体和粪便。查体见腹部膨隆,广泛触痛,肠鸣音亢进并有高调,叩诊鼓音。在腹中部或上部可摸到胀大的盲肠,如发生肠系膜血液循环障碍,短时间内可发生肠壁坏死,腹膜刺激征明显。

四、诊断

(一)临床表现

结肠扭转的诊断并不困难,腹痛、腹胀、便秘或顽固性便秘为 扭转三联征。盲肠扭转或急性结肠扭转常出现恶心、呕吐。查体有腹胀,腹部压痛、腹部包块、肠鸣音亢进、体温升高、休克、腹膜炎体征。再结合病史、诱发易患因素,腹痛、腹块的部位,一般可做出结肠扭转的诊断。Stewardson选择"持续腹痛""发热""心动过速""腹膜炎体征""白细胞计数增高"5 个经典表现作观察,发现约 90%的肠绞窄患者同时具有 2 种或 2 种以上的表现。

(二)X 线检查

腹部 X 线对诊断帮助很大,应作为怀疑结肠扭转的常规检查,乙状结肠扭转的典型 X 线表现是显著充气的孤立肠袢,自盆腔至上腹或膈下,肠曲横径可达 10～20 cm,立位片可见两个巨大且相互靠拢的液平面。其他各段小肠和结肠也有胀气与液平,钡灌肠见钡剂止于直肠上端,呈典型的鸟嘴样或螺旋形狭窄。盲肠扭转时腹部 X 线显示单个卵圆形胀大肠袢,有长气液平面,如位于上腹可误诊为急性胃扩张,但胃肠减压无好转,可以此鉴别。后期在盲肠扭转上方常可见小肠梗阻的 X 线征象。并可在盲肠右侧见到有气体轮廓的回盲瓣。钡剂灌肠充盈整个左侧结肠和横结肠,可与乙状结肠扭转鉴别。当怀疑有坏疽时,严禁做钡灌肠,因为有坏死段肠管穿孔的危险。横结肠扭转扩张,肠曲于中上腹呈椭圆形扩张,中间也可见双线条状肠壁影,降结肠萎陷。

(三)CT 检查

CT 也是急腹症常规的检查,也是目前诊断结肠扭转最有意义的诊断方式,Delabrousse 等认为,随着螺旋 CT 不断应用于急腹症的检查,使肠梗阻的诊断准确性明显提高,在明确结肠扭转的病因、梗阻位置及病情的严重程度方面具有极其重要的作用。结肠扭转 CT 表现主要有以下特征:①"漩涡征"。"漩涡征"为肠曲紧紧围着某一中轴盘绕聚集,大片水肿系膜与增粗血管同时旋转,漩涡中心尚见高密度系膜出血灶,CT 上呈"漩涡"状影像。若 CT 片示漩涡征出现在右下腹,多提示盲肠扭转。②"鸟喙征"。扭转开始后未被卷入"涡团"的近端肠管充气、充液或内容物而扩张,其紧邻漩涡缘的肠管呈鸟嘴样变尖,称之为"鸟喙征",盲肠扭转时,其鸟嘴尖端指向左上腹。③肠壁强化减弱、"靶环征"和腹水。④闭袢型肠梗阻常见肠管呈 C 字形或"咖啡豆征"排列。现在增强 CT 及 CT 的三维重建也逐步推广于临床,使得结肠扭转的诊断更准确,更直观。

(四)超声检查

对于肠梗阻的诊断,虽然超声的敏感性及特异性低于腹部 CT 检查,但因其实施动态、诊断快速,也是常规检查方法之一。急性肠梗阻的超声表现为:①一般表现为近端肠管扩张(93.7%),明显的内容物反流,远端肠管多空虚。②并发症表现为当肠管发生坏死、穿孔时,穿孔近端肠壁明显增厚,腹水增多,并可探及游离气体。且超声对判断肠系膜血管有无血流以及有无栓塞都有较高的准确率。

(五)其他

低压盐水灌肠即是治疗手段之一,也是一种重要诊断方法,如不能灌入 300~500 mL 盐水,则提示梗阻在乙状结肠。此外,随着内镜技术的发展,乙状结肠镜和纤维结肠镜也日益成为结肠扭转常规的诊断及治疗方法。

五、治疗

结肠扭转的治疗,除禁食、胃肠减压、输液等肠梗阻的常规治疗措施外,根据病情进展程度的不同、有无并发症等情况而采取非手术治疗或手术治疗。

(一)非手术治疗

非手术治疗一般用于乙状结肠扭转,且为发病初期,而盲肠扭转和晚期病例怀疑有肠坏死时禁用这种疗法。具体方法如下。

1.高压盐水灌肠和钡剂灌肠

温盐水或肥皂水均可,灌肠时逐渐加压,如有气体和粪便排出腹胀消失,腹痛减压,表示扭转复回,成功率分别可达 66.7%~78.6%。

2.乙状结肠镜或纤维结肠镜插管减压

由于镜管细,镜身软,光源强,视野清晰,不易损伤肠壁,可清晰地观察黏膜水肿程度,且患者耐受性好,故多采用纤维结肠镜复位。内镜循腔经直肠进入乙状结肠,如发现黏膜出血、溃疡或由上方流出脓血,提示肠壁已部分坏死,不宜继续插管,如检查无异常,将软导管通过结肠镜,缓慢经梗阻处远端,进入扭转肠袢,若顺利可排出大量气体和粪便,扭转自行复回,症状好转,插管全程要细致轻柔,不可用力过猛,注意此软管不要立即拔出,要保留 2~3 天。以免扭转短期内复发,还可通过观察导管引出物有无血性物质,以判断扭转肠袢有无坏死。内镜检查作为一种微创治疗,能够有效缓解梗阻症状,避免急诊手术,使外科医师获得充分时间全面评估和判断患者病情,选择最佳的个体化治疗方案,以达到更好的疗效。

尽管非手术疗法复位成功率高达 77%,病死率和并发症率均较手术治疗为低,但由于发生扭转的根本原因依然存在,复发率高达 46%~90%。因此,国内外学者近年均主张,若患者无手术禁忌证,在非手术疗法复位后,短期内应行根治性的手术治疗。

(二)手术治疗

如果非手术疗法失败,或出现弥散性腹膜炎并怀疑有肠坏死、穿孔时,均应及时手术,术中根据有无肠管坏死、腹腔污染情况及患者自身状况,再决定做姑息性手术,还是根治性手术。主要手方术式包括固定术、造口术和切除吻合术等。

1.固定术

由于单纯乙状结肠扭转复位术后复发率可达 28%,单纯盲肠复位术有 7% 的复发率,故术中逆扭转方向复位后,若肠管血运良好,肠壁色泽正常,有蠕动,多加以固定术。手术方法有乙状结肠腹壁固定术、乙状结肠系膜固定术,乙状结肠横结肠固定术,乙状结肠腹膜外被覆术。盲肠扭转多采用后腹膜盲肠固定术。

2.结肠造口术

结肠造口术一般用于手术时发现肠壁明显水肿、肠腔过度扩张、腹腔污染严重、肠壁已坏死、穿孔或全身情况较差的病例。可将坏死肠管切除吻合后在其近侧造口;也可行 Hartmann 手术即坏死肠管切除,近端造口,远端缝闭放回腹腔内旷置;或者做双腔结肠造口术,坏死肠管可切除或暂不切除而外置。以上手术都需要行二期手术。

3.切除吻合术

切除吻合术一般用于肠管有坏死或血运不好,腹腔污染较轻。或者乙状结肠特别冗长,估计行固定术效果不佳,则可将乙状结肠切除行根治性治疗。由于两断端管腔内径差别较大,在切除肠管后,多行一期端侧吻合。在非手术治疗有效后,为防复发也可择期行肠道准备后,可行肠切除吻合术。

扭转性结肠梗阻是急性闭袢性肠梗阻,易发生坏死穿孔,应以急诊手术为主。对于右侧大肠梗阻的术式选择意见较为一致,可行梗阻病变的一期切除吻合术。对左侧大肠梗阻的术式选择则有分歧。传统的治疗方法是分期手术,即先行病灶切除和肠造口,然后再择期关闭造口的二次手术方案。这种方法虽能减少腹腔感染和肠漏发生的机会,但却需要二次手术创伤,使术后恢复期延长、整体治疗费用增加。近年来,随着抗生素发展、手术进步,以及对结肠梗阻病理生理认识的提高,越来越主张行一期切除吻合术。为提高一期切除吻合术的成功率,要求术中肠道排空、灌洗,但延长了手术时间,术后肠功能恢复慢,术后并发症发生率高达 40%～60%,因此,当出现急性大肠梗阻时,如果用非手术的方法缓解肠梗阻并改善一般状况,就可以变"急诊手术"为"限期手术",从而最大限度降低手术风险,显然是治疗急性大肠梗阻的最理想方案。

六、评述

扭转性肠梗阻有较高的发病率,其发病急,病情进展快,病死率高。通过询问病史、详细体格检查和辅助 X 线、CT 检查可明确诊断。此病保守治疗大部分可以复位,病情得到缓解,但复发率较高。对于保守治疗无效的患者,应及早进行手术治疗。手术方法有两种:①术中复位后行结肠及系膜进行固定,但术后疗效并不确切。②术中结肠灌洗及一期结肠切除肠吻合术,此手术方式可以达到根治目的,但可能出现一定的术后并发症如吻合口漏、腹腔感染等。当扭转的肠管出现坏疽、穿孔,并发腹膜炎或高龄患者有严重伴随疾病或肠管缺血、水肿明显,而且远近端肠管口径相差悬殊时,应行扭转肠管切除,同时行临时性近端肠管造口术,待病情稳定,度过危险期后,在充分进行术前准备后可择期进行二期手术。

(徐秀峰)

第三节　直肠内脱垂

直肠内脱垂(internal rectal prolapse,IRP)是出口梗阻型便秘的最常见临床类型,31%～

40%的排便异常患者排便造影检查可发现直肠内脱垂。直肠内脱垂指直肠黏膜层或全层套叠入远端直肠腔或肛管内而未脱出肛门的一种疾病。直肠内脱垂又称不完全直肠脱垂、隐性直肠脱垂。由于直肠黏膜松弛脱垂,特别是全层脱垂,可导致直肠容量适应性下降、排便困难、大便失禁和直肠孤立性溃疡等。最早由 Tuttle 提出,由于多发生于直肠远端,也称为远端直肠内套叠。虽然国内外文献对该疾病有不同的名称,但所表达的意思相同。

一、病因与发病机制

(一)直肠内脱垂与直肠外脱垂的关系

直肠脱垂可分为直肠外脱垂和直肠内脱垂。顾名思义,脱垂的直肠如果超出了肛缘即直肠外脱垂,简称为直肠脱垂。影像学及临床观察结果等均表明直肠内脱垂和直肠外脱垂的变化相似;手术中所见盆腔组织器官变化基本相似;因此,多数学者认为两者是同一疾病的不同阶段,直肠外脱垂是直肠内脱垂进一步发展的结果。

但对此表示异议的研究者认为,排便造影检查发现 20%以上的健康志愿者也存在不同程度的直肠内脱垂表现,却很少发展成为直肠外脱垂。

(二)直肠内脱垂的病因和可能机制

试图用一个公认的理论来解释直肠内脱垂的发生机制是困难的,因为目前关于直肠内脱垂的分类缺乏国际标准,不同系列的研究缺乏可比性。中医认为直肠脱垂多因小儿元气不实、老人脏器衰退、妇女生育过多、肾虚失摄、中气下陷等导致大肠虚脱所致。从解剖学的角度看,小儿骶尾弯曲度较正常浅,直肠呈垂直状,当腹内压增高时直肠失去骶骨的支持,易于脱垂。某些成年人直肠前陷窝处腹膜较正常低,当腹内压增高时,肠袢直接压在直肠前壁将其向下推,易导致直肠脱垂。老年人肌肉松弛、女性生育过多和分娩时会阴撕裂、幼儿发育不全均可致肛提肌及盆底筋膜发育不全、萎缩,不能支持直肠于正常位置。综合目前的研究,引起直肠脱垂的可能机制有如下几方面。

1.滑动性疝学说

Moschcowitz 认为直肠脱垂的解剖基础是盆底的缺陷。冗长的乙状结肠堆积压迫在盆底的缺损处的深囊内,使得直肠乙状结肠交界处形成锐角。患者长期过度用力排便,导致直肠盆腔陷窝腹膜的滑动性疝,在腹腔内脏的压迫下,盆腔陷窝的腹膜皱襞逐渐下垂,将覆盖于腹膜部分之直肠前壁压于直肠壶腹内,最后经肛门脱出。根据这一理论,可以通过修补 Douglas 陷窝达到纠正盆底的滑动性疝从而达到治疗目的。然而,术后较高的复发率证明这一理论并不是直肠内脱垂的主要因素。

2.肠套叠学说

最早由 Hunter 提出,认为全层直肠内脱垂实际上是套叠的顶端。这一理论后来被 Broden 和 Snellman 通过 X 线造影所证实。正常时直肠上端固定于骶骨岬附近,由于慢性咳嗽、便秘等引起腹内压增加,使此固定点受伤,就易在乙状结肠直肠交界处发生肠套叠,在腹内压增加等因素的持续作用下,套入直肠内的肠管逐渐增加,由于肠套叠及套叠复位的交替进行,致直肠侧韧带、肛提肌受伤,肠套叠逐渐加重,最后经肛门脱出。肛管直肠测压的研究支持这一理论,但临床患者的排便造影研究并不支持。

3.盆底松弛学说

一些研究者认为直肠缺乏周围的固定组织,如侧韧带松弛、系膜较游离,以及盆底、肛管周围肌肉的松弛是主要原因。正常状况下压迫于直肠前壁的小肠会迫使直肠向远端移位从而形成脱垂。

4.妊娠和分娩的因素

一些学者认为妊娠期胎体对盆腔压迫、血流不畅、直肠黏膜慢性瘀血减弱了肠管黏膜的张力,使之松弛下垂。直肠内脱垂80%以上发生于经产妇,也是对这一理论的支持。脱垂多从前壁黏膜开始,因直肠前壁承受了来自直肠子宫陷窝的压力,此处腹膜反折与肛门的距离女性为8~9 cm。局部组织软弱松弛失去支持固定作用,使黏膜与肌层分离,是发生此病的解剖学基础。前壁黏膜脱垂进一步发展,将牵拉直肠上段侧壁和后壁黏膜,使之相继下垂,形成全环黏膜内脱垂。病情继续发展,久之则形成直肠全层内脱垂。分娩造成损伤也可导致直肠内脱垂,相关因素有大体重婴儿、第二产程的延长、产钳的应用,尤其多胎,产后缺乏恢复性锻炼,易导致子宫移位。分娩损伤在大多数初产妇可很快恢复,但多次分娩者因反复损伤,则不易恢复。

5.慢性便秘的作用

便秘是引起直肠黏膜内脱垂的重要因素,且互为因果。便秘患者粪便干结,排出困难。干结的粪便对直肠产生持续的扩张作用,直肠黏膜因松弛而延长,随之用力排便时直肠黏膜下垂。下垂堆积的直肠黏膜阻塞于直肠上方,导致排便不尽感,引起患者更加用力排便,于是形成恶性循环。

二、临床表现

(一)性别与年龄

直肠内脱垂多见于女性,国内外文献报道的女性发病率占70%以上。成人发病率高峰在50岁左右。

(二)临床表现

由于直肠黏膜松弛脱垂造成直肠或肛管的部分阻塞现象,直肠内脱垂的症状以排便梗阻感、肛门坠胀、排便次数增多、排便不尽感为最突出,其他常见症状有黏液血便、腹痛、腹泻以及相应的排尿障碍症状等。少数患者可能出现腰骶部的疼痛和里急后重。严重时可能出现部分性大便失禁等。部分性大便失禁往往与括约肌松弛、阴部神经牵拉损伤有关。但这些症状似乎并无特征性。Dvorkin等对排便造影检查的896例患者进行分组:单纯直肠内脱垂、单纯直肠前突和两者兼有。对这三组患者的症状进行统计学分析发现:肛门坠胀、肛门直肠疼痛的特异性最高。

在8%~27%的患者中,直肠内脱垂只是盆底功能障碍综合征的其中之一,患者往往可能同时伴有不同程度的子宫、膀胱脱垂及盆底松弛。盆腔手术史、产伤、腹内压增高、年龄增加和慢性便秘都可以成为这一类盆底松弛性疾病的诱因。有研究发现这类盆底脱垂的患者存在盆底肌肉的去神经支配改变。类似的现象也表现在Marfans综合征患者,因为盆底支持组织的松弛,发生盆底器官脱垂和尿失禁。有报道,手术治疗的直肠内脱垂患者伴有较高比率的尿失禁(58%)和生殖器官脱垂(24%)。

三、分类

有学者依据排便造影对直肠内脱垂的分类进行了详细的描述。直肠内脱垂分为套入部和鞘部。按照套入部累及的直肠壁的层次,分为直肠黏膜脱垂和直肠全层脱垂;按照累及的范围,分为直肠前壁脱垂和全环脱垂;按照鞘部的不同,分为直肠内直肠脱垂和肛管内直肠脱垂,肛管内脱垂一般为全层脱垂。

通过排便造影和临床观察,发现直肠内脱垂多发生在直肠下段,也可发生在直肠的上段和中段,直肠全层内脱垂多发生在直肠的下段。

四、诊断

根据典型的症状、体征,结合排便造影等辅助检查结果,直肠内脱垂的诊断并不难。但在直肠内脱垂的诊断过程中,必须值得注意的问题:临床或影像学诊断的直肠内脱垂是否能够解释患者的临床症状,是否是引发出口梗阻型便秘系列症状的主要因素。特别是伴随有其他类型的出口梗阻型便秘时,区分主次就显得非常重要,与治疗方法的选择和预后密切相关。

(一)临床症状

典型的临床症状是便意频繁、肛门坠胀、排便不尽感,有时伴有排便费力、费时。多数无血便,除非伴有孤立性直肠溃疡。但包括直肠肿瘤在内的许多疾病都可能出现上述表现,因此直肠内脱垂的诊断必须排除直肠肿瘤、炎症等其他常见器质性疾病。

(二)肛门直肠指诊和肛门镜检查

指诊时可触及直肠壶腹部黏膜折叠堆积、柔软光滑、上下移动,内脱垂的部分与肠壁之间可有环形沟。也有学者报道直肠指诊只能发现括约肌松弛和直肠黏膜堆积,部分患者可触及宫颈状物或直肠外的后倒子宫。典型的病例在直肠指诊时让患者做排便动作,可触及套叠环。肛门镜检查一般采用膝胸位,内脱垂的黏膜往往已经还纳到上方,因此肛门镜的主要价值在于了解直肠黏膜是否存在炎症或孤立性溃疡以及痔疮。

(三)结肠镜及钡灌肠检查

检查的主要目的是排除大肠肿瘤、炎症等其他器质性疾病。但肠镜退镜至直肠中下段时,适当抽出肠腔内气体后,可以很容易地看到内脱垂的黏膜环呈套叠状,提示存在直肠内脱垂。肠镜下判断孤立性直肠溃疡必须非常慎重,应反复多次活检排除肿瘤后才能确定,而且应该定期随访,切不可将早期直肠癌性溃疡当作直肠内脱垂所引起的孤立性溃疡。

(四)排粪造影检查

排粪造影是诊断直肠内脱垂的主要手段,而且可以明确内脱垂的类型是直肠黏膜脱垂还是全层脱垂;明确内脱垂的部位:是高位、中位还是低位;并可显示黏膜脱垂的深度。排粪造影的典型表现是直肠壁向远侧肠腔脱垂,肠腔变细,近侧直肠进入远端的直肠和肛管,而鞘部呈杯口状。并常伴有盆底下降、直肠前突和耻骨直肠肌痉挛等。根据严重的临床症状和典型的排便造影而无器质性疾病,其诊断不难。直肠内脱垂的排便造影有以下几种影像学改变。

(1)直肠前壁脱垂:肛管上方直肠前壁出现折叠,使该部呈窝陷状,而直肠肛管结合部后缘光滑延续。

(2)直肠全环内脱垂:排便过程中肛缘上方 6～8 cm 直肠前后壁出现折叠,并逐渐向肛管下降,最后直肠下段变平而形成杯口状的鞘部,上方直肠缩窄形成锥状的套入部。

(3)肛管内直肠脱垂:直肠套入的头部进入肛管而又未脱出肛缘。

(五)盆腔多重造影检查

传统的排粪造影检查不能区别直肠黏膜脱垂和直肠全层内脱垂,也不能明确是否存在盆底疝等疾病。为此,张胜本等设计了盆腔造影结合排粪造影的二重造影检查方法,即先腹腔穿刺注入含碘的造影剂,待其引流入直肠陷窝后再按常规方法行排粪造影检查。如果直肠陷窝位置正常,说明病变未累及肌层,为直肠内黏膜脱垂。如果盆底腹膜反折最低处(正常为直肠生殖陷窝低点)下降并进入套叠鞘部,则说明病变已累及腹膜层,为全层脱垂,从而可靠地区分直肠黏膜脱垂或直肠全层内脱垂。

(六)肌电图检查

肌电图是通过记录神经肌肉的生物电活动,从电生理角度来判断神经肌肉的功能变化,对判断括约肌、肛提肌的神经电活动情况有重要参考价值。

五、治疗

直肠内脱垂的治疗包括手术治疗和非手术治疗。研究表明,直肠内脱垂的发生、发展与长期用力排便导致盆底形态学的改变有关。因此,除手术治疗外,非手术治疗也相当重要,很多患者经过非手术治疗可以改善临床症状。

(一)非手术治疗

1.建立良好的排便习惯

让患者了解直肠内脱垂发生、发展的原因,认识到过度用力排便会加重直肠内脱垂和盆底肌肉神经的损伤。因此,在排便困难时,应避免过度用力,避免排便时间过久。

2.提肛锻炼

直肠内脱垂多伴有盆底肌肉松弛,盆底下降,甚至阴部神经的牵拉损伤。坚持定期提肛锻炼,可增强盆底肌肉及肛门括约肌的力量,从而减轻症状。特别是在胸膝位下进行提肛锻炼效果更好。

3.调节饮食

提倡多食富含纤维素的水果、蔬菜等,多饮水,每天 2 000 mL 以上;必要时每晚可口服芝麻香油20~30 mL,使粪便软化易于排出。

4.药物治疗

针对直肠内脱垂并无特效药物,但从中医的角度来讲,直肠内脱垂属于中气下陷,宜补中益气、升举固脱,可采用补中益气汤或提肛散加减等。临床上应根据患者的症状个体化选择用药。

(二)手术治疗

迄今为止,文献报道的针对直肠脱垂的手术方法接近百种,手术的目的是控制脱垂、防止大便失禁、改善便秘或排便障碍。手术往往通过切除冗长的肠管和(或)将直肠固定在骶骨岬而达到目的。按照常规的路径,直肠内脱垂的手术方式可分为经腹和经肛门手术两大类。但是,目前评价何种手术方法治疗直肠内脱垂效果较好是困难的,因为缺乏大宗的临床对照研究结果。临床上应根据患者的临床表现,结合术者的经验个体化选择手术方案。

1.直肠黏膜下和直肠周围硬化剂注射疗法

(1)手术适应证:直肠黏膜脱垂和直肠内脱垂,不合并或合并小的直肠前突、轻度的会阴下降。

(2)手术方法:患者取胸膝位,该体位利于操作,使脱垂的黏膜和套叠的直肠复位,以便于将其固定于正常的解剖位置。黏膜下注射经肛门镜,直肠周围注射采用直肠指诊引导。肛周严格消毒后,经肛旁3 cm进针,进针6 cm至肠壁外后注射。硬化剂采用5%鱼肝油酸钠,用量8~10 mL。一般 2 周注射一次,4 次为 1 个疗程。

(3)手术机制:是通过药物的致炎作用和异物的刺激,使直肠黏膜与肌层之间、直肠与周围组织之间产生纤维化而粘连固定直肠黏膜和直肠,以防止直肠黏膜或直肠的脱垂。

(4)手术疗效:有医院报道了85例直肠内脱垂行注射疗法的结果,大多数患者临床症状明显改善。国外Tsiaoussis等报道了162例直肠前壁黏膜脱垂行硬化剂注射治疗的结果,有效率为51%。硬化剂注射疗法治疗后不满意的原因是会阴下降和合并直肠前突。

(5)并发症:如果肛周皮肤消毒不严格,可发生肛周脓肿。

2.直肠黏膜套扎法

(1)手术适应证:直肠中段或直肠下段黏膜内脱垂。

(2)手术方法:患者采用折刀位或左侧卧位。局部浸润麻醉。充分扩肛,使肛管容纳4个手指以上。在齿状线上方进行套扎,先用组织钳钳夹齿状线上方1 cm左右的直肠松弛的黏膜,用已套上胶圈的两把止血钳的其中一把夹住被组织钳钳夹的黏膜根部,然后用另一把止血钳将胶圈套至黏膜的根部,为防止胶圈的滑脱,可在套扎前在黏膜的根部剪一小口。使胶圈套在切口处。

3.直肠黏膜间断缝扎加高位注射术

(1)手术适应证:直肠远端黏膜脱垂和全环黏膜脱垂及直肠全层内脱垂。

(2)手术方法:取左侧卧位。①钳夹折叠缝合直肠远端松弛的黏膜:先以组织钳夹持齿状线上方3 cm处的直肠前壁黏膜,提拉组织钳,随后以大弯血管钳夹持松弛多余的直肠前壁黏膜底部,稍向外拉,以2-0铬制肠线在其上方缝合两针,两针的距离约0.5 cm,使局部的黏膜固定于肌层。以7号丝线在大弯血管钳下方贯穿黏膜,然后边松血管钳边结扎。将第一次缝合的组织稍向外拉,再用组织钳在其上方3 cm处夹持松弛下垂的黏膜,再以大弯血管钳在其底部夹持,要夹住全部的黏膜,但不能夹住肌层。继以2-0可吸收缝线在上方结扎2针,再如第一次的方法用丝线结扎黏膜。②硬化剂注射:距肛门缘约8 cm,在其相同的高度的左右两侧以5号针头向黏膜下层注入1:1消痔灵液5～8 mL,要求药液均匀浸润,然后,再将消痔灵原液注射于被结扎的黏膜部分,2分钟后,以血管钳将被结扎的两处黏膜组织挤压成坏死的薄片。至此,对直肠前壁黏膜内脱垂的手术完毕。如果属于直肠全周黏膜脱垂,则在直肠后壁黏膜内再进行一次缝扎。③直肠周围注射法:药物以低浓度大剂量为宜,用左手食指在直肠做引导,将穿刺针达左右骨盆直肠间隙,边退针边注药,呈扇形分布。然后穿刺针沿直肠后壁进针4 cm左右,达直肠后间隙,注入药物。每个部位注入药物总量10～15 mL。

(3)手术原理:手术的要点在于消除直肠黏膜的松弛过剩,恢复肠壁解剖结构。本手术方法中的间断缝扎,能使下垂多余的黏膜因结扎而坏死脱落,消除其病理改变。另外肠线的贯穿缝合,能使被保留的黏膜与肌层粘连,有效地巩固远期疗效;同时也有效地防止了当坏死组织脱落时容易引起的大出血。间断缝扎可以直达直肠子宫(膀胱)陷窝的底部,加固了局部的支持结构。经临床观察,凡直肠黏膜脱垂多起于直肠的中、下瓣,尤以下瓣为多,下瓣的位置正好距离肛缘8 cm左右。在其两侧壁注射硬化剂,能使两侧的黏膜与肌层粘连,局部纤维化,与间断缝扎产生协同作用,加强固定,增强疗效。

(4)手术疗效:本手术具有方法简单、容易掌握、创伤小、疗效佳、设计符合解剖生理学要求等优点。有报道32例,经3个月至1年的随访,疗效优者16例(50%),良者8例(25%),中等者5例(15.6%),差者3例(9.4%),总有效率90.6%。

4.改良Delorme's手术

Delorme's手术是用于治疗直肠外脱垂的一种手术方法。

（1）手术适应证：直肠远端黏膜脱垂、直肠远端和中位内脱垂。特别适应于长型内脱垂（4～6 cm）。

（2）手术方法：①术前准备同结肠手术，最好采取行结肠镜检查的肠道准备方法。②两叶肛门镜（带有冷光源）牵开肛门，在齿线上 1.5 cm 处四周黏膜下注射 1：20 万 U 去甲肾上腺素生理盐水，总量为 50～80 mL，使松弛的黏膜隆起。③环形切开直肠黏膜：用电刀在齿线上 1～1.5 cm 处环形切开黏膜层。④游离直肠黏膜管：组织钳夹住远端黏膜边缘，一边向下牵拉一边用组织剪在黏膜下层做锐性分离，显露直肠壁的肌层。环形分离一周，一直分离到指诊发现直肠黏膜过度松弛的情况消失，无脱垂存在，整个直肠黏膜呈平滑状态时为止。一般游离下的黏膜长度为 5～15 cm。黏膜管游离的长度主要依据术前排便造影所显示的直肠内脱垂的总深度而定。注意切勿分离过长，避免黏膜吻合时张力过大。⑤直肠环肌的垂直折叠缝合：Delorme's 手术要求将分离后的黏膜下肌层做横向折叠缝合，一般用 4 号丝线缝合 4～6 针。如果将黏膜下肌层做垂直折叠缝合一方面加强盆底的功能，另一方面可以减少肌层出血，同时关闭无效腔。⑥吻合直肠黏膜：切断黏膜行黏膜端吻合前须再用硫柳汞消毒创面，用 0 号铬制肠线做吻合，首先上、下、左、右各缝合 4 针，再在每两针间间断缝合，针距为 0.3 cm 左右。⑦吻合完毕后：用油纱条包裹肛管，置入肛管内，可起到压迫止血的作用。⑧术后处理：术后 3～5 天进普食后常规应用缓泻剂以防止大便干燥。患者正常排便后即可停用缓泻剂。

（3）手术注意事项：①Delorme's 手术强调剥离黏膜为 5～15 cm，有时手术操作困难，黏膜容易被撕破。对重度脱垂者剥离 15 cm，一般剥离到黏膜松弛消失为止，如果过多黏膜剥离可导致吻合处张力过大，发生缺血坏死，近端黏膜缩回等严重并发症。②Delorme's 手术强调折叠直肠肌层，在剥离黏膜长度＜15 cm 时，可以不做肌层折叠缝合。这样可简化手术步骤，术中行黏膜吻合前彻底止血，加上术后粘连，同样起到肌层折叠的作用。肌层折叠还有导致折叠处狭窄的可能。③若合并直肠前突，在吻合直肠黏膜前，用 4 号丝线间断缝合两侧的肛提肌，加强直肠阴道隔。④本手术严重的并发症为局部感染，因而术前肠道准备尤为重要，术中严格无菌操作，彻底止血，防止吻合口张力过大。

（徐秀峰）

第四节　直肠外脱垂

一、发病率和病因

直肠外脱垂是指肛管、直肠、甚至乙状结肠下段向外翻出脱垂于肛门之外。直肠全层脱出，因括约肌收缩，直肠壁静脉回流受阻，不及时回纳，可发生坏死、出血，甚至破裂。

（一）发病率

各种年龄均有发病，小儿 1～3 岁高发，与性别无关，多为直肠黏膜脱垂，5 岁内常常自愈。男性 20～40 岁高发，女性 50～70 岁多见，多次妊娠妇女及重体力劳动者多发，临床并不常见。

（二）病因

直肠脱垂与多种病因有关。

1.解剖因素

年老衰弱,幼儿发育不全者,盆底组织软弱,不能支持直肠于正常位置;小儿骶骨弯曲度小、过直;手术外伤损伤肛管直肠周围肌肉或神经。

2.腹压增高

发病多与长期腹泻、习惯性便秘、排尿困难、多次分娩等因素相关,腹内压增高,促使直肠向外推出。

3.其他

内痔或直肠息肉经常脱出,向下牵拉直肠黏膜,造成直肠黏膜脱垂。

目前,多数学者赞同直肠脱垂的肠套叠学说。该学说认为正常时直肠上端固定于骶骨岬附近,由于慢性咳嗽、便秘、腹泻、重体力劳动等引起腹内压增高,使此固定点作用减弱,就易在直肠、乙状结肠交界处发生肠套叠,在腹内压增强因素的持续作用下,套入直肠内的肠管逐渐增加,由于肠套叠及套叠复位的交替进行,致使直肠侧韧带、肛提肌受损,肠套叠逐渐加重,直肠组织松弛,最后经肛门脱出。

二、病理学

脱垂的黏膜常形成环状,色紫红,有光泽,表面有散在出血点。脱出时期长,黏膜增厚,呈紫色,可伴糜烂。如脱出较长,由于括约肌收缩,静脉回流受阻,黏膜红肿及糜烂。如在脱出后长时间未能回复,肛门括约肌受刺激收缩持续加强,肠壁可因血循不良发生坏死、出血及破裂等。

三、临床表现

排便时直肠由肛门脱出,便后自行回缩到肛门内,以后逐渐发展到必须用手托回,伴有排便不尽和下坠感。严重时不仅大便时脱出,在咳嗽、喷嚏、走路等腹压增高的情况下,均可脱出。随着脱垂加重,病史延长,引起不同程度的肛门失禁。常有大量黏液污染衣裤,引起肛周瘙痒。当脱出的直肠被嵌顿时,局部水肿呈暗紫色,甚至出现坏死。

检查时令患者蹲位用力,使直肠脱出。不完全性脱垂仅黏膜脱出,可见圆形、红色、表面光滑的肿物,黏膜皱襞呈"放射状"。指诊只是两层折叠黏膜。完全性脱垂为全层肠壁翻出,黏膜呈同心环状皱襞,肿物有层层折叠,如倒"宝塔状"。

四、诊断和鉴别诊断

根据病史,让患者下蹲位模拟排便,多可做出诊断。内脱垂常需排便造影协助诊断。黏膜脱垂和全层脱垂的鉴别方法有扪诊法和双合指诊法。扪诊法是用手掌压住脱垂直肠的顶端,稍加压做复位动作,嘱患者咳嗽,有冲击感者为直肠全层脱垂,否则为黏膜脱垂。双合指诊法是用食指插入脱垂直肠腔,拇指在肠腔外作对指,摸到坚韧弹性肠壁者为全层脱垂,否则为黏膜脱垂,同时注意检查脱垂直肠前壁有无疝组织。与环形内痔鉴别较容易,除病史不同外,环形内痔脱垂呈梅花状,痔块之间出现凹陷的正常黏膜,括约肌收缩有力,而直肠脱垂则脱出物呈宝塔样或球形,括约肌松弛无力。此外,肛门手术后黏膜外翻易与之混淆,但该病一般有痔、肛瘘等手术史,脱出黏膜为片状或环状,可有明显的充血、水肿和分泌物增多,用手不能回纳,色鲜红。

五、治疗

(一)注射疗法

直肠黏膜下注射硬化剂,治疗部分脱垂患者,按前后左右四点注射至直肠黏膜下,每点注药 $1\sim2$ mL。注射到直肠周围可治疗完全性脱垂,造成无菌炎症,使直肠固定。常用药物有 5% 甘油溶液等。

(二)手术疗法

1.脱垂黏膜切除

对部分性黏膜脱垂患者,将脱出黏膜做切除缝合。

2.肛门环缩术

麻醉下在肛门前后各切一小口,用血管钳在皮下绕肛门潜行分离,使二切口相通,置入金属线(或涤纶带)结成环状,使肛门容一指通过,以制止直肠脱垂。

3.直肠悬吊固定术

以重度的直肠完全性脱垂患者,经腹手术,游离直肠,用两条阔筋膜(腹直肌前鞘、纺绸、尼龙布等)将直肠悬吊固定在骶骨胛筋膜上,抬高盆底,切除过长的乙状结肠。常用术式包括以下几种。

(1)Ripstein 手术:经腹切开直肠两侧腹膜,将直肠后壁游离到尾骨尖,提高直肠。用宽5 cm Teflon 网悬带围绕上部直肠,并固定于骶骨隆凸下的骶前筋膜和骨膜,将悬带边缘缝于直肠前壁及其侧壁,不修补盆底。最后缝合直肠两侧腹膜切口及腹壁各层。该手术要点是提高盆腔陷凹,手术简单,不需切除肠管,复发率及病死率均较低。但仍有一定的并发症,如粪性梗阻、骶前出血、狭窄、粘连性小肠梗阻、感染和悬带滑脱等并发症。

(2)Ivalon 海绵植入术:此术由 Well 医师首创,故又称 Well 手术,也称直肠后方悬吊固定术。方法:经腹游离直肠至肛门直肠环的后壁,有时切断直肠侧韧带上半,用不吸收缝线将半圆形 Ivalon 海绵薄片缝合在骶骨凹内,将直肠向上拉,并放于 Ivalon 薄片前面,或仅与游离的直肠缝合包绕,不与骶骨缝合,避免骶前出血。将 Ivalon 海绵与直肠侧壁缝合,直肠前壁保持开放 $2\sim3$ cm 宽间隙,避免肠腔狭窄。最后以盆腔腹膜遮盖海绵片和直肠。本法优点在于直肠与骶骨的固定,直肠变硬,防止肠套叠形成,病死率及复发率均较低。若有感染,海绵片成为异物,将形成瘘管。本术式最主要的并发症是由植入海绵薄片引起的盆腔化脓。

(3)直肠骶岬悬吊术:早期,Orr 医师用大腿阔筋膜两条将直肠固定在骶岬上。肠壁折叠的凹陷必须是向下,缝针不得上,每条宽约 2 cm,长约 10 cm。直肠适当游离后,将阔筋膜带的一端缝于抬高后的直肠前外侧壁,另一端缝合固定骶岬上,达到悬吊目的。近年来主张用尼龙或丝绸带或由腹直肌前鞘取下两条筋膜代替阔筋膜,效果良好。

(4)直肠前壁折叠术:有学者根据成人完全性直肠脱垂的发病机制,提出直肠前壁折叠术。方法:经腹游离提高直肠。将乙状结肠下段向上提起,在直肠上端和乙状结肠下端前壁自上而下或自下而上做数层横形折叠缝合,每层用丝线间断缝合 $5\sim6$ 针。每折叠一层可缩短直肠前壁 $2\sim3$ cm,每两层折叠相隔 2 cm,肠壁折叠长度一透过肠腔,只能穿过浆肌层。由于折叠直肠前壁,使直肠缩短、变硬,并与骶部固定(有时将直肠侧壁缝合固定于骶前筋膜),既解决了直肠本身病变,也加固了乙、直肠交界处的固定点,符合治疗肠套叠的观点。有一定的复发率(约 10%),主要并发症包括排尿时下腹痛、残余尿、腹腔脓肿、伤口感染。

(5)Nigro 手术:Nigro 认为,由于耻骨直肠肌失去收缩作用,不能将直肠拉向前方,则盆底缺损处加大,"肛直角"消失,直肠呈垂直位,以致直肠脱出,因此他主张重建直肠吊带。Nigro 用 Teflon 带与下端直肠之后方及侧位固定,并将直肠拉向前方,最后将 Teflon 带缝合于耻骨上,建立"肛直角"。手术后直肠指诊可触及此吊带,但此吊带无收缩作用。此手术胜于骶骨固定之优点是:盆腔固定较好,由于间接支持了膀胱,尚可改善膀胱功能。此手术难度较大,主要并发症为出血及感染,需较有经验的医师进行。

4.脱垂肠管切除术

(1)Altemeir 手术:经会阴部切除直肠乙状结肠。Altemeir 主张经会阴部一期切除脱垂肠管。此手术特别适用于老年人不宜经腹手术者,脱垂时间长,不能复位或肠管发生坏死者。优点:从会阴部进入,可看清解剖变异,便于修补;麻醉不需过深;同时修补滑动性疝,并切除冗长的肠管;不需移植人造织品,减少感染机会;病死率及复发率低。但本法仍有一定的并发症,如会阴部及盆腔脓肿,直肠狭窄等。

(2)Goldberg 手术(经腹切除乙状结肠、固定术):由于经会阴部将脱垂肠管切除有一定的并发症,Goldberg 主张经腹部游离直肠后,提高直肠,将直肠侧壁与骶骨骨膜固定,同时切除冗长的乙状结肠,效果良好。并发症主要包括肠梗阻、吻合口瘘、伤口裂开、骶前出血、急性胰腺炎等。

(徐秀峰)

第五节 粘连性肠梗阻

腹部手术或腹腔感染后患者多有腹腔内粘连,部分患者出现粘连性肠梗阻,占所有肠梗阻的40%。粘连性肠梗阻绝大多数为小肠梗阻,结肠梗阻少见,后者可见于盆腔手术或感染之后,多为不完全性肠梗阻。

一、发病机制

肠粘连是胃肠道对外来刺激的保护性反应,手术翻动肠管浆膜损伤、缺血、吻合口漏、缝线、血肿及腹腔感染等均可引起炎症反应,局部纤维蛋白原及纤维蛋白积聚,诱发蛋白性粘连。此种粘连可被纤溶系统和巨噬细胞清除,再由间皮细胞覆盖创面而达到生理性修复。在壁腹膜及脏腹膜损伤严重情况下,纤溶系统功能低下,蛋白性粘连不能溶解,逐渐为纤维组织细胞所替代,形成胶原纤维,间皮细胞无法覆盖损伤面,即导致纤维性粘连。开腹手术大部分患者会出现肠粘连,其中约30%的患者会发生肠梗阻。发生肠梗阻的解剖因素包括粘连成团、粘连成角、粘连带压迫、内疝、以粘连带为轴心小肠旋转及肠管粘连或被误缝于腹壁切口。在体位转变、暴饮暴食及胃肠道功能紊乱的情况下,即诱发肠梗阻。

二、病理生理

粘连性结肠梗阻时,由于回盲瓣关闭,阻止结肠内容物倒流入回肠,成为闭袢型肠梗阻,肠腔极度膨胀,另外结肠血液供应远不及小肠,容易导致肠壁坏死和穿孔。由于结肠梗阻早期小肠依然可吸收大量液体,水、电解质、酸碱平衡紊乱相对较轻。长期结肠不完全性梗阻,可导致近侧结肠壁逐渐肥厚,肠腔扩张。并发小肠梗阻时,可导致体液丧失,水、电解质及酸碱平衡紊乱,胃肠道每天约 8 000 mL 分泌液,肠梗阻时难以再吸收,积存在肠腔或经呕吐排出;肠腔过度的扩张还可导致血液回流障碍,肠液通过肠壁向腹腔渗出增加;如果出现绞窄、坏死,则可丢失部分血液;其结局是导致血容量不足及酸碱平衡紊乱。大多数小肠梗阻,因丢失大量碱性肠液,缺氧导致酸性产物积聚,加之尿量减少,患者易出现代谢性酸中毒。扩张肠祥内的细菌繁殖活跃,产生大量毒素,易导致患者细菌毒素中毒;在肠梗阻时间过长或肠壁坏死情况下,发生细菌移位,引起化脓性腹膜炎和菌血症。患者出现严重缺水、血容量减少、酸碱平衡紊乱、细菌感染中毒等,易诱发休克,病情多较严重,晚期出现 MODS 甚至多脏器功能衰竭而死亡。

三、临床表现

粘连性结肠梗阻患者可出现腹部胀痛,疼痛程度不及小肠梗阻,阵发性绞痛少见,除非出现绞窄或穿孔。呕吐少见。闭祥型结肠梗阻可导致高度腹胀。患者停止排便排气,绞窄时出现血便。查体可见腹部切口瘢痕,腹胀,不对称,肠蠕动波少见;绞窄时出现腹肌紧张、压痛、反跳痛;叩诊腹部四周鼓音;肠鸣音可亢进。白细胞计数可增加,中性粒细胞比例上升伴核左移。X 线少见小肠"鱼骨刺"样改变或液平面,腹部四周可见高度扩张的结肠祥,结肠袋显影。怀疑结肠梗阻者,可给予低压钡灌肠检查,对诊断有一定的帮助。

四、治疗

(一)非手术治疗

1.胃肠减压

此为肠梗阻的最基本的处理方法,通过胃肠减压清除积聚的气体及液体,降低胃肠腔内压力,改善胃肠壁血液循环,减少细菌繁殖与毒素吸收,促进局部及全身状况改善。尽量用较粗的鼻胃管,前端 10 cm 多剪侧孔,插入深度应达幽门部,以起到良好的吸引减压作用。但是,对于结肠梗阻,胃肠减压效果不理想。

2.纠正水、电解质及酸碱平衡紊乱

这也是肠梗阻治疗的重要方法,根据梗阻部位、生化检查、血气分析、引流量、尿量、心脏功能及肾功能等,决定输液量及种类,绞窄性坏死者,根据血红蛋白检测结果,酌情给予补充红细胞,但大多数情况下,并无输注红细胞的必要。

3.应用抗生素

肠梗阻多半有细菌繁殖及毒素吸收,应给予静脉抗生素,目前第三代头孢菌素应用效果较好,由于肠腔内尚有厌氧菌存在,可加用抗厌氧菌药物如甲硝唑等。

4.解痉止痛

肠梗阻早期由于梗阻以上肠管收缩加强,患者多有剧烈阵发性腹痛,可给予解痉剂如屈他维林,阿托品或 654-2 由于存在口干等不良反应,患者耐受性不及屈他维林。哌替啶及吗啡必须在排除绞窄性肠梗阻之后应用。

5.抑制胃肠道液体分泌

减少胃肠道液体分泌必然减轻胃肠道负担,促进康复,生长抑素效果较好,胃肠引流量可减少300～500 mL/d,效果确切。

6.肠外营养支持及维持水、电解质及酸碱平衡

禁食期间,应给予 25～30 kcal/kg 体重非蛋白热量的营养支持,可以减少负氮平衡,促进合成代谢,改善患者身体状况。根据生化和血气分析,补充电解质,防治水、电解质及酸碱平衡紊乱。

7.温盐水低压灌肠

一方面可以清洗梗阻以下肠管内残存粪便,另一方面可以促进肠蠕动,利于肠道功能早期恢复,但切记必须排除绞窄性肠梗阻,否则可导致穿孔。因此,灌注压切勿过高。

8.润滑肠道

特别是术后单纯性不完全性肠梗阻最为适合,给予液状石蜡 30～50 mL 自胃管注入,夹管 30 分钟后开放,对肠梗阻的解除颇有裨益。

9.下床活动

肠腔内容物的排空动力,一方面来自肠腔蠕动,另一方面来自重力作用,因此,在病情允许的情况下,患者应坚持下床活动。

(二)手术治疗

1.手术适应证

出现腹肌紧张、压痛、反跳痛、肠鸣音消失等腹膜炎体征者;腹穿、胃肠减压或排出物为血性液体者;脉搏、体温、白细胞计数及中性粒细胞计数持续上升,血压下降者;经 24～48 小时积极的非手术治疗后,未见好转反而加重者;腹部绞痛剧烈,腹胀不对称,局部隆起者;X 线发现孤立胀大肠袢者;对于多次反复发作者,可于最后一次发作开始即予以手术探查。

2.手术策略

(1)肠梗阻导致肠道细菌过度繁殖并分泌毒素,有肠道细菌移位的可能性,因此,围术期必须应用抗生素。

(2)尽量不经原切口进腹,因其下方多存在严重粘连之肠袢,易于损伤。如果经原切口,首先需要在原切口上方或下方 5 cm 进腹,可降低手术损伤肠管的可能性。上腹部有肝脏和胃壁间隔,很少与腹部粘连,因此,最好在切口上方延长切口并于此处进入腹腔。用 Allis 钳钳夹提起腹部切口,术者食指绕至粘连肠管和腹壁之间,小圆刃刀或薄组织剪锐性解离粘连;如肠管与腹壁粘连严重,难以分离,可切除部分腹膜,以保护小肠。

(3)腹腔内可能存在广泛粘连,先分离容易分离之处,然后逐步过渡至严重粘连肠管。粘连成团的肠管可从其近侧和远侧肠管开始解离,直至完全汇合。也可沿梗阻远侧肠管向上方探寻梗阻部位,可直视下分离松解粘连肠管。需注意有时粘连造成的肠梗阻不止一处,应全面探查,以防遗漏。

(4)分离粘连的理想方法是术者将食指置于肠管间粘连下方,轻轻抬举,分开肠管,薄组织剪剪断粘连(图 7-1)。粘连解除以锐性分离为主,薄组织剪及小圆刃刀都是较好的器械。短的粘连予以切断,长的粘连带必须完全剪除,预防其游离缘形成新的粘连带。一般不要用手指钝性分离,以免撕裂浆膜层。

(5)避免肠内容物污染腹腔是肠梗阻手术必须遵循的基本原则。如果近端肠腔大量积气积液,可先行肠管减压处理,以免肠壁破裂,肠液污染腹腔,而且利于关腹和术后恢复。于扩张肠壁做 2 个直径约 1 cm 同心圆荷包缝合,将此处肠管用湿纱布垫环绕保护;粗针头于同心圆中心刺入肠腔,将其内气体吸除;切开肠管,置入吸引器,收紧 2 个荷包缝线;非常耐心地将远、近侧肠管

内的气体和液体推移至吸引器周围,尽量全部吸除;去除吸引器,安尔碘消毒,荷包线打结,外加浆肌层包埋;撤除保护用纱布垫,术者更换手套,所用器械不再继续使用。

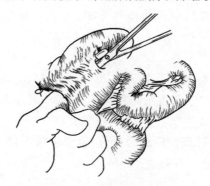

图 7-1 分离粘连

(6)术中浆膜层损伤,务必立即用 4-0 可吸收线或 1 号丝线间断缝合,损伤面积较大者,必须采用横形缝合,以免肠腔狭窄梗阻。切忌等待粘连分离完毕后再修补的错误做法,一方面可能遗漏浆膜损伤;另一方面损伤处也可能在随后手术过程中破裂导致肠液污染腹腔。

(7)肠梗阻患者可能存在弥散性多处粘连,包括肠管、大网膜、系膜和腹膜等之间的粘连,因此,术中应全面探查,包括自胃至直肠的全部消化道,粘连处予以锐性分离。

(8)在可能发生漏的肠管附近留置双腔引流管,虽有引起新的粘连之虞,但可通过引流液性状早期发现肠漏,尽早处理更危险的并发症。

(9)单纯性粘连性结肠梗阻,可行粘连松解术。对肠壁坏死变黑、蠕动丧失、血管搏动消失及生理盐水纱布热敷或 1‰ 利多卡因封闭 30 分钟未见好转者,需行手术治疗。手术方法包括 Hartmann 切除术、部分结肠切除一期吻合术、部分结肠切除一期吻合＋近侧结肠或回肠造口术以及术中全结肠灌洗一期吻合术。术中全结肠灌洗为一期吻合提供保障。常规 Hartmann 切除术后造口关闭需行二次开腹手术,末端-祥式造口术(End-loop stomas)不需开腹即可完成造口关闭术,方法:近侧结肠断端常规造口,远断端切割闭合器闭合,经同一造口通道的肛侧,将对系膜缘侧角拉出腹壁外,剪除侧角少许,并与切口和近侧造口肠管缝合固定(图 7-2)。术毕行大量温生理盐水冲洗腹腔,吻合欠佳者,应留置引流管。行近侧结肠或回肠造口者,一般术后 3 个月行造口关闭术。

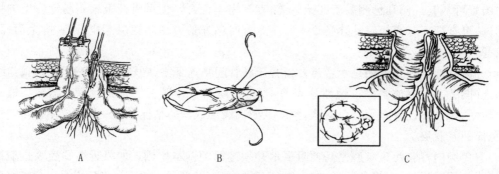

A   B   C

图 7-2 结肠末端-祥式造口术

(10)对于伴有小肠广泛粘连且反复手术者,可行 Baker 管小肠排列术,肠管间虽然亦存在粘连,但不至于梗阻。此术式经 Stamm 胃造口插入 18F 的 Baker 管,管长 270 cm,头端一个长 5 cm 的气囊,此管有两个腔:一个用于吸引肠内容物,行术后小肠减压,另一个用于控制顶端气囊的打开与关闭(图 7-3)。全部小肠松解完毕,行 Stamm 胃造口,消毒 Baker 管,自胃造口处置入胃腔,通过幽门后,气囊充气达半充盈状态,利于将导管在肠腔内向下运行,同时间断负压吸引清除肠内容物。气囊进入盲肠后,完全充气。将全部小肠和 Baker 管拉直,再将小肠行多个"S"形阶梯状排列。如果患者为全胃切除术后等无法经胃造口置管,可行逆行置管:盲肠 Stamm 造口;置入 Baker 管并引入空肠内;气囊半充气,逐渐推送至梗阻近侧肠管,间断吸引清除肠内容物;放空气囊,以免气囊导致肠梗阻;Baker 管引出体外,将造口盲肠壁固定于侧腹壁。

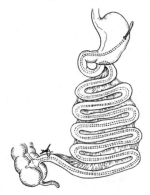

图 7-3　Baker 管小肠排列术

(11)文献报道 1 例患者共接受多达 22 次肠粘连手术,促使外科医师不断探索预防肠粘连的有效方法。在腹腔留置防粘连药物虽然研究较多,但目前尚无任何一种药物值得信赖。因此,术中应采取如下措施以减少肠粘连的发生:严格无菌操作,避免肠内容物污染腹腔;手术操作轻柔,避免浆膜面损于切口和小肠之间。

(12)手术医师丰富的临床经验无疑是手术成功的重要保障。粘连性肠梗阻在很多时候相当复杂,手术耗时耗力,术者必须戒骄戒躁,耐心细致地完成每一步操作,否则将会给患者带来灾难,也给自己留下终身遗憾。

(徐秀峰)

第六节　粪石性肠梗阻

粪石性肠梗阻是一类由肠腔内粪块、胆石、异物或蛔虫团堵塞肠腔所引起的机械性肠梗阻,临床并不多见。近几年,随着饮食结构的变化,发病率有上升趋势。另外,随着社会老龄化,老年性粪石性肠梗阻日益增多,因其病理生理的特殊性,病情发展快,病死率高。粪石性肠梗阻早期临床多表现为不完全性肠梗阻,若不能及时正确诊断和选择合理治疗方案,当堵塞物持续压迫肠壁时间过长,肠腔压力升高和肠壁水肿会出现肠壁血液供应障碍,发生绞窄性肠梗阻,肠管可出现坏死和穿孔,出现严重的腹膜炎和腹腔感染,若处理不当,患者会出现死亡。

一、病因

(一)粪块堵塞

对于瘫痪、长期便秘、骨折牵引、大手术后长期卧床或重病等体虚无力排便的患者,因排便困难或无力或肠蠕动差,排便次数明显减少,每5～6天排便一次或十余天排便一次,积存在肠腔内的粪便中水分渐被吸收,粪便聚集成硬团块状,随着时间推移,粪块越来越多,堵塞肠腔,造成肠梗阻。这种堵塞性肠梗阻,发生的部位多在结肠,其中乙状结肠和降结肠最多见。另外,还有一种特殊的新生儿胎粪性肠梗阻,这是由于胎粪过于稠厚,淤积在末段回肠所造成的梗阻。

(二)胆石堵塞

本病发病率较低,在欧美为0.6%～3%,我国较少见。由于胆囊结石或胆总管结石长期压迫邻近器官如十二指肠、空肠、横结肠等,再加以反复发作的炎症,可使这些器官局部发生坏死形成胆肠内瘘,通过内漏口结石可进入肠腔内,一般直径＜2.5 cm的结石,不易发生肠腔堵塞,若直径＞2.5 cm时,可堵塞肠腔发生肠梗阻。这种患者多既往有胆囊炎、胆囊结石病史,而且发病年龄多在60岁以上的老年人,女性多于男性。

(三)异物堵塞

异物堵塞性肠梗阻常因胃石或肠石所致。食用柿子、山楂(糖葫芦)、黑枣等含鞣酸较高的食品是胃石或肠石形成的主要原因。这些食品与胃酸混合后形成胶样物质,再与未能消化的果核、果皮和植物纤维互相掺杂,水分吸收后形成硬块状异物团块,引起胃或肠管的堵塞。异物堵塞多引起小肠梗阻,少见结肠梗阻病例的报道。

二、临床表现

患者具有腹痛、腹胀、呕吐和肛门停止排便排气等典型肠梗阻表现,结肠梗阻的腹痛多为阵发性且位于下腹部,但腹胀出现较早,呈倒U形位于腹部周围,这是因闭袢梗阻及结肠产气较多所致;腹部触诊较软,沿左侧腹部可触及条索状肿块样粪块,可移动,表面光滑;患者可有间歇性排出少量黏液粪便史;直肠指诊可在直肠内触及硬性干粪团块,以区别肿瘤性梗阻。当回盲瓣关闭作用失控后,结肠内容物逆流到小肠后才发生呕吐,呕吐发生的时间较晚而且也不频繁,呕吐物具有臭味。部分梗阻严重的老年患者,可因结肠穿孔而出现急性腹膜炎;追问病史,这些肠梗阻的患者常有胆石症和慢性胆囊炎病史。

三、诊断

粪石性肠梗阻多发生在老年人,缺乏典型的肠梗阻临床表现,部分老年人平时有习惯性便秘,常忽略肛门停止排气、排便这一重要症状,导致就诊时间通常较迟,由于常并存其他系统疾病,易出现严重的代谢紊乱。老年人肠梗阻的病理生理变化迅速,易导致肠绞窄、坏死,并发症发生率及病死率较高。所以在治疗肠梗阻的同时,也应重视对并存疾病的诊断及治疗,应详细询问病史,认真进行体格检查,并请相关学科会诊,进行系统治疗,为手术及保守治疗提供最佳状态。

粪石性肠梗阻以腹胀为主要临床表现,腹痛不显著,可于左下腹部触及条块状粪块,并可移动。再结合患者长期便秘病史、易患因素等可得出诊断。由于胆石性结肠梗阻病例少见,所以,早期诊断比较困难。

腹部X线和CT检查可明确诊断。腹部X线见全结肠或降结肠、乙状结肠、直肠充满粪石影像;中腹部可见阶梯状液平面。腹部 CT 对于诊断胆石性肠梗阻更有意义,除了可以判断结石所在的位置和大小外,还可以显示胆囊的炎症范围、胆囊结肠瘘的位置等,同时于胆道系统内可见气体影。

四、治疗

(一)保守治疗

粪块堵塞肠梗阻一般为单纯性不完全性梗阻,多为老年人,主要采取保守治疗,其方法如下:服用各种润肠剂如液状石蜡、生豆油和 33% 硫酸镁液等;也可用肥皂水或温生理盐水等润滑剂低压保留灌肠;必要时用手指或器械破碎粪块后掏出;予以禁食、水和胃肠减压、补充水和电解质、营养支持和全身应用抗生素等对症支持治疗。保守治疗期间应严密观察患者的体征和全身情况的变化,严格掌握保守治疗的时间,以及需要手术的指征。

(二)手术治疗

当粪石性肠梗阻怀疑有肠管绞窄者才考虑手术治疗。在手术前,要正确评估患者的一般状况,详细检查明确各个脏器功能状态,并及时处理使其达到或者接近手术的要求。由于老年人多合并其他系统的并存疾病,术前降低由并存疾病造成的手术风险是决定手术成功的重要一环,短时间内尽量进行充分的术前准备,如纠正水电解质紊乱和酸碱失衡、必要的营养支持、有休克者要进行抗休克治疗等,最大限度地增加患者对手术的耐受性,提高手术成功率。据报道,老年粪石性肠梗阻若发生肠穿孔,其总病死率可高达 47%,应引起临床医师的足够重视。

胆石性结肠梗阻由于诊断困难,易耽误诊治,故并发症率和死亡率均较高。由于胆石多位于乙状结肠或直肠与乙状结肠交界处,早期可经纤维结肠镜检查取出,但成功率较低;手术可切开肠管取石或行肠切除肠吻合。另外,在手术中要仔细探查胆囊、胆总管和内瘘的位置,视患者的具体情况可进行胆囊切除、胆总管探查及瘘管的切除和修补等。但由于本病好发人群多为老年女性,她们常伴有心、肺疾病及糖尿病等,入院时多有水、电解质紊乱,全身营养状态较差,手术耐受性较差,术中和术后死亡率较高,所以,建议采取最简单的手术方式如单纯结肠切开取石、胆囊造口,使患者度过危险期,待充分术前准备后再进行二期胆瘘修补或切除术。

五、评述

粪石性肠梗阻多发生于长期便秘的老年人,病程发展缓慢,偶有胆石阻塞引起的急性肠梗阻。早期临床表现主要为腹胀,后期可出现腹痛和呕吐;常因不够重视而导致诊治延迟;一旦发生穿孔,预后极差。以非手术治疗为主,梗阻多可缓解;但肠梗阻不缓解,怀疑有肠绞窄发生时,应及早手术治疗,手术方式应视当时病情而定。由于此病主要发生于老年女性,多同时伴有多种伴随疾病如慢性肺部疾病、高血压、冠心病和糖尿病等,而且术前一般状态较差,多有水电解质紊乱、营养不良等,手术耐受性较差,故建议手术方式不宜复杂,应简单快捷较好。

(徐秀峰)

第七节　结直肠息肉与息肉病

结直肠息肉是结直肠内有黏膜覆盖质软的良性肿瘤,较小的息肉多为黏膜下隆起的结节,较大的多为有蒂的肿物突入肠腔。Reder 在 55 876 例常规乙状结肠镜检查中,息肉发病率是5.1%。大肠息肉中近 50% 是直肠息肉。单个或少数分散的称结直肠息肉,如多发息肉(临床常用标准为 100 枚以上)聚集在结直肠的称为息肉病,其发病原因、组织学表现、生物学特性、癌变率和预后均不同;多与遗传因素密切相关,可采用基因分析方法进行诊断,但目前临床上尚未普及与推广。

一、分类

(一)结直肠息肉

1.新生物性(肿瘤性)息肉

新生物性(肿瘤性)息肉又称为腺瘤性息肉,腺瘤性息肉是结肠息肉中最常见的瘤性息肉(占所有息肉的 50%～67%),现已被明确为癌前病变,与结直肠癌发生直接相关。一般认为结直肠癌大多数经过腺瘤的过程,摘除腺瘤性息肉可减少结直肠发生,因此腺瘤性息肉也是结直肠癌筛查的主要目标。结直肠腺瘤发生率与结直肠癌发生率正相关性已得到流行病学的证实。

腺瘤分为三种类型,即管状腺瘤、绒毛状腺瘤和管状绒毛状腺瘤(亦称混合型腺瘤);其中以管状腺瘤最多见,发病率分别为 75%～90%、7%～15% 和 5%～10%。他们都是有恶变可能的低度不典型增生病变,大体上,这些病变可能是有蒂的或是广基底的无蒂腺瘤,可能单发或多发,广基腺瘤的癌变率较有蒂腺瘤高;腺瘤越大,癌变的可能性越大;腺瘤结构中绒毛状成分越多,癌变的可能性也越大。虽然这些分类方法有助于判断息肉的癌变可能性,但是三类腺瘤的治疗方法是相同的,所有这种分类并不具备临床意义。

2.错构瘤性息肉

错构瘤性息肉是正常组织的异常排列,用于指那些细胞排列异常但无异型性增生的结肠肿物,这些息肉通常被认为极少癌变,但是当染色体发生错位就会引起的息肉变化进而增加癌变风险,如幼年性息肉病综合征(JPS),Peutz-Jeghers 综合征(PJS),PTEN 错构瘤综合征(PHTS),多激素瘤综合征 2B,遗传学息肉综合征,Cronkhite-Canada 综合征,基底细胞母斑综合征,以及多发性神经纤维瘤。主要的错构瘤类型可以分为幼年性息肉和 Peutz-Jegher 型息肉。其中以幼年性息肉为主,常见于幼儿,大多在 10 岁以下,成人亦可见。60% 发生在距肛门 10 cm 内的直肠内,呈圆球形,表面光滑,有长蒂,蒂部盖以正常黏膜,其体部的为肉芽组织,多为单发,病理特征为大小不等的潴留性囊腔,显微镜可见大量特征性的结缔组织,腺体增生,扩张成囊状,间质也有增生,其中间有黏液样物质并有急性和慢性炎症细胞浸润,也常有嗜酸性粒细胞浸润。息肉内缺乏黏膜肌,因此容易自行脱落和退化。

3.炎性息肉

炎性息肉是肠腔内的正常或者近似正常结肠黏膜或者黏膜下层的岛状或者丘状突起,所以并不认为它是真正的"息肉"。他们常与结肠的慢性炎症过程有关,最多见于溃疡性结肠炎、克罗恩病、肠阿米巴病等疾病刺激形成,也可以是结肠增生性炎症,感染或者缺血因素引起。息肉的症状包括出血和腹泻,难以区分于导致息肉生长的根本症状。极少情况下,较大的炎性息肉(巨大炎性息肉病)可导致肠梗阻或者肠套叠。

4.化生性息肉

化生性息肉也称增生性息肉,直肠黏膜斑块状结节,直径 1～2 mm,通常小于 5 mm。各年龄段均可发生。黏膜腺管变长并有囊状扩张,内层柱状上皮逐渐减少,杯状细胞减少。黏膜变厚,浆细胞和淋巴细胞增多,可见黏膜肌碎片,无有丝分裂现象。常无症状,无何影响。这类息肉应与小型腺瘤和淋巴瘤鉴别,常不需要治疗。

(二)结直肠息肉病

1.家族性腺瘤性息肉病

家族性腺瘤性息肉病是常染色体显性遗传病,目前发病原因不明。常在青春发育期直肠或结肠内出现 100 枚以上息肉状腺瘤,部分有结肠外表现,如胃、十二指肠、肌肉和骨的肿瘤等。多见于青年,在童年或青春期前不常出现症状,癌发病率很高。据报道发现该病的平均年龄为29 岁,发生恶变的平均年龄为 39 岁。如直肠内超过 20 个息肉,特别是群集或绒毯式息肉,电灼不能完全切除的多发息肉患者,应做结肠直肠切除。

2.Peutz-Jeghers 综合征

Peutz-Jeghers 综合征亦称黑斑息肉病,是一种少见的显性遗传性疾病,Pentz 和 Jeghers 首先报道,特点为胃肠道多发性息肉伴口腔黏膜、口唇、口周、肛周及双手指掌、足底黑色素沉着。息肉大小不等,小的数毫米,有蒂,大的可达 5 cm。显微镜下是错构瘤,细胞排列正常,黏膜肌有树枝状畸形,息肉内有平滑肌纤维,正常分化的杯状细胞,无增生改变、多在青春期出现症状,腹泻和便血。女性患者 5% 有卵巢肿瘤。应与家族性腺瘤息肉病鉴别,这类综合征有无癌变,目前仍有争论。Bussey 报道 14 例黑斑息肉综合征的胃和小肠的息肉有癌变。Linos 对 48 例随诊平均 33 年,未发现癌变,生存率与普通居民相似。应做姑息切除,切除大的息肉时,尽量少切除肠管。

3.Gardner 综合征

Devie 和 Bussey 提出结肠息肉、骨瘤和结缔组织囊肿综合征。Gardner 和 Stephens 详细叙述。这类综合征有息肉病,骨瘤和软组织肿瘤 3 种表现。这 3 种不同肿瘤共有一种支配基因,是遗传来的家族病。这种息肉发生癌变的年龄比家族性息肉病癌变年龄晚,60 岁前后癌变发病率最高。骨瘤多在下颌骨和颅骨,长骨少见。软组织瘤有多发皮脂腺囊肿和硬纤维瘤,其发病原因目前不明,常与外伤和刺激有关系,因癌发病率高,应早期治疗息肉,其他肿瘤可局部切除。

二、诊断

大部分结直肠息肉无特异性临床表现,部分表现为排便次数增加、便血、排便不尽感、黏液便,少数发生肠梗阻、穿孔。常在结肠镜检查或钡剂灌肠检查时发现,有家族性、遗传性息肉或息肉病的患者可通过家庭随访和定期检查发现新患者。该病的检查方法主要有以下几点。

(一)大便潜血检查

假阴性率较高,诊断价值有限。

(二)X 线钡剂灌肠检查

可通过钡剂的充盈缺损发现大肠息肉。

(三)内镜检查

内镜检查为发现和确诊结直肠息肉的最重要手段,包括直肠镜、乙状结肠镜和结肠镜检查。一般主张行纤维全结肠镜检查。内镜检查不仅可观察结直肠黏膜的微细病变,重要的是可取材进行病理学诊断以确定病变的性质,取材应为整个息肉或多处钳取活组织,取材后应标记好息肉的头部、基底和边缘。病理学诊断是确定进一步治疗的关键因素。

三、治疗

应根据息肉的部位、性质、大小、多少、有无并发症及病理性质决定治疗方案。主要的治疗方法有内镜治疗、手术治疗和药物治疗。小息肉一般在行结肠镜检查时予以摘除并送病理检查。直径＞2 cm 的非腺瘤性息肉可采用结肠镜下分块切除。直径＞2 cm 的腺瘤,尤其是绒毛状腺瘤应手术切除。

(一)内镜治疗

内镜治疗为目前常用的方法。适应证:①各种大小的有蒂息肉和腺瘤。②直径小于 2 cm 的无蒂息肉和腺瘤。③多发性腺瘤和息肉,分布散在,数目较少。部分无蒂息肉可以通过黏膜下注水或者葡萄糖肾上腺素切除,绝大部分错构瘤样息肉也可通过内镜下治疗。常用方法为内镜下套扎或者电切,此外,微波、氩气凝固术、激光治疗等切除手段也见于文献报道。对于较大息肉或者无蒂息肉,内镜联合腹腔镜治疗也取得了较好的效果。

(二)手术治疗

病理检查若发现腺瘤癌变,再进一步确认是表面癌变还是有深层的浸润,若没有深层浸润、未侵犯小血管和淋巴、分化程度较好、切缘无残留,摘除后不必再做外科手术,但是应密切观察,长期随访。一旦病理发现有深层的浸润,则必须追加外科手术,以确保彻底切除病变。主要的手术方式有,结直肠切除肛管吻合重建术和经腹全结肠切除后回肠直肠吻合。

(三)药物治疗

研究表明非甾体抗炎药、钙剂能减少结直肠息肉的复发,但是通常需要联合内镜治疗,并定期进行随访。

1.家族性腺瘤性息肉病

家族性腺瘤性息肉病如不治疗,最终会发生癌变,因此应尽可能在青春期内确诊并接受根治性手术。治疗本病的基本原则是采取手术方法切除病变的肠管以达到清除全部或大部腺瘤的目的。根治性手术的方式是结肠、直肠中上段切除、下段黏膜剥除,经直肠肌鞘行回肠肛管吻合术。

2.Peutz-Jeghers 综合征

Peutz-Jeghers 综合征较少发生恶变,手术难以全部切除。如患者无明显症状可暂不行手术治疗。但对纤维内镜检查能够看到的息肉应予以处理。对于常有腹痛或由于慢性失血已经引起明显贫血的患者,应施行择期手术。手术方法以切开肠壁摘除息肉为主,对于息肉集中的肠段亦可行肠切除术,因患者有可能需要多次手术,切忌做广泛肠切除,以免发生短肠综合征。并发肠套叠者,应视为急症,及时行手术治疗。

3.Gardner 综合征

Gardner 综合征的治疗与家族性结直肠息肉病相同。但在手术治疗时保留直肠的指征要掌握严一些,因此类患者在第 2 次手术切除直肠时常遇到直肠周围纤维化、盆腔纤维瘤等困难。一般较小的骨瘤不需要处理。胃、十二指肠息肉发病率较高,应及时通过胃、十二指肠镜切除或电灼。其他结肠外表现可分别进行处理。

4.炎性息肉

炎性息肉的治疗应针对原发疾病进行处理,为可逆性,炎症刺激消退后,息肉可自行消失,不需治疗;增生性息肉为良性病变,常无症状,不需治疗。

(刘登强)

第八节 直肠与肛管炎性疾病

一、肛管直肠周围脓肿

肛管直肠周围脓肿是指直肠肛管周围软组织或其周围间隙发生的急性化脓性感染,并形成脓肿。脓肿破溃或切开引流后常形成肛瘘。肛管直肠周围脓肿简称肛周脓肿或肛旁脓肿,和肛瘘是炎症病理过程的两个阶段,急性是脓肿,慢性是肛瘘,为了便于诊断和治疗分别叙述。肛管和直肠下部周围疏松结缔组织丰富,容易感染生成肛管直肠脓肿。可发生于任何年龄、任何职业,男性多见于女性,从年龄来看,有两个发病高峰期:婴幼儿期和青壮年期。常为混合感染,主要是大肠埃希菌、变形杆菌、葡萄球菌和链球菌,有时可见结核分枝杆菌。近来培养发现多由厌氧菌如拟杆菌和产气荚膜杆菌引起。

(一)解剖

成功治疗肛周脓肿和肛瘘最重要的是理解并熟练掌握肛管直肠周围间隙解剖结构。肛周间隙位于肛缘周围,它向肛管的下方延伸至两侧坐骨肛门窝,和括约肌间隙相通。坐骨直肠间隙从肛提肌向会阴延伸。其前界是会阴浅横肌;后界是臀大肌的后缘及骶结节韧带;内侧缘是外括约肌和肛提肌;闭孔内肌形成其内侧缘。括约肌间间隙位于内外括约肌间,下方和肛周间隙相连,上方是直肠壁。肛提肌上间隙上界是腹膜,侧壁是骨盆壁,外侧是直肠壁,下界是肛提肌。肛管后深间隙位于尾骨尖的后方,在肛提肌下方和肛尾韧带的上方之间。

在齿状线水平,肛腺管开口于肛隐窝。大约80%的肛腺位于黏膜下,8%的肛腺进入内括约肌,8%的进入联合纵肌,2%进入括约肌间隙以及1%穿过内括约肌。

(二)病因

肛管直肠脓肿多由肛窦炎和肛腺感染所引起。肛腺开口于肛窦,位于内外括约肌之间。因肛窦开口向上,呈口袋状,存留粪便易引起肛窦炎,感染延及肛腺后导致括约肌间感染。肛管直肠周围脓肿也可继发于肛周皮肤感染、损伤、肛裂、内痔、药物注射、骶尾骨骨髓炎等。克罗恩病、溃疡性结肠炎及血液病患者易并发肛管直肠周围脓肿。

(三)病理

肛腺感染后在内括约肌与外括约肌之间生成脓肿,然后沿联合纵肌纤维向下到肛门,形成肛门周围脓肿。向内经肛窦穿入肛管,向外穿过外括约肌到坐骨肛门窝,形成坐骨肛门窝脓肿。

(四)分类

根据脓肿侵犯的位置,以肛提肌为界,可分为低位脓肿和高位脓肿两类。低位脓肿常见的有肛周皮下间隙脓肿及坐骨直肠间隙脓肿,前者可见肛门皮肤有明显的局限性红、肿、热、痛的包块,后者红肿包块较深且见明显的臀部两侧不对称;高位脓肿常见的有骨盆直肠间隙脓肿、直肠黏膜下间隙脓肿、直肠后间隙脓肿。高位脓肿的共同特点是肛门剧痛而外观正常,即症状与体征不相符。

(五)临床表现与诊断

1.肛周脓肿

肛门周围脓肿最常见,占肛窦肛腺肌间脓肿的80%,其85%是低位肌间脓肿。常位于肛门后方或侧方皮下部,一般不大。主要症状为肛周持续性跳动性疼痛,全身感染症状不明显。病变处明显红肿,有硬结和压痛,脓肿形成可有波动感,穿刺抽出脓液。指诊在齿线和肛门缘摸到有触痛的肿块,直肠和坐骨肛门窝无异常。常在肛门皮肤溃破流脓,有的蔓延到坐骨肛门窝。

2.坐骨肛门间隙脓肿

坐骨肛门间隙脓肿又称坐骨肛门窝脓肿,也比较常见。多由肛腺感染经外括约肌向外扩散到坐骨直肠间隙而形成,也可由肛周脓肿扩散而成。由于坐骨直肠间隙较大,形成的脓肿亦较大而深,容量为60~90 mL。发病时患者出现持续性胀痛,逐渐加重,继而为持续性跳痛,排便或行走时疼痛加剧,可有排尿困难和里急后重;全身感染症状明显,如头痛、乏力、发热、食欲缺乏、恶心、寒战等。早起局部体征不明显,以后肛门患侧红肿,双臀不对称;局部触诊或直肠指检时患侧有深压痛,甚至波动感。如不及时切开,脓肿多向下穿入肛管周围间隙,再由皮肤穿出,形成肛瘘。

3.骨盆直肠间隙脓肿

骨盆直肠间隙脓肿又称骨盆直肠窝脓肿,较为少见但很重要。多由肛腺脓肿或坐骨直肠间隙脓肿向上穿破肛提肌进入骨盆直肠间隙引起,也可由直肠炎、直肠溃疡、直肠外伤所引起。由于此间隙位置较深,空间较大,引起的全身症状较重而局部症状不明显。早起就有全身中毒症状,如发热、寒战、全身疲倦不适。局部表现为直肠坠胀感,便意不尽,排便时尤感不适,常伴排尿困难。会阴部检查多无异常,直肠指诊可在直肠壁上触及肿块隆起,有压痛和波动感。诊断主要靠穿刺抽脓,经直肠以手指定位,从肛门周围皮肤进针。必要时做肛管超声检查或CT检查证实。

4.其他

有肛管括约肌间隙脓肿、直肠后间隙脓肿、高位肌间脓肿、直肠壁内脓肿(黏膜下脓肿)。由于位置较深,局部症状大多不明显,主要表现为会阴、直肠部坠胀感,排便时疼痛加重;患者同时有不同程度的全身感染症状。直肠指诊可触及痛性肿块。

(六)治疗

肛周脓肿的治疗原则:脓肿一旦形成,应及时切开引流,以免"养痈为患"。

1.非手术治疗

治疗包括:①抗生素治疗,选用对革兰阴性菌有效的抗生素。②温水坐浴。③局部理疗。④口服缓泻剂或液状石蜡以减轻排便时的疼痛。

2.手术治疗

脓肿切开引流是治疗直肠肛管周围脓肿的主要方法,一旦明确诊断,应立即切开引流。手术方式因脓肿的部位不同而异。

(1)肛门周围脓肿:切开引流需在局麻或骶麻下进行,在波动最明显处作与肛门成放射状切口,放出脓液,以示指伸入脓腔分离纤维隔,使引流通畅。不需要填塞以保证引流通畅。

（2）坐骨肛管间隙脓肿：切开引流需在腰麻或骶管麻醉下进行，取截石位或侧卧位，在脓肿波动最明显处用粗针头先作穿刺，抽出脓液后，在该处作一平行于肛缘的弧形切口，用手指探查脓腔，清理脓腔。用圆头探针在脓腔内探查，探针自内口穿出并引出肛门外，沿探针自切口内端至内口切开皮肤全层及少许皮下组织。将橡皮筋的一端系在探针头部，从感染通道引出并收紧、结扎，完成切开引流＋挂线术。

（3）骨盆直肠间隙脓肿：切开引流需在腰麻或骶管麻醉下进行，取截石位或侧卧位。距肛门2.5～3 cm处做前后方纵切口，术者左手示指伸入直肠内探查脓肿位置并做引导，右手持弯血管钳经皮肤切口向脓肿方向钝性分离，穿过肛提肌进入脓腔，按前后方向撑开排脓。再将右示指伸入脓腔，分开肛提肌以扩大引流。脓液排出后可用抗生素冲洗脓腔，放置引流并缝合固定，以防其滑入脓腔内。

对于暴发肛管直肠周围蜂窝织炎患者，因蔓延迅速，可发生感染休克和心血管意外，危及生命。多发生在糖尿病、血液病、慢性肾衰竭、营养不良、免疫低下的患者或全身衰弱的老年人。给予输液、输血、大剂量青霉素类、氨基糖苷类和特殊抗厌氧菌的抗生素，待培养确定菌种后，给特殊抗生素。类固醇可于手术前给药1次，6小时后再给1次；有时做暂时性结肠造口，使粪便完全转向，防止粪便污染伤口。

（七）并发症

1.复发

坐骨肛门窝和括约肌间脓肿患者切开和引流的复发率为89％。肛门直肠周围脓肿复发的原因：脓肿邻近的解剖间隙遗留感染灶；初发脓肿引流时存在没有诊断的瘘管和脓肿；以及脓肿引流不完全。

2.肛门外疾病

如化脓性汗腺炎或者藏毛窦脓肿的下方扩展，其他应该怀疑的原因有克罗恩病、结核、HIV感染、肛周放线菌病、直肠重复畸形、性病淋巴肉芽肿、损伤、异物、直肠癌穿孔等。

3.肛门失禁

脓肿切开引流时由于医源性括约肌损伤或不恰当的伤口护理可造成失禁。

4.肛门直肠周围坏死性感染

少数情况下，肛门直肠周围脓肿可以导致坏死感染和死亡。

5.相关的因素

包括诊断和处理的延迟、病原体的毒性、毒血症和迁徙性感染或者潜在性疾病。

二、肛裂

肛裂是齿状线以下肛管皮肤的溃疡，患者最常见的主诉是排便剧痛及鲜血便，它是一种常见病，Mazier、Bennett报告该病多见于30～40岁的中年人，儿童和老人较少。男性和女性发病率相同。肛裂的方向与肛管纵轴平行，长0.5～1.0 cm，75％的肛裂发生在后正中线，25％以上的女性和8％的男性的肛裂在前中线。肛裂多为单发，当肛裂发生在非典型位置或多个肛裂并存时，应该明确是否合并其他潜在的复杂疾病，如克罗恩病、梅毒、艾滋病或肛门癌等。

（一）病因

肛裂的病因存在较大争论，可能与多种因素有关，现分述如下。

1.解剖学原因

外括约肌中环起于尾骨,在前交叉,在肛管后方和前方留有间隙。肛提肌大部分附着于肛管两侧,前部及后部较少,因此肛管前部和后部不如两侧坚强,容易损伤。肛管和直肠形成角度,使肛管后部承受粪便压迫较大;肛管后部中线的血供给缺乏,弹性较差,都是造成肛裂的因素。先天性肛管狭窄、直肠结肠炎、结核也是生成肛裂的因素。

2.损伤

粪便干硬或有异物,排出时可损伤肛管,如有感染,不能愈合,形成肛裂。便秘患者常服缓泻药物,引起肛门挛缩,如忽然排出干硬粪便,可损伤肛管;便秘也常使愈合的肛裂复发。肛管因慢性炎症充血,引起内括约肌纤维组织增生,妨碍括约肌松弛,肛管容易受到损伤破裂。扩张肛门方法不当,肛门部手术,分娩时肛门损伤,都可以引起肛裂。

3.感染

肛窦炎、肛乳头炎和痔是感染的主要原因。肛窦感染经腺管进入肛腺,在肛管皮下组织内生成脓肿,脓肿破溃形成肛裂。Shafik认为肛管皮肤破裂可使黏膜下层内的肛窦上皮细胞暴露于裂底,这种上皮碎片有异物作用,反复感染,生成慢性肛裂。

(二)病理

初起是肛管皮肤纵行裂口,有的裂到皮下组织,位于肛瓣与肛缘之间,内括约肌下部的浅面,裂与内括约肌之间有一层纵肌,如裂到内括约肌,裂底可见环形内括约肌纤维。如分开肛管,则成椭圆形溃疡,边缘整齐,底浅有弹性,有很少或无肉芽组织,如施以适当治疗,可以治愈。因内括约肌挛缩,裂口边缘闭合,影响引流,周围充血,内括约肌及其邻近组织有纤维变,边缘变厚变硬,不整齐,底硬无弹性。内括约肌纤维暴露于裂底,轻微刺激可引起剧烈疼痛,肛裂加深,有时发生脓肿,裂下端皮肤因有炎症,浅部静脉及淋巴回流受阻,发生水肿和纤维变,形成结缔组织外痔。上端肛窦和肛乳头因炎症和纤维变,成肥大乳头。内括约肌下缘纤维变明显,变厚变硬,呈灰白色,失去弹性,影响肛管松弛,肛管压力增高。有学者曾总结慢性肛裂的病理改变,有裂口、前哨痔、肛窦炎、肥大乳头、纤维化的内括约肌下缘、裂底部有一短小瘘管等6种改变。

(三)分类

1.急性肛裂

发病时期较短,裂口新鲜,底浅,边缘整齐,无瘢痕形成,有明显触痛。常在肛管后部,前部较少,也有的在其他部位。

2.慢性肛裂

症状持续8~12周,其特点表现为溃疡肿胀和纤维化,典型的炎症表现为裂口远端的前哨痔和裂口近端的肛乳头肥大。另外,在裂口的基底部常可看见内括约肌纤维。肛皮肤角化不全,内括约肌有硬化。

3.肛门周围皮肤裂

肛门周围皮肤有表浅的线状放射形裂口,裂口短小,不到肛管,围绕肛门,有急性和慢性。肛门瘙痒症常见于慢性线状溃疡。

(四)临床表现

1.疼痛

疼痛是肛裂的主要症状,尤其是排便后疼痛,其轻重和持续的时间长短不同,常是阵发性的,多因排粪引起。粪便通过肛管,刺激肛裂内神经末梢,立刻感觉肛门内撕裂疼痛或烧痛,粪便排出后数分钟至10余分钟疼痛减轻或不感觉疼痛,这个时期成为疼痛间歇期,是肛裂疼痛独有的特性。然后因内括约肌痉挛收缩,又引起剧烈疼痛。疼痛轻重因裂口大小和深浅不同,常持续数分钟至10余小时。当括约肌疲乏松弛,疼痛减轻,但仍有肛门酸痛,之后停止,这是疼痛的一个周期。排便、喷嚏、咳嗽或排尿,都能引起这种疼痛周期。

2.出血

出血是常见症状,出血量一般不多,通常也只是在卫生纸上发现少量鲜红色血液。

3.便秘

因恐惧排粪疼痛而不愿排粪,因此排粪习惯改变,引起便秘,因便秘又使肛裂加重,成一恶性循环。

4.瘙痒

因肛门部有分泌物,使会阴部皮肤潮湿不洁,引起瘙痒,皮肤有表浅裂口。

(五)诊断

询问排粪疼痛病史,有一特性的疼痛间歇期和疼痛周期,即不难诊断。肛门紧缩,有前哨痔,其基底部常见裂口,表示慢性肛裂。暴露肛门可见裂口下端,用探针轻触,可引起疼痛。因括约肌痉挛,指诊常引起剧烈疼痛,有时需在麻醉下检查。肛管内可摸到裂口,慢性肛裂边硬、底深、无弹性,上部可摸到肥大乳头。窥器检查见卵圆形溃疡,急性的边整齐,底红色;慢性者边缘不整齐,底深,灰白色。肛管基础压明显升高。

肛门周围皮肤裂的急性或慢性表现不明显,括约肌挛缩和触痛少见。溃疡性结肠炎引起的肛裂,疼痛剧烈,裂口迅速变宽加深,感染明显,可生成脓肿和瘘管,常有腹泻。肉芽肿性结肠炎的肛裂与溃疡性结肠炎肛裂相似,但裂口更广泛,疼痛较轻。应做乙状结肠镜和活组织检查。结核性溃疡应做活组织检查和豚鼠接种。另外梅毒性肛裂和上皮癌应按其特性鉴别。

(六)治疗

按症状的轻重不同,症状较轻和无严重并发症者用姑息疗法,慢性、长期和裂底可见括约肌的患者需手术治疗。

1.姑息疗法

使用姑息疗法可以治愈急性肛裂和肛周皮肤裂,慢性肛裂可缓解症状。①服用车前子纤维和软便药物,如液状石蜡、麻仁滋脾丸等,使大便松软,保持大便通畅;②热水坐浴,保持肛门清洁,可使用肛门栓剂或肛裂软膏,缓解内括约肌痉挛及消炎,促进肛裂愈合。③针灸取长强和白环俞穴,有时肛门后方注射0.5%普鲁卡因。

2.肛门括约肌松弛剂

根据肛裂患者括约肌张力增加的理论,目前有很多研究测试了多种肛门括约肌松弛剂,减少最大休息肛门压力,增加局部血液循环,促进肛裂的愈合。

(1)各种硝酸盐配方:如硝酸甘油软膏(NTG)、硝酸甘油(GTN)和硝酸异山梨酯,局部外用治疗肛裂的愈合率略优于安慰剂,但其仍用于肛裂治疗;50%的慢性肛裂能愈合,这与局部外用一氧化氮供体有关,而且在外用硝酸甘油过程中,疼痛明显减轻。但一项新的关于药物治疗肛裂的Cochrane系统评价显示,硝酸甘油治疗肛裂的治愈率仅略优于安慰剂,增加剂量并不能提高治愈率。最主要的不良反应是头痛,20%～30%的用药患者出现此症状。这种不良反应与剂量相关,并导致20%的患者终止治疗。虽然并发症较少,但外用一氧化氮供体的肛裂患者复发率显著高于手术患者。

（2）口服和局部使用钙通道阻滞剂：包括硝苯地平和地尔硫䓬(DTZ)。钙通道阻滞剂可以口服形式或局部治疗肛裂。外用钙通道阻滞剂比硝酸盐并发症少，而口服钙通道阻滞剂也可以治疗肛裂，但治愈率较外用低，不良反应发生率较高。

（3）其他括约肌松弛剂：如肾上腺素拮抗剂；局部毒蕈碱的受体激动剂，即氯贝胆碱、磷酸二酯酶抑制剂、肉毒杆菌毒素等。

但是，这些药物的疗效仍存在很多争议，最近的一项研究指出：慢性肛裂治疗的一线药大多数是方便、便宜的。而另一个研究得出结论：药物治疗慢性肛裂，可以有机会治愈，略胜于安慰剂，但远没手术有效。

3.手术疗法

慢性肛裂或急性肛裂姑息治疗无效，应手术治疗。

（1）括约肌牵张术：Recamier 用牵张术治疗肛裂，因方法简单，手术后不需特殊处理，以后很多医师用这种疗法，适用于急性肛裂。局部麻醉常不能彻底牵张括约肌，故多用全身麻醉。先用两示指用力牵张肛门，再伸入两中指，向前后牵张，特别要牵张肛管后壁，使内外括约肌暂时瘫痪数天至 1 周，疼痛消失，肛裂愈合，但因撕裂一些括约肌纤维，常有渗血，肛门周围变色。有的发生肛门周围水肿、血栓外痔和内痔脱出。此技术可能会导致某些并发症，如失禁，继发于弥散的括约肌损伤，且复发率高。最近的研究采用气动气球扩张术治疗肛裂，发现这种技术有效且安全、没有检测到括约肌损伤。

（2）侧方内括约肌切开术（LIS）：美国结肠和直肠外科医师协会（ASCRS）对肛裂治疗建议LIS 作为难治肛裂的外科治疗措施。Eisenhammer 首次引入了内部括约肌切开术。LIS 可分为开放技术和闭合技术。开放技术是利用电刀或其他器械在内括约肌表面切开。闭合技术是放置小手术刀如海狸叶片到内括约肌间沟，小心地切开内括约肌。将叶片放置到黏膜下层的空间，然后旋转向内括约肌，大多数发现把刀放在内括约肌间沟更为可取。一些回顾性研究支持 LIS 作为治疗肛门裂首选手术方法，采取开放或闭合没有显著的差异。一个关于开放和闭合 LIS 随机研究，近期并发症在两者相似，但在长期并发症开放手术 55%，闭合手术为 20%。同样，在肛门控制方面开放和闭合括约肌切开术问卷评估更倾向于闭合 LIS。排气排便失禁已经成为 LIS 术后一个常见的并发症。关于失禁的原因可能与 LIS 切开内括约肌的方式和程度有关。

（3）肛裂切除术：肛门周围皮肤做三角形切口，其高度超过 4 cm，底在肛门周围，尖在肛管，将皮片和连同肛裂切除。然后切断一部分肌肉并牵张括约肌，伤口由内向外愈合。学者加以改进，局部麻醉，扩张肛门，以钳牵起肛裂下端或结缔组织外痔下端的皮肤，以剪切开，向上靠近肛裂边缘瘢痕组织切开肛管皮肤黏膜，将裂底部瘢痕组织由下方内括约肌分离，尽管保留正常皮肤和黏膜，避免损失括约肌，向上分离到齿线上方，以丝线结扎。将肛裂、炎症肛窦、肥大乳头和外痔完全切除。肛裂深处有时有一短小瘘管，如有遗漏，未加处理，将影响伤口愈合，肛裂复发。因此，应用钩探针检查肛裂是深部组织内有无瘘管，如发现瘘管，也有切开。最好做后方内括约肌切开术并向外延长切口，以便引流。切除术效果良好，其他手术治疗无效时，切除术可以治愈。有时缝合伤口，可以缩短治愈日期，但常有感染、不能一期愈合。Hughes 切除后立即植皮，但成活率不高。

治疗方案总结：治疗肛裂方法多种多样，但目前还没有得出一个令人信服的治疗方案。手术是药物治疗无效的进一步选择，而未经药物治疗的患者也可以直接选择手术。在最近的关于药物治疗和外科括约肌切开术的系统回顾中，Nelson 发现 GTN 治疗效果明显好于安慰剂治疗，但复发很常见。钙通道阻滞剂与 GTN 的功效相当,但不良反应更少。Nelson 得出结论,其他的治疗措施的疗效都不如外科括约肌切开术,手术治疗有很低的肛门失禁风险。Nelson 还回顾了所有用于治疗肛裂手术结果得出结论,肛门后方内括约肌切开术或许应该抛弃,同时开放和闭合 LIS 似乎同样有效。考虑到这些数据,我们的实践来快速治疗肛裂,从局部用药或注射剂和手术括约肌切开术取决于未来肛门失禁的发现评估。

三、肛瘘

肛瘘是肛门周围和直肠下部的瘘管,一端通于皮肤,一端通入肛管或直肠。管壁由增厚的纤维组织形成,管内有肉芽组织。肛瘘占肛管直肠疾病的 1/4。多见于 30～40 岁的中年人,男性多见,这可能与皮脂腺分泌旺盛有关。只有一端开口的称窦或盲窦。

(一)病因

大部分肛瘘由肛管直肠脓肿破溃或切开排脓后形成。有的由外伤如火器伤或穿刺伤而得。少数是盆腔炎症由肛门部穿出造成。脓肿不愈,形成肛瘘,有几种因素:肛管直肠脓肿约 90% 由肛窦肛腺感染引起,脓肿破溃或切开后,肛腺仍继续感染,伤口不愈;由肛裂或其他原因引起的脓肿,肠内的感染物质反复感染脓腔,生成肛瘘。有时脓腔内有异物,可使脓腔不能愈合。另外破口缩小,瘘管迂曲不直,括约肌活动及局部组织营养不良,也是形成肛瘘的因素。

(二)病理

脓肿破溃或切开,脓腔缩小,成为管状,破口缩小,形成瘘管。肛瘘由外口、瘘管、支管和内口组成。外口是瘘管通向肛周皮肤的开口,有的靠近肛门,有的离肛门较远,有的是 1 个,有的数个。由外口的大小和数目,可推断肛瘘的种类。如外口小,距离肛门缘 2.5 cm 以内,表示瘘管位置较浅;如外口较大,内有很多肉芽组织,表示瘘管较深,多是坐骨肛门窝内或通过肛管直肠环上方的瘘管。如外口形不整齐,潜行性边缘,周围皮肤红紫色,多是结核性瘘管;外口靠近肛门,距肛门缘 1 cm,探针检查,瘘管与肛管平行,多半是低位括约肌间瘘。原来脓肿破溃或切开的外口,称原发外口,是主要瘘管的末端。如继续感染,又生成脓肿,破溃后则成继发外口,继发外口是支管的末端。

(1)瘘管是连接内口与原发外口的管道,有的笔直,有的弯曲,有的是一个分支,有的有很多分支。瘘管可向上侵入骨盆直肠间隙,向后侵入直肠后间隙,向前到会阴,由一侧围绕肛管到对侧。有时绕过肛管直肠环上方,也有的在括约肌外侧。瘘管与内外括约肌和肛管直肠环的关系,对手术十分重要,手术前和手术时应查清瘘管的位置,避免手术造成肛门功能不良。

(2)支管是主要瘘管引流不畅,在其周围生成脓肿,破溃后形成,如屡次感染化脓,可形成很多支管。手术前应注意支管的分布,检查支管并加以处理。如有遗漏,可引起伤口不愈合或复发。

(3)内口是初期感染生成肛瘘的入口,绝大多数在肛窦内及其附近,约 80% 在肛管后部正中线的两侧。内口也可在直肠下部或肛管的任何部位,但多在白线附近。绝大多数有 1 个内口,极少数有 2、3、4 个内口,如有 2 个内口,表示有 2 个瘘管,各有内口通入肛管,但这类瘘管少见,Hill 在 626 例肛瘘中占 4%,Mazier 在 1 000 例中占 2%。一般内口较小,可摸到变硬的凹陷,有的内口较大,形态不规则。根据学者 560 例肛瘘手术分析,认为肛瘘都有内口,切开或切除内口是治愈肛瘘的关键。如未找到内口或处理失当,则不能完全治愈肛瘘。因此,手术前要反复检查内口的位置,手术时必须处理,才能使肛瘘治愈。

（三）分类

肛瘘的分类方法较多,现将简单适用的分述如下。

1.4 类分法

Parks 按肛瘘发病机制、瘘管行径与外括约肌与耻骨直肠肌的关系,便于采用不同手术方法和统计治疗效果,分为 4 类。

（1）括约肌间肛瘘:这种瘘是肛周脓肿发展的结果。瘘管走行在括约肌间隙。这是最常见的肛瘘,大约占所有肛瘘的 70％。瘘管上行到直肠壁可形成高位盲窦。而且瘘管也可以开口于低位直肠。感染可以进入括约肌间隙并且终止成盲窦,没有下行扩散到肛缘,亦即没有外口。感染也可以自括约肌间隙扩展到盆腔到达肛提肌以上。括约肌间瘘也可以是由于盆腔脓肿下行表现为肛周区域的感染症状。

（2）经括约肌肛瘘:此类肛瘘通常来源于坐骨肛门窝脓肿,大约占所有肛瘘的 23％。瘘管从内口通过内外括约肌到达坐骨肛门窝,这时如果瘘管向上的分支通过坐骨肛门窝的顶点或通过肛提肌到达盆腔可形成高位盲瘘。经括约肌瘘的另一种类型是直肠阴道瘘。

（3）括约肌上瘘:此类肛瘘来源于肛提肌上脓肿,占肛瘘的 5％。瘘管经括约肌间到达耻骨直肠肌以上,在侧方弯曲向下到坐骨肛门窝再到肛周皮肤。也可以形成盲道及导致蹄铁瘘。

（4）括约肌外瘘:这种类型占肛瘘的 2％。瘘管从肛提肌以上的直肠开始,穿过肛提肌经过坐骨肛门窝到达肛周皮肤。这种肛瘘可能是异物穿透直肠至肛提肌、会阴的刺伤、克罗恩病、癌或者处理上述疾病引起的。但是最常见的原因是肛瘘手术暴力探查引起的医源性损伤。

2.3 类分法

Eisenhammer 按致病原因和瘘管行径将肛瘘分为 3 类:括约肌间瘘,有高位和低位并包括浅部蹄铁形瘘;经过括约肌瘘,包括坐骨肛门窝蹄铁形瘘;非肛窦和肛腺来源的肛瘘。

3.复杂肛瘘、高位肛瘘、低位肛瘘

复杂肛瘘包括直肠壁内有螺旋形瘘管,手术困难的瘘,有高位支管的经过括约肌瘘,有支管的括约肌上方瘘,肛提肌上方蹄铁形瘘,多次手术造成的高位瘘。瘘管在肛提肌和肛管直肠环上方的称高位肛瘘,在其下方的称低位肛瘘。这种分类对临床无重要意义。因高位瘘手术有的简单,效果也好,有的手术困难或造成肛门失禁。

（四）临床表现

流脓是主要症状,脓液多少因瘘管的长短和多少不同,新生的瘘管流脓较多,因外口封闭,瘘管内有脓液积存,局部肿胀疼痛,封闭的瘘口破溃后,又有脓液流出,疼痛减轻。患者还经常主诉排便疼痛,因内口处肉芽组织增生导致出血、局部隆起、肛门部瘙痒等。部分患者还有发热、乏力等全身症状。

（五）诊断

有肛管直肠脓肿史,破溃或切开,伤口不愈,常流脓液,应想到有肛瘘存在。外口常在肛门周围,在皮肤表面呈一凹陷或一凸起,有的外口内有肉芽组织。浅的瘘管在皮下可摸到绳状索条,以指轻压,由外口流出脓液。深部或高位瘘管,坐骨肛门窝内或肛管直肠环附近有硬的瘢痕,有时在直肠壁内摸到索条。内口常在齿线附近或在直肠下部,可摸到硬结,硬结中央凹陷。确认肛瘘后,检查瘘管的行径和方向,推断是何类瘘管并尽量寻找内口。有人认为很多肛瘘无内口,其实检查方法不当,未找到内口。现将检查的方法,分述如下。

1.用钩探针检查

以内窥器张开肛管,内口常在红肿发炎的肛窦或肛管壁上的凹陷或硬结内。用钩反复检查,则不难找到内口。此法简单准确,学者数十年来应用此法检查,均能找到内口。

2.探针检查

若为直瘘,将探针由外口探入,示指尖按在齿线附近,可得内口,但弯瘘或复杂瘘管,行径弯曲,探针不易通过,不能用探针检查。探针偏软,不可用力过猛,以免穿破管壁,引起感染或造成假的内口。

3.注射色素

常用亚甲蓝5%水溶液,直肠内放1块纱布,将亚甲蓝溶液由外口注入瘘管,同时用内窥器查看肛窦,如有染色溶液由肛管流出或纱布染色,表示有内口存在,但因瘘管弯曲,括约肌收缩,可使瘘管闭合,亚甲蓝溶液不能通过内口进入直肠。如亚甲蓝溶液注入瘘管周围软组织内,手术时则不能辨认正常组织和病变组织。

4.瘘管造影

注射30%～40%的碘油或12.5%碘化钠溶液于瘘管内,照相可见瘘管分支,但因括约肌收缩,阻碍碘油进入瘘管,有时不能显影。瘘管造影不能鉴别高位坐骨肛门窝及肛提肌上间隙的脓肿,而且,由于缺乏精确的标志,内口的水平也很难判定。

5.按 Goodsalls 定律推定

通过肛门画一横线,如外口在此横线前方,瘘管呈直线走向肛管,且内口位于外口的相应位置。若外口在肛门横线后方,瘘管常呈弯曲形,内口多在后正中的齿状线附近,总体来说,外口离肛缘越远,越可能伴发深部复杂瘘管。有学者发现外口在后方的肛瘘是较符合 Goodsalls 定律。而外口在前方的肛瘘71%的瘘内口在前正中,因此准确性欠佳。

6.直肠腔内超声

直肠腔内超声可以显示原发瘘管和肛管括约肌的关系并且能够确定内口的位置。它可以帮助鉴别复杂肛瘘,并且可以辅助评估复杂的脓肿以利恰当的引流。一项前瞻性研究对比了直肠腔内超声和直肠指诊的作用,发现腔内超声检查能够发现大部分的括约肌间和经括约肌的瘘管,但不能够检测到表浅的瘘管、括约肌外和括约肌上瘘管或者继发的肛提肌上的肛提肌下瘘。

7.磁共振成像(MRI)

MRI 在评价复杂肛瘘和既往手术导致解剖改变的患者中有价值。因为 MRI 能够提供括约肌的多维显影,能够容易鉴别肛提肌上和肛提肌下病变。MRI 能够精确地描绘原发瘘管,也能显示继发扩展的病变部位。由于内口的位置可以根据瘘管近端的括约肌间隙推断,MRI 是能够提供最精确的内口定位的影像技术。

(六)治疗

肛瘘自行愈合者很少,手术是主要疗法。手术的方法很多,但其原则是消除瘘管,不再复发,尽可能减少括约肌损伤,保护肛门功能。

1.肛瘘切开术和切除术

此种方法多用于处理简单的括约肌间瘘和低位经括约肌瘘,患者取折刀位,通过探针确定内口位置,完全明确瘘管走行,利用电刀或手术刀切开,充分引流,将肛瘘的内口、瘘管、外口、支管和瘢痕组织切开或切除,使肉芽组织由伤口底部向外生成。由于完全切除瘘管组织,造成伤口较大,括约肌两侧断端缺损较大,使得愈合时间较长,便失禁发生的可能性较大,目前肛瘘切除术已不被推荐使用。

2.挂线疗法

将尖端有孔的软探针由外口伸入瘘管,按瘘管行径,适当弯曲探针,示指按于齿线,使探针由内口进入肛管或直肠,再将探针弯曲,由肛门拉出。将丝线或橡胶线穿入探针孔内,再将探针拉回,随着探针将线由外口牵出,将瘘管以线扎紧,隔数天紧线1次,以机械性压力,使管壁缺血坏死,直到缚线脱落,成一开放伤口,自行愈合。

3.纤维蛋白胶

由于纤维蛋白胶治疗肛瘘简单无创,能够避免肛瘘切除术造成的大便失禁,因此看起来是很好的方法。可以单独使用或联合黏膜瓣前移术使用。如同肛瘘切除术那样,先确定瘘管以及内口和外口,瘘管搔刮干净,通过一个Y形连接管向瘘管内注入纤维蛋白胶,使整个瘘管充满蛋白胶并能从内口处发现。注射管缓慢退出使整个管道充满蛋白胶。外口处放置凡士林纱布。但此种方法的愈合率较低,但由于并发症少且可以多次重复而不危及控便能力,所以可考虑作为初始治疗。

4.肛瘘栓

最近报道使用自冻干猪小肠黏膜下层制成的生物栓治疗复杂性肛瘘。肛瘘栓可以封闭瘘管内口和填充瘘管。

(1)适应证包括:①经括约肌肛瘘;②如果使用传统手术有造成失禁可能的括约肌间肛瘘,如炎性肠病患者;③括约肌外肛瘘。

(2)禁忌证包括:①有持续脓肿存在的肛瘘;②存在感染的肛瘘;③对此类产品过敏的患者;④不能辨别内口和外口的肛瘘患者。后者是肛瘘栓的绝对禁忌。有研究表明,肛瘘栓治疗低位肛瘘的愈合率为70%～100%。但对复杂性肛瘘的疗效较差。早期报道肛瘘栓治疗克罗恩病肛瘘的愈合率达80%。

5.括约肌间瘘管结扎术

括约肌间瘘管结扎术是经括约肌间隙入路,确认括约肌间瘘管,紧靠内括约肌结扎瘘管以实现内口关闭,并切除部分括约肌间的瘘管,清除其余瘘管组织,缝合修补外括约肌缺损。该术式操作简单,括约肌损伤较小,目前在国内已逐渐推广应用并得到改良。患者术前行机械性肠道准备,术中取俯卧折刀位。肛门镜插入肛管。

手术方法:①确认内口;②在瘘管上方的括约肌间沟取1.5～2.0 cm的弧形切口;③使用电刀分离至括约肌间平面,注意靠近外括约肌以免损伤内括约肌和直肠黏膜;④牵开内括约肌和外括约肌。切开括约肌间瘘管,用3-0的可吸收缝线结扎靠近内口的瘘管;⑤靠近缝线结扎瘘管;⑥根据注射或探针检查至外口行瘘管切除;⑦搔刮肉芽组织;⑧通过内括约肌间切口缝合外口;⑨3-0可吸收线缝合切口。有学者等将括约肌间瘘管结扎术和脱细胞材料填充结合起来,形成了一种兼备两者优点的方法,弥补了国外将括约肌间瘘管结扎术与生物补片相结合的方法开放瘘管愈合时间长的缺点。各类肛瘘治疗方法如下。

(1)括约肌间瘘:这类肛瘘的瘘管在内外括约肌之间,可向下至肛门缘,内口在齿线附近,外口在肛门缘。这类肛瘘最多,也称低位肛瘘。有的在内括约肌与直肠纵肌之间向上,在直肠壁内成一盲端。有的穿入直肠,则有2个内口,一在齿线附近,一在直肠,外口在肛门缘,容易误诊为括约肌外侧瘘。高位括约肌间瘘,探针由外口伸入直行向上,有的可探入直肠,探针紧靠肛管内壁,可与括约肌外侧瘘区别。有的无外口,瘘管在直肠环肌和纵肌之间成为盲端或穿入直肠。也有的向外穿破到肛提肌上方。

低位括约肌间瘘,确定内口后,切开内括约肌下半部分,使瘘管开放。高位括约肌间瘘,直肠壁内高位支管成盲端的瘘管,可将内口和下部瘘管切开,使上部瘘管引流通畅,有时需要切开上部瘘管,将内括约肌完全切开。穿入直肠的瘘管,可将瘘管完全切开。无外口的瘘管,可在直肠内切开瘘管及其在肛管的内口。总之这类肛瘘治疗简单,不常影响肛门功能。有时忽视上方支管,影响治愈;有时误认为其他类肛瘘,手术造成不必要的伤害。

(2)经过括约肌瘘:瘘管由肛管中部向外,经过外括约肌到坐骨肛门窝,然后由肛门周围皮肤穿出。大多数由外括约肌下部穿过,也有的在耻骨直肠肌下方穿过。穿入坐骨肛门窝后,可分成上下2支,下支由肛门周围,上支向上到坐骨肛门窝顶部。有的再向上穿过肛提肌,形成骨盆直肠瘘。在肛管中部常可摸到瘢痕。由外口伸入探针,可达瘘管上端,在直肠壁外可摸到探针。

穿过外括约肌下部的瘘管,需切开内括约肌下部和外括约肌下部。耻骨直肠肌下面的瘘管,需切开内括约肌下部和全部外括约肌。穿到坐骨肛门窝顶部和肛提肌上方的瘘管,将下部瘘管切开,使上部瘘管引流通畅,上部瘘管可以治愈。

(3)括约肌上方瘘:这类肛瘘较少,约占5%,瘘管在括约肌之间向上,到耻骨直肠肌上方,向外绕过肛管直肠环,再向下入坐骨肛门窝,由肛门周围穿出。有的由支管到肛提肌上方,这种支管可围绕直肠下部称高位蹄铁形肛瘘,因瘘管绕过肛管直肠环上方,可摸到半环形瘢痕。在内口下方切开瘘管。应采用分期方法切断肛管直肠环。

(4)括约肌外侧瘘:这类肛瘘少见,约占2%,瘘管由会阴部向上,经坐骨肛门窝和肛提肌,然后穿入直肠或盆腔,瘘管在肛管外侧,由会阴部外伤或直肠内异物穿破直肠造成的瘘,肛管内无内口。由经过括约肌瘘的继发瘘管穿入直肠生成的瘘,有2个内口,原发内口在肛管中部,继发内口在直肠。由盆腔炎症、肉芽肿性结肠炎、溃疡性结肠炎、乙状结肠憩室炎向下穿过肛提肌,由会阴穿出,这种瘘管在肛管和直肠均无内口。

由外伤和直肠内异物造成的括约肌外侧瘘,需切开肛管直肠环和全部内外括约肌。由盆腔炎症生成的瘘管,切除盆腔有病变的结肠,瘘管可以自愈。由经过括约肌瘘生成的瘘管,因直肠内压力,使黏液和粪便经常流入瘘管,加重原发内口感染。治疗应消除直肠内压力和感染2种原因,处理2种内口。可用分期挂线,将直肠内瘘管逐渐下移到肛管,成括约肌上方瘘,再按括约肌上方瘘处理。有时做暂时性结肠造口术,减少直肠内压力,防止感染,再切开下部瘘管。单纯缝合直肠内口,虽有时治愈,但也常失败。

(5)蹄铁形肛瘘:瘘管围绕肛管或直肠下部,由一侧到对侧,成半环形如蹄铁而得名。常有一个内口,在齿线附近,通入肛管。在肛门周围、会阴部和臀部可有很多外口。也常有很多支管。在肛门前方的称前部蹄铁形瘘,在后方的称后部蹄铁形瘘,后部的比前部的多见,位置较深。瘘管有的在括约肌之间,有的在坐骨肛门窝内,也有的在肛提肌上间隙。先寻找内口,再由外口将主要瘘管及其支管一一切开,切断肛管直肠环应分期手术,如有蔓延到黏膜下的瘘管,应同时切开。有的瘘管未绕过肛管直肠环,而在其后方和上方,需切断后面尾骨的肌肉,肛管直肠环不常受到损伤。常用几个伤口,避免损伤神经和肛门功能。

(七)并发症

肛瘘手术的早期并发症包括尿潴留、出血、粪便嵌塞和血栓性外痔。晚期并发症包括便失禁、疼痛、出血、瘙痒以及切口愈合困难等。

便失禁是较为严重的并发症,术后因疼痛、炎症的影响发生的肛门失禁者较多,多在2~3天恢复,而肛瘘术后永久性便失禁的发生和术中括约肌损伤程度以及原来存在的括约肌损伤和肛管瘢痕有关。据报道肛瘘切除术后轻微的控便异常为 18%～52%。其中复杂肛瘘、高位内口、后位内口及继发瘘管是发生便失禁的危险因素。而挂线术在控便方面有很好的结果,有文献报道,失禁的发生率为 12%,而且随着内口位置增高而增加。纤维蛋白胶及肛瘘栓对控便则没有影响。

通过注意手术和术后随访的细节,这些并发症可以减少到最小程度。

(八)复发

肛瘘切开术的复发率为 0～18%。复发原因包括没有准确找到内口或没有正确处理侧方或上方的继发瘘管。不能准确找到内口可能是由于瘘管迂曲、内口自然愈合以及微小内口所致。继发瘘管容易被忽略,由于这种原因导致的复发占总复发人数的 20%。

(刘登强)

第八章

肝 脏 疾 病

第一节 肝 脓 肿

常见的肝脓肿按病因分为细菌性或化脓性肝脓肿和阿米巴性肝脓肿两种。前者是由化脓性细菌感染所致,后者则由阿米巴原虫感染所致,其中以细菌性肝脓肿最常见,占肝脓肿发病率的80%。美国肝脓肿发病率27/100万～41/100万,我国肝脓肿发病率为57/100万。

一、细菌性肝脓肿

(一)病因

细菌性肝脓肿(亦称化脓性脓肿)为肝脏以外存在感染病灶,经不同途径细菌到达肝脏形成脓肿。细菌侵入肝脏的途径如下。

1.胆道感染

此途径最多见。因胆道感染很常见,尤其是胆管结石合并胆管炎,化脓的胆汁上行到肝内胆管,在肝内小胆管可能形成多数小脓肿。

2.血行感染

凡门静脉引流区域存在化脓性感染病灶,细菌均可经门静脉进入肝内形成多发脓肿。痔感染或盆腔感染亦有可能。周身化脓性感染当有菌血症或脓毒血症时,细菌亦可经肝动脉进入肝内。但由门静脉引起者要比肝动脉来源为多。

3.淋巴感染

肝顶裸区部分与膈肌相连,肝与胸腔有淋巴交通,故胸腔感染可通过淋巴管引起肝脏的感染。肝邻近器官的感染亦可通过淋巴系统侵入肝脏。

4.开放性肝脏外伤性破裂或由邻近器官破溃直接侵入

细菌可直接进入肝脏引起感染形成肝脓肿。

5.其他

占10%～15%不明原因的肝脓肿称隐匿性肝脓肿。

(二)病理

化脓性肝脓肿单发的多为较大脓肿,而多发脓肿一般为多个小脓肿,有时多个小脓肿互相融合形成稍大的脓肿。致病细菌多为大肠埃希菌、肺炎克雷伯杆菌、金黄色葡萄球菌,也可合并厌氧菌混合感染。在美国和欧洲国家,肝脓肿的病原菌主要是链球菌和大肠埃希菌,在我国和亚洲地区肺炎克雷伯杆菌引起的肝脓肿逐渐增多,目前已逐渐取代大肠埃希菌成为导致肝脓肿的主要病原菌。

(三)临床表现

细菌性肝脓肿的诊断常因缺乏典型的症状和体征,易被误诊和漏诊而延误治疗。患者起病急,发冷、高热可达40 ℃以上,感觉上腹部及肝区痛,呈持续性钝痛或胀痛,有时可伴右肩部牵涉痛。但是具有典型表现的患者仅占约30%。肝顶部脓肿破溃可形成膈下脓肿。感染严重时周身中毒症状明显,可出现全身炎性反应综合征、感染性休克及多器官系统功能衰竭(MODF),恶心、食欲缺乏、大量出汗,如果继发胸腔积液还可以伴有胸痛或者呼吸困难。局部体征可触知肝大并有压痛,肝区有叩击痛。

糖尿病是肝脓肿的危险因素之一,伴有糖尿病的患者更容易出现恶心与呕吐等症状,体温>38.5 ℃的可能性更高,容易形成多发脓肿,而且形成产气脓肿的概率更高,脓肿复发率、全身炎性反应综合征和多器官功能不全综合征的发生率均高于非糖尿病患者。由肺炎克雷伯杆菌所引起的肝脓肿更容易产生侵袭综合征,表现为除肝脏的感染,肝外脏器如肺部,中枢神经系统和眼部都是常见肝外侵及器官,眼内炎和脑膜炎是两个最常见的肝外感染表现,如果伴有肺栓塞或脓胸导致病死率明显增加。

(四)鉴别诊断

肝脓肿的诊断还要注意以下情况:①除外胆囊和胆道感染、右膈下脓肿、右下叶肺炎及脓胸等情况。②需要和肝脏良性占位如阿米巴性肝脓肿、肝囊肿合并出血及感染、肝棘球蚴病、肝结核、炎性假瘤、错构瘤、囊腺瘤等相鉴别。③要除外肝脏恶性占位如肝癌、胆管癌、囊腺癌、肝转移癌及肿瘤囊性变。

(五)辅助检查

(1)白细胞升高,明显核左移,甚至可高达$(20\sim30)\times10^9$/L,中性粒细胞90%以上。

(2)肝功能异常者可表现为血清转氨酶、碱性磷酸酶轻度升高,黄疸少见,急性期患者血液细菌培养阳性。

(3)脓肿穿刺物细菌最具有特异性的诊断性检查,多为灰白或灰黄或带血性的浑浊脓液,脓液培养结果可分离出多种致病菌,文献报道对糖尿病合并细菌性肝脓肿的病原学,均以肺炎克雷伯氏菌最常见,因此血糖的检测尤为重要。

(4)C反应蛋白是肝脏内皮细胞合成的炎症蛋白,不仅可以迅速、准确、敏感地反映炎症的程度,还可以作为监测治疗效果的重要指标。

(5)血清降钙素原(PCT)是一种诊断细菌性感染的细胞因子指标,目前已被广泛运用于感染性疾病的诊疗中。细菌性肝脓肿患者,体内降钙素原含量会明显升高,因此,血清降钙素原能够用于早期检测,能够有效掌握患者的病情发展及预后。

(六)影像学检查

1.X线检查

可见右侧膈肌升高、固定、呼吸运动消失,右侧胸腔可能有反应性积液。

2.B超检查

在肝内可见多数小的液平,即可作为确定性诊断。B超具有无创,经济、方便等优点,不仅可以测定脓肿部位、大小及距体表深度,还可以确定脓肿是否液化,并引导穿刺置管引流,因此B超已成为首选的影像学检查,其敏感性可以达到96%。

3.CT检查

平扫一般呈圆形或卵圆形低密度区、边界清楚,有时可见一圈密度高于脓腔,但低于正常组织的低密度环,脓肿密度低而均匀,CT值为2~36 HU,增强后CT扫描,脓肿壁可呈环状强化,其密度高于邻近的正常肝实质,而脓腔及周围水肿无强化,呈不同密度的环形强化带即呈环靶征。CT对肝脓肿诊断敏感性更高,可达到98%。

4.MRI检查

肝脓肿脓液具有较长的T_1和T_2弛豫时间,急性肝脓肿在T_1加权图像上呈圆形或卵圆形低信号区,信号强度可略有不均,在T_2加权图像上,急性肝脓肿可呈大片高信号区,是肝组织广泛水肿和脓液所致。脓肿壁因炎症充血带及纤维肉芽组织而呈等或者稍高信号。增强MRI扫描在动脉期脓肿壁即可出现强化,但程度较轻,而脓肿周围肝实质因充血可见明显片样强化,脓腔不强化,呈"晕环样"。放射性核素肝扫描因不能看出较小的脓肿,故其诊断价值不如以上两者准确。

(七)治疗

根据病情采取综合治疗,包括内科保守治疗、经皮经肝穿刺引流治疗、外科引流与外科切除治疗及中医中药治疗。

1.内科保守治疗

3 cm以下的小脓肿或早期肝脓肿尚未完全液化的患者给予内科保守治疗。包括全身对症营养支持、积极控制血糖、根据经验选用广谱抗生素等,如第3代头孢菌素,必要时可选用含β-内酰胺酶抑制剂的复合制剂如头孢哌酮/舒巴坦、哌拉西林/他唑巴坦等。根据细菌培养和药敏结果回报后选择敏感抗生素。同时治疗原发疾病和伴发疾病,如胆道疾病等。对于伴有全身炎性反应综合征或者多器官功能不全综合征者,应积极抗休克、抑制炎性反应,必要时采用持续血液滤过来清除体内炎性介质和毒素。

2.经皮经肝穿刺引流治疗

采用Seldinger技术,可在CT或超声引导下作穿刺或置管引流。其操作方法经济、简便易行、微创、有效等优点,目前已成为肝脓肿治疗的首选治疗方法。尤其适合于单个液化较大脓肿,对具有分隔及多发脓肿可分次处理。

3.外科引流与外科切除治疗

包括开腹手术与腹腔镜肝脓肿手术。早期肝脓肿的治疗以开腹手术引流为主,但手术并发症发生率和手术死亡率均较高。目前主要适用于穿刺置管引流不畅,病情控制效果不佳者;需同时处理原发病变者(如合并胆道疾病);已发生脓肿穿破胸、腹腔或胆道等情况。包括经腹腔切开引流术、腹膜外脓肿切开引流术、后侧脓肿切开引流术、病变肝叶切除等。外科切除适于病程长的慢性厚壁脓肿,用切开脓肿引流的方式,难以使脓腔塌陷,长期残留无效腔,创口经久不愈者;肝脓肿切开引流后,留有窦道长期不愈,流脓不断,不能自愈者;合并某肝段胆管结石,肝内因反复感染、组织破坏、萎缩,失去正常生理功能者等情况。

4.中医中药治疗

作为内科治疗的一部分,贯穿整个治疗过程,可采取清热解毒、活血化瘀等。

二、阿米巴性肝脓肿

(一)病因

肠道受阿米巴感染,阿米巴侵入肠壁静脉经门静脉到达肝脏破坏肝组织形成较大脓肿。但询问阿米巴肝脓肿患者的病史,只约 1/3 过去有阿米巴痢疾的病史。因只有左侧结肠阿米巴才易有痢疾症状,右侧结肠有阿米巴感染时肠内的血液和脓性物质与大便混合不易被发觉。

(二)病理

溶组织性阿米巴在肝内能破坏肝细胞和小血管,故阿米巴肝脓肿多为巨大的单一脓肿,也可有多发性,但少见。由于肝组织和小血管的破坏,典型的阿米巴肝脓肿的脓液为巧克力色。但也有例外情况,当患者长期卧床,脓肿内的固体成分沉淀到脓肿的下部,在做肝穿刺抽脓时如穿刺针只达到脓肿的上部,则抽出脓液也可能是草绿色的。肝脏两侧均能发生阿米巴脓肿,但 80% 发生在右肝。有人解释肠系膜上静脉的血液多进入右肝,肠系膜下静脉的血液多进入左肝。肠系膜上静脉引流结肠的长度大于肠系膜下静脉所引流的长度。阿米巴是需氧的,它附着在脓肿周围的部位,故在穿刺或引流的脓液中找不到阿米巴。当切开引流数天后阿米巴脱落到脓肿内方能找到。阿米巴肝脓肿是无菌的,如有细菌混合感染则其临床表现与化脓性脓肿相似。

(三)临床表现

多为中年男性,起病比化脓性肝脓肿略缓,但也有的病例是在阿米巴痢疾急性期并发的。症状包括寒战高热,持续或间歇发作,但体温比化脓性脓肿略低,在 38~39 ℃。如继发感染则温度达 40 ℃以上,少部分患者可伴发黄疸。患者多主诉上腹或肝区疼痛,深呼吸或咳嗽时加重,伴食欲缺乏、乏力、体重减轻等。如破入腹腔、胸腔可导致全腹膜炎、脓胸等。肝阿米巴脓肿与腹前壁粘连并溃破到腹前壁肌层内,临床表现为上腹的可复性肿物,不发热,可误诊为胸壁结核、寒性脓肿。查体多在肋下可触及肿大肝脏或肿块,有触痛。

(四)化验室及特殊检查

白细胞及中性粒细胞增高,也比化脓性脓肿低,一般白细胞在 $(10\sim20)\times10^9$/L。血清学阿米巴抗体阳性。X 线检查右膈肌升高、固定、失去呼吸运动。在肝脏肿块处或肝压痛点最明显处穿刺抽出巧克力色脓液即可确诊,穿刺抽取脓液查阿米巴滋养体可进一步明确诊断。但现在首选诊断方法为 B 超检查,可见肝内有较大的占位性病变,内为脓液,并可看到脓肿之大小、位置及数目,对患者的干扰又小,CT 检查、MRI 检查和细菌性肝脓肿影像相同,放射性核素肝扫描亦可见到肝内有较大的占位性改变。两种肝脓肿的鉴别见表 8-1。

表 8-1　肝化脓性及阿米巴脓肿的鉴别

症状及检查	化脓性	阿米巴性
起病	急,全身炎症反应重,多有胆道感染等病史	略缓,多有痢疾病史
体温	升高明显,甚至 40 ℃以上	38~39 ℃
血液检查	白细胞及中性粒细胞比例明显升高, 血培养可阳性	稍轻,血清阿米巴抗体阳性, 如无感染细菌培养阴性
影像学检查	多发小脓肿	单发大脓肿
粪便检查	(一)	约 1/3 可找到阿米巴滋养体或包囊
脓液	多为黄白色,细菌培养可阳性	棕褐色、无臭味,可找到滋养体,如无感染细菌培养阴性

（五）并发症

阿米巴肝脓肿的主要并发症为穿破。穿破至腹腔则表现出急性全腹痛及弥漫性腹膜炎之症状，应立即手术引流脓腔及腹腔。在腹膜炎手术探查如找不到病因时，必须探查肝脏排除肝脓肿破裂。肝顶部之脓肿与膈肌粘连则能破入胸腔形成脓胸。患者突然胸部疼痛及呼吸困难，亦需立即手术引流脓腔及胸腔。如穿破前膈肌上面已与肺底粘连，则脓肿能穿入肺内形成肺脓肿，如穿入气管则大量脓液进入气管造成窒息很快死亡。

（六）鉴别诊断

主要与细菌性肝脓肿、肝癌、膈下脓肿相鉴别。与膈下脓肿临床表现很相似，但原发性膈下脓肿很少，多为继发于上腹部手术术后、腹腔内炎症或穿孔、外伤等。在询问病史时应注意患者在此次发病前有无溃疡穿孔、化脓性阑尾炎、胰腺炎及腹部外伤等情况。现在B超可清楚地定位脓肿是在肝内或膈肌下间隙。

（七）治疗

早期所有阿米巴肝脓肿均用手术切开引流治疗，当时死亡率很高，自依米丁（emetine 吐根素）用于抗阿米巴治疗后，主要为内科治疗，即给予依米丁、氯喹、甲硝唑及喹诺酮类等抗阿米巴药物，附加间断由脓肿穿刺抽脓，效果很好，死亡率大为下降，症状很快得到控制，脓肿亦逐渐消失。较大脓肿可在B超引导下行穿刺引流，脓液送检细菌培养及药敏试验，并送检原虫。病程较长，一般情况较差应给予全身支持治疗。但在以下情况仍需手术引流。①脓腔太大，为预防破裂宜早行手术引流；②脓肿穿破到腹腔或胸腔，如前所述需急症手术，引流脓肿和胸腹腔；③脓肿合并化脓菌感染，即混合感染，此时临床表现与化脓性感染相似，症状严重，亦需手术引流；④反复穿刺抽脓及药物治疗后，症状仍不好转，此时多为脓液黏稠度大或脓腔为哑铃形穿刺不易抽尽；⑤左肝脓肿，因肝左叶比右叶小，穿刺时有将脓肿穿破之顾虑。

外科手术引流方法：首先根据B超检查结果设计切口的位置，切口愈能接近脓肿愈好，腹直肌切口或肋缘下斜切口均可，进入腹腔暴露肝脓肿后用盐水纱垫把腹腔其他器官保护好。在脓肿靠下部的位置做一切口，吸尽脓腔内的脓液，再用生理盐水洗净。将一较粗的橡胶管放入脓腔经腹壁另一切口引流至腹腔外接一无菌地瓶。用可吸收缝线在脓肿引流管周围做一荷包缝合，将引流管固定以防脱落。在靠近引流管由肝出口附近另置一腹腔引流。肝脓肿穿破到腹腔者术式同前但切口需稍大，把腹腔内脓液吸净再洗净腹腔，另在下腹放置引流。脓肿穿破到胸腔者腹腔术式亦同上，再另做一胸部切口，洗净胸腔后做一闭式引流。脓肿穿破至肺内者，肺内脓腔亦需引流或做受累部分肺局部切除。

（孟德凯）

第二节　肝　囊　肿

一、病因与病理

肝囊肿临床上较为常见，分先天性与后天性两大类，后天性多为创伤、炎症或肿瘤性因素所致，以寄生虫性如肝包虫感染所致最多见。先天性肝囊肿又称真性囊肿，最为多见，其发生原因不明,可由先天性因素所致,可能与肝内迷走胆管与淋巴管在胚胎期的发育障碍,或局部淋巴管因炎性上皮增生阻塞,导致管腔内分泌物滞留所致。可单发,亦可多发,女性多于男性从统计学资料来看,多发性肝囊肿多有家族遗传因素。

肝囊肿多根据形态学或病因学进行分类,Debakey 根据病因将肝囊肿分为先天性和后天性两大类,其中先天性肝囊肿又可分为原发性肝实质肝囊肿和原发性胆管性肝囊肿,前者又可分为孤立性和多发性肝囊肿;后者则可分为局限性肝内主要胆管扩张和 Caroli 病。后天性肝囊肿可分为外伤性、炎症性和肿瘤性,炎症性肝囊肿可由胆管炎症或结石滞留引起,也可与肝包囊病有关。肿瘤性肝囊肿则可分为皮样囊肿、囊腺瘤或恶性肿瘤引起的继发性囊肿。

(一)孤立性肝囊肿

孤立性肝囊肿多发生于肝右叶,囊肿直径一般从数毫米至 30 cm,囊内容物多为清晰,水样黄色液体,呈中性或碱性反应,含液量一般在 500 mL 以上,囊液含有清蛋白、黏蛋白、胆固醇、白细胞、酪氨酸等,少数与胆管相通者可含有胆汁,若囊内出血可呈咖啡样。囊壁表面平滑反光,呈乳白色或灰蓝色,部分菲薄透明,可见血管走行。囊肿包膜通常较完整,囊壁组织学可分三层。①纤维结缔组织内层:往往衬以柱状或立方上皮细胞。②致密结缔组织中层;以致密结缔组织成分为主,细胞少。③外层为中等致密的结缔组织,内有大量的血管、胆管通过,并有肝细胞,偶可见肌肉组织成分。

(二)多发性肝囊肿

多发性肝囊肿分两种情况,一种为散在的肝实质内很小的囊肿,另一种为多囊肝,累及整个肝脏,肝脏被无数大小不等的囊肿占据。显微镜下囊肿上皮可变性扁平或阙如;外层为胶原组织,囊壁之间可见为数较多的小胆管和肝细胞。多数情况下合并多囊肾、多囊脾,有的还可能同时合并其他脏器的先天性畸形。

二、临床表现

由于肝囊肿生长缓慢,多数囊肿较小且囊内压低,临床上可无任何症状。但随着病变的持续发展,囊肿逐渐增大,可出现邻近脏器压迫症状,如上腹饱胀不适,甚至隐痛、恶心、呕吐等,少数患者因囊肿破裂或囊内出血而出现急性腹痛。晚期可引起肝功能损害而出现腹水、黄疸、肝大及食管静脉曲张等表现,囊肿伴有继发感染时可出现畏寒、发热等症状。体检可发现上腹部包块、肝大,可随呼吸上下移动,表面光滑的囊性肿物、脾大、腹水及黄疸等相应体征。

三、诊断

肝囊肿诊断多不困难,结合患者体征、B 超、CT 等影像学检查资料多可做出明确诊断,但如要对囊肿的病因做出明确判断,需密切结合病史,应注意与下列疾病相鉴别。

(一)肝包虫囊肿

有疫区居住史,嗜伊红细胞增多,Casoni 试验阳性,超声检查可在囊内显示少数漂浮移动点或多房性,较小囊状集合体图像。

(二)肝脓肿

有炎症史,肝区有明显压痛、叩击痛,B 超检查在未液化的声像图上,多呈密集的点状、线状回声,脓肿液化时无回声区与肝囊肿相似,但肝脓肿呈不规则的透声区,无回声区内见杂乱强回声,长期慢性的肝脓肿,内层常有肉芽增生,回声极不规则,壁厚,有时可见伴声影的钙化强回声。

(三)巨大肝癌中心液化

有肝硬化史以及进行性恶病质,B超、CT均可见肿瘤轮廓,病灶内为不规则液性占位。

四、治疗

对体检偶尔发现的小而无症状的肝囊肿可定期观察,无须特殊治疗,但需警惕其发生恶变。对于囊肿近期生长迅速,疑有恶变倾向者,宜及早手术治疗。

(一)孤立性肝囊肿的治疗

1.B超引导下囊肿穿刺抽液术

该术适用于浅表的肝囊肿,或患者体质差,不能耐受手术,囊肿巨大有压迫症状者。抽液可缓解症状,但穿刺抽液后往往复发,需反复抽液,有继发出血和细菌感染的可能。近年有报道经穿刺抽液后向囊内注入无水酒精或其他硬化剂的治疗方法,但远期效果尚不肯定,有待进一步观察。

2.囊肿开窗术或次全切除术

该术适用于巨大的肝表面孤立性囊肿,在囊壁最菲薄、浅表的地方切除1/3左右的囊壁,充分引流囊液。

3.囊肿或肝叶切除术

囊肿在肝脏的周边部位或大部分突出肝外或带蒂悬垂者,可行囊肿切除。若术中发现肝囊肿较大或多个囊肿集中某叶或囊肿合并感染及出血,可行肝叶切除。此外,对疑有恶变的囊性病变;如肿瘤囊液为血性或黏液性或囊壁厚薄不一,有乳头状赘生物时,可即时送病理活检,一旦明确,则行完整肝叶切除。

4.囊肿内引流

术中探查如发现有胆汁成分则提示囊肿与肝内胆管相通,可行囊肿空肠 Roux-en-Y 吻合术。

(二)多发性肝囊肿的治疗

多发性肝囊肿一般不宜手术治疗,若因某个大囊肿或几处较大囊肿引起症状时,可考虑行一处或多处开窗术,晚期合并肝功能损害,有多囊肾、多囊膜等,可行肝移植或肝、肾、膜多脏器联合移植。

(孟德凯)

第三节　肝良性肿瘤

一、肝血管瘤

肝血管瘤是最常见的起源于间叶细胞的肝良性肿瘤。毛细血管瘤较海绵状血管瘤常见,且两者常同时出现。小的血管瘤一般无临床症状,均为偶然发现。研究发现,这些小病灶导致肝肿瘤鉴别诊断困难。血管瘤是先天性的且不会恶变,但没有准确的诊断,肝肿瘤就无法进一步准确治疗。尸检发现海绵状血管瘤的发生率呈多样化,有报道称发病率最高可达8%。在美国,血管瘤是排名第二的常见肝肿瘤,发病率超过了肝转移瘤。毫无疑问,随着上腹部影像学检查敏感度的增加,血管瘤的发现将从偶然到常规。海绵状血管瘤可具有巨大的体积和质量,有文献报道病灶重量可达 6 mg。对巨大血管瘤的准确定义仍存在争议,有学者认为,直径超过 4 cm,也有学者认为直径超过 6 cm 才能诊断巨大血管瘤。血管瘤一般呈单发,多发血管瘤约占 10%。肝血管瘤可能与皮肤及其他器官血管瘤的发生有关。病灶一般分布均匀,贯穿肝实质,位于肝周边的大病灶可能形成蒂状结构。

（一）病理学

海绵状血管瘤常发生于 30～50 岁患者,多见于年轻女性,随着年龄的增长而增大,尤其在怀孕期间增大明显,这可能与雌激素分泌有关,即使口服避孕药,也不能抑制其增长。肝血管瘤的发病机制仍不清楚,它可具有原发性良性错构瘤的表现,病灶趋向于膨胀式增大,而非增生或肥大。术中,血管瘤表现为紫红色、边界清、富血供、表面光滑,切开后病灶由于血液的流出而部分塌陷,切面呈蜂窝状,这为血栓的形成,组织的纤维化、钙化等奠定了基础。在显微镜下,血管瘤由扩大的囊性血管腔构成,内衬覆一层内皮细胞。瘤体周围常有一层不同厚度的纤维组织与正常肝组织分隔,即形成所谓的假包膜。

（二）临床表现

大多数肝血管瘤无临床症状,除了位于肝被膜下及体积较大的病灶压迫邻近器官可产生症状。临床表现可为定位不明确的腹痛、腹胀、食欲缺乏、恶心、呕吐或发热,但很少出现梗阻性黄疸、胃排空障碍及肿瘤自发性破裂等并发症。尽管频繁的腹痛、腹部不适是手术切除肝血管瘤的适应证,但须排除其他疾病。Farges 等报道了出现腹部不适的肝血管瘤患者中,42% 是由其他疾病导致的不适症状,如胆囊疾病、肝囊肿、胃十二指肠溃疡及疝气等。手术切除肝血管瘤后仍出现间断性的上述症状,证实了腹痛、腹胀不一定是由肝血管瘤引起。肝血管瘤相关性疼痛是由 GlissOn 鞘的牵拉或炎症反应引起。有时,肝左叶巨大血管瘤造成邻近器官梗死或坏死也可引起突发性疼痛。肝血管瘤自发性或外伤性破裂导致腹腔内出血是罕见的并发症。回顾文献,仅28 例有关报道危及生命的自发性出血来自肝血管瘤,占很小的比例。血小板减少症、低纤维蛋白血症的发生与海绵状血管瘤有关,可能由于海绵状血管瘤消耗了凝血因子等。位于肝边缘的巨大血管瘤在查体时可以触诊到,但通过腹壁区分血管瘤与正常肝组织较困难,除非血管瘤有明显的钙化灶或已纤维化或形成血栓。另外,无并发症的肝血管瘤患者肝功能检测基本正常。肝血管瘤行超声检查时显示为高回声。Farges 等发现 B 超可以诊断 80% 的直径小于 6 cm 的肝血管,但无法与肝细胞肝癌、肝细胞腺癌、局灶性结节性增生或转移癌鉴别。肝脏超声造影大幅提高了超声对肝血管瘤的诊断准确率,据报道其诊断准确率相当于肝增强 CT。CT 对肝血管瘤的诊断是非常有用的,平扫时表现为境界清楚的低密度肿块,增强时表现为从病灶边缘向中央逐渐强化的高密度影。随着影像技术的发展,MRI 对肝血管瘤的诊断有更高的准确性,有关报道称灵敏度、特异度及准确度分别是 90%、95% 和 93%。肝血管瘤在 T_2 加权像上呈高信号,增强扫描 T_1 加权像也呈高信号。SPECT 增加了平面闪烁扫描的空间分辨率,其灵敏度和准确度接近于 MRI。报道称氟脱氧葡萄糖（FDG)-PET 对区分巨大肝海绵状血管瘤与肝恶性肿瘤很有意义。临床上,联合各种影像学手段检查是有必要的。腹腔镜探查通过观察病灶的色泽、形态以及腔镜器械触及肿瘤表面时典型的可回缩感,可初步诊断位置表浅的肝血管瘤。肝血管性瘤应避免行穿刺活检。海绵状血管瘤大多诊断较明确,除非病灶较小且无海绵状血管瘤的特征性表现。

(三)治疗

从定期随访到手术切除,各种不同的治疗方案可用于不同阶段肝血管瘤的治疗。对于体检偶然发现的直径小于 6 cm 的肝血管瘤可不予处理,对于体积较大的海绵状肝血管瘤应该权衡手术治疗与不予处理的利弊。Trasteh 等随访了 34 例未经治疗的海绵状肝血管瘤患者,存活时间最长为 15 年,无一例发生出血、腹部不适及生活质量下降。同样的一个报道称随访 21 年后,2 例病灶较大且有症状,但最终未行手术治疗,至今仍有症状但血管瘤无明显增大,其余患者均无症状,病灶亦未发生破裂。近年来,许多纵向研究表明,对于无症状的巨大肝血管瘤,随访观察是安全的。NichOis 等报道,41 例行手术切除的肝血管瘤患者中无死亡病例,仅有的术后并发症是切口感染。同样,Weimann 研究的 69 例患者中无死亡病例,复发率为 19%。另有一项研究随访了 104 例肝血管瘤和 53 例局灶性结节性增生患者,中位随访时间约 32 个月(7~132 个月),未发现病灶恶变及破裂。

因此,手术切除虽可行,但无证据表明无症状肝血管瘤患者必须行手术切除治疗,因为肿瘤自发性破裂的概率极低。对于有明显症状及严重并发症的患者,手术切除是唯一有效、可行的治疗方法。有报道认为肝动脉结扎有效,但是事实证明其效果不佳。肝动脉结扎或栓塞被认为是在特殊情况下应用的一种暂时性治疗方式,以便为医师留出足够的时间制订下一步治疗方案。放射性及皮质类固醇治疗方法已不推荐。非手术治疗取得成功一定程度上归根于病灶的自然退化。手术切除需考虑病灶的大小及解剖位置。尽管有时手术切除是最合理、安全的治疗方法,但切除时应尽可能避免损伤正常肝实质,减少出血及降低术后胆瘘的发生率。在血管瘤切除术中,病灶与正常肝组织之间的纤维化界限是容易寻找的,可沿此界限钝性分离病灶。超声水刀的运用使手术更快、更美观。

另外,近年来腹腔镜下肝血管瘤切除的报道越来越多。原位肝移植已被成功用于治疗有症状而不可切除的巨大肝血管瘤。

二、肝局灶性结节性增生

肝局灶性结节性增生(FNH)是仅次于肝血管瘤的肝良性肿瘤之一,占肝原发肿瘤的 8%,在人群中的患病率约为 0.9%。FNH 通常无症状及并发症,也无恶变可能,一般情况下只需随访观察,只有在诊断不明确或者有症状时才需手术切除。

(一)病因与病理

1.病因

目前认为,FNH 是肝实质对先天存在的动脉血管畸形的增生性反应,而非真正意义上的肿瘤。临床上,FNH 偶与血管瘤等血管异常病变伴发也支持先天性血管异常病变学说。也有研究者认为 FNH 的发病可能与雌激素有关。

2.病理

FNH 通常单发,直径多<5 cm,病灶边界清楚、无包膜,多位于肝包膜下,在肝表面形成脐凹,甚至突出表面呈蒂状。病理一般分为经典型和非经典型两种类型,经典型特征为异常的结节样结构、畸形的血管、增生的胆管,切面中央可见星状的瘢痕纤维组织,形成间隔向四周放射而分割的肿块。中央瘢痕包含有畸形的血管结构,异常增粗的动脉纤维间隔不断分支,供应各结节;非典型有毛细血管扩张型、细胞不规则型、混合增生及腺瘤型,此型缺乏异常结构的结节或畸形的血管,多数病例大体表现为不均匀的腺瘤球样改变,分叶轮廓不清,缺乏肉眼可见的瘢痕。

(二)诊断

1.临床表现

绝大多数 FNH 患者无临床症状,只有不到 1/3 的患者因为轻微的上腹疼痛不适或者腹部肿块等就诊,通常情况下 FNH 是在剖腹手术或体检时偶然发生。

2.影像学检查

FNH 的术前诊断及鉴别诊断主要依靠影像学检查,超声、CT、MRI 及血管造影等有助于病变的定性与定位,但都有一定的局限性,联合应用可以提高其确诊率。

(1)超声检查:FNH 通常表现为轻微的低回声或等回声,很少为高回声,经常可见到分叶状轮廓及低回声声晕,而肿块内部回声分布均匀,可有点线状增强,边缘清晰,无包膜,星状瘢痕为轻微的高回声。彩色多普勒超声(CDFI)显示病灶中央有粗大的动脉向四周呈放射状,动脉血流速高而阻力低为 FNH 的特征性表现。85%~90%的 FNH 超声造影表现为动脉期早期增强,病灶中央动脉向四周呈放射状灌注,动脉晚期病变为均匀的高回声,门脉期及血窦期为轻微高回声或等回声,中央瘢痕在动脉期及门静脉期都是低回声。

(2)CT 检查:平扫为低密度或等密度占位,有 1/3 的患者在肿块中央可见低密度星状瘢痕;89%~100%病变增强后动脉期即出现快速、显著、均匀的强化,中央瘢痕为低密度或轻微高密度,延迟期多数病灶为等密度,中央瘢痕可呈等密度或高密度。

(3)MRI 检查:除瘢痕信号均匀,T_1WI 为等信号或稍低信号,T_2WI 为等或稍高信号;注射 Gd-DTPA 后有两种典型的动态增强方式:①无瘢痕的 FNH 在动脉期明显增强,门静脉期和延迟期轻至中度增强或呈等或稍低信号。②有瘢痕的 FNH 在动脉期明显增强(瘢痕无增强),门静脉期轻至中度增强或呈等或稍低信号、门静脉期和延迟期瘢痕逐渐增强。FNH 不典型影像表现有多发病灶、存在假包膜、无瘢痕、出血和不均匀增强等。约有 50%的患者可见中央瘢痕,其 T_1 加权像为低信号,T_2 加权像高信号。超顺磁性物质的靶细胞分别为库普弗细胞和肝细胞,这些造影剂可以用来证实肝细胞源性病变,当 FNH 病灶内的库普弗细胞摄取造影剂后在 T_2 加权像使信号强度降低。

(4)血管造影检查:FNH 显示为多血管肿块,表现为中央动脉供血并向周边放射性灌注,肝实质期染色均匀,门静脉期呈现充盈缺损,病变不侵犯肝门静脉,无血管渗漏及动静脉瘘。

(5)核素检查:采用 ^{99m}Tc 硫胶闪烁照相,有 50%~70%的 FNH 显示硫胶浓集,可与不含库普弗细胞的肝癌、肝腺瘤等鉴别。

3.病理检查

病理检查是诊断 FNH 的"金标准",穿刺或小块活检由于取材局限通常不能包括重要组织成分,难以做出正确诊断;对于非典型 FNH 可能由于缺乏 FNH 的典型病理特征,即使手术切除标本也难与肝细胞腺瘤及高分化肝癌鉴别,需要结合临床及实验室检查才能作出诊断。

(1)典型的 FNH 切面常见中央星状瘢痕,肿块内无出血、坏死。周围肝组织无肝硬化可作为诊断 FNH 的基本判断。镜下表现为纤维分隔的结节增生性肝细胞团,肝细胞分化良性,一般无明确的异型。纤维间隔内可见数量不等、分布不均的增生小胆管,部分呈簇状分布,常伴有数量不等的淋巴细胞浸润。在纤维瘢痕和纤维间隔内常有畸形血管,是本病的重要组织学特征之一。

(2)非经典型 FNH 分为 3 个亚型。①毛细血管扩张型:大体结节状表现不明显,切面缺乏星状瘢痕,组织学主要表现为短小的纤维间隔内有较多的扩张血管,血管内膜增生不明显,而血管肌层增厚,类似于血管瘤,矮小的纤维间隔内常可见毛细胆管增生。②混合细胞型:病变区域内见少许纤维间隔及少量畸形血管,主要表现为肝细胞实质性增生,类似于肝细胞腺瘤,病灶易见增生的胆管,而另一部分区域类似毛细血管扩张型 FNH。③伴肝细胞不典型增生型:可具有上述不同类型组织成分的表现,主要表现为肝细胞增大、细胞核深染、核形不规则,常见多核、核仁显著,并见核分裂象。

三、肝细胞腺瘤

肝细胞腺瘤(HCA)是临床较为少见的肝良性肿瘤,目前多认为起源于肝实质细胞,也有学者认为起源于肝始祖细胞,女性的发病率约为 10/10 万。

(一)病因和发病机制

HCA 的发生可能是由于:①长期口服避孕药可能使肝细胞坏死,促使肝细胞增生导致 HCA 发生。②继发于肝硬化或其他操作,如梅毒、病毒、静脉充血等所致的代偿性肝细胞结节增生。③源于胚胎发育期与正常组织结构脱离联系的孤立性肝胚胎细胞团。④一些代谢性疾病、药物导致的广泛肝损害和血管扩张可能引起 HCA 的发生,如糖原代谢病、范科尼贫血、Hurier 病、严重混合性免疫缺陷病、糖尿病、半乳糖血症和皮质类固醇、达那唑、卡马西平等药物。

(二)病理

据肝细胞核因子 1α(HNF1α)和 β-catenin 是否有变异和组织学上是否存在炎症,将 HCA 分为 4 种类型:伴有基因突变的 HCA;伴有 β-catenin 基因突变的 HCA;伴有或不伴有炎症的 HCA。其中伴有 $HNF1\alpha$ 基因突变的 HCA 占 30%~50%,病理表现主要为显著的脂肪变性,但缺乏细胞学异常且无炎性浸润。该型患者的发病年龄较轻,部分患者伴糖尿病,多有腺瘤的家族史。较常见细胞学异常和假性腺瘤形成,伴有 β-catenin 基因突变的 HCA 发生率为 10%~15%。无 $HNF1\alpha$ 或 β-catenin 基因突变而伴有炎性浸润的肿瘤约占 35%,类似于毛细血管扩张型 HCA。无任何特征的 HCA 发病率低于 5%。有学者发现,在 β-catenin 突变的 HCA 中 46% 的 HCA 发生了腺瘤与癌变间临界病变相关的肝细胞肝癌,而在炎性病变或 $HNF1\alpha$ 突变 HCA 中没有或极少发生肝细胞癌,表现为 HCA 的分子和病理学分类之间显著的基因表现型相关性,伴有 β-catenin 突变的 HCA 最具有恶变的风险。

(三)诊断

HCA 早期肿瘤较小,患者无肝炎、肝硬化病史,症状和体征无特异性,化验检查甲胎蛋白正常,诊断主要依靠超声、CT、MRI 检查等。

1.超声检查

超声检查可见病灶边界清晰、血供丰富,肿瘤内回声不均,周边有声晕,其中小的 HCA 多呈分布均匀的低回声,大的 HCA 病灶内可见丰富的斑点状及条状血流信号,呈"彩球征",瘤周可测及条状大支血流环绕肿瘤走行或分支进入瘤内;脉冲多普勒可测及持续低速静脉频谱及低速低阻动脉频谱。超声造影可见动脉相,早期可见包膜下迂曲走行进入瘤内的粗大滋养动脉分支显影,后表现为均匀快速高增强,造影全过程肿瘤包膜局部呈持续高增强。

2.CT 检查

典型表现呈等密度或略低密度影,边界清楚、瘤体内可有更低密度的出血坏死区,合并新鲜出血时则出现高密度影。增强扫描动脉期明显强化,门静脉期呈略高密度或等密度影,延迟期为等密度。

3.MRI 检查

典型表现 T_1 加权像和 T_2 加权像表现为混杂不均匀等信号或高信号影,较大 HCA 信号不均匀,病灶周围纤维组织增生形成包膜。如合并糖原贮积症,T_1 加权像及 T_2 加权像呈高信号。亚急性出血灶在 MRI T_1 加权像及 T_2 加权像表现为明显高信号。

(四)治疗

由于 HCA 有恶变倾向,此外还易发生破裂出血,因此经诊断应早期手术治疗。但也有学者认为,直径<5 cm 或 AFP 正常者可以随访,直径>5 cm 或 AFP 升高者应及时手术。手术根据肿瘤部位、大小选择肝叶、肝段或不规则肝切除术,若肿瘤包膜完整、位置表浅可沿包膜分离切除肿瘤,若肿瘤较大、位于第一、第二肝门或紧邻腔静脉、估计难以完整切除者可行包膜内肿瘤剔除术;若肿瘤巨大、位置深在,紧贴肝门和大血管,无法切除者可结扎患者肝叶肝动脉,同时用吸收性明胶海绵等行动脉栓塞。对于多发 HCA,可将大的主瘤切除,其余小瘤逐一剔除;无法手术切除完全的多发性 HCA 可行肝动脉结扎或肝动脉栓塞术,已致肝功能不全或有癌变倾向者,可行肝移植术。也可经皮射频消融治疗 HCA。HCA 破裂出血者,手术并发症多、死亡率高,应首选选择性肝动脉栓塞术。有口服避孕药史且肿瘤较小者可停服避孕药后观察肿瘤变化。

四、肝胆管囊性肿瘤

肝胆管囊性肿瘤(BCTs)可发生于肝内外胆管任何部位。呈球形,外表光滑,直径为 2.5~25 cm,多在 10 cm 以上。中年女性多见。影像学检查的广泛普及使肝囊性病变的检出率明显提高。胆管囊腺瘤及囊腺癌是少见的肝恶性上皮性肿瘤,约占肝囊性病变的 5%,肝恶性肿瘤的 0.41%。BCTs 有恶变可能需要手术切除。BCTs 包括胆管囊腺瘤(BCA)及胆管囊腺癌(BCAC)。BCAC 是一种少见的肝恶性肿瘤。IshahKG 首次报道了 6 例 BCAC 病例。目前,世界上多为个案报道,缺乏大规模的综合性研究。

(一)发病机制

目前胆管囊性肿瘤起源于胆道的具体机制尚不明确。有研究认为囊腺瘤是先天性的胆管畸变错构、肝内胆管囊肿恶变或胚胎时期异位胆囊发展而来。

(二)病理

1.大体表现

BCTs 大部分位于肝内,极少位于肝外。常为单发的巨大囊性病变,被较厚的纤维组织包裹,含有多个与胆管不相通的囊腔。囊壁明显增厚、界限清晰,可见附壁增生结节。有研究者统计 9 例 BCAC 的病理结果显示:2 例为单房,7 例为多房;病变直径为 4.5~18.5 cm,平均 11.8 cm;6 例位于左半肝,3 例位于右半肝;6 例腔内为黏液,1 例为血性液体;囊腔内均可见菜花样附壁结节,其中 5 例局限在囊腔内部,另外 4 例呈浸润性生长,突破纤维囊壁侵犯肝实质及相邻膈肌。

2.镜下表现

对于 BCAC,镜下可见分化良好的乳头状囊腺癌细胞,其间可见纤维血管基质。癌细胞为立方形或柱状,细胞核分层及有丝分裂象明显。囊壁富含疏松的纤维组织、炎性细胞浸润及充满含铁血红素的巨噬细胞。肿瘤细胞可表现为不同程度的周围浸润,如向邻近的肝窦、淋巴结、神经的浸润。按照肿瘤是否向周围侵犯及临床预后的不同特点,有学者将 BCAC 患者分为两型。①非浸润型:无周围肝实质及器官的浸润,术后 3 年生存率 80%(4/5)。②浸润型:肿瘤侵犯周围脏器包括膈肌、肝组织,术后 1 年生存率 75%,3 年生存率 0。但是两者的免疫组织化学及病理学特点没有明显差异。上述分型有利于准确诊断、决定治疗方案及预后的评估。非浸润型 4 例患者术后无肿瘤复发,提示囊腺癌增厚的囊壁能够限制肿瘤细胞的转移,实施适当的外科手术可使患者长期存活。浸润型有 3 例术后存活超过 1 年,优于肝内胆管细胞癌(平均存活 7 个月)。肝内胆管囊腺癌的病理特点与肝内胆管癌相似,如可出现 CEA、TPA 及 CA19-9 的阳性染色等。肝内胆管癌组织的 CEA 染色明显强于正常胆管,肝内胆管囊腺癌也表现出类似特点。CEA 染色及分布明显强于正常胆管细胞,是与肝内其他囊性病变相鉴别的要点。

(三)诊断

胆管囊腺瘤好发于中年女性,囊腺癌好发于 60 岁左右女性。患者平均年龄 55 岁。

1.症状与体征

BCTs 进展缓慢,囊肿较小时无明显不适,均为偶然发现。症状取决于病变大小、位置。腹部包块、腹胀伴腹痛为最常见症状。患者通常不伴有肝硬化及肝内胆管结石;胰、肾均不伴囊性病变。此外,肿瘤恶变可以导致水肿、黄疸。如果肿瘤增长迅速或伴有囊内出血、感染可引起新发症状如腹痛加重、寒战及发热等。

2.化验检查

无特异性肿瘤标记物能够确诊 BCTs。有研究显示,BCAC 患者术前碱性磷酸酶(ALP)、天门冬氨酸氨基转移酶(AST)明显升高且有统计学意义。虽然 CA19-9 在 BCAC 组高于 BCA 组,但没有统计学意义。抽取胆管囊性肿瘤囊液进行分析,发现肿瘤标记物 CEA 水平升高。只在个别 BCAC 患者囊液中观察到了不典型细胞,且没有特异性。

3.影像学检查

(1)超声检查:腹部多普勒超声为首选检查手段,不仅能够发现肝内无回声团块,内有乳头状突起或者低回声团块伴分隔囊腔,而且可以测量囊壁厚度,甚至探查膈膜血流。

(2)CT 检查:BCTs 好发于左半肝,原因是肿瘤起源于胚胎时期的胆囊。多表现为单发囊肿,有学者观察 7 例 BCAC 全部为单发性囊肿。囊液密度一般<30 Hu,但每个囊腔的密度可以不同,取决于囊内物质如:黏液、血浆、出血坏死物等。既往研究表明,BCTs 的影像学特点为大囊肿有分隔、多个囊腔、囊壁增厚、钙化不规则;囊腔内可见附壁结节或乳头状突起;增强扫描时囊壁无明显强化;膈膜及囊腔内附壁结节明显强化。由于 BCTs 的压迫可导致肿瘤远侧肝内胆管扩张。CT 不仅能够评价肿瘤的位置、大小,还有助于决定手术方式。

(3)MRI 检查:T_1 加权像显示囊腔低信号;T_2 加权像显示囊腔高信号。如肿瘤出血则 T_1 加权像表现为高信号。一般来说,BCA 与 BCAC 单纯从影像学上很难鉴别。

(4)PET/CT 检查:糖代谢显像剂 18 氟-脱氧葡萄糖(18F-FDG)可以通过观察组织内 FDG 摄取量确定其占位病变的性质,恶性肿瘤高摄取 FDG 是因为高表达的葡萄糖转运受体、高水平的己糖激酶和低水平的葡萄糖-6-磷酸化酶等因素导致 FDG 聚集并滞留在肿瘤细胞内从而使肿瘤细胞得以显像,且恶性肿瘤 FDG 摄取量明显高于正常组织及良性病变。有文献报道了 PET/CT 诊断肝内胆管囊腺癌的特点,但均为个案报道,尚需积累临床资料。

4.穿刺化验检查

文献表明,囊液 CEA、CA19-9 水平有助于确诊 BCTs。但也有学者认为囊液 CEA、CA19-9 的诊断不够精确,穿刺过程中有导致肿瘤转移的风险,因此术前不行细针穿刺囊液生化及病理检查。此外囊液肿瘤标记物数值偏差较大。术前囊液分析较少,大部分数据为术中超声定位细针穿刺获得,且需要稳定的试剂、浓度及操作,才能获得比较客观的结果。83.3%的BCTs及75%的单纯肝囊肿CEA、CA19-9浓度均可超过正常值,而只有50%BCAC的CEA明显升高,可见CEA及CA19-9的特异性均较差。血浆与囊液的肿瘤标记物浓度无相关性。囊液的细胞学检查极少获得阳性结果。还有研究报道,术前7例BCAC患者进行了肝脏细针穿刺活检病理检查,其中3例发现恶性肿瘤细胞但没有特异性,仅有1例在超声定位下穿刺后诊断为BCAC。因此认为囊液穿刺细胞、生化检查对诊断及良恶性的判定无明显帮助。

(四)治疗

一旦诊断为BCTs即应该施行外科手术完整切除囊肿。根据肿瘤的部位及大小行肝叶切除或不规则切除。相对于原发性肝癌及肝内胆管癌而言,BCAC远处转移少见,预后较好。也有文献总结9例BCAC患者的治疗及结果:肝叶切除者5例;囊肿及肝组织不规则切除者2例;1例未手术仅行药物化疗;1例开腹探查时发现囊腺癌已经广泛转移未进一步手术;3年生存率为50%。有学者研究了20例BCTs患者,其中囊腺瘤13例,囊腺癌7例。9例(69.2%)囊腺瘤患者在确诊后1年内行手术治疗;所有囊腺癌患者确诊后1个月内均行手术治疗。平均随访29个月后,1例BCAC患者因腹腔转移死亡,其余患者均无复发转移。随访13例BCA患者平均78.5个月(18~118个月)没有发现BCA恶变为BCAC。但Ishah将肝内胆管囊腺瘤与囊腺癌对比后,认为囊腺癌是由囊腺瘤恶变而来的。

五、肝囊肿

肝囊肿通俗点说就是肝中的"水泡"。绝大多数肝囊肿都是先天性的,即因先天发育的某些异常导致了肝囊肿形成。后天性的因素少有,如在牧区,人们染上了包囊虫病,在肝中便会产生寄生虫性囊肿。外伤、炎症,甚至肿瘤也可以引起肝囊肿。囊肿可以是单发的,小至0.2 cm;也可以多到十来个、几十个,甚至也可有一个是大至几十厘米的。多发性肝囊肿患者有时还合并其他内脏的囊肿,如伴发肾囊肿、肺囊肿及偶有胰囊肿、脾囊肿等。

(一)病因

肝囊肿病因大多数为肝内小胆管发育障碍所致,单发性肝囊肿的发生是由于异位胆管造成。肝囊肿生长缓慢,所以可能长期或终身无症状,其临床表现也随囊肿位置、大小、数目以及有无压迫邻近器官和有无并发症而异。

1.潴留性肝囊肿

潴留性肝囊肿为肝内某个胆小管由于炎症、水肿、瘢痕或结石阻塞引起分泌增多,或胆汁潴留引起,多为单个。也可因肝钝性挫伤,致中心破裂的晚期。病变囊内充满血液或胆汁,包膜为纤维组织,为单发性假性囊肿。

2.先天性肝囊肿

由于肝内胆管和淋巴管胚胎时发育障碍,或胎儿期患胆管炎,肝内小胆管闭塞,近端呈囊性扩大及肝内胆管变性,局部增生阻塞而成,多为多发。

(二)诊断

1.症状与体征

肝囊肿是指肝的局部组织呈囊性肿大,对人体的健康影响不大。体积较小时,没有明显症状,常常在腹部超声检查或腹部手术时发现,不需要治疗。当囊肿过大时,可出现消化不良、恶心、呕吐和右上腹不适或疼痛等症状。可采用以下治疗方法,如手术开窗引流、切除囊壁,也可经超声引导穿刺引流后,再注入无水乙醇使囊壁硬化,疗效均较满意。少数肝囊肿可出现以下状况,如囊肿破裂、囊内出血、感染或短期内生长迅速,有恶变倾向等,因此对于所有肝囊肿需要定期检查观察,必要时施行手术治疗。

2.影像学检查

在影像诊断中超声检查最为重要。在肝囊肿的定性方面,一般认为超声检查比 CT 更准确。但在全面了解囊肿的大小、数目、位置以及肝和肝周围的有关脏器时,特别是对于需行手术治疗的巨大肝囊肿患者,CT 检查对于手术的指导作用显然优于超声。一般情况下,肝囊肿患者并不需要做彩色超声及磁共振成像(MRI)检查。化验检查对肝囊肿的诊断价值不大。通常,肝囊肿并不导致肝功能的异常。但有时为了鉴别诊断,做某些血液检查仍然是必要的,特别是血液甲胎蛋白(AFP)检查,以排除原发性肝癌。

3.并发症

(1)囊肿感染:囊肿感染是多囊肝的少见并发症。患者近期内有过腹部手术史,肾移植和慢性炎症为其危险因素。临床表现:发热,右上腹痛,红细胞沉降率加快,血白细胞增多,近50%的患者伴血清碱性磷酸酶升高,而较少有胆红素及谷草转氨酶的升高,绝大多数以大肠埃希菌感染为主;CT 发现囊肿内有气泡形成提示感染,但如果近期有囊肿穿刺史或含气的胆管相通,CT 上亦显示看到气体,囊肿穿刺抽液有利于诊断,治疗以囊液引流加抗生素治疗为主。

(2)其他并发症:可并发肝静脉流出道阻塞、梗阻性黄疸,部分患者伴有先天性纤维化。发病年龄从出生至 24 岁,常伴有脾大及门静脉高压表现。

(三)治疗

单发性巨大囊肿可考虑穿刺引流或切除。多发性囊肿可考虑部分肝切除术;囊肿破裂感染可应用抗生素治疗。多数肝囊肿一般无临床症状,当囊肿长大到一定程度,可能会压迫胃肠道而引起症状,如上腹不适饱胀;也有因囊肿继发细菌感染出现腹痛、发热而需要治疗的。

(孟德凯)

第四节 原发性肝癌

一、流行病学

原发性肝癌是目前我国第 4 位常见恶性肿瘤及第 2 位肿瘤致死病因,严重威胁我国人民的生命和健康。原发性肝癌主要包括肝细胞癌(HCC)、肝内胆管癌(ICC)和 HCC-ICC 混合型 3 种不同病理学类型,三者在发病机制、生物学行为、组织学形态、治疗方法以及预后等方面差异较大,其中 HCC 占 85%~90%,因此本节中的"肝癌"指 HCC。肝癌发病年龄可由 2 个月婴儿至80 岁以上老人,而 40~49 岁为发病年龄高峰。男性较女性的发病率显著高,高发地区男女之比为(3~4):1。美国为 2.4:1,英国为 3.1:1,加拿大为 2:1,我国为 7.7:1。女性肝癌发病较少,是否与内分泌系统有关,有待研究。我国肝癌硬化死亡率为 10.09/10 万,每年 9~11 万人死于肝癌,其中男性死亡率达 14.52/10 万,为第三位恶性肿瘤;女性为 5.61/10 万,为第四位恶性肿瘤,上海地区最高(17.68/10 万),云南最低(4.41/10 万)。据部分城市和农村统计肝癌死亡率在部分城市中为第三位恶性肿瘤,仅次于肺癌(32.89/10 万)和胃癌(21.51/10 万),部分农村中为第二位恶性肿瘤,仅次于胃癌(25.94/10 万)。死亡年龄从 20 岁组突然上升,40 岁组达最高峰,70 岁以后有所下降。我国原发性肝癌的地理分布显示,沿海高于内地;东南和东北高于西北、华北和西南;沿海江河口或岛屿高于沿海其他地区。而且即使在同一高发区,肝癌的分布也不均匀。

二、病因学

与其他恶性肿瘤一样,原发性肝癌的病因仍不十分清楚。实验证明,很多致癌物质均可诱发动物肝癌,但人类肝癌的病因尚未完全得到证实。根据临床观察,流行病资料和一些实验研究结果表明,肝癌可能主要与肝炎病毒、黄曲霉毒素、饮水污染有关。

(一)病毒性肝炎

1.乙型肝炎病毒(HBV)

HBV 与肝细胞癌(HCC)的关系已研究多年,发现乙肝病毒与原发性肝癌有一致的特异性的因果关系,归纳为以下几点。

(1)两者全球地理分布接近,乙型肝炎高发区,其肝癌的发病率也高。我国肝癌三个高发区(启东、海门、扶缓)研究结果表明,HBsAg 阳性者发生肝癌的机会较 HBsAg 阴性者高 6~50 倍。

(2)原发性肝癌患者的血清学与病理证实,其 HBsAg 阳性高达 89.5%,抗-HBc 达 96.5%,明显高于对照人群(5%以下);免疫组化也提示 HCC 者有明显 HBV 感染背景;在肝癌流行区及非流行区,男性 HBsAg 慢性携带者发生原发性肝癌的危险性相对恒定,且前瞻性研究表明,HBsAg 阳性肝硬化者发生原发性肝癌的概率比 HBsAg 阴性肝硬化者高,且标记物项越多(除抗-HBs)患肝癌危险性越高。流行病学调查证明病毒感染发生在肝癌之前。

(3)证实 HCC 患者中有 HBV-DNA 整合,我国 HCC 患者中有 HBV-DNA 整合者占 68.2%。分子生物学研究提示 HBV-DNA 整合可激活一些癌基因(如 *N-ras*、*K-ras* 等),并使一些抑癌基因突变,已发现 HBsAg 的表达与 *p53* 突变有关。

(4)动物模型(如土拨鼠、地松鼠、鸭等)提示动物肝炎与肝癌有关。我国约 10% 人口为 HBsAg 携带者,每年约有 300 万人可能从急性肝炎转为慢性肝炎,每年约 30 万人死于肝病,其中 11 万死于肝癌。肝炎的垂直传播是肝癌高发的重要因素,表面抗原阳性的孕妇可使 40%~60% 婴儿感染乙型肝炎,这些婴儿一旦感染乙型肝炎,约有 1/4 可能发展到慢性肝炎,还有一部分发展到肝硬化和肝癌。国外有学者认为,高发区婴儿接种乙型肝炎疫苗,可减少 80% 的肝癌患者。

2.丙型肝炎病毒(HCV)

HCV 主要经血传播,亦可由性接触传播,HCV 与 HCC 关系的研究近年受到重视。在西班牙、希腊 HCC 的抗-HCV 阳性率分别达到 63% 和 55%,HBsAg 阳性率为 39% 左右,而印度抗-HCV 阳性率为 15.1%,香港 7.3%,上海为 5%~8%,表明该型肝炎病毒与肝癌的关系有地理分布关系。流行病学的证据说明 HBV 是肝癌发生的重要危险因素,但不是唯一的因素。HCV 与肝癌的关系在部分地区如日本、西班牙、希腊可能是重要的,在中国的作用有待进一步研究。流行病学研究提示了病毒病因参与了肝癌的发病过程,随着分子生物学的发展,进一步从分子水平提示了病毒病因的作用机制。HBV 在人肝癌中以整合型 HBV-DNA 和游离型 HBV-DNA 两种形式存在。病毒在整合前,首先要通过游离病毒的复制,因此在早期以游离型 HBV-DNA 存在于肝癌中,由于整合型 HBV-DNA 中,X 基因存在断裂,部分或全部缺少,游离型 HBV-DNA 可能是 X 基因表达的反式激活因子。

(二)黄曲霉毒素(AF)

黄曲霉毒素和产生曲霉的产毒菌的代谢产物,动物实验证明有肯定的致癌作用。黄曲霉毒素 B_1(AFB$_1$)是肝癌的强烈化学致癌物,能诱发所有实验动物发生肝癌;在人体肝脏中发现有纯代谢黄曲霉毒素及黄曲霉毒素 B_1 的酶。霉变食物是肝癌高发区的主要流行因素之一,肝癌高发区粮食的黄曲霉毒素及黄曲霉毒素污染程度高于其他地区。这可能与肝癌高发区多处于温潮湿地带真菌易于生长有关,非洲和东南亚曾进行过黄曲霉毒素与肝癌生态学研究,发现男性摄入的黄曲霉毒素高的地方,肝癌发病率也高;摄入黄曲霉毒素的剂量与肝癌发病率呈线性函数关系。分子流行病学的研究也进一步证实黄曲霉毒素 B_1(AFB$_1$)与肝癌发生密切相关。

(三)其他

微量元素、遗传因素等在原发性肝癌发病中有一定作用。有学者认为硒是原发性肝癌发生发展过程中的条件因子。有资料表明,血硒水平与原发性癌发病率呈负相关。硒的适量补充可降低原发性肝癌发病率的 $1/3$~$2/3$。国内外均有原发性肝癌高发家系的报道,我国江苏省启东市对原发性肝癌和健康对照组家庭中肝癌的发生情况进行调查,结果表明原发性肝癌高于对照组,统计学检验有显著差异。另外发现肝细胞癌与血色素沉着症(一种罕见的遗传代谢异常)的联系仅仅存在于那些患此病而长期生存以致产生肝硬化的患者。通常情况下遗传的是易患肿瘤的体质而非肿瘤本身。此外,饮酒、吸烟、寄生虫、某些化学致癌物、激素、营养等与人类肝癌的关系尚有不同的看法。迄今认为,原发性肝癌是多因素协同作用的结果,在不同的阶段、不同的地区,其主要因素可能会有所不同。肝炎病毒 HBV、HCV、黄曲霉毒素、亚硝胺、饮水污染是原发性肝癌的主要病因。因此,管水、管粮、防治肝炎是预防肝癌的主要措施。

三、病理

(一)大体分型

肝癌大体分型如下。

1.巨块型

除单个巨大块型肝癌外,可由多个癌结节密集融合而成的巨大结节。其直径多在 10 cm 以上。

2.结节型

肝内发生多个癌结节,散布在肝右叶或左叶,结节与四周分界不甚明确。

3.弥漫型

少见,癌结节一般甚小,弥漫分布于全肝,与增生的肝假小叶有时难以鉴别,但癌结节一般质地较硬,色灰白。中华医学会外科学分会肝脏外科学组根据肝癌直径分组:微小肝癌(≤2 cm),小肝癌(>2 cm,≤5 cm),大肝癌(>5 cm,≤10 cm)和巨大肝癌(>10 cm)。

(二)组织学分型

1.肝细胞癌

最常见,其癌细胞分类似正常肝细胞,但细胞大小不一,为多角,胞质丰富,呈颗粒状,胞核深染,可见多数核分裂,细胞一般排列成索状,在癌细胞索之间有丰富的血窦,无其他间质。本节主要阐述此病理类型。

2.胆管细胞癌

胆管细胞癌为腺癌,癌细胞较小,胞质较清晰,形成大小不一的腺腔,间质较多,血管较小。在癌细胞内无胆汁。

3.混合型肝癌

肝细胞癌与胆管细胞癌混合存在。

4.少见类型

(1)纤维板层型:癌细胞索被平行的板层排列的胶原纤维隔开,因而称为纤维板层肝癌(FCL)。以多边嗜酸肿瘤细胞聚成团块,其周围排列着层状排列的致密纤维束为特征。FCL肉眼观察特征,绝大多数发生在左叶,常为单个,通常无肝硬化和切面呈结节状或分叶状,中央有时可见星状纤维瘢痕,这些有助于区别普通型HCC,电镜下FCL的胞质内以充满大量线粒体为特征,这与光镜下癌细胞呈深嗜酸性颗粒相对应。有学者观察到FCL有神经分泌性颗粒,提示此癌有神经内分泌源性。

(2)透明细胞癌:透明细胞癌肉眼所见无明显特征,在光镜下,除胞质呈透明外,其他均与普通HCC相似,胞质内主要成分是糖原或脂质。电镜下透明癌细胞内细胞器较普通HCC为少。透明细胞癌无特殊临床表现,预后较普通HCC略好。

四、临床表现

早期小肝癌因缺乏临床症状和体征被称为"亚临床肝癌"或"Ⅰ期肝癌",常能在普查、慢性肝病患者随访或健康检查时出现甲胎蛋白异常升高和(或)超声异常而发现。一旦出现临床症状和体征已属中晚期。

(一)临床症状

肝区痛,消瘦、乏力、食欲缺乏、腹胀是肝癌常见症状。

1.肝区痛

最常见,多由肿瘤增大致使肝包膜绷紧所致,少数可由肝癌包膜下结节破裂,造成肝癌结节破裂内出血所致。可表现为持续钝痛,呼吸时加重的肝区痛或急腹症,肿瘤侵犯膈肌疼痛可放散至右肩和右背,向后生长的肿瘤可引起腰痛。

2.消化道症状

因无特征往往易被忽视,常见症状有食欲缺乏、消化不良、恶心、呕吐、腹泻等。

3.全身症状

乏力、消瘦、全身衰竭,晚期患者可呈恶病质状。

4.黄疸

可因肿瘤压迫肝门,胆管癌栓、肝细胞损害等引起,多为晚期症状。

5.发热

30%~50%患者有发热,一般为低热,体温偶可达39℃以上,呈持续或午后低热,偶呈弛张型高热。发热可因肿瘤坏死产物吸收、合并感染、肿瘤代谢产物所致。如不伴感染,为癌热,多不伴寒战。

6.转移灶症状

肿瘤转移之处有相应症状,有时成为本病的初始症状。如肺转移可引起咯血、咳嗽、气急等。

骨转移可引起局部痛或病理性骨折,椎骨转移可引起腰背痛、截瘫,脑转移多有头痛、呕吐、抽搐、偏瘫等。

7.伴癌综合征

即肿瘤本身代谢异常或癌组织对机体的影响引起内分泌或代谢方面的症候群,可先于肝症状出现。

(1)自发性低血糖症:发生率10%～30%,肝细胞能异位分泌胰岛素或胰岛素样物质;肿瘤抑制胰岛素酶或分泌一种胰岛β细胞刺激因子或糖原储存过多;肝组织糖原贮存减少,肝功能障碍影响肝糖原的制备。以上因素造成血糖降低,形成低血糖症,严重者出现昏迷、休克导致死亡。

(2)红细胞增多症:2%～10%患者可发生,肝癌切除后常可恢复正常,可能与肝细胞产生促红细胞生成素有关。肝硬化患者伴红细胞增多症者宜警惕肝癌的发生。

(3)其他:罕见的尚有高钙血症、高脂血症、皮肤卟啉癌、类癌综合征、异常纤维蛋白原血症等。

(二)体征

1.肝、脾肿大

进行性肝大是其特征性体征之一,肝质地硬,表面及边缘不规则,部分患者肝表面可触及结节状包块。合并肝硬化和门静脉高压者,门静脉或脾静脉内癌栓或肝癌压迫门静脉或脾静脉可出现脾大。

2.腹水

合并肝硬化和门静脉高压或门静脉、肝静脉癌栓所致。为淡黄色或血性腹水。

3.黄疸

常因癌肿压迫或侵入肝门内主要胆管或肝门处转移性肿大淋巴结压迫胆管所致梗阻性黄疸;癌肿广泛破坏肝脏引起肝细胞坏死形成肝细胞性黄疸。无论梗阻性或肝细胞性黄疸,亦无论肿瘤大小,一旦出现黄疸多属晚期。

4.转移灶的体征

肝外转移以肺、淋巴结、骨和脑为最常见。转移灶发展到一定大小时可出现相应的体征,而较小的转移瘤往往无体征。

五、影像学表现

由于电脑技术与超声波、X线、放射性核素、磁共振等的结合,大幅提高了肝癌早期诊断的水平。目前常用的影像学诊断方法有超声显像(US)、CT、MRI、放射性核素显像(SPECT)和选择性血管造影(PAS)、选择腹腔动脉、肝动脉造影等。

(一)超声显像检查

超声显像检查是肝癌定位诊断中最常用的分辨力高的定位诊断方法,单用二维B超对肝癌的确诊率为76%～82.2%。可检出2 cm以内的小肝癌。图像主要特征为肝区内实性回声光团,均质或不均质,或有分叶,与周围组织界限欠清楚,部分有"晕环"。可显示肿瘤位置、大小、并了解局部扩散程度(如有无门静脉、肝静脉、下腔静脉、胆管内癌栓、周围淋巴结有无转移等),近年术中B超的应用,提高了手术切除率,随着超声波技术的进展,彩色多普勒血流成像(DFI)可分析测量进出肿瘤的血液,以鉴别占位病灶的血供情况,推断肿瘤的性质。另外,以动脉CO_2微泡增强作用对比剂的超声血管造影有助于检出1 cm直径以下的多血管肝细胞癌,并有助于测得常规血管造影不易测出的少血管癌结节。

(二)CT 检查

CT 具有较高的分辨率,是一种安全、无创伤的检查方法,诊断符合率达 90%。肝癌通常是低密度结节或与等密度、高密度结节混合的肿物。边界清楚或模糊,大肝癌常有中央液化,增强扫描早期病灶密度高于癌周肝,10～30 秒后密度下降至低于癌周肝占位更为清晰,并持续数分钟。近年来一些新的 CT 检查技术如动床式动态团注增强 CT、延迟后螺旋 CT、电子束 CT 和多层 CT 的应用,极大地提高了扫描速度和图像后处理功能,能非常方便、快捷地完成肝脏的分期扫描,动态扫描及癌灶和血管的三维重建。近年来碘油-CT 颇受重视,此乃 CT 与动脉造影结合的一种形式,包括肝动脉、肠系膜上动脉内插管直接注射造影剂,增强扫描,先经肝动脉注入碘油,约 1 周后做 CT,常有助检出 0.5 cm 小肝癌,但也有假阳性者。

(三)MRI 检查

MRI 检查可显示肿瘤包膜的存在,脂肪变性、肿瘤内出血、坏死、肿瘤纤维间隔形成,肿瘤周围水肿,子结节及门静脉和肝静脉受侵犯等现象。肝癌图像为 T_1 加权像,肿瘤表现为较周围肝组织低信号强度或等信号强度,T_2 加权像上均显示高信号强度。肝癌的肿瘤脂肪、肿瘤包膜及血管侵犯是最具特征性的征象,MRI 能很好显示 HCC 伴脂肪变者下弛豫时间短,在 T_1 加权图像产生等信号或高信号强度;而 HCC 伴纤维化者 T_1 弛豫时间长则产生低信号强度。MRI 证实 47% 的肝癌病例有脂肪变性,此征象具有较高的特异性,而 T_2 加权图上 HCC 表现为不均匀的高信号强度,病灶边缘不清楚;肿瘤包膜在 T_1 加权图显示最佳,表现为肿瘤周围有一低信号强度环,0.5～3 mm,而 MRI 不用注射造影剂即可显示门静脉和肝静脉分支,显示血管的受压推移,癌栓形成时 T_1 加权图为中等信号强度,T_2 加权图呈高信号强度。

(四)血管造影检查

肝血管造影不仅是诊断肝癌的重要手段,而且对估计手术可能性及选择合适的手术方式有较高的价值。尤其是应用电子计算机数字减影血管造影(DSA)行高选择性肝动脉造影,不仅能诊断肝癌,更为肝癌动脉灌注化疗,肝动脉栓塞提供了方便的途径。但近年由于非侵入性定位诊断方法的问世,肝动脉造影趋于少用。

目前作为诊断,动脉造影的指征:①临床疑有肝癌而其他显像阴性,如不伴有肝病活动证据的高浓度 AFP 者。②各种显像结果不同,占位病变性质不能肯定者。③需做 CTA 者。④需同时做肝动脉栓塞者。

肝癌的肝动脉造影主要表现:①早期动脉象出现肿瘤血管。②肝实质相时出现肿瘤染色。③较大肿瘤可见动脉移位,扭曲、拉直等。④如动脉受肿瘤侵犯可呈锯齿状、串珠状或僵硬状。⑤动静脉瘘。⑥"湖状"或"池状"造影剂充盈区。

(五)放射性核素显像检查

放射性核素显像检查包括 γ 照相、单光子发射计算机断层显像(SPECT)、正电子发射计算机断层显像(PET)。采用特异性高、亲和力强的放射性药物 ^{99m}Tc-吡多醛五甲基色氨酸(^{99m}Tc-PMT),提高了肝癌、肝腺瘤检出率,适用于小肝癌定位及定性,AFP 阴性肝癌的定性诊断,鉴别原发性抑或继发性肝癌及肝脏外转移灶的诊断。图像表现为肝脏肿大失去正常形态,占位区为放射性稀疏或缺损区。近年来以放射性核素标记 AFP 单抗、抗人肝癌单抗、铁蛋白抗体等做放射性免疫显像,是肝癌阳性显像的另一途径。目前检出低限为 2 cm。

六、实验室检查

肝癌的实验室检查主要包括肝癌标记物、肝功能检测、肝炎病毒(尤其是乙型与丙型)有关指标、免疫指标、其他细胞因子等。细胞在癌变过程中常产生或分泌释放出某种物质,存在肿瘤细胞内或宿主体液中,以抗原、酶、激素、代谢产物等方式存在,具有生化或免疫特性可识别或诊断肿瘤者称为肿瘤标记物。理想的肿瘤标记物应具有高特异性,可用于人群普查,有鉴别诊断的价值,能区分良恶性病变;监视肿瘤发展、复发、转移,能确定肿瘤预后和治疗方案。

(一)甲胎蛋白(AFP)

自用于临床以来,AFP 已成为肝癌最好的标记物,目前已广泛用于肝细胞癌的早期普查、诊断、判断治疗效果、预防复发。全国肝癌防治研究会议确定 AFP 诊断肝癌标准:①AFP>400 $\mu g/L$,持续 4 周,并排除妊娠、活动性肝病及生殖胚胎源性肿瘤。②AFP 在 200~400 $\mu g/L$,持续 8 周。③AFP 由低浓度逐渐升高。

有 10%~30% 的肝细胞癌患者血清 AFP 呈阴性,其原因可能是:肝细胞癌有不同细胞株,有的能合成 AFP,另一些仅能合成白蛋白,后者比例大,AFP 不升高;癌体直径≤3 cm 的小肝癌患者中,AFP 可正常或轻度升高(20~200 $\mu g/L$);肿瘤不是肝细胞癌,而是纤维板层癌或胆管细胞癌。肝癌常发生在慢性肝病基础上,慢性肝炎,肝炎后肝硬化有 19.9%~44.6% AFP 呈低浓度(50~200 $\mu g/L$)升高,因此肝癌的鉴别对象主要是良性活动性肝病。良性肝病活动常先有 ALT 升高,AFP 相随或同步升高,随着病情好转 ALT 下降,AFP 亦下降。对于一些 AFP 呈反复波动,持续低浓度者应密切随访。原发性肝癌、继发性肝癌、胚胎细胞癌和良性活动性肝病均可合成 AFP,但糖链结构不同。肝细胞癌患者血清中的岩藻糖苷酶活性明显增高,使 AFP 糖链经历岩藻糖基化过程,在与植物凝集素扁豆凝集素(LCA)、刀豆凝集素(ConA)反应呈现不同亲和性,从而分出不同异质群。扁豆凝集素更能够反应肝组织处于再生癌变时 AFP 分子糖基化的差异。应用亲和层析电泳技术将患者血清 AFP 分成 LCA 或(ConA)结合型(AFP-R-L)和非结合型(AFP-N-L),其意义:①鉴别良恶性肝病,癌患者 AFP 结合型明显高于良性肝病。以 LCA 非结合型 AFP<75% 为界诊断肝癌,诊断率为 87.2%,假阳性率仅 2.5%。②早期诊断价值,Ⅰ期肝癌及直径 5 cm 以下的小肝癌阳性率为 74.1% 和 71.4%,故 AFP 异质体对肝癌诊断不受 AFP 浓度、深度、肿瘤大小和病期早晚的影响。AFP 单克隆抗体:AFP 异种血清均难以区别不同来源 AFP,影响低浓度肝癌的诊断。AFP 单克隆抗体能识别不同糖链结构的 AFP,可选用针对 LCA 结合型 AFP 的单克隆抗体建立特异性强、高敏感度的方法,有助于鉴别肝癌和其他肝病,同时有助于早期肝癌的诊断和肝癌高危人群的鉴别。有学者报道抗人小扁豆凝集素甲胎蛋白异质体单抗(AFP-R-LCA-McAb)的双位点夹心酶联免疫血清学检测,肝癌阳性率为 81.7%,良性肝病等假阳性仅占 2.1%。

(二)γ-谷氨酰转肽酶同工酶Ⅱ(GGT-Ⅱ)

应用聚丙烯酰胺凝胶(PAG)梯度电泳,可将 GGT 分成 9~13 条区带,其中Ⅱ、Ⅲ为肝癌特异条带,阳性率为 27%~63%,经改良用 PAG 梯度垂直平板电泳可提高阳性率至 90%,特异性达 97.1%,非癌肝病和肝外疾病阳性小于 5%,GGT-Ⅱ与 AFP 浓度无关,在 AFP 低浓度和假阴性肝癌中阳性率也较高,是除 AFP 以外最好的肝癌标志。

(三)γ羧基凝血酶原(DCP)

肝癌患者凝血酶原羧化异常,而产生异常凝血酶原即 DCP。原发性肝癌细胞自身具有合成和释放 DCP 的功能,肝癌时血清 DCP 往往超过 300 $\mu g/L$,阳性率为 67%,良性肝病也可存在,但一般低于 300 $\mu g/L$,正常人血清 DCP 一般不能测出。AFP 阳性肝癌病例 DCP 也会升高,两者同时测定具有互补价值。

(四)α-L-岩藻糖苷酶(AFU)

AFU 属溶酶体酸性水解酶类,主要功能是参与含岩藻糖基的糖蛋白、糖脂等生物活性大分子的分解代谢。肝细胞癌时血清 AFU 升高的阳性率为 75%,特异性为 91%,在 AFP 阴性肝癌和"小肝癌"病例,AFU 阳性率分别为 76.% 和 70.8%,显示其与 AFP 无相关性,且有早期诊断价值。

(五)碱性磷酸酶(ALP)及其同工酶Ⅰ

在无黄疸和无骨病患者,血清 ALP 超过正常上界的 2.5 倍,应疑为肝内占位性病变,尤其是肝癌存在,但早期小的肝癌病例,ALP 升高不明显。应用 PAG 电泳分离出的 ALP 同工酶Ⅰ(ALP-Ⅰ)对肝细胞癌具有高度特异性,但阳性率仅 25%,且不具有早期诊断意义。但与其他标记物具有互补诊断价值。

(六)醛缩酶(ALD)同工酶

ALD 有 A、B、C 三种同工酶,ALD-A 主要见于原发性和继发性肝癌及急性重型肝炎。该同工酶对底物 1,6-二磷酸果糖(FDP)和 1-磷酸果糖(FIP)的分解能力不同,因而 FDP/FIP 活力比对肝癌诊断有一定价值,原发性肝癌阳性率为 71.5%。

(七)5'-核苷酸磷酸二酯酶同工酶Ⅴ(5'NPDⅤ)

常见于肝癌患者,将Ⅴ带迁移系数(Rf)≥0.58 作为阳性标准,在 AFP 阳性肝癌为 84.6%～85.7%,在 AFP 阴性肝癌为 56.4%～91.0%,与 AFP 联用互补诊断率达 94.0%～95.4%,术后此酶转阴,但在转移性肝癌阳性率为 72%～88%,肝炎肝硬化阳性率为 10%,提示肝癌特异性差,而对良恶性肝病有一定鉴别意义。

(八)α₁ 抗胰蛋白酶(AAT)

人肝癌细胞具有合成、分泌 AAT 的功能,AAT 是一种急性时相反应物,当肿瘤合并细胞坏死和炎症时 AAT 可升高,对肝癌诊断特异性为 93.6%,敏感性为 74.7%,AFP 阴性肝癌的阳性率为 22.7%。而在良性肝病则为 3%～12.9%。

(九)M2 型丙酮酸同工酶(M2-PK)

Prh 有 R、L、M1、M2(K)型 4 种同工酶,脂肪肝及肝癌组织中主要是 M2(K)型可视为一种癌胚蛋白,肝癌患者的 M2-PK 阳性率达 93%,良性肝病则在正常范围内,ELISA 夹心法正常值为(575.8±259.5)ng/L。

(十)铁蛋白和同功铁蛋白

肝脏含有很丰富的铁蛋白,同时肝脏又是清除循环中铁蛋白的主要场所。当肝脏受损时铁蛋白由肝组织逸出而且受损的肝组织清除循环中铁蛋白能力降低致使血清铁蛋白升高。肝癌患者较良性肝病患者铁蛋白增高更明显,诊断特异性为 50.5%。同功铁蛋白在肝癌时由于肝癌细胞合成增多,释放速度加快,故对肝癌诊断意义较大。正常人为 16～210 $\mu g/L$,300 $\mu g/L$ 为诊断界值,肝癌诊断率为 72.1%,假阳性为 10.3%,AFP 阴性或低 AFP 浓度肝癌阳性率为 66.6%,直径<5 cm 的小肝癌阳性率为 62.5%。为提高肝细胞性肝癌诊断率,上述标记物可做以下选择。

(1)临床拟诊或疑似肝癌者,除 AFP 外,比较成熟的可与 AFP 互补的有 GGT-Ⅱ、DCP、

AFU、M2-PK、同功铁蛋白等需临床进一步验证。

(2)AFP 低浓度持续阳性,疑为 AFP 假阳性者,可加做 AFP 分子异质体。

(3)AFP 阴性可选择联合酶谱检查,如 GGT-Ⅱ ＋ AAT 或加 ALP-1、AFU ＋ GGT-Ⅱ ＋ AAT 等。

七、诊断

(一)病理诊断

肝组织学检查证实的原发性肝癌者;肝外组织的组织学检查证实为肝细胞癌。

(二)临床诊断

(1)如无其他肝癌证据,AFP 对流法阳性或放射免疫法≥400 μg/L,持续 4 周以上,并能排除妊娠、活动性肝病、生殖胚胎源性肿瘤及转移性肝癌者。

(2)影像学检查有明确肝内实质性占位病变,能排除肝血管瘤和转移性肝癌,并具有下列条件之一者。①AFP≥200 μg/L。②典型的原发性肝癌影像学表现。③无黄疸而 ALP 或 GGT 明显增高。④远处有明确的转移性病灶或有血性腹水,或在腹水中找到癌细胞。⑤明确的乙型肝炎标记阳性的肝硬化。

八、鉴别诊断

(一)甲胎蛋白阳性

肝癌的鉴别诊断由于 AFP 存在胚胎期末胚肝、卵黄囊,少量来自胚胎胃肠道,因此有时出现 AFP 假阳性。分娩后 AFP 仍持续上升者应警惕同时存在肝癌。生殖腺胚胎性肿瘤,通过仔细的生殖器与妇科检查鉴别。胃癌、胰腺癌,尤其伴肝转移者常不易鉴别,其 AFP 异常升高的发生率为 1%。但 AFP 浓度多较低,常无肝病背景。B 超可鉴别胰腺癌,继发性肝癌呈"牛眼征",胃肠钡餐、胃镜有助鉴别胃癌。而且胃癌、胰腺癌转移致肝多见,而肝癌转移胃、胰极少见。肝炎、肝硬化伴 AFP 升高是 AFP 阳性肝癌的最主要鉴别对象,尤其是不伴明显肝功能异常的低中浓度 AFP 升高者。以下几点有助鉴别:①有明确的肝功能障碍而无明确肝内占位者。②AFP 与 ALT 绝对值、动态变化呈相随关系。③AFP 单抗、AFP 异质体、异常凝血酶原等测定,B 超检查。

(二)AFP 阴性

肝癌的鉴别诊断 AFP 阴性而肝内有占位性病变者,常见的鉴别对象包括以下几点。

1.肝血管瘤

与肝癌鉴别的最常见疾病,以下几点有助鉴别:①多见于女性、病程长,发展慢,一般情况好。②无肝病背景。③肝炎病毒标记常阴性。④超声显示边清而无声晕,彩色多普勒常见血管进入占位区。⑤增强 CT 示填充,并常由周边开始。⑥肿块虽大但常不伴肝功能异常。

2.继发性肝癌

常有原发癌史,多为结直肠癌、胰腺癌、胃癌,无肝病背景;肝炎病毒标记常阴性;癌胚抗原增高,显像示散在多发病灶,超声示"牛眼征",动脉造影示血管较少,99mTc-PMT 阴性。

3.肝脓肿

以尚未液化或已部分机化的肝脓肿鉴别,以下几点有助鉴别:①有痢疾或化脓性病史。②无肝炎、肝硬化背景。③肝炎病毒标记多阴性。④有或曾有炎症表现,如发热伴畏寒。⑤影像学检查在未液化或脓稠者颇难鉴别,但边缘多模糊且无声晕等包膜现象;已液化者需与肝癌伴中央坏死相鉴别,增强或造影示无血管。

4.肝囊肿、肝棘球蚴病

病程长,无肝病史,棘球蚴病患者常有疫区居住史;一般情况较好;肿块虽大而肝功能障碍不明显;超声波显像示液性占位,囊壁薄,常伴多囊肾;包虫皮试可助包虫诊断。

5.肝腺瘤

较少见,女性多于男性,常有口服避孕药多年历史,常无肝病史,^{99m}Tc-PMT 扫描呈强阳性,此点鉴别价值高,因腺瘤分化程度较肝癌好,故摄取 PMT 却无排出通道而潴留呈强阳性。

九、分期

肝癌的分期对于预后评估、合理治疗方案的选择至关重要。国外有多种分期方案,如BCLC、TNM、JSH、APASL 等。结合中国的具体国情及实践积累,依据患者一般情况、肝肿瘤情况及肝功能情况,建立中国肝癌的分期方案(CNLC),包括Ⅰa 期、Ⅰb 期、Ⅱa 期、Ⅱb 期、Ⅲa 期、Ⅲb 期、Ⅳ期。

(一)Ⅰa 期

体力活动状态(PS)评分 0~2 分,肝功能 Child-Pugh A/B 级,单个肿瘤,直径≤5 cm,无血管侵犯和肝外转移。

(二)Ⅰb 期

PS 0~2 分,肝功能 Child-Pugh A/B 级,单个肿瘤,直径>5 cm,或 2~3 个肿瘤、最大直径≤3 cm,无血管侵犯和肝外转移。

(三)Ⅱa 期

PS 0~2 分,肝功能 Child-Pugh A/B 级,2~3 个肿瘤,最大直径>3 cm,无血管侵犯和肝外转移。

(四)Ⅱb 期

PS 0~2 分,肝功能 Child-Pugh A/B 级,肿瘤数目≥4 个,肿瘤直径不论,无血管侵犯和肝外转移。

(五)Ⅲa 期

PS 0~2 分,肝功能 Child-Pugh A/B 级,肿瘤情况不论,有血管侵犯而无肝外转移。

(六)Ⅲb 期

PS 0~2 分,肝功能 Child-Pugh A/B 级,肿瘤情况不论,血管侵犯不论,有肝外转移。

(七)Ⅳ期

PS 3~4 分,或肝功能 Child-Pugh C 级,肿瘤情况不论,血管侵犯不论,肝外转移不论。

十、治疗

主要目的是根治,延长生存期,减轻痛苦,原则为早期诊断、早期治疗、综合治疗及积极治疗。手术切除仍为肝癌最主要、最有效的方法,目前的肝癌治疗模式为以外科为主的多种方法的综合与序贯治疗。肝癌治疗领域的特点是多种治疗方法、多个学科共存,而以治疗手段的分科诊疗体制与实现有序规范的肝癌治疗之间存在一定矛盾。因此,肝癌诊疗须加强重视多学科诊疗团队(MDT)的模式,特别是对疑难复杂病例的诊治,从而避免单科治疗的局限性,促进学科交流。肝癌治疗方法包括肝切除术、肝移植术、局部消融治疗、介入治疗、放疗、系统治疗等多种手段,合理治疗方法的选择需要有高级别循证医学证据的支持,但也需要同时考虑地区经济水平的差异。

(一)外科治疗

肝癌的外科治疗是肝癌患者获得长期生存最重要的手段,主要包括肝切除术和肝移植术。

1.肝切除术

肝部分切除是目前治疗肝癌的最佳手段。随着影像诊断技术、肝外科技术、围术期处理技术的进步和术前综合治疗的应用,肝部分切除单就解剖部位来说已经没有禁区,肝切除术后病死率由原来的10%～20%下降至5%以下,有选择的病例进行根治性肝部分切除的5年生存率达26%～50%。小肝癌术后的5年生存率为60%～70%。

(1)肝切除术的基本原则:①彻底性。完整切除肿瘤,切缘无残留肿瘤。②安全性。保留足够体积且有功能的肝组织(具有良好血供以及良好的血液和胆汁回流)以保证术后肝功能代偿,减少手术并发症、降低手术死亡率。

(2)术前患者的全身情况及肝脏储备功能评估:在术前应对患者的全身情况及肝脏储备功能进行全面评价,常采用美国东部肿瘤协作组提出的功能状态评分(ECOGPS)评估患者的全身情况;采用肝功能 Child-Pugh 评分、吲哚菁绿(ICG)清除实验或瞬时弹性成像测定肝脏硬度评价肝脏储备功能情况。包括中国学者的许多研究结果提示:经过选择的门静脉高压症患者,仍可接受肝切除手术,其术后长期生存优于接受其他治疗。因此,更为精确地评价门静脉高压的程度,有助于筛选适合手术切除的患者。如预期保留肝脏组织体积较小,则采用CT和(或)MRI测定剩余肝脏体积,并计算剩余肝脏体积占标准化肝脏体积的百分比。通常认为肝功能 Child-Pugh A级、ICG-R15<10%的患者实施手术切除安全性较高;剩余肝脏体积须占标准肝脏体积的40%以上(肝硬化患者),或30%以上(无肝硬化患者)也是实施手术切除的必要条件。

(3)肝癌切除的适应证:肝脏储备功能良好的 CNLC Ⅰa 期、Ⅰb 期和 Ⅱa 期肝癌是手术切除的首选适应证。尽管以往研究结果显示对于直径≤3 cm肝癌,切除和局部消融疗效无差异,但最新研究显示,手术切除后局部复发率显著低于射频消融,两种治疗后长期生存无差异的原因可能在于复发后患者接受了更多的挽救性治疗。大量观察数据结果显示,手术切除的远期疗效更好。对于 CNLC Ⅱb 期肝癌患者,在多数情况下手术切除疗效并不优于经动脉化疗栓塞术(TACE)等非手术治疗。但如果肿瘤局限在同一段或同侧半肝者,或可同时行术中射频消融处理切除范围外的病灶,即使肿瘤数目>3个,手术切除有可能获得比其他治疗方式更好的效果,因此也推荐手术切除,但需更为谨慎的术前评估。对于 CNLC Ⅲa 期肝癌,如有以下情况也可考虑手术切除:①合并门静脉主干或分支癌栓者,若肿瘤局限于半肝,门静脉分支癌栓(分型Ⅰ/Ⅱ型)是手术适应证,可考虑手术切除肿瘤并经门静脉取栓,术后再实施 TACE、门静脉化疗或其他系统治疗;门静脉主干癌栓(Ⅲ型)者手术切除尚有争议。一项随机对照研究发现,对于可切除的有门静脉癌栓的患者,术前接受三维适形放疗,可改善术后生存。②合并胆管癌栓且伴有梗阻性黄疸,肝内病灶亦可切除者。③伴有肝门部淋巴结转移者,切除肿瘤的同时行淋巴结清扫或术后外放疗。④周围脏器受侵犯,可一并切除者。此外,对于术中探查发现不适宜手术切除的肝癌,可考虑行术中肝动脉、门静脉插管化疗或术中其他的局部治疗措施等。

(4)肝癌根治性切除标准包括术中判断标准和术后判断标准。

术中判断标准:①肝静脉、门静脉、胆管以及下腔静脉未见肉眼癌栓。②无邻近脏器侵犯,无肝门淋巴结或远处转移。③肝脏切缘距肿瘤边界>1 cm;如切缘≤1 cm,但切除肝断面组织学检查无肿瘤细胞残留,即切缘阴性。

术后判断标准:①术后 1～2 个月行超声、CT、MRI(必须有其中两项)检查未发现肿瘤病灶。②如术前血清 AFP 升高,则要求术后 2 个月血清 AFP 定量测定,其水平降至正常范围内(极个别患者血清 AFP 降至正常的时间会超过 2 个月)。血清 AFP 下降速度可早期预测手术切除的彻底性。

(5)肝切除手术技巧:常用的肝手术切除技术主要包括入肝和出肝血流控制技术、肝脏离断技术以及止血技术。术前三维可视化技术有助于在获得肿瘤学根治性的前提下,设计更为精准的切除范围和路径以保护剩余肝脏的重要管道。腹腔镜肝切除术具有创伤小和术后恢复快等优点,回顾性研究发现腹腔镜肝切除的长期疗效与开腹手术相似,但仍有待前瞻性的多中心随机对照研究证实。已有证据显示腹腔镜肝切除术后患者预后优于射频消融,特别是肿瘤位于周边部位;在有经验的中心,腹腔镜肝切除出血更少;ICG 荧光、3D 腹腔镜、机器人辅助将成为腹腔镜肝切除的重要工具,并将有助于提高肝癌患者手术切除效果。解剖性切除与非解剖性切除均为常用的手术技术。有研究发现宽切缘(切缘距离肿瘤边界较大)的肝切除效果优于窄切缘的肝切除,特别是对于术前可预判存在微血管癌栓的患者。对于巨大肝癌,可采用不游离肝周韧带的前径路肝切除法。对于多发性肝癌,可采用手术切除结合术中局部消融(如射频消融等)方式治疗。对于门静脉癌栓患者,行门静脉取栓术时应暂时阻断健侧门静脉血流,防止癌栓播散。对于肝静脉癌栓或腔静脉癌栓者,可行全肝血流阻断,尽可能整块去除癌栓。合并右心房癌栓者,可经胸切开右心房取出癌栓,同时切除肝肿瘤。合并腔静脉或右心房癌栓时手术风险较大,应慎重选择。对于肝癌伴胆管癌栓者,在去除癌栓的同时,若肿瘤已侵犯部分胆管壁,则应同时切除受累胆管并重建胆道,以降低局部复发率。因切除范围较大而导致剩余肝脏体积过小引起剩余肝脏功能不全,是影响根治性切除的主要原因。为了提高肝癌的可切除性,可采用方法:①术前 TACE 可使部分不能 Ⅰ 期手术切除患者的肿瘤缩小后再切除。②经门静脉栓塞(PVE)主瘤所在半肝,使剩余肝脏代偿性增生后再切除肿瘤。临床报道其并发症不多,但需 4～6 周时间等待对侧肝脏体积增生,为减少等待期间肿瘤进展的风险,可考虑与 TACE 联合。③联合肝脏分隔和门静脉结扎的二步肝切除术(ALPPS),适合于预期剩余肝脏体积占标准肝脏体积小于 40% 的患者。术前评估非常重要,需要综合考虑肝硬化程度、患者年龄、短期承受两次手术的能力等;此外可借助腹腔镜技术或消融技术等降低二次手术的创伤。ALPPS 可在短期内提高肝癌的切除率,但同时也存在高并发症发生率及死亡率,初步的观察结果显示 ALPPS 治疗巨大或多发肝癌的效果优于 TACE。需注意短期内两次手术的创伤以及二期手术失败的可能性,建议谨慎、合理地选择手术对象。④对于开腹后探查发现肝硬化程度较重、肿瘤位置深在、多结节的肝癌,术中局部消融可降低手术风险。

(6)切除术后转移复发的防治:肝癌切除术后 5 年肿瘤复发转移率为 40%～70%,这与术前可能已存在微小播散灶或多中心发生有关,故所有患者术后需要接受密切随访。一旦发现肿瘤复发,根据复发瘤的特征,可以选择再次手术切除、局部消融、TACE、放疗或全身治疗等,延长患者生存时间。对于具有高危复发风险的患者,两项随机对照研究证实术后 TACE 治疗具有减少复发、延长生存的效果。另一项随机对照研究结果显示肝切除术后接受槐耳颗粒治疗可减少复发并延长患者生存时间。对于 HBV 感染的肝癌患者,核苷类似物抗病毒治疗可减少复发、延长生存时间。此外,对于伴有门静脉癌栓患者术后经门静脉置管化疗联合 TACE,也可延长患者生存时间。大规模临床研究显示,索拉非尼治疗并未改善早期肝癌患者的术后生存,有小型临床研究提示,对于复发高危患者术后的索拉非尼治疗可减少肿瘤复发并延长生存时间。

2.肝移植术

肝移植可以彻底消除肝内微转移的隐患及具有恶变潜能的硬化肝,是唯一可能永久治愈肝癌的方法。肝移植治疗小肝癌疗效良好,对于处于肝硬化失代偿期,不能耐受肝切除的患者,首选肝移植在国内外已成为共识。

(1)肝癌肝移植适应证:合适的肝癌肝移植适应证是提高肝癌肝移植疗效、保证宝贵的供肝资源得到公平合理应用、平衡有(或)无肿瘤患者预后差异的关键。关于肝癌肝移植适应证,国际上主要采用米兰标准、美国加州大学旧金山分校(UCSF)标准等。国内尚无统一标准,已有多家单位和学者陆续提出了不同的标准,包括杭州标准、上海复旦标准、华西标准和三亚标准等,这些标准对于无大血管侵犯、淋巴结转移及肝外转移的要求都是一致的,但对于肿瘤的大小和数目的要求不尽相同。上述国内标准在未明显降低术后总体生存率和无瘤生存率的前提下,均不同程度地扩大了肝癌肝移植的适用范围,使更多的肝癌患者因肝移植手术受益。但仍需多中心协作研究以支持和证明,从而获得高级别的循证医学证据。经中国肝癌专家组充分讨论,现阶段推荐采用 UCSF 标准,即单个肿瘤直径≤6.5 cm;肿瘤数目≤3 个,其中最大肿瘤直径≤4.5 cm,且肿瘤直径总和≤8.0 cm;无大血管侵犯。

(2)肝癌肝移植术后复发的预防和治疗:原发肿瘤的复发是肝癌肝移植术后面临的主要问题。其危险因素包括肿瘤分期、血管侵犯、血清 AFP 水平、免疫抑制剂累积用药剂量等。早期撤除或术后无激素方案、减少肝移植后早期钙调磷酸酶抑制剂的用量可降低肿瘤复发率。肝癌肝移植术后采用 mTOR 抑制剂的免疫抑制方案(如西罗莫司、依维莫司)也可能减少肿瘤复发,提高生存率。肝癌肝移植术后一旦肿瘤复发转移(75%发生在肝移植术后 2 年内),病情进展迅速,复发转移后患者中位生存时间为 7~16 个月。在多学科诊疗的基础上,采取包括变更免疫抑制方案、再次手术切除、TACE、局部消融治疗、放疗、系统治疗等综合治疗手段,可延长患者生存。

(二)局部消融治疗

尽管外科手术是肝癌的首选治疗方法,但因肝癌患者大多合并有肝硬化,或者在确诊时大部分患者已达中晚期,能获得手术切除机会的患者仅为 20%~30%。近年来广泛应用的局部消融治疗,具有对肝功能影响少、创伤小、疗效确切的特点,使一些不适合手术切除的肝癌患者亦可获得根治机会。局部消融治疗是借助医学影像技术的引导对肿瘤靶向定位,局部采用物理或化学的方法直接杀灭肿瘤组织的一类治疗手段。主要包括射频消融(RFA)、微波消融(MWA)、无水乙醇注射治疗(PEI)、冷冻治疗、高强度超声聚焦消融(HIFU)、激光消融、不可逆电穿孔(IRE)等。局部消融最常用超声引导,具有方便、实时、高效的特点。CT、MRI 及多模态图像融合系统可用于观察和引导常规超声无法探及的病灶。CT 及 MRI 引导技术还可应用于肺、肾上腺、骨等转移灶的消融等。消融的路径有经皮、腹腔镜或开腹 3 种方式。大多数的小肝癌可经皮穿刺消融,具有经济、方便、微创的特点。位于肝包膜下的肝癌,特别是突出肝包膜外的肝癌,经皮穿刺消融风险较大、影像学引导困难的肝癌,或经皮消融高危部位的肝癌(贴近心脏、膈肌、胃肠道、胆囊等)且无法采用人工胸腔积液或腹水等热隔离保护措施,可考虑经腹腔镜消融和开腹消融的方法。局部消融治疗适用于 CNLC Ⅰa 期及部分Ⅰb 期肝癌(即单个肿瘤,直径≤5 cm;或 2~3 个肿瘤,最大直径≤3 cm);无血管、胆管和邻近器官侵犯以及远处转移,肝功能分级 Child-Pugh A/B 级者,可获得根治性的治疗效果。对于不能手术切除的直径 3~7 cm 的单发肿瘤或多发肿瘤,可联合 TACE。下面介绍几种常见的消融手段。

1.射频消融（RFA）

RFA是肝癌微创治疗常用消融方式，其优点是操作方便、住院时间短、疗效确切、消融范围可控性好，特别适用于高龄、合并其他疾病、严重肝硬化、肿瘤位于肝脏深部或中央型肝癌的患者。对于能够手术的早期肝癌患者，RFA的无瘤生存率和总生存率类似或稍低于手术切除，但并发症发生率、住院时间低于手术切除。对于单个直径≤2 cm肝癌，有证据显示RFA的疗效类似或高于手术切除，特别是位于中央型的肝癌。对于不能手术切除的早期肝癌患者，系统评价分析以及一些长期研究的结果表明，RFA可获得根治性的疗效，应推荐其作为不适合手术的早期肝癌的一线治疗。RFA治疗的精髓是对肿瘤整体灭活和足够的消融安全边界，并尽量减少正常肝组织损伤，其前提是对肿瘤浸润的准确评估和卫星灶的识别。因此，十分强调治疗前精确的影像学检查。超声造影技术有助于确认肿瘤的实际大小和形态、界定肿瘤浸润范围、检出微小肝癌和卫星灶，为制订消融方案灭活肿瘤提供了可靠的参考依据。

2.微波消融（MWA）

MWA是常用的热消融方法，在局部疗效、并发症发生率以及远期生存方面与RFA相比都无显著差异。其特点是消融效率高、所需消融时间短、能降低RFA所存在的"热沉效应"，对于血供丰富的较大肿瘤以及临近血管肿瘤显示出优势，治疗时间短且不受体内金属物质影响，为高龄难以耐受长时间麻醉以及支架、起搏器植入术后患者提供了机会，近年来临床应用逐渐增多。建立温度监控系统可以调控有效热场范围，使MWA过程更加安全。随机对照研究显示，RFA与MWA两者之间无论是在局部疗效和并发症方面，还是生存率等方面差异均无统计学意义。MWA和RFA这两种消融方式的选择，可根据肿瘤的大小、位置，选择更适宜的消融方式。

3.无水乙醇注射治疗（PEI）

PEI适用于直径≤3 cm肝癌的治疗，局部复发率高于RFA，但PEI对直径≤2 cm的肝癌消融效果确切，远期疗效类似于RFA。PEI的优点是安全，特别适用于癌灶贴近肝门、胆囊及胃肠道组织等高危部位，但需要多次、多点穿刺以实现药物在瘤内弥散作用。肝癌消融治疗后的评估和随访：局部疗效评估的推荐方案是在消融后1个月左右，复查动态增强CT或MRI，或超声造影，以评价消融效果。对于治疗前血清AFP升高的患者，检测血清AFP动态变化。消融效果可分为以下两种。

（1）完全消融：经动态增强CT或MRI扫描，或超声造影随访，肿瘤消融病灶动脉期未见强化，提示肿瘤完全坏死。

（2）不完全消融：经动态增强CT或MRI扫描，或超声造影随访，肿瘤消融病灶内动脉期局部有强化，提示有肿瘤残留。对治疗后有肿瘤残留者，可以进行再次消融治疗；若2次消融后仍有肿瘤残留，应放弃消融疗法，改用其他疗法。完全消融后应定期随访复查，通常情况下每隔2~3个月复查血清学肿瘤标记物、超声检查、MRI或CT，以便及时发现可能的局部复发病灶和肝内新发病灶，利用消融微创、安全和简便易于反复施行的优点，有效地控制肿瘤进展。

（三）介入治疗

主要包括TACE和肝动脉置管持续化疗灌注（HAIC）等。TACE目前被公认为是肝癌非手术治疗的最常用方法之一。对于部分肝癌患者经TACE等治疗后效果不好的情况下，可以酌情使用HAIC治疗。此处重点介绍TACE治疗。

1.TACE 的适应证

(1)CNLC Ⅱb、Ⅲa 和部分Ⅲb 期肝癌患者,肝功能 Child-Pugh A 级或 B 级,PS 评分 0～2 分。

(2)可以手术切除,但由于其他原因(如高龄、严重肝硬化等)不能或不愿接受手术治疗的 CNLC Ⅰb、Ⅱa 期肝癌患者。

(3)门静脉主干未完全阻塞,或虽完全阻塞但门静脉代偿性侧支血管丰富或通过门静脉支架植入可以复通门静脉血流的肝癌患者。

(4)肝动脉门静脉分流造成门静脉高压出血的肝癌患者。

(5)肝癌切除术后,DSA 可以早期发现残癌或复发灶,给予 TACE 治疗。

2.TACE 的禁忌证

(1)肝功能严重障碍(肝功能 Child-Pugh C 级),包括黄疸、肝性脑病、难治性腹水或肝肾综合征等。

(2)无法纠正的凝血功能障碍。

(3)门静脉主干完全被癌栓栓塞,且侧支血管形成少。

(4)合并活动性肝炎或严重感染且不能同时治疗者。

(5)肿瘤远处广泛转移,估计生存时间<3 个月者。

(6)恶病质或多器官衰竭者。

(7)肿瘤占全肝体积的比例≥70%(如果肝功能基本正常,可考虑采用少量碘油乳剂和颗粒性栓塞剂分次栓塞)。

(8)外周血白细胞和血小板显著减少,白细胞<3.0×10^9/L,血小板<50×10^9/L(非绝对禁忌,如脾功能亢进者,排除化疗性骨髓抑制)。

(9)肾功能障碍:血肌酐>2 mg/dL 或者血肌酐清除率<30 mL/min。

3.TACE 操作要点和分类

第一步:行肝动脉造影,通常采用 Seidinger 方法,经皮穿刺股动脉途径插管(或对有条件的患者采用经皮穿刺桡动脉途径插管),将导管置于腹腔干或肝总动脉行 DSA 造影,造影图像采集应包括动脉期、实质期及静脉期;应做肠系膜上动脉等造影,注意寻找侧支供血。仔细分析造影表现,明确肿瘤部位、大小、数目以及供血动脉。

第二步:行肝动脉插管化疗、栓塞。根据操作的不同,通常分为以下几种。①肝动脉灌注化疗(TAI):经肿瘤供血动脉灌注化疗,常用化疗药物有蒽环类、铂类等。②肝动脉栓塞(TAE):单纯用栓塞剂堵塞肝肿瘤的供血动脉。③TACE:把化疗药物与栓塞剂混合在一起,经肿瘤的供血动脉支注入。TACE 治疗最常用的栓塞剂是碘油乳剂(内含化疗药物)、标准化吸收性明胶海绵颗粒、空白微球、聚乙烯醇颗粒和药物洗脱微球。先灌注一部分化疗药物,一般灌注时间不应<20 分钟。然后将另一部分化疗药物与碘油混合成乳剂进行栓塞。碘油用量一般为 5～20 mL,不超过 30 mL。在透视监视下依据肿瘤区碘油沉积是否浓密、瘤周是否已出现门静脉小分支影为界限。在碘油乳剂栓塞后加用颗粒性栓塞剂。提倡使用超液化乙碘油与化疗药物充分混合成乳剂,尽量避免栓塞剂反流栓塞正常肝组织或进入非靶器官。栓塞时应尽量栓塞肿瘤的所有供养血管,以尽量使肿瘤去血管化。

4.TACE 术后常见不良反应和并发症

(1)TACE 治疗的最常见不良反应是栓塞后综合征,主要表现为发热、疼痛、恶心和呕吐等。

发热、疼痛的发生原因是肝动脉被栓塞后引起局部组织缺血、坏死,而恶心、呕吐主要与化疗药物有关。此外,还有穿刺部位出血、白细胞下降、一过性肝功能异常、肾功能损害以及排尿困难等其他常见不良反应。介入治疗术后的不良反应会持续 5～7 天,经对症治疗后大多数患者可以完全恢复。

(2)并发症:急性肝、肾功能损害;消化道出血;胆囊炎和胆囊穿孔;肝脓肿和胆汁瘤形成;栓塞剂异位栓塞(包括碘化油肺和脑栓塞、消化道穿孔、脊髓损伤、膈肌损伤等)。

5.影响 TACE 远期疗效的主要因素

肝硬化程度、肝功能状态;血清 AFP 水平;肿瘤的容积和负荷量;肿瘤包膜是否完整;门静脉有无癌栓;肿瘤血供情况;肿瘤的病理学分型;患者的体能状态;有慢性乙型病毒性肝炎背景患者的血清 HBV-DNA 水平。

6.TACE 术后评估及间隔期间治疗

一般建议第 1 次 TACE 治疗后 4～6 周时复查 CT 和(或)MRI、肿瘤相关标志物、肝肾功能和血常规检查等;若影像学检查显示肝脏肿瘤灶内的碘油沉积浓密、瘤组织坏死且无增大和无新病灶,暂时可以不做 TACE 治疗。至于后续 TACE 治疗的频次应依随访结果而定,主要包括患者对上一次治疗的反应、肝功能和体能状况的变化。随访时间可间隔 1～3 个月或更长时间,依据 CT 和(或)MRI 动态增强扫描评价肝脏肿瘤的存活情况,以决定是否需要再次进行 TACE 治疗。但是,对于大肝癌/巨块型肝癌常需要 2～4 次的 TACE 治疗。目前主张综合 TACE 治疗,即 TACE 联合其他治疗方法,目的是控制肿瘤,提高患者生活质量和让患者带瘤长期生存。

(四)放疗

放疗分为外放疗和内放疗。外放疗是利用放疗设备产生的射线(光子或粒子)从体外对肿瘤照射。内放疗是利用放射性核素,经机体管道或通过针道植入肿瘤内。

1.外放疗

(1)外放疗适应证:①CNLC Ⅰa、部分Ⅰb 期肝癌患者,如无手术切除或局部消融治疗适应证或不愿接受有创治疗,也可考虑采用肝癌立体定向放疗(SBRT)作为替代治疗手段。据报道其生存时间与手术切除或局部消融治疗类似。②CNLC Ⅱa、Ⅱb、Ⅲa 期肝癌患者,有证据表明TACE 联合外放疗,可改善局部控制率、延长生存时间,较单用 TACE、索拉非尼或 TACE 联合索拉非尼治疗的疗效好,可适当采用。③CNLC Ⅲb 期肝癌患者部分寡转移灶者,可行 SBRT,延长生存时间;外放疗也可减轻淋巴结、肺、骨、脑或肾上腺转移所致疼痛、梗阻或出血等症状。④一部分无法手术切除的肝癌患者肿瘤放疗后缩小或降期,可转化为手术切除;外放疗也可用于等待肝癌肝移植术前的桥接治疗;肝癌手术切缘距肿瘤≤1 cm 的窄切缘术后可以辅助放疗,减少病灶局部复发或远处转移,延长患者无疾病进展期。

(2)外放疗禁忌证:肝癌患者如肝内病灶弥散分布,或 CNLC Ⅳ期者,不建议行外放疗。

(3)外放疗实施原则与要点:肝癌外放疗实施原则为综合考虑肿瘤照射剂量、周围正常组织耐受剂量,以及所采用的放疗技术。肝癌外放疗实施要点:①放疗计划制定时,肝内病灶在增强CT 中定义,必要时参考 MRI 等多种影像资料,可利用正常肝组织的再生能力,放疗时保留部分正常肝不受照射,可能使部分正常肝组织获得增生。②肝癌照射剂量,与患者生存时间及局部控制率密切相关,基本取决于周边正常组织的耐受剂量。肝癌照射剂量:立体定向放疗一般推荐3～6 次,30～60 Gy;常规分割放疗为 50～75 Gy;新辅助放疗门静脉癌栓的剂量可为 6 次,3 Gy。③正常组织耐受剂量需考虑:放疗分割方式、肝功能 Child-Pugh 分级、正常肝(肝脏肿瘤)体积、胃肠道瘀血和凝血功能状况等。④肝癌放疗技术：建议采用三维适形或调强放疗、图像引导放疗（IG-RT）或 SBRT 等技术。IGRT 优于非 IGRT 技术，螺旋断层放疗适合多发病灶的肝癌患者。呼吸运动是导致肝脏肿瘤在放疗过程中运动和形变的主要原因，目前可采取多种技术以减少呼吸运动带来的影响，如门控技术、实时追踪技术、呼吸控制技术、腹部加压结合 4D-CT 确定内靶区技术等。

（4）外放疗主要并发症：放射性肝病（RILDs）是肝脏外放疗的剂量限制性并发症，分典型性和非典型性两种。①典型 RILD：碱性磷酸酶（AKP）升高＞2 倍正常值上限、无黄疸性腹水、肝大。②非典型 RILD：AKP＞2 倍正常值上限、谷丙转氨酶＞正常值上限或治疗前水平 5 倍、肝功能 Child-Pugh 评分下降≥2 分，但是无肝大和腹水。诊断 RILD 必须排除肝肿瘤进展、病毒性或药物性所致临床症状和肝功能损害。

2.内放疗

放射性粒子植入是局部治疗肝癌的一种方法，包括^{90}Y 微球疗法、^{131}I 单克隆抗体、放射性碘化油、^{125}I 粒子植入等。粒子植入技术包括组织间植入、门静脉植入、下腔静脉植入和胆道内植入，分别治疗肝内病灶、门静脉癌栓、下腔静脉癌栓和胆管内癌或癌栓。氯化锶（^{89}Sr）发射出β射线，可用于靶向治疗肝癌骨转移病灶。

（五）系统治疗

对于晚期肝癌患者，有效的系统治疗可以减轻肿瘤负荷，改善肿瘤相关症状，提高生活质量，延长生存时间。目前系统治疗效果仍不尽如人意，患者可以参加合适的临床研究。

姑息一线、二线系统治疗的主要适应证：①合并有血管侵犯或肝外转移的 CNLC Ⅲa、Ⅲb 期肝癌患者。②虽为局部病变，但不适合手术切除或 TACE 的 CNLC Ⅱb 期肝癌患者。③合并门静脉主干或下腔静脉癌栓者。④多次 TACE 后肝血管阻塞和（或）TACE 治疗后进展的患者。

主要相对禁忌证：①ECOGPS 评分＞2 分，肝功能 Child-Pugh 评分＞7 分。②中重度骨髓功能障碍。③肝、肾功能明显异常，如氨基转移酶（AST 或 ALT）＞5 倍正常值上限和（或）胆红素显著升高＞2 倍正常值上限、血清蛋白＜28 g/L 或肌酐清除率（CCr）＜50 mL/min。④具有感染、发热、活动性出血或肝性脑病。对于不能耐受或者不愿接受一线和二线系统治疗的肝癌患者，可建议中医中药及最佳支持治疗。

1.一线治疗

（1）索拉非尼（SOrafen Ⅰb）：多项临床研究表明，索拉非尼对于不同国家和地区、不同肝病背景的晚期肝癌患者都具有一定的生存获益。常规推荐用法为 400 mg，口服，每天 2 次；可用于肝功能 Child-Pugh A 级或 B 级的患者。而相对于肝功能 Child-Pugh B 级，Child-Pugh A 级的患者生存获益更明显。需注意对 HBV 和肝功能的影响，提倡全程管理基础肝病。最常见的不良反应为腹泻、体质量下降、手足综合征、皮疹、心肌缺血以及高血压等，一般发生在治疗开始后的 2～6 周。

（2）仑伐替尼（LenVatin Ⅰb）：仑伐替尼适用于不可切除的 CNLC Ⅱb、Ⅲa、Ⅲb 期、肝功能 Child-PughA 级的肝癌患者，其一线治疗效果不劣于索拉非尼，HBV 相关肝癌具有较好的生存获益。仑伐替尼已经获得批准用于肝功能 Child-Pugh A 级的晚期肝癌患者。用法：体质量≥60 mg 者，12 mg，口服，每天 1 次；体质量＜60 mg 者，8 mg，口服，每天 1 次。常见不良反应为高血压、腹泻、食欲下降、疲劳、手足综合征、蛋白尿、恶心以及甲状腺功能减退等。

（3）系统化疗：FOLFOX4 方案在我国被批准用于治疗不适合手术切除或局部治疗的局部晚

期和转移性肝癌。多项Ⅱ期研究报道含奥沙利铂的系统化疗联合索拉非尼可使客观缓解率有所提高,无进展生存时间和总生存时间均有延长,且安全性良好。对于肝功能和体力状态良好的患者,可考虑此联合治疗,但尚需临床随机对照研究提供高级别循证医学证据。另外,三氧化二砷对中晚期肝癌具有一定的姑息治疗作用,在临床应用时应注意监测和防止肝肾毒性。

2.二线治疗

(1)瑞戈非尼(RegOrafen Ⅰ b):瑞戈非尼被批准用于既往接受过索拉非尼治疗的 CNLC Ⅱb、Ⅲa 和Ⅲb 期肝癌患者。用法为 160 mg,每天 1 次,连用 3 周,停用 1 周。在我国,初始剂量可采用一次 80 mg 或 120 mg,每天 1 次,根据患者的耐受情况逐渐增量。常见不良事件是高血压、手足皮肤反应、乏力及腹泻等。

(2)其他二线治疗方案:美国 FDA 批准纳武利尤单克隆抗体和帕博利珠单克隆抗体用于既往索拉非尼治疗后进展或无法耐受索拉非尼的肝癌患者。目前,中国企业自主研发的免疫检查点抑制剂,如卡瑞利珠单克隆抗体、特瑞普利单克隆抗体、信迪利单克隆抗体等正在开展临床研究。免疫治疗与靶向药物、化疗药物、局部治疗的联合方案也在不断地探索中。免疫相关毒性反应(irAEs)可发生在皮肤、神经内分泌、胃肠道、肝、肺、心脏、肾脏等各个系统。需特别警惕免疫性肠炎、肺炎、肝炎和心肌炎等严重不良反应。一般而言,中度或重度 irAEs 需要中断免疫检查点抑制剂并启用糖皮质激素免疫抑制剂治疗,处理应根据不良反应发生的部位和严重程度而异。其他免疫调节剂(如干扰素 α、胸腺素 α₁ 等)、细胞免疫治疗(如嵌合抗原受体 T 细胞疗法即 CAR-T、细胞因子诱导的杀伤细胞疗法即 CIK)均有一定抗肿瘤作用,但尚待大规模的临床研究加以验证。此外,美国 FDA 批准卡博替尼用于一线系统治疗后进展的肝癌患者,批准雷莫芦单克隆抗体用于血清 AFP 水平$\geqslant$400 ng/mL 肝癌患者的二线治疗。但是,这两种药物尚未在国内上市。国产小分子抗血管生成靶向药物阿帕替尼用于肝癌患者二线治疗的临床研究正在进行。

(六)其他治疗

1.中医中药治疗

中医中药治疗能够改善临床症状,提高机体的免疫力,减轻放化疗不良反应,提高患者的生活质量。我国药监部门业已批准了若干种现代中药制剂,如槐耳颗粒可用于手术切除后的辅助治疗。另外,榄香烯、华蟾素、康莱特、康艾、肝复乐、金龙胶囊、艾迪、鸦胆子油以及复方斑蝥胶囊等用于治疗肝癌,具有一定的疗效,患者的依从性、安全性和耐受性均较好,但是需要进一步规范化临床研究以获得高级别的循证医学证据支持。

2.抗病毒治疗及其他保肝治疗

合并有 HBV 感染特别是复制活跃的肝癌患者,口服核苷(酸)类似物抗病毒治疗应贯穿治疗全过程。宜选择强效低耐药的药物如恩替卡韦、替诺福韦酯或丙酚替诺福韦等。对于 HCV 相关肝癌,如果有肝炎活动建议应行直接抗病毒药物(DAA)或聚乙二醇干扰素 α 联合利巴韦林抗病毒治疗。肝癌患者在自然病程中或治疗过程中可能会伴随肝功能异常,应及时适当地使用具有抗炎、降酶、抗氧化、解毒、利胆和肝细胞膜修复保护作用的保肝药物,如异甘草酸镁注射液、甘草酸二铵、复方甘草酸苷、双环醇、水飞蓟宾、还原型谷胱甘肽、腺苷蛋氨酸、熊去氧胆酸、多烯磷脂酰胆碱、乌司他丁等。这些药物可以保护肝功能、提高治疗安全性,降低并发症和改善生活质量。

3.对症支持治疗

对于晚期肝癌患者,应给予最佳支持治疗,包括积极镇痛、纠正贫血、纠正低白蛋白血症、加强营养支持,控制合并糖尿病患者的血糖水平,处理腹水、黄疸、肝性脑病、消化道出血及肝肾综合征等并发症。针对有症状的骨转移患者,可使用双磷酸盐类药物。另外,适度的康复运动可以增强患者的免疫功能。同时,要理解患者及家属的心态,采取积极的措施,包括药物治疗,调整其相应的状态,把消极心理转化为积极心理,通过舒缓疗护让其享有安全感、舒适感,而减少抑郁与焦虑。

十一、预后

肝癌曾经被认为是不治之症,随着近 30 年来肝癌临床研究的进展,肝癌的生存率有着明显提高。总的 5 年生存率提高 10％左右,而对于行根治性切除的肝癌患者,5 年生存率达 50％以上。影响肝癌预后的因素较多,肿瘤的生物学特性、机体的免疫功能、治疗方式及患者的并发症等均对预后起着一定作用。目前认为,分化程度高、巨块型、具有完整包膜的肿瘤有着更好的预后,而分化程度低、弥漫型、无包膜、有血管侵犯、门静脉瘤栓及卫星灶则往往提示预后不良。近年来,有关肿瘤与免疫关系的研究发展迅速,越来越多的研究表明机体的免疫功能影响着肿瘤的发生、发展及预后。不同的治疗方式是影响肝癌患者预后的最主要因素。研究表明,手术治疗仍是肝癌治疗的最佳方法,其远期疗效优于其他手段。目前有大量临床资料表明,手术根治性切除肿瘤是治疗肝癌获得长期存活的重要手段。此外,患者如合并慢性肝炎、肝硬化、不同肝功能的分级,也有着不同的预后,肝功能越差,也提示预后较差;男性、酗酒往往和预后不佳相关。

（孟德凯）

第九章

胆 道 疾 病

第一节　先天性胆道畸形

一、先天性胆囊变异

胆囊先天性变异的种类较多,可单独出现,也可有数种变异或与胆管的变异同时存在。外科医师应熟悉胆囊的各种变异,以避免手术中发生意外。

(一)胆囊数量的变异

胆囊缺如、双胆囊畸形、三胆囊畸形等。

(二)胆囊形状的变异

分隔胆囊、分叶胆囊、鸭舌帽胆囊、葫芦形胆囊、胆囊憩室等。

(三)胆囊位置的变异

肝内胆囊、左位胆囊、游动胆囊、横位胆囊等。

(四)胆囊管的变异

胆囊管的位置随胆囊的位置而变化。此外,有胆囊管过长或过短、双支胆囊管等。胆囊变异一般没有临床症状,若合并胆囊炎、胆石症,则有实际意义。胆道图像检查多能得出准确的术前诊断。胆囊造影及 B 超检查常能偶然发现这类变异。在诊断有困难时,也可行内镜逆行性胆胰管造影术(ERCP)或磁共振胆胰管造影(MRCP)。症状不明显的胆囊变异,不需要特殊治疗。若合并有胆囊炎、胆囊结石或影响胆囊的排空功能者,则需采用手术治疗。

二、胆管变异

左、右肝管变异较少,较少发现胆囊管开口于右肝管者。无右肝管、右肝管汇入胆囊管等罕见。

副肝管:副肝管也被称为副胆管,这一概念在被提出以来,经历了很大的发展。目前,通常将副肝管定义为肝外部分的叶或段肝管,其主要源于肝实质的某一叶,也可由某一段肝管低位与肝外胆管汇合形成的,独立于其他的肝内胆管。另外广义的副肝管还包括迷走胆管和胆囊胆管(Luschka 管)。副肝管的胚胎学定义认为在胚胎 50 天时当胆管被渐渐牵向背侧下方时,本应该在肝内的分支却下降到肝外形成的。Hayes 等人根据副肝管汇入肝总管的位置,将其分为右副肝管和左副肝管,日本学者通过肝铸模型标本的研究,发现右后叶胆管的发生率较高。副肝管是肝门部的一个重要解剖学异常,出现率 10％～20％。Moosman 曾调查 250 名患者,其中 16％在 Calot 三角发现副肝管。由于副肝管的常见和复杂的解剖位置变异,容易在胆道或者胆囊手术中受到损伤。它的开口越低,越接近于胆囊管开口,就越易受到损伤;而开口于胆囊者,肯定会被切断。熟悉这种变异对于预防胆囊切除术中副肝管损伤有重要意义。

三、先天性胆道闭锁

先天性胆道闭锁是一种少见的新生儿疾病。有人统计在 10 000 个出生婴儿中,有 1 例胆道闭锁患儿。

(一)发病原理

本病的发病原理目前尚不清楚,显然是胎儿在胚胎发育过程中胆管发育停顿的结果。胚胎时胆道为一实体,而后逐渐演化成完整的空腔。这种演化过程在某一阶段停顿,即可出现不同部位胆道闭锁。如胆囊闭锁,可形成纤维组织条索,有时变现为与胆管隔绝的空隙,内含少量透明黏液,没有胆汁。

(二)分型

为便于临床诊断与治疗,通常将胆道闭锁分为以下 3 型。

1.肝外型

病变主要累及肝外胆管,但范围不同,有的全部肝外胆管包括胆囊均闭锁;有的局限在肝总管或胆总管下端,胆囊可完全闭锁,亦可仅留有一个空隙。

2.肝内型

病变主要累及肝内胆管,闭锁程度也不尽相同,可局限于左右肝管或左肝管或右肝管,亦可全部肝内胆管受累。

3.弥漫型

病变累及肝内外胆管,闭锁程度不一,有的部分变现为完全闭锁,另一部分表现为部分闭锁或狭窄。

据临床统计,多数病例为肝内型与弥漫型胆道闭锁,能够采用外科手术治疗的胆道闭锁只占少数,80％～90％的病例无法进行手术治疗。

(三)临床表现

大约 75％的胆道闭锁新生儿在出生后两周发现持续性黄疸,无波动,粪便呈灰白色,尿如浓茶。新生儿出生后 2～3 个月,患儿的营养和发育渐受影响,出生 4～5 个月后则明显恶化,易合并感染,如腹泻、上呼吸道感染、出血等。

查体:早期一般营养情况尚好,后期可有维生素不足表现,如出血倾向、眼干燥症等。腹部多明显膨胀,肝脏极度增大,质地坚硬。后期多有脾肿大和腹水。

(四)实验室检查

可有轻度贫血、尿胆原阴性、胆色素试验阳性。肝功能检查可有明显变化,如血清胆红素与黄疸指数明显增高,凡登白试验直接阳性,凝血酶原减少,凝血时间延长。十二指肠引流无胆汁。

(五)影像学检查

B 超、CT、MRCP 对本病有明确的诊断价值,对病变部位也有准确的提示。

（六）治疗

确诊该病者，要进行手术探查。手术时间宜在出生后 2～3 个月。然而，手术成功率较低，且多限于肝外型闭锁，死亡率亦高。

术前的准备（营养的补充、贫血的恢复等）十分重要。手术方法有胆管内引流术，如胆管空肠吻合、胆管或胆囊、十二指肠吻合等。也有实行肝外侧叶切除、肝肠吻合的报告，有条件的单位可采用肝脏移植。

四、先天性胆总管囊性扩张症

先天性胆总管囊性扩张症是一类以肝内和（或）肝外胆管囊性扩张为特征的先天性疾病，常合并胆管结石、胆管炎，其癌变率是普通人群的 20～30 倍。对于本病有多种不同命名，过去称为胆总管囊肿，现多称为先天性胆总管囊性扩张症。单纯肝内胆管的囊性扩张，称 Caroli 病。该病多见于儿童，但也见于成年人。亚洲地区多见，其中我国与日本为多。

（一）病因

本病的病因尚不明确。可能与 3 个因素有关。

（1）胆总管壁的自主神经发育不全，致使胆管壁薄弱及扩张。

（2）胆总管远端的梗阻　通常是先天性的狭窄，同时再存在胆管壁的薄弱，致使胆管扩张。若从肉眼所见，可见胀大胆总管，大小不一，一般在 500～2 000 mL，有时可达 5 000 mL。囊肿壁可因炎症而充血或是纤维化增厚，甚至钙化。镜检可见平滑肌及结缔组织，但无上皮。囊肿内的胆汁可因感染而变为混浊或成脓性。成年人胆总管囊性扩张常伴有胆石症或有恶性变。囊肿的远端胆管常有狭窄。

（3）胰胆管汇合部的解剖异常这是当前更多被接受的学说，支持胰胆管汇合部的解剖异常的依据：①胆道内淀粉酶含量明显增高；②60%～90%的病例存在胆胰肠汇合部异常；③胰管和胆管囊肿之间存在压力梯度；④囊肿壁黏膜呈慢性炎症改变。

该病常引起梗阻性黄疸。故可有肝大和充血，病程较久者可引起胆汁性肝硬化或胰腺病变。

（二）分型

本病的分类尚不统一。根据位置、形状和胆管扩张的类型，曾提出几种分型系统。最为广泛接受的是修改后的 Todani 分型，包括五种类型。

Ⅰ型：肝外胆管梭形或囊性扩张，累及肝总管和胆总管。Ⅰa：囊性扩张；Ⅰb：节段性扩张；Ⅰc：肝外胆管弥漫性扩张。

Ⅱ型：胆总管憩室样扩张（choledochal diverticula）T，位于十二指肠以上。

Ⅲ型：胆总管末端膨出（choledochele）。

Ⅳ型：肝内胆管和肝外胆管的囊性扩张。Ⅳ-A：肝内外胆管囊状扩张；Ⅳ-B：肝外胆管多发囊状扩张。

Ⅴ型：肝内胆管囊状扩张症（Caroli 病）。

Caroli 病也可作为一种独立性疾病，有人根据肝损害的程度分为单纯性和合并肝硬化两种类型。国内黄志强等从外科治疗原则的差别，依据 Caroli 病肝内囊肿的解剖位置分布特点，分为 4 型：Ⅰ型局限型；Ⅱ型弥漫型；Ⅲ型中央型；Ⅳ型合并胆总管囊肿型。该分型简洁实用，对外科治疗具有指导意义。

(三)并发症

肝内胆管扩张症的并发症有以下几种。

1.胆石症

胆石症可由胆汁淤积、胆道感染引起。

2.肝硬化

临床上有肝硬化症状,如肝大、肝功能异常等。

3.胆管癌

可能在长期胆汁淤积的基础上,发生恶性变。临床上有进行性病情加重,如肝大、恶病质等。

4.胆管炎

变现为反复发作的胆管炎症状,如腹痛、发冷发热,也可有轻度黄疸。

5.肝脓肿

临床上有肝脓肿的症状。

(四)临床表现

本病的典型表现是腹痛、腹部包块、黄疸三联征。儿童更多表现为黄疸和(或)肿块,而成人先天性胆总管囊性扩张可能是偶然发现或有症状时发现,其症状与囊肿长期存在及并发症有关,如化脓性胆管炎、胰腺炎、扩张胆管内结石和(或)扩张胆管恶变等,会出现黄疸、发热寒战、恶心呕吐,但三联征同时出现者少。

体格检查:可有轻度或中度黄疸。在右上腹可有不同程度的压痛,因成人腹壁较为坚实,大多数患者的腹部包块扪及不清,仅部分患者可触及包块,包块不活动,有囊性感。

(五)临床检查

检查方法有以下几方面。

1.实验室检查

非发作时,无阳性所见;急性发作时,白细胞计数增高;血清胆红素和酶学水平(谷丙转氨酶、碱性磷酸酶、γ-谷氨酰转肽酶)常增高,为梗阻性黄疸的表现。

2.B超检查

B超可见囊肿相应处的巨大液性暗区。B超检查准确、快捷、无创,又可多次重复检查,为常规检查项目之一。若与内镜逆行性胆胰管造影(ERCP)或 MRCP 联合使用,更有助于本病之诊断。

3.内镜逆行性胆胰管造影术(ERCP)检查

如插管成功可显示出囊肿的大小和轮廓,但更要注意同时伴随的胆道狭窄、结石及恶性变。虽然这种直接胆管造影技术有提供诊断信息的优势(如细胞刷或活检),但也存在缺点,即导致严重的操作相关并发症。

4.经皮肝胆道穿刺术(PTC)检查

PTC 可获得良好的胆道影像,但因其有可能造成出血、胆漏,引起胆汁性腹膜炎,故这种方法均应在做好手术前准备的情况下进行。

5.磁共振胆胰管成像(MRCP)检查

MRCP 是一种无创性检查技术,可清晰地显示囊肿大、小部位,有无胆道狭窄,是否有结石存在及恶变可能。

6.CT 检查

CT 能显示出肝脏轮廓、胆道扩张的部位程度、胆管壁厚度、胆管有无结石,并能判定有无恶变、是否伴有肝硬化、肝脓肿、转移病灶等。

(六)治疗

未经治疗的先天性胆总管囊性扩张症可以继发胆管炎、梗阻性黄疸、胆石症、胆汁性肝硬化、肝脓肿、胰腺炎等,还可以发生囊肿自发性破裂和癌变,因此现在多主张一旦临床确诊应尽早手术治疗。

手术方法的选择原则取决于:①手术创伤的大小及难度;②从病理生理角度分析该手术的优缺点;③手术治疗的近期与远期疗效。

1.囊肿外引流术

多用于囊肿继发严重感染、囊肿破裂、伴有肝功能严重损害或全身情况不良的患者,作为第一期手术,待情况好转后再进一步处理。

2.囊肿内引流术

这类手术可起到较好的胆汁引流作用。其中手术方法可有囊肿胃吻合术、囊肿十二指肠吻合术和囊肿空肠 Roux-en-Y 吻合术三种。由于囊肿存有恶变可能,已不采用这一术式。

3.囊肿切除术

这是目前最多采用的术式。只要胆管周围没有严重的粘连,切除囊肿多无困难,但要注意囊肿下缘残留过长可出现蛋白栓、胰腺炎及残留囊肿组织癌变。而囊肿下缘过度剥离,易招致胰瘘、胰腺炎,甚至腹腔血等严重并发症。在囊肿切除后,远端胆管予以缝扎关闭,通常要在肝门区肝总管处,与空肠相吻合。吻合方法有两种:①胆管空肠 Roux-en-Y 吻合术,方法较为简单,可利用肝总管的端与空肠的端或侧壁行吻合,再行一个空肠的端侧吻合;②肝总管空肠袢式吻合术及空肠-空肠。

(孟德凯)

第二节 胆道运动障碍

胆道运动障碍又称胆道运动紊乱或张力障碍或协同失调,是由于自主神经或消化道激素的调节功能失调,引起的胆道运动功能障碍,而导致胆汁流入十二指肠发生的异常非器质性病变。胆道运动障碍实际上是胆道疾病中的常见病理状态,由于对本病缺乏认识,可能误诊为胆石症或胆道蛔虫病而行手术,有的病例延误诊断而发展成为奥狄括约肌狭窄或并发胆道感染、急性或慢性胰腺炎等。

一、病因和病理

本病的病因目前尚不十分明确。很显然,胆道的运动功能与自主神经系统和消化道激素有关。当迷走神经受刺激或过度兴奋时,可引起胆囊收缩和奥狄括约肌松弛。交感神经对胆道影响较弱。脂肪饮食进入十二指肠后刺激肠黏膜分泌缩胆囊素,也可引起胆囊收缩。因此,正常人在消化期间,迷走神经兴奋、胆囊收缩和奥狄括约肌舒张三者之间是相互协调的,如果一方发生异常,就会导致本病的发生。

通常将胆道运动障碍分为原发性与继发性两类。

(一)原发性胆道运动障碍

消化道和肝胆系统无器质性病变,单纯表现为胆道运动障碍。这类疾病常与精神紧张、过度疲劳、精神抑郁、月经或妊娠、营养状况欠佳、肠道寄生虫等因素有关。

(二)继发性胆道运动障碍

继发性胆道运动障碍是继发于消化道、肝胆疾病或胆道手术后的胆道功能失调。临床表现本病的主要症状是剑突下或右上腹疼痛,其程度不一。然而,仔细了解这类腹痛,可发现有其特点:①腹痛常有发病诱因,如神经刺激、月经周期等;②腹痛不伴有发热、白细胞增多等感染现象;③腹痛常突然发生,给予或不给予治疗亦可停止;④腹痛常向上腹部或肩背部放射;⑤腹痛程度一般较胆石症轻(也有类似胆道蛔虫病之胆绞痛者),腹痛持续时间较胆石症的胆绞痛为短;⑥腹痛发作可伴有恶心呕吐、食欲减退、上腹胀满等消化道症状。

病程长的胆道运动障碍可引起器质性病变,如继发胆囊炎、胆管炎时,可有发热、轻度黄疸等;继发胰腺炎时,可出现胰腺炎的症状及体征,血、尿淀粉酶多增高。

二、诊断

该病的诊断主要依靠以下几方面。

(一)典型症状与体征

若年轻女性,无其他器质性病变,且具有上述临床特点时,可考虑本病。

(二)十二指肠引流

该法对胆道功能紊乱的诊断有一定的帮助。如胆汁出现晚,应考虑胆囊运动无力或胆囊管痉挛;如胆汁流出时间过长,应怀疑胆囊运动亢进。

(三)B超检查

B超是一种清晰、简便地显示胆囊形态、容积和胆囊功能的方法,可以得出与胆囊造影相同的结果。根据胆囊的形态与容积并通过胆囊功能试验,可推测出病变的部位与程度。若胆囊较大或呈"懒惰"状下垂、收缩不良,则为张力减弱型胆道运动障碍;若胆囊较小、呈圆形,进脂餐后改变不大或明显变小,则为痉挛型或运动亢进型胆道运动障碍。

(四)其他检查方法

内镜逆行胆胰管造影术、同位素诊断等,只是在特殊情况下,才考虑使用。

三、治疗

胆道运动障碍的治疗要根据病情而定。有规律的生活、避免过度劳累、精神愉快、适当的饮食调理是不可缺少,有时随着环境、年龄的变化,可以自然缓解。

(一)非手术疗法

1.镇静药物

情绪不稳定或失眠者,可用地西泮、水合氯醛等。

2.解痉药物

对于痉挛性或运动亢进型胆道运动障碍,可用亚硝酸甘油、阿托品、654-2、硫酸镁等。

3.促进胆囊收缩药物

对于张力减弱型胆道运动障碍,可用稀盐酸合剂、维生素 B_1、复合 B 族维生素以及消化药胰酶等。有报道试用新斯的明,也有一定效果。

4.中药治疗

根据辨证论治的原则,可分 3 型。

(1)肝郁气滞型:多为高张力型胆道运动障碍,主证有善怒,胁痛或上腹窜痛,脘胀嗳气,舌淡苔白或腻,脉弦细或紧,治以舒肝解郁,佐以活血化瘀。常用方剂有以下几种。①逍遥散:柴胡、当归、白芍、白术、薄荷、茯苓、甘草。②柴胡疏肝汤:柴胡、枳壳、杭芍、川芎、香附、甘草。③芍药甘草汤:杭芍、甘草。

(2)肝胆湿热型:相当于胆道运动障碍合并有继发感染,主证有腹痛拒按,口苦,咽干,嗳腐,便结,尿赤,舌红、苔黄或腻,脉弦滑或数,治以清肝胆湿热。常用方剂有以下几种。①大柴胡汤:柴胡、黄芩、半夏、白芍、枳实、生姜、大枣、大黄,加栀子、泽泻等。②薏苡仁汤:薏苡仁、瓜蒌仁、丹皮、桃仁、白芍。

(3)脾胃两虚型:相当于低张为型或病程较长的胆道运动功能障碍,主证有腹痛绵绵,喜按喜热,食少便溏,心悸晕眩,虚烦少眠,月经不调,舌淡苔白或少苔,脉弦细或虚无力,治以健脾补肾,常用方剂有以下几种。①参苓白术散:党参、茯苓、白术、枸杞子、黄精、茯苓、甘草。②补中益气汤:黄芪、白术、陈皮、升麻、柴胡、人参、当归、甘草。

(二)手术疗法

1.手术适应证

在有下列情况下,要考虑手术治疗:胆道运动障碍非手术治疗不见好转者;合并有明显器质性病变者;胆囊管综合征。

2.手术方式

要视病情而定,要慎重进行,也有人认为手术治疗是禁忌的。

(1)胆囊切除术:用于胆囊或胆囊周围有炎症患者。

(2)奥狄括约肌切开成形术:适用于高张型胆道功能紊乱,可以解除括约肌痉挛。随着十二指肠镜技术的发展和 ERCP 技术的普及,这项操作多采用 EST 的方式,切开时,只切开共同括约肌部分即可。

(3)迷走神经切断术:高张力型胆道功能紊乱可切断胃肝韧带,以切断右侧迷走神经;对低张型胆道功能紊乱可采用膈下途径切断迷走神经(Mallet-Guy 手术)。

(4)胆道周围神经剥脱术:用于高张型胆道运动障碍。

以上两种手术疗效不肯定,在临床中已不开展。

(孟德凯)

第三节　胆　道　感　染

胆道感染是泛指胆道系统的急性或慢性感染。这是一类十分常见的腹部疾病,大约占普外科住院患者的 10%。胆道感染与胆石症常同时并存,互为因果,互相影响。

一、急性胆囊炎

急性胆囊炎是胆囊的急性炎症,其中多并有胆囊结石。该病的确切发病率尚难统计,根据某医院近 5 年住院患者的统计,因急性胆囊炎行胆囊切除术约占胆道手术的 17%。

(一)分型

急性胆囊炎的病因复杂有多种致病因素,如胆汁淤积、胆道梗阻、代谢障碍、细菌感染、神经因素等。梗阻与感染是其中主要的病理基础。根据胆囊壁的病变程度及细菌感染的种类可以分为以下几类。

1.急性单纯性胆囊炎

胆汁的细菌培养可能为阴性,只有半数左右的病例可有细菌生长,通常为大肠埃希菌(大肠埃希菌)与链球菌、金黄色葡萄球菌为主。胆囊壁的组织学改变,主要表现在黏膜层的炎症反应,如黏膜水肿、充血、水肿与中性粒细胞浸润。

2.急性化脓性胆囊炎

胆囊胆汁细菌培养阳性,细菌的种类也是混合性感染,有 20%~40%病例伴有厌氧菌感染。胆囊壁的组织学改变可侵及至全层,除水肿,充血外,黏膜可有坏死或溃疡形成,胆囊壁有血管与淋巴管的扩张,胆囊浆膜有渗出与邻近脏器的粘连等。

3.急性坏疽性胆囊炎

除了混合性细菌感染外,大约 80%以上的病例可伴有厌氧菌的感染,胆囊壁的组织学改变为胆囊壁的坏疽,甚至穿孔,形成胆汁性腹膜炎。由于厌氧菌的存在,胆汁带有粪臭味和气体。

除此以外,尚有气肿性胆囊炎与酶性胆囊炎,临床中时有遇到。

4.急性气肿性胆囊炎

此病是较少见的一种类型。这种胆囊炎的致病菌往往是产气荚膜杆菌,并常与需氧菌一起造成混合性感染。临床上在胆囊壁和胆囊内有气体存在。

5.酶性胆囊炎

酶性胆囊炎也称化学性胆囊炎,是由于解剖学上的胆管与胰管"共同管道",胰液进入胆道内引起的化学性刺激。临床上对胆汁的检测可有淀粉酶的存在。

(二)临床表现

腹痛、恶心呕吐及发热是急性胆囊炎的 3 大主要症状。

腹痛部位在右上腹胆囊区,常向腰背部放射,为持续性,常有阵发性加重,但腹痛的强度则因人而异。腹痛剧烈、呈持续性,表示为梗阻性或化脓性胆囊炎,老年人则因痛阈差异,病理特征与临床症状不相一致。腹痛发生不久,常有恶心呕吐,吐出物为胃与十二指肠内容物,频频呕吐表示病变严重。发热为胆囊炎引起的全身反应;高热寒战见于坏疽性胆囊炎或胆囊积脓。

(三)体格检查

体格检查要从全身与腹部两方面进行。

1.全身检查

要注意黄疸与血压、脉搏、体温。黄疸在急性胆囊炎中也较常见。当胆囊管发生梗阻或影响胆总管时,可出现轻度一过性黄疸。当胆囊炎症发展到一定程度时,可影响全身功能,如出现体温明显升高、脉搏加快、呼吸加快、血压下降时,表示胆囊病变严重,为胆囊严重化脓、坏死、穿孔的征象,甚者出现"胆道休克"。

2.腹部检查

通常上腹部的呼吸运动常有不同程度的限制,有时可见到胀大的胆囊。腹部触诊在右上腹可出现压痛、反跳痛及肌紧张;当病变严重时,"腹膜炎三联征"可扩大全上腹或全腹部。Murphy征呈阳性。

(四)诊断

急性胆囊炎的诊断一般并无困难。仔细了解病史、病程,结合症状与体征,即可做出诊断。尤其在黄疸、右上腹痛和触到胀大胆囊同时出现时,诊断无疑。

诊断困难时,可借助实验室检查、B超和X线检查加以确诊或除外其他疾病。

1.实验室检查

除一般情况极差衰竭病例,多有白细胞和中性粒细胞计数增多。血清谷-丙转氨酶可有轻度增加,少数病例可有血清胆红素增高。中、老年患者常伴有血糖升高。

2.B超检查

可清楚地看到胆囊的大小、胆囊壁的增厚以及胆囊结石所显示的光团与声影。若发现胆囊周围有渗液,则是坏疽性胆囊炎的特征。

3.X线检查

有少数病例胆囊区X线可见到胀大胆囊的阴影或胆囊内有阳性结石。除发病早期外,无论排泄性或逆行性胆管造影均应在急性发病后两周内进行。

4.其他检查

腹腔镜检查对急性胆囊炎的诊断有很大意义。在腹腔镜的直视下可见到充血、水肿的胀大胆囊,严重病例可见胆囊壁的坏死及腹腔渗液。还可同时行腹腔镜胆囊切除术,也可胆囊穿刺胆囊造影,了解胆道内部的病变。

(五)鉴别诊断

急性胆囊炎需与下列疾病相鉴别。

1.先天性胆总管囊性扩张症

该病由于胆总管远端尚有狭窄并继发感染,出现右上腹痛、恶心呕吐、发热,甚至黄疸,极类似急性胆囊炎。B超检查极易做出鉴别诊断。内镜逆行性胆胰管造影术(ERCP)或磁共振胆胰管成像(MRCP),更易显出扩张的胆总管。

2.胃十二指肠溃疡穿孔

穿孔早期,可表现为右上腹剧烈疼痛,类似急性胆囊炎,但腹痛范围可很快扩大,类似胆汁性腹膜炎。腹部X线和腹腔穿刺术有明显的诊断意义。

3.急性胰腺炎

该病多有右上腹痛、恶心呕吐,有时伴有黄疸,极类似急性胆囊炎。然而,胰腺炎可有淀粉酶升高。B超检查有助于这两种病的鉴别。

4.急性肠梗阻

该病可有腹痛、恶心呕吐、便秘等,有时类似急性胆囊炎,但急性肠梗阻可有腹胀、高频肠音或气过水音、腹部X线可见有肠管积气及气液平面。

5.高位急性阑尾炎

位于肝下的急性阑尾炎,腹痛位于右上腹,有恶心、呕吐、发热等,类似急性胆囊炎,但高位急性阑尾炎的腹痛可能先始于上腹或脐周围,右下腹也常有压痛。B超检查有助于鉴别。

6.肝脓肿

肝脓肿,特别是位于胆囊床附近的肝脓肿,可有右上腹痛、发热及消化道症状,类似急性胆囊炎。然而,肝脓肿的发热寒战较为突出,全身消耗较明显,CT、MRI及B超检查有助于鉴别。

7.其他

需与急性胆囊炎相鉴别的疾病尚有许多内科性疾病,如右侧肺炎及胸膜炎、传染性肝炎、右肾绞痛、急性胃炎等。

(六)非手术疗法

1.一般疗法

轻度患者可服流质,严重者要禁食并给予输液或纠正水与电解质的平衡紊乱。

2.中药疗法

(1)清胆行气汤:用于气滞型胆道感染。组成:柴胡、黄芩、半夏、枳壳、香附、郁金、延胡索、木香各10 g,杭芍15 g,大黄(后下)10 g。

(2)清热利湿汤:用于湿热型胆道感染。组成:柴胡15 g,黄芩、半夏、木香、郁金、猪苓、泽泻各10 g,茵陈30 g,大黄(后下)15～30 g。

(3)清胆泻火汤:用于毒热型胆道感染。组成:柴胡15～30 g,黄芩15 g,半夏、木香、郁金各10 g,板蓝根30 g,龙胆草10 g,生大黄(后下)15～30 g,芒硝(冲服)15～30 g。

3.针刺疗法

可选用阳陵泉、足三里、内关、期门、日月、章门、胆俞、中脘。

4.其他辅助疗法

抗生素、止痛药、胃肠减压,酌情用于严重病例。

5.经皮肝胆囊引流术(PTBD)

在B超或CT引导下,在锁骨中线或腋前线经皮和肝刺入胆囊内并置管引流术。

(七)手术疗法

1.开腹胆囊切除术

开腹胆囊切除术是急性胆囊炎的基本术式,也是根治术式。只要周身情况较好、局部病变允许时,争取行胆囊切除术。对胆囊切除有困难者,可行胆囊部分切除术。若手术中发现有胆总管增粗或胆总管内有结石或蛔虫以及胰头增大者,宜行胆总管探查术。

2.腹腔镜胆囊切除术

一般认为急性胆囊炎发病72小时内胆囊壁只有充血水肿,局部粘连疏松,胆囊三角结构易于分离显露,故急性胆囊炎在早期(72小时内)行腹腔镜胆囊切除术是可行的。

3.胆囊造瘘术

胆囊造瘘术是一种姑息性手术,往往在手术3个月后,需行第2次手术。因此,有人反对这种实行这种手术,或者认为要限制这种手术的实行,只是在以下3种情况下,方考虑实行:①患者的周身情况极差,不能接受其他手术者;②局部病变严重或解剖关系不清难于接受其他手术者;③估计患者存活时间不能超过3个月者。目前该方法已经逐渐被PTBD所替代。

二、慢性胆囊炎

慢性胆囊炎是一种较为常见的胆囊慢性炎症性疾病,除胆囊壁有慢性改变外,尚有功能障碍,因而在诊断与治疗上存在一定分歧。

(一)分类与病因

根据慢性胆囊炎的病因与病理,可分为以下两大类。

1.结石性胆囊炎

胆囊内存在结石(详见"胆石症")。

2.非结石性胆囊炎

这类胆囊炎原因又有不同,有细菌或病毒感染引起,有胆盐或胰液消化酶引起的化学性胆囊炎,有胆囊管狭窄或功能障碍引起慢性胆囊炎。

有一种无石性胆囊炎,多出现在危重病伴器官衰竭时。胆囊增大,壁变厚可达 1 cm,B超下可有明显"双边影",有人认为是多脏器功能衰竭中的肝胆系统衰竭。

胆囊管或胆总管的梗阻常是慢性胆囊炎的发病基础。当胆道发生梗阻时,胆囊内压力升高,胆囊体积增大。由于胆囊的反复慢性炎症,胆囊壁有纤维组织增生,出现萎缩性胆囊炎。

慢性胆囊炎还常伴有胆囊周围的一些病变,如胆囊周围炎、胆道消化道内瘘等。

(二)临床表现

慢性胆囊炎没有特异的症状与体征,大致可归纳为以下几种综合征。

1.慢性胆囊炎急性发作

这类患者诊断较易,可有长短不同的胆囊炎病史,发作时与急性胆囊炎无明显差别。

2.隐痛性胆囊炎

隐痛性胆囊炎可表现为持续性或间断性右上腹痛并常误诊为慢性肝炎、十二指肠溃疡等。

3.消化障碍性胆囊炎

消化障碍性胆囊炎表现为餐后上腹饱胀感、腹胀、嗳气或呃逆等,也常误诊为其他慢性消化道疾病。

4.隐性胆囊炎

隐性胆囊炎无临床症状,在手术或尸检时偶然发现并经组织学检查得以证实。

(三)诊断与鉴别诊断

1.诊断

(1)慢性胆囊炎的临床诊断比较困难,诊断标准也有分歧,往往需结合病史,加以诊断。

(2)慢性胆囊炎的病史常不典型,特别是无典型病史或夹杂其他疾病的慢性胆囊炎在诊断上更应慎重。在非发作期的病例中,实验室检查常无帮助。

(3)胆道图像检查有决定性的诊断价值。胆囊造影在多数情况下可显示胆囊扩大,胆囊内可见到阳性或阴性结石。在排泄性胆囊造影失败时,可进行内镜逆行性胆管造影术。

(4)B超检查对胆囊病变的准确率达 90％以上,且是非侵入性检查方法,应作为首选。在超声图像上可显示胆囊的大小、壁的厚度、胆囊功能以及其中的结石等。

2.鉴别诊断

(1)慢性胆囊炎尤其要与胆囊功能紊乱相鉴别。因为腹腔的许多疾病可影响胆囊的功能、出现胆囊功能紊乱。

(2)需与慢性胆囊炎相鉴别的疾病尚有溃疡病、十二指肠炎或憩室、结肠炎、慢性阑尾炎、慢性胰腺炎等。

(四)非手术疗法

非手术疗法对于控制急性症状、改善胆囊和消化功能有一定的作用。

1.饮食调节

可根据患者的饮食习惯进低脂肪、高维生素类易消化的食物。

2.利胆药物

酌情使用33％硫酸镁溶液、去氢胆酸、胆酸钠、苯丙醇(利胆醇)等。

3.解痉药物

颠茄、阿托品、普鲁苯辛等。

4.中药疗法

以疏肝解郁、和胃止痛为主,进行辨证施治。有热者,酌加清热之剂;有湿者,酌加利湿或燥湿之品。

5.针刺疗法

主穴:阳陵泉、足三里、内关、中脘等。

(五)手术疗法

对于症状较明显或反复发作者以及伴有胆囊结石者,要考虑手术治疗,予以胆囊切除术,效果较好。对无结石性慢性胆囊炎以及不能除外胆道功能紊乱者,则手术治疗要慎重。对于因肝病、胃肠疾病引起的胆囊功能不良,表现有慢性胆囊炎表现者,要经过适当时期的药物治疗,临床症状确无好转者,方考虑手术治疗。

三、急性胆管炎

急性胆管炎是常见的腹腔感染之一,临床上常常诊断为胆道感染。Charcot曾描述了腹痛、发热寒战及黄疸的症状。随后,Rogers在尸检中注意到化脓性胆管炎、胆道梗阻与肝脓肿的关系。

(一)分类

目前,对急性胆管炎的认识还不一致,也没有统一的分类方法,但从临床实践中来看,大致可分为以下4类。

(1)急性胆管炎或急性单纯性胆管炎临床上有胆道梗阻与感染表现。胆汁非脓性,清亮,细菌计数在10×10^3/mL以下。

(2)急性化脓性胆管炎除胆道梗阻与感染外,胆汁为脓性,细菌计数在10×10^5/mL以上。

(3)急性梗阻性化脓性胆管炎或重型急性胆管炎除急性化脓性胆管炎的特征外,还有休克或神志障碍。

(4)急性高位梗阻性化脓性胆管炎或重型急性肝胆管炎为肝脏的一叶或一侧肝胆管发生梗阻与严重感染。

(二)病因

急性胆管炎多为继发性,其病因大致可分以下几种。

1.胆管结石

该类结石性胆管炎最为多见,结石梗阻胆管后常继发细菌感染。结石多为胆色素钙结石。

2.寄生虫污染

以蛔虫为最多见,蛔虫将肠细菌带入胆道,加之蛔虫毒素的刺激和胆管梗阻,从而发病。目前我国因卫生状况不断改善,肠道蛔虫发病率已降至很低,胆道蛔虫发病已极为少见。

3.胆道狭窄

可继发于十二指肠乳头狭窄或手术后造成之胆道狭窄。对于胆管结石引起的胆管炎,也多有胆道狭窄的存在,两者互为因果。

4.细菌感染

来自各方面的细菌,如肝脏、胆囊、十二指肠、胰腺或血行播散等,进入胆管而引起炎症。在正常情况下,胆管内可能存在少量细菌而不发病,在机体抵抗力低下或有胆管有梗阻时,则引起发病。

5.其他

较少见的原因还可能有病毒感染(来源于病毒性肝炎)、化学性或酶性胆管炎(在胆胰管合流异常的情况下,胰液进入胆道而引起炎症),以及胆管肿瘤、慢性胰腺炎、粘连团块等引起的胆管炎。

(三)病理变化

急性胆管炎的病理变化可概括为以下两方面。

1.胆管

胆管病理损害的轻重与梗阻、感染的程度有关。通常可见到胆管扩张、胆管壁增厚、充血、水肿、炎性细胞浸润,但多以黏膜层的病变为主。严重者可有胆管壁的坏死、穿孔。胆汁可变成混浊或脓性,梗阻时间长者,可呈白色胆汁。由于肝内胆道感染引起的胆道出血,也是临床上可以遇到的一种严重并发症。

2.邻近器官

由于胆道感染的扩散,向上可引起肝实质的损害,向下引起胰腺的炎症。病情严重者还可引起远隔系统或器官的损害。

(四)临床表现

急性胆管炎的临床表现可有很大差异。临床上肝外胆道梗阻导致的胆道感染时主要表现为上腹疼痛、高热寒战和黄疸的 Charcot 三联征,严重者伴发感染性休克及神志改变称 Reynolds 五联征。

1.腹痛

腹痛是急性胆管炎的主要症状,多位于剑突下偏右侧。肝胆管梗阻引起之胆管炎,其腹痛位于肝区或右上腹。腹痛的性质多为持续性伴有阵发性加重。常向背部或右肩部放射。

2.恶心呕吐

腹痛发生后不久即可发生,但呕吐后不能使腹痛缓解。呕吐的内容物为胃液或十二指肠液,若蛔虫引起者,可呕吐蛔虫或在呕吐物中查到蛔虫卵。

3.发热与寒战

急性胆管炎的发热程度不一,高热时常伴有寒战,表明病变侵犯肝内胆管,为细菌内毒素吸收的表现。

4.黄疸

黄疸为胆管炎的重要表现。大约有 70％的患者可有程度不同的黄疸存在。体格检查常为急性病容,或因急性腹痛而呻吟不已,或因高热寒战而蜷缩颤抖。多有程度不同之脱水或酸中毒,巩膜与皮肤可有黄染。舌红苔黄腻或黄燥,脉弦数或滑。剑突下或上腹部多有明显压痛,当出现胆管周围炎时,可有反跳痛及肌紧张。但要注意到在老年人和较肥胖患者,其腹部体征常不十分明显。腹壁较薄的患者有时能触到胀大的胆囊,肝脏多肿大,有触痛。

(五)诊断与鉴别诊断

1.诊断

(1)急性胆管炎多有反复发作的病史,有的做过胆道造影检查或有胆道手术史,故一般诊断并无困难。

(2)实验室检查对本病的诊断可提供不少帮助。除白细胞计数及中性粒细胞增加外,尿胆红素可呈阳性。谷丙转氨酶多呈轻度增高,有黄疸时除血胆红素增高外,血清碱性磷酸酶和 γ-谷氨酰转肽酶多有升高。

(3)B超检查为必不可少的诊断方法。可发现胆道系统扩张,如能证实有胆道内结石或蛔虫的存在,更有助于胆管炎的诊断。

(4)胆道 X 线造影(包括排泄性与逆行性造影)需在急性症状消退 2 周后进行。

2.鉴别诊断

需与急性胆管炎相鉴别的有肝脓肿、病毒性肝炎、急性胰腺炎、胆道蛔虫病等。

(六)治疗

由于胆管的部位较深,病变又常复杂交错,非手术疗法又能控制绝大多数病例,因此非手术疗法应作为急性胆管炎的首选治疗手段。在严重病例,解除梗阻是各种治疗的前提,在紧急情况下视情采用 PTCD 或内镜鼻胆管引流术是非常有效的方法。病情缓解后对胆道系统进行详细的检查,对于需要进行手术治疗的患者,择期进行手术。由于病情已经稳定便于选用针对性强的根治性手术,不但能减少并发症,降低死亡率,而且还能提高远期疗效。

非手术的治疗方法包括液体疗法、抗生素的应用、解痉止痛药物的应用、中草药、针刺等中西医结合的综合疗法。

手术疗法用于非手术疗法不能控制的急性胆管炎、反复发作的胆管炎以及胆道有明显梗阻因素者。胆总管探查与引流术是急性胆管炎的基本术式,还可根据病情选用胆道内引流术。

四、急性梗阻性化脓性胆管炎

急性梗阻性化脓性胆管炎是胆道感染中最严重的一种疾病,具有发病急骤、病情重、变化快、并发症多和死亡率高等特点,因而有人主张把急性梗阻性化脓性胆管炎作为一种独立疾病,以便引起人们的重视。

急性梗阻性化脓性胆管炎在我国原发性胆总管结石和蛔虫污染高发地区,急性梗阻性化脓性胆管炎的发病率可以占胆道疾病的 15％以上。

(一)病因

1.胆道梗阻

以胆道结石与胆道狭窄最为常见。

(1)胆管结石:多发生在胆总管的下端有胆色素钙结石,结石多少和大小不一,有时合并有胆囊结石或肝内胆管结石。胆囊结石,尤其是颈部大结石可导致肝总管受到压迫而引起胆道梗阻,称为 Mirizzi 综合征。

(2)胆道狭窄:各种原因导致的胆道狭窄可因胆汁排泌不畅、逆行性细菌感染而引起胆道完全性和不完全性梗阻。其原因近年来已由炎性、先天性等转至医源性、外伤性。狭窄与感染互为因果,并加重梗阻程度。

（3）其他原因：腹部周围肿瘤发病率的升高，恶性梗阻所致胆道感染的发生率也在不断增加。除此之外，蛔虫感染地区的胆道蛔虫病、硬化性胆管炎、先天性胆管囊状扩张等也是胆道梗阻的成因。

国内外学者注意到胆道梗阻与胆道压力的关系。在动物实验中证明，当胆道压力超过 2.0 kPa（20 cmH$_2$O）时，注入胆管内的大肠埃希菌就会出现在胸导管；当压力超过 2.5 kPa（25 cmH$_2$O）时，就会出现菌血症；当压力超过 3.7 kPa（38 cmH$_2$O）时，肝脏分泌胆汁的功能就完全停止，胆道内压升高至 >3.0 kPa（30 cmH$_2$O）时，细菌和毒素可通过毛细血管和淋巴系统进入全身循环，这种胆管静脉反流是急性梗阻性化脓性胆管炎并发一系列全身并发症如严重的脓毒血症，甚至发生感染性休克或多器官功能损害的根本原因，也是导致良性胆道疾病患者死亡的主要原因。

2.胆道感染

急性梗阻性化脓性胆管炎的致病菌为革兰阳性与阴性细菌的混合感染，此外尚有厌氧菌。

（1）革兰阴性杆菌：大肠埃希菌（大肠埃希菌）是急性梗阻性化脓性胆管炎的主要致病菌，胆汁培养的阳性率可达 80% 以上。其次为副大肠埃希菌、绿脓杆菌、变形杆菌等。值得提出的是有人测定胆汁内毒素的浓度，可超过正常浓度的 20 倍。

（2）革兰阳性球菌：包括金黄色葡萄球菌、链球菌等，其培养阳性率占 20%～40%。

（3）厌氧菌：急性梗阻性化脓性胆管炎时的厌氧菌感染率是较高的，可达 80%～100%，目前由于培养技术所限，文献报告的阳性率在 50% 左右。厌氧菌主要包括革兰阴性杆菌的脆弱类杆菌和梭状芽孢杆菌，少数为革兰阴性球菌（韦荣球菌）和革兰阳性球菌（消化球菌）。

（二）病理变化

急性梗阻性化脓性胆管炎的主要病理变化有以下 4 个方面。

1.胆道

胆管直径多增粗，甚者可达 3 cm 以上，胆道压力增高，胆管内有脓性胆汁，甚者为胆管积脓。在胆管的不同部位常有狭窄，部分患者中常可发现结石、肿瘤或蛔虫。胆管黏膜表面为絮状物所覆盖，胆管壁有水肿、充血，常有糜烂或溃疡。胆囊除少数病例萎缩外，多显著增大，且有急性胆囊炎的改变。

2.肝脏

肝脏肿大，色紫红、暗红或褐绿，表现充血、水肿。感染严重时可有肝内多发性肝脓肿。肝脏显微镜检查可见肝细胞肿胀，大小不一，胞质疏松，肝细胞索紊乱，肝窦扩张，胆管内及周围有中性粒细胞及淋巴细胞浸润。

3.肝周围病变

急性梗阻性化脓性胆管炎引起的肝周围病变也是不可忽视的。肝胆管的炎症可引起肝周围炎；肝表面的脓肿可破裂形成胆汁性腹膜炎或与膈肌粘连，甚至穿破膈肌形成肺脓肿、脓胸或化脓性心包炎。

4.败血症和中毒性休克

由于胆道压力增高和大量细菌繁殖，细菌及其毒素可通过胆管-静脉反流，进入血液循环，引起败血症和中毒性休克，随之可发生一系列病变，如肝衰竭、肾衰竭、弥散性血管内凝血、中毒性脑病等。

近年来认识到，急性梗阻性化脓性胆管炎为多器官衰竭或多器官功能不全综合征的原因之一，累及的器官愈多，死亡率亦愈高。

（三）临床表现

急性梗阻性化脓性胆管炎的诊断标准尚不统一。有人认为，凡具有明显的典型的三联征（腹痛、寒战发热与黄疸）者，即应考虑到急性梗阻性化脓性胆管炎的可能，不一定等待休克的出现；有人认为除三联征之外，必须有血压降低；还有人认为除三联征之外，还应加上中毒性脑损害。目前，多数人认为，急性梗阻性化脓性胆管炎的诊断标准应是四联征或五联征。

1.急性胆道感染症状

急性梗阻性化脓性胆管炎的发病早期，多有右上腹痛、恶心呕吐，随之出现寒战与发热。热型多为弛张热，常是多峰型，高热之前常有寒战。当胆管梗阻到一定程度时，出现黄疸。实验室检查发现这类黄疸为梗阻性，同时合并有肝细胞损害。查体可发现剑突下及右上腹有明显的压痛及肌紧张。多有胆囊胀大、肝大。

2.中毒性休克

一般在发病后24小时左右，出现烦躁不安、脉搏加快、呼吸急促、四肢及口唇发绀，随之血压下降，出现休克。同时并有脱水、电解质紊乱、酸中毒、尿少或无尿等。

3.中毒性脑损害

在休克前后出现烦躁不安、嗜睡、谵妄、神志不清，以及昏迷等中枢神经系统症状。晚期病例可出现凝血机制障碍、弥散性血管内凝血（DIC）、肝、肾综合征等。

（四）诊断与鉴别诊断

急性梗阻性化脓性胆管炎的诊断一般并无困难。一个胆道感染病例，若出现Charcot三联征，则要考虑急性梗阻性化脓性胆管炎的存在，若同时出现休克或Reynald五联征，则确诊无疑。在临床诊断中，急性梗阻性化脓性胆管炎常有以下特点。

1.临床特点

多有胆道病史或胆道手术史。据统计，急性梗阻性化脓性胆管炎有胆道病史者达80%以上。发病年龄以壮年为多。发病急骤，病情发展迅速。

2.实验室检查

白细胞计数明显升高，一般为 $20 \times 10^9/L$ 以上，中性粒细胞也明显升高。若白细胞计数低于正常时，表明感染极度严重、机体抗病能力极差，预后更为不良；肝功能检查有血清胆红素，尤其是直接胆红素升高，血清谷-丙转氨酶、碱性磷酸酶与γ-转肽酶升高；血pH下降，少数患者血尿素氮和肌酐升高。

3.B超检查

B超检查对诊断与治疗有很大帮助。可见到增粗的胆总管、增大的胆囊，还可见到胆道内的结石，也常发现胆道外的渗出液。

4.其他检查

有学者报告经皮肝胆道造影引流术（PTCD）对急性梗阻性化脓性胆管炎有诊断与治疗价值，内镜逆行性胆胰管造影（ERCP）对胆道内部情况的了解十分重要。需与急性梗阻性化脓性胆管炎相鉴别的疾病中，内科疾病有右下大叶肺炎、右侧胸膜炎、急性病毒性肝炎等，外科疾病有肝脓肿、重型急性胰腺炎、溃疡病急性穿孔等。MRCP具有无创性，对胆道扩张的病例图像清晰，并可重复检查，对诊断有一定价值。

（五）全身治疗

无论采用哪种治疗方法，全身治疗都是不可忽略的，而且要求迅速有效。此外，必须在有现代设备的条件下进行监护治疗,包括血气检查、心肺功能的监护、留置导尿管等。

1.抗休克

当患者处于休克状态时,首先要抢救休克。包括补充有效循环血容量(第 1 个 24 小时给予 4 000～7 000 mL)、纠正酸中毒(给予 5％碳酸氢钠溶液)、改善微循环,可给予丹参注射液、参麦注射液等,必要时可给激素、强心剂或升压药物。

2.中药与针灸

根据中医辨证,急性梗阻性化脓性胆管炎属于胆道感染的毒热或脓毒期,但热深厥深,四肢逆冷。在中药的应用上以大柴胡汤辅以清热解毒、清热利胆、通里攻下中药,但要注意以下几点。

(1)重用清热解毒药:常用药如金银花、连翘、蒲公英、紫花地丁、野菊花、夏枯草、黄芩、黄连、龙胆草等。

(2)重用通里攻下药:大黄用量可加大为 30～60 g,务必使大便通畅,以每天 3～4 次为宜。

(3)清热利胆药:常用药物有茵陈、栀子、金钱草等,以增加胆汁流量、疏通胆道。

(4)在驱邪的同时注意扶正:除依靠输液及西药外,中药扶正对抗休克有较好作用,常用生脉散、参附汤或四逆汤。

一些单位报告,中药配合针刺右侧期门、日月,每次刺激 30 分钟有止吐、利胆、抗菌等作用。

3.控制感染

抗生素的应用是非常重要的措施,对改善休克、防止并发症的出现,都十分重要。抗生素的使用原则是选用在胆道和血液中浓度较高,同时又对肝、肾功能无损害的品种。

随着抗菌药物在临床的广泛应用,在药物筛选和诱导的双重作用下,胆道感染的病原菌谱及其药物敏感性也发生了变化。诸多文献显示,近年来胆道感染的病原菌种类有增加的趋势,但仍以革兰阴性菌为主,其中大肠埃希菌占主导地位,其次为肺炎克雷伯菌属和铜绿假单胞菌;肠球菌属所占比率有所上升,而且在肠球菌属中有粪肠球菌逐年减少,而屎肠球菌逐年增多趋势;另外真菌感染、厌氧菌感染也有报道。革兰阴性菌的药敏情况从总体上看对头孢类、青霉素类和喹诺酮类都有很高的耐药率,对碳青霉烯类、阿米卡星、β-内酰胺类加酶抑制剂、氨基糖苷类抗菌药物的耐药率保持在较低的水平。革兰阳性菌对替考拉宁、万古霉素、利奈唑胺等药物的敏感率较高,而对红霉素、呋喃妥因、氨基糖苷类、喹诺酮类的敏感率较低。

(六)急症非手术胆道减压法

近年来先进技术与器械的运用,急症非手术胆道减压方法发挥愈来愈大的作用。这些方法大致有以下几点。

1.胆囊穿刺置管术

详见"急性胆囊炎"。

2.经皮肝胆道引流术和经皮肝胆囊引流术

经皮肝胆道引流术是在经皮肝、胆道造影术(PTC)的基础上发展起来的。最好是在超声波或 CT 导向下进行。当特制的套管针刺入胆管后,可引出脓性胆汁,再放入胆道内塑料管行持续引流。由于胆道压力下降,胆道感染可迅速控制。胆道造影后,可再进行手术治疗。

3.内镜鼻胆管引流术

施行内镜鼻胆管引流术可使急性症状得以缓解,天津市南开医院应用此法治疗了大量重症胆管炎的患者,取得了成功的经验。对于少数因结石嵌顿在壶腹部的急性梗阻性化脓性胆管炎可行内镜括约肌切开术(EST)。切开后常可见到嵌顿结石,用导管向上推动结石可流出脓性胆汁。插入塑料管,从鼻孔中引出,作持续引流。

(七)手术疗法

1.急症手术

急症手术仅适用于病情十分严重,休克不能纠正或怀疑有胆囊穿孔等严重并发症者。因此,手术范围不能过大,时间不能过长。手术方式多为胆囊造瘘术、胆总管探查引流术。

2.早期手术

早期手术是经过短期的积极治疗之后,水、电解质紊乱和酸碱失衡已得到纠正,经抗感染等治疗,全身情况已经稳定,此时进行手术患者多能较好地耐受。除胆总管探查取石、取虫外,常能同时切除胆囊,如情况允许也可行胆道内引流术。

3.择期手术

择期手术是在急性症状消退和胆道彻底进行检查后所进行的手术。由于手术的针对性强,除难于取尽的肝内胆管结石外,多能较彻底地清除结石、胆道狭窄等病变,或行胆肠内引流手术,取得更为满意的远期疗效。

五、慢性胆管炎

慢性胆管炎是在反复发作的胆道感染基础上发生的疾病,临床上也十分常见。

(一)病因

慢性胆管炎的原因多为胆管慢性梗阻与感染。胆管梗阻的原因可能为胆道狭窄、胆管结石等;胆道感染可能来自十二指肠,如胆道蛔虫的污染,也可能来自淋巴或门静脉。由于胆道手术例数的大幅增加,医源性胆道损伤已成为胆道狭窄的重要病因。作为补救手术所进行的胆肠吻合术,能导致大量的胆道逆行性感染,因此构成了慢性胆管炎的主要来源。

(二)病理

慢性胆管炎的病理轻重程度不一。轻者在大体标本上几乎无任何改变;病程较久时,可见胆管壁明显增厚,胆管内有混浊胆汁。胆囊也常有慢性炎症和胆管周围炎。胆汁的细菌学检查常有革兰阴性杆菌或阳性球菌生长。影像学上可见胆管壁增厚,CT 常可见胆管腔内有气体,MRCP 可见胆树呈"枯枝"状。

(三)临床表现

慢性胆管炎的临床表现多种多样。大致可分为以下 5 种类型。

1.消化不良型

主要表现为消化不良症状,如食少、厌油、腹胀、嗳气等。

2.腹痛型

主要表现为右上腹痛,一般不剧烈,隐隐作痛,少数情况下可有胆绞痛或伴有恶心、呕吐。

3.低热型

临床上常表现为原因不明的低热,查体时有肝大和右上腹深压痛。

4.黄疸型

临床上主要有黄疸,程度为轻型,有时为间歇性或伴有轻度右上腹痛。

5.隐型

临床无明显症状,手术或尸检中偶然发现。

(四)非手术治疗

1.免疫抑制药

皮质激素已被广泛用于原发性硬化性胆管炎的治疗,如泼尼松(强的松),连服数周至数月后疗效明显。皮质激素不仅能抑制炎症反应,减轻胆管壁纤维化,而且具有直接利胆、减轻黄疸的作用。

2.抗生素

当患者出现胆管炎,腹痛、发热等情况时,应加用抗生素治疗,但多不主张长期使用。

3.青霉胺

因促进尿铜的排泄而起治疗作用(有研究发现原发性硬化性胆管炎的患者肝内铜水平增高),但其确切疗效仍有待进一步证实。

4.抗纤维化药物

秋水仙碱具有抗纤维发生、抑制胶原合成的作用,对肝硬化有较好疗效,故有人试用于治疗原发性硬化性胆管炎,但病例尚少,难以作出结论。

(五)手术治疗

1.内引流

内引流适用于局部狭窄者,切除胆总管狭窄段,并做胆总管空肠吻合。

2.外引流

外引流适用于胆管弥漫狭窄者,应先放置较细的导管,以后每隔 3 个月更换导管,逐渐增大导管的管径,导管至少放置 1～2 年,甚至终身带管。

3.原位肝移植

有持续性黄疸合并胆汁性肝硬化,或属于弥漫型原发性硬化性胆管炎,不能用上述手术方法纠正者,采用肝移植可能有长时间治愈的希望。

(孟德凯)

第四节　胆　石　症

胆石症是指胆管系统,包括胆囊和胆管内发生结石的疾病。其临床表现取决于胆结石的部位,以及是否造成胆管梗阻和感染等因素。

胆石症是常见病。美国胆结石患病率为 10%,主要为胆囊胆固醇结石。我国胆结石患病率为 0.9%～10.1%,平均 5.6%。

女性明显多于男性,随年龄增长而增高。随着生活水平的提高,饮食习惯的改变,卫生条件的改善,我国的胆结石已由以胆管的胆色素结石为主逐渐转变为以胆囊胆固醇结石为主。

一、病因和发病机制

本病病因和发病机制尚未完全明了,一般认为与胆汁化学成分的改变、胆汁淤积、细菌感染、胆管寄生虫感染及其他因素有关。

(一)胆汁化学成分的改变

胆汁的重要化学成分是胆盐、磷脂和胆固醇,三者保持一定的比例,故能维持一种混合胶体溶液。当代谢紊乱、胆汁分泌失常而三者比例发生变化,特别是胆酸、磷脂的减少或胆固醇的增多,均可使胆固醇呈过饱和状态,而从胆汁中析出,形成结晶,沉淀而成胆结石的基础。但不同地区、不同病例的发展原理却不一定相同,所形成的胆石种类和发生部位也随之而异。

(二)胆汁郁积

长期静坐习惯、肥胖、妊娠、胆管梗阻或奥狄括约肌功能失调等情况,可使胆囊肌肉张力降低,排空延缓而致胆汁郁积。这是造成炎症和结石常见的重要原因。

(三)细菌感染

胆囊黏膜因浓缩的胆汁或反流的胰液的化学性刺激而产生炎变,极易招致继发性细菌感染。常见致病菌为大肠埃希菌(占70%)、绿脓杆菌、变形杆菌和厌氧菌等,多为混合感染。细菌可使胆汁变为酸性,使胆固醇在胆汁中容易沉淀,感染时大肠埃希菌可产生大量的 β 葡糖醛酸苷酶,使结合胆红素变为不溶于水的非结合胆红素,后者与钙结合成为难溶的胆红素钙而沉淀下来,是形成肝内外胆管结石的主要原因,其成分往往是以胆红素钙为主。

(四)胆管寄生虫感染

胆管寄生虫感染在我国相当多见,尤其是胆蛔症,是我国胆石症的主要原因之一,蛔虫侵入胆管,将细菌及虫卵携至胆管,引起胆管炎症、阻塞和胆汁郁积。蛔虫的残体及虫卵也常有构成胆石的核心。

(五)其他因素

西方国家,尤其是美洲印第安人胆汁中胆固醇量呈超饱和状态,胆结石发生率高,肝硬化尤其是原发性胆汁肝硬化患者由于胆汁酸合成减少,胆石症的发生率也很高。此外,据最新报道,金属元素在胆石形成中有着重要作用,经测定发现:胆固醇结石患者胆汁中的游离钙浓度增高;胆色素结石患者胆汁中的游离钙、镁浓度增高。成为胆石形成的原因之一。

二、胆石的分类

按胆石的化学成分,可分为以下几点。

(一)胆色素结石

胆色素结石又可分为纯胆色素结石和以胆红素钙为主的混合性结石。纯胆色素结石少见,一般可见于慢性溶血性贫血。胆红素钙结石可发生于胆管的任何部位,包括肝胆管、胆囊和胆总管,常为多发,呈棕黑色,多角形,或为不成形的泥砂样,质脆,易于压碎。原发性胆管结石(即胆囊内无结石,仅胆管内有结石者)主要为胆红素钙结石。

(二)胆固醇结石

胆固醇结石可分为纯胆固醇结石和以胆固醇为主的混合性结石。纯胆固醇结石在国内较少见,原发于胆囊(即原发性胆囊结石),呈黄白色,圆形或椭圆形,质硬,切面呈树轮状的同心圆形。

(三)混合性结石

以胆红素钙为主,或以胆固醇为主的混合性结石。

(四)碳酸钙结石

碳酸钙结石很少见。从病因学来分类,胆结石又可分为炎症性和代谢性两类。胆红素钙结石为炎症性结石,胆固醇结石为代谢性结石。发病率前者国内较高,后者欧美国家较高。

三、临床表现

(一)胆囊结石

胆囊结石是指原发于胆囊的结石,是胆石症中最多见的一种疾病。少数结石可经胆囊管排入胆总管,大多数存留于胆囊内,且结石越聚越大,可呈多颗小米粒状,在胆囊内可存在数百粒小结石,也可呈单个巨大结石直径甚至为 10 cm×6 cm;有些终身无症状而在尸检中发现,大多数反复发作腹痛症状,一般小结石容易嵌入胆囊管发生阻塞引起胆绞痛症状,发生急性胆囊炎。

胆囊结石以混合结石多见,约占 70%,少数为胆色素或胆固醇结石,结石在胆囊内反复刺激胆囊内黏膜或堵塞胆囊管引起胆囊发炎,致胆囊呈慢性炎症、萎缩,胆囊管堵塞若不能松解则发生急性胆囊炎、胆囊坏疽、穿孔、胆汁性腹膜炎。胆石反复刺激也可引起癌变,为胆囊癌病因之一,有资料统计显示胆囊结石患者中有 0.2%～1% 会发展为胆囊癌。

1.无症状

大多数胆囊结石早期无症状,一部分终身无症状。

2.急性腹痛

结石堵塞胆囊管或细菌感染引起急性胆囊炎症状。腹痛主要在右上腹部,呈绞痛或钝痛,持续性,阵发性加重,伴恶心、呕吐。

3."胃痛"症状

常自觉上腹部疼痛,饱胀,嗳气,自认为是"胃病",实为一种慢性胆囊炎。

4.体检

右上腹部有压痛,急性者常有 Murphy 征阳性,即深压胆囊区,患者吸气时有触痛反应。慢性者发作时右上腹部有压痛或急性发作时呈急性胆囊炎体征。

(二)肝外胆管结石

1.症状

肝外胆管结石常见的症状是胆管炎,典型表现为反复发作的腹痛、高热寒战和黄疸,称为夏柯三联症。①腹痛:为胆绞痛,疼痛部位多局限在剑突下和右上腹部,呈阵发性刀割样,常向右肩背部放射,伴恶心、呕吐。这是由于结石下移嵌于胆总管下端壶腹部,引起括约肌痉挛和胆管高压所致。②寒战高热:是胆结石阻塞胆管合并感染时的表现。由于胆管梗阻,胆管内压升高,使胆管感染逆行扩散,致使细菌和毒素通过肝窦入肝静脉内,引起菌血症或毒血症。③黄疸:胆管结石嵌于 Vater 壶腹部不缓解,1～2 天即可出现黄疸,患者首先表现尿黄,接着出现巩膜黄染,然后出现皮肤黄染伴瘙痒。部分患者结石嵌顿不重,阻塞的胆管近侧扩张,胆石可漂浮上移,或者小结石通过壶腹部排入十二指肠,使上述症状缓解。这种间歇性黄疸,是肝外胆管结石的特点。如梗阻性黄疸长期未得到解决,将会导致严重的肝功能损害。

2.体征

巩膜及皮肤黄染。剑突下或右上腹部有深压痛,感染重时可有局限性腹膜炎,肝区叩击痛。如胆总管下端梗阻可扪及肿大的胆囊。

(三)肝内胆管结石

肝内胆管结石在我国发病率较高,多数为胆色素结石。肝内胆石的表现很不典型。在间歇期仅表现为上腹轻度不适和背胀。

急性期则有胀痛和发热。当一侧或一叶肝内胆管结石造成半肝或某一肝段的肝内胆管梗阻,并发感染时,可出现发热、畏寒,甚至精神症状和休克等急性重症胆管炎表现,但患者仍可无腹痛和黄疸,因此常易误诊为"肝炎"或"肝脓肿"。

四、辅助检查

(一)血常规检查

白细胞计数及中性粒细胞数升高。

(二)胆囊造影检查

胆囊造影检查可见结石影。

(三)B超检查

B超检查是胆管非侵入性检查方法,能很好地显示肝内和肝外胆管、胆囊有无扩张和有无结石,是近年来普遍应用的检查方法。

(四)CT检查

CT检查能准确显示胆囊、胆管图像,观察胆囊大小、胆管粗细、梗阻部位及结石情况,必要时可静脉注射造影剂,使对比加强以帮助诊断。

(五)经皮肝穿刺胆管造影(PTC)检查

对结石的诊断、判断胆管梗阻部位及性质有很大的帮助,胆管扩张的患者成功率达90%,胆管不扩张者成功率为60%,并发症不超过3%。主要并发症为出血及腹膜炎。

(六)十二指肠镜逆行胰胆管造影(ERCP)检查

在国内已成为比较常用的诊断方法,成功率高,对判断胆管占位性病变性质(结石、蛔石、肿瘤)和部位有重要诊断价值。

五、诊断

胆石症的诊断主要根据临床表现,特别是根据腹痛、寒战发热和黄疸三大症状表现的差异,同时配合实验室检查、B超检查、X线胆管造影检查等,以判断病变的部位是在胆囊还是在胆管,病变的性质是结石还是感染。实际上,胆囊炎与胆囊结石、胆管炎和胆管结石往往并存,故在诊断时必须详细询问病史,进行系统的体格检查,全面考虑,综合分析。

六、鉴别诊断

(一)急性胰腺炎

腹部疼痛多位于左上腹,疼痛呈持续性;发热及黄疸不明显,血、尿淀粉酶明显升高。

(二)病毒性肝炎

肝炎接触史或流行史,以右上腹肝区持续性隐痛为主,发热但无畏寒,黄疸发生快而消退慢,转氨酶升高并伴有其他肝功能异常。

(三)壶腹部周围肿瘤

无痛性黄疸进行性加深,一般无发热,胃肠道X线检查、钡餐检查、B超检查、经皮肝穿刺胆管造影或经内镜逆行胰胆管造影能明确诊断。

(四)胃十二指肠溃疡和急性高位阑尾炎

阑尾高位于肝下而发病时,因可引起右上腹痛及腹膜刺激体征,应注意与急性胆囊炎鉴别。在诊断慢性胆囊炎和胆囊结石时,必须注意先排除胃十二指肠溃疡。

七、治疗

近十几年来,胆石症的治疗方法有了飞跃的发展,体外震波碎石技术的应用、电视腹腔镜胆囊切除术、经皮胆囊镜取石术等微创手术的推广、中医和排石仪的排石疗法、口服及灌注溶石药物的出现等,使胆石症治疗走向多样化。现临床常用的方法可概括为排石、溶石、碎石、取石 4 种方法。原则上胆囊的小结石、肝外胆管结石直径≤1 cm,或泥沙样结石;无并发症的较大胆管结石;广泛的肝管或肝内胆管结石;胆总管切开取石后的残存结石,特别是已做内引流者,均可应用上述方法治疗。

(一)病因治疗

积极治疗肠道感染、肠寄生虫可降低胆结石的发病率。选用清淡、低胆固醇食品,亦有预防结石的形成,降低胆绞痛发作。

(二)药物治疗

1.增进胆汁排泄药物

(1)50%硫酸镁:可松弛奥狄括约肌,使滞留胆汁易于排出。每次餐后服 10～15 mL,每天 3 次。

(2)去氢胆酸:餐后服 0.25 g,每天 3 次。

(3)胆酸钠:餐后服 0.2 g,每天 3 次,可刺激肝脏大量分泌稀薄胆汁。

(4)胆盐:0.5～1.0 g,每天 3 次,能促进肝脏分泌大量稀薄的胆汁,有利于冲洗胆管。

2.溶解胆石药物

鹅去氧胆酸(CDCA)可抑制肝脏合成胆固醇(CH),减少胆管吸收 CH,增加胆汁中的 CDCA 含量并降低胆汁中石胆酸和 CH 的含量,从而促使胆固醇类结石(CS)溶解。Danzilnger 报道了口服 CDCA 可以扩大胆酸池,降低 CH 饱和度。连服 9～24 个月可使胆固醇结石溶解,CDCA 的最适剂量为每天 13～15 mg/kg,每天 1 次或 3 次,6～24 个月为 1 个疗程。也有人提出胆酸类药物睡前服用效果更好,服药期间宜进低胆固醇饮食。在治疗开始后,6、12 和 24 个月分别做胆囊造影和 B 超检查,若结石消失,再经 2～3 个月后复查 1 次,仍未发现结石时方可判定为结石完全溶解。其灌注适量的溶石剂(灌注量与抽去胆汁量保持相对平衡,避免胆管内压力过高而损害肝脏),以此保持溶石剂与胆石接触,维持溶石剂的有效浓度,有利于提高溶石效果和溶石速度。

3.解痉镇痛药

急性胆绞痛发作时可选用阿托品 0.5 mg、哌替啶 50 mg 或用消旋山莨菪碱 10 mg 肌内注射,亦可用 33%或 50%硫酸镁 20 mL 口服。

4.抗生素

有寒战高热者可配合应用抗生素,目前一般应用头孢唑啉钠静脉滴注,感染严重者可用头孢唑肟或头孢曲松静脉滴注,同时必须联合应用阿米卡星肌内注射及甲硝唑钠静脉滴注。

(三)手术治疗

适应证:①胆管结石伴有严重梗阻感染、中毒性休克或肝脏并发症;②较大的胆囊结石、症状发作频繁、结石嵌顿造成积水或积脓、急性化脓性及坏疽性胆囊炎、胆囊穿孔或弥漫性腹膜炎;③经内科积极治疗无效病例。

1.一般手术治疗

对于一些比较大的、药物不起作用的结石可通过手术直接切除胆囊,能快速根除病灶,是最好的办法,但手术有一定的适应证。

2.微创手术

只在腹部切3个2~3 cm的小切口就可以,手术方法简单、创伤小、恢复快,但是微创手术很难将细小结石取出,还会诱发结石。

(孟德凯)

第五节　胆道损伤与胆道狭窄

胆道损伤与胆道狭窄是常见的胆道外科严重问题,处理不当,常常带来不良后果。

一、病因和病理

胆道损伤有外伤性和医源性两类损伤。外伤性胆道损伤又有贯通性和非贯通性两种,前者由于利器刺伤或枪、弹等火器伤直接自体外与胆道贯通,造成开放性损伤,多同时伴有其他组织和器官的损伤;后者为来自外部的暴力,为腹部闭合性损伤。外伤性胆道损伤的部位可有胆囊和胆管。医源性胆道损伤多为胆总管或肝总管的损伤。

此处只讨论医源性胆道损伤与医源性胆道狭窄两部分。

(一)医源性胆道损伤

胆道损伤发生于胆道本身的手术者为数最多,占90%以上,其他也可发生于胃、胰腺等手术过程之中。

胆道手术时发生胆道损伤的原因很多,而且往往是几种因素同时造成的。然而,经验丰富和富有警惕性的外科医师可以大大减少胆道损伤的发生。归纳起来,发生胆道损伤的原因:①缺乏必要的解剖学知识,不能识别胆道的解剖变异;②麻醉不满意、腹肌过紧或助手不利,致使暴露不佳;③操作不当或过于粗暴;④严重粘连或炎症,致使解剖关系辨认不清;⑤术中因胆囊动脉出血,盲目钳夹止血或大块组织缝扎止血所造成的损伤。

根据胆道损伤的情况不同,可有部分损伤及胆总管横断损伤两种。

(二)医源性胆道狭窄

手术后肝外胆道狭窄多继发于胆管手术之后,其次与胃次全切除术、胰腺手术有关。

二、临床表现

(一)医源性胆道损伤

若在手术过程中未发现胆道损伤,则手术后可有3类表现。

1.胆汁型性腹膜炎

胆汁型性腹膜炎是由胆道损伤后,胆汁流入腹腔所致。患者有发热、腹痛、腹肌紧张等腹膜炎表现。若腹腔引流通畅,则流出胆汁,随后可形成胆瘘。

2.梗阻性黄疸

梗阻性黄疸见于胆管横断结扎引起的胆道损伤。一般在手术 24 小时后出现黄染并逐渐加深,随之出现消化不良、皮肤瘙痒、大便灰白等症状。肝功能检查可发现梗阻性黄疸的特征。ERCP 可发现胆管横断的部位。PTC 也可发现胆管横断的部位及损伤近端的扩张胆管。

3.晚期胆道狭窄

部分患者在手术后较长时间才出现黄疸或胆管炎的症状。此种情况多见于胆总管部分损伤,亦可因胆管壁部分缺血、坏死或引流管放置不当所引起。

(二)手术后胆道狭窄

如上所述,胆管横断结扎与手术后近期出现梗阻性黄疸,部分损伤引起的胆道狭窄,或有反复发作的胆管炎症状或表现有轻度不同的黄疸。

三、预防及治疗

(一)预防

手术性胆道损伤与狭窄大部分是可预防的。根据前述之发生原因,在术中如能重视以下 3 点,将会大大减少胆道损伤及狭窄的发生。

1.切口要适当,暴露要清楚

胆管手术的切口不宜过小,一般采用右侧经腹直肌切口,上至肋弓,必要时向左拐至剑突下,多能满足胆道手术的需要。采用右肋缘下斜行切口亦可取得满意的暴露。手术中助手要配合好,使手术野暴露清楚,争取在明视下分离及结扎胆囊动脉及胆囊管。

2.熟悉胆道解剖的常与变

胆道的解剖变异甚多,熟悉胆道解剖的各种变异,对预防胆道的损伤具有重要意义。

3.手术操作轻柔,避免术中出血

胆道的损伤也多与术中操作粗暴有关,特别是手术中出血时,盲目进行钳夹止血或大块缝扎止血,极易造成这种损伤。

(二)治疗

手术性胆道损伤与狭窄的治疗是胆道外科中的困难课题,对病理的辨识及手术操作均提出了很高的要求。

1.医源性胆道损伤

手术过程中若能及时发现胆道损伤,应立即进行修补手术,大多预后良好。手术方式有以下几种。

(1)单纯修补术:适用于胆管的部分性损伤。宜使用细肠线作数针间断缝合,如损伤范围不大,缝合满意,最好常规放置 T 型管。如损伤的范围较大,为了预防胆瘘及手术后胆道狭窄,可在胆道损伤之近侧或远侧切开胆总管,安放 T 型管,T 型管的一臂要通过缝合的损伤部位,以便起到引流与支撑的双重作用。

(2)胆总管端端吻合术:适用于胆总管的横断损伤。吻合时要求良好的黏膜对合,为了减少张力,往往需要游离十二指肠侧腹膜,以减小胆总管的两端张力。为防止胆总管的狭窄,也常常要在损伤之近侧或远侧切开胆总管,安放 T 型管,并要求在 6～12 个月后拔管。

(3)内镜逆行性胆道支架引流:是一种内支撑防止胆道再狭窄形成的有效方法。一般支架可放置 6 个月更换一次,视情放置 1 年或更长时间。

(4)其他手术方式:为保持胆管的畅通性,在一些特殊情况下,还应施行更为复杂的手术,如肝门胆管空肠 Roux-en-Y 吻合术。

2.胆道狭窄

胆道狭窄的修复手术难度较大,预后亦较差,因而要求更高,特别要强调手术方法的选择合理和手术技术的得当。凡胆道狭窄的位置高,手术次数多、黄疸持续时间长,预后则更差。

(1)胆总管成形修复术(Heineke-Mikulicz 成行修复术):适用于胆总管的局限性狭窄。实际上是一种"纵切横缝"的方法,使胆总管口径扩大,术后一定要在狭窄的一侧胆管内放入 T 型管(图 9-1)。

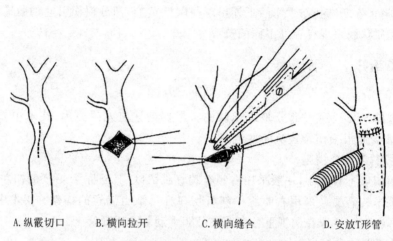

A.纵霰切口   B.横向拉开   C.横向缝合   D.安放T形管

图 9-1　胆总管成形修补方法

(2)胆道消化道重建术:这类手术方法甚多,要根据不同的狭窄部位选择合适的方式。①胆总管十二指肠吻合术:适用于胆总管下端的狭窄。常用于胆管扩张直径大于 2 cm 者。②胆管空肠 Roux-en-Y 吻合术:是较常用的术式,适用于肝门以下的胆道狭窄。③其他术式:胆道狭窄扩张术、U 型管或 Y 型管引流术等。

(3)经皮肝胆管穿刺引流术(PTCD)与经皮肝胆管支撑引流术:在某些尚不适于手术或术前黄疸较重需要减黄时,可考虑实行。

（孟德凯）

第六节　胆　道　出　血

由于各种原因导致胆管与伴行血管间形成异常通道引起的上消化道出血称为胆道出血。胆道大出血指源于胆道的上消化道大出血,多有休克表现,其发生率仅次于消化道溃疡、门静脉高压症和急性胃黏膜糜烂等引起的上消化道出血。胆道出血亦称血胆症。胆道出血是胆道疾病和胆道手术后的严重并发症,也是上消化道出血的常见原因。

胆道出血的发病率尚没有可靠的统计,占胆道疾病的 1‰～5‰,但在胆道蛔虫与胆管结石高发的地区,胆道出血亦较多见,其发病率可能仅次于溃疡病出血、食管静脉曲张破裂出血,占上消化道出血第 3 位或第 4 位。胆道慢性小量出血与急性大量出血的临床表现完全不同。胆道小量出血确较常见，但无特异性症状，多被原发性疾病所掩盖。胆道急性大量出血，由于发病急，症状重，常引起低血容量休克，且有周期性出血的特点，已受到临床医师的广泛重视。

一、病因和病理

胆道出血的病因有多种，国内外报道的病因也不同。Sandblom 收集世界文献的 546 例中，外伤(包括交通事故、手术创伤等)引起的出血共 260 例，占 47.7%，感染性因素 153 例，占 28.1%，胆囊结石 55 例，占 10.1%，动脉瘤 40 例，占 7.3%，肿瘤 28 例，占 5.1%，原因不明者 9 例，占 1.7%。我国的胆道出血，70% 以上与肝内胆管结石和胆道蛔虫有关，即多为感染性胆道出血。其他原因尚有外伤、肿瘤等。来自肝外胆道的出血可能有胆管炎、胆道损伤及坏疽性胆囊炎等。

根据上述发病原因，可将胆道出血分为 3 类。

(一)感染性胆道出血

感染性胆道出血是指继发于胆道蛔虫病及胆管结石的胆道出血，在我国占首位。肝内胆管与肝动脉、门静脉关系密切，并行走行，当胆管病变累及血管壁时，可使两者相通引起胆道内出血。并发于急性胆囊炎或胆总管结石的肝外胆管出血，则胆管黏膜的炎症及溃疡往往是出血的原因。

(二)外伤性胆道出血

外伤性胆道出血多见于腹部闭合性损伤引起的肝脏中央性肝破裂。当肝脏实质破裂后，裂伤处或缝合填塞治疗后，未能有效控制出血，有时因坏死的肝组织脱落使血管溃破而发生胆道出血。

(三)其他原因的胆道出血

1.肿瘤破溃出血

原发性肝癌、肝海绵状血管瘤、肝动脉瘤以及胆管瘤，向胆管内穿破引起胆道出血。

2.诊断性或治疗性肝穿刺

肝穿刺活检、经皮肝穿刺胆道造影术(PTC)或引流术(PTCD)偶尔可刺穿肝血管及胆管，引起胆道出血。

二、临床表现

腹痛、消化道出血(呕血或便血)和黄疸是胆道出血的主要症状。多数患者尚可有发热和寒战。

胆道出血的腹痛常起始于上腹部，开始仅为不适和灼热感，随即发生上腹部剧痛，有时向肩背部放射。这种腹痛是由于凝血块堵塞胆管和奥狄括约肌强烈痉挛所致。当胆道压力升高后，促使凝血块排出，此时腹痛消失，不久就出现消化道出血现象。通常以呕血为多见，随后有黑便。已行胃大部切除术者，通常黑便多于呕血。当出血量达到一定程度时，血容量减少，血压降低，出血的血管则收缩，出血会自然停止。通过治疗(有时不经治疗)后，血容量逐渐得以补充，血压再度升高，随即可再发生腹痛及消化道出血。这种周期现象一般间隔 5~7 天，可反复数次。胆道出血患者，由于有不同程度的胆道梗阻，故通常会有轻度黄疸；由于患者有不同程度的胆道感染，也会有不同程度的发热或寒战。体检时，通常在右上腹有轻度压痛，胆道梗阻时可触到胀大的胆囊，反跳痛与肌紧张多不明显。怀疑胆道出血的患者，要注意检查巩膜及皮肤的黄染。

三、诊断

典型的胆道出血,诊断并无困难,但如对该病的特点缺乏认识,亦可造成长期误诊,甚至在经过1～2次手术后方被确诊。

(一)病史

胆道出血常有明确的病因,如感染性胆道出血可有胆道蛔虫或胆管结石的病史;外伤性胆道出血则有腹部外伤或有肝穿刺史。

(二)典型的症状与体征

在上消化道出血中,凡有右上腹痛或有黄疸时,特别是有胆囊胀大时,对诊断本病很有帮助。

(三)B超检查

可帮助发现胆道的病变,如胆管内的结石、蛔虫、肝脓肿或肿瘤、胆囊胀大与胆管扩张等。

(四)选择性动脉造影检查

因出血来自肝动脉者最多,采用数字减影技术进行选择性动脉造影可发现动脉胆管瘘的部位或血管分布的异常,不仅为进一步治疗提供可靠依据并可针对出血部位进行栓塞止血治疗。

(五)其他

肝功能检查在胆道出血时,多有程度不同的改变,特别是胆红素增高和酶谱的改变有一定意义。内镜逆行性胆胰造影术(ERCP)对胆道出血的诊断有一定的帮助。也有人应用门静脉造影可发现静脉胆管瘘。

四、治疗

胆道出血患者多危重,病情较复杂,治疗常十分困难要根据病因及病理特点,全面考虑,以达到止血目的。尽管在治疗方法上存在着分歧,无论手术或非手术病例,都有成功与失败的可能,因此,要慎重选择适应证。通常宜先采用非手术治疗,不能控制出血时,方考虑手术治疗。

(一)非手术疗法

1.适应证

非手术疗法对于胆道出血,既是治疗手段,又是在治疗过程中进一步明确出血病因、病变特点,同时也是为手术治疗做好一切准备的过程。只要病情允许,均应先采用非手术治疗。

2.治疗方法

(1)扩容疗法:输血、输液以维持必要的血容量,并注意水与电解质的平衡和热量的供给。

(2)中药治疗:根据中医对消化道出血的认识,多因肝胆炽热,迫血妄行所致。为便于使用中药,可将胆道出血分为若干类型,辨证论治。①肝胆实热型:见于胆道出血之早期,病者体质强壮,有发热口干苦、尿赤、便结、舌红苔黄或腻、脉弦或数。治以龙胆泻肝汤或大柴胡汤加减。清肝泻火中药有龙胆草、黄芩、栀子、板蓝根等,清热利湿中药有车前子、泽泻、茵陈等,止血中药如花蕊石、蒲黄、藕节炭、棕榈炭、三七等。②气血亏损型:见于病程已久或体质素虚的患者,面色苍白,少气无力,舌质淡,苔薄白、脉沉细无力。治宜益气摄血,可用归脾汤及十全大补汤加减,佐以止血之品,常用药物有太子参、黄芪、当归、白芍、白术、熟地、阿胶等,止血药可用茜草、大小蓟等。③阴虚内热型:见于阴虚阳亢的患者,治以和胃降逆,益气养阴。可用旋覆代赭汤加减,同时合用沙参、麦冬、花粉、玉竹、西洋参等以生津液养胃阴。如患者不断呃逆呕吐,可加用柿蒂、刀豆、姜竹茹等。

（3）药物治疗：①止血药物。常用者有维生素 K_1，每天 $10\sim20$ mg 或维生素 K_3，每天 8 mg。其他尚可选用静脉止血剂酚磺乙胺、血凝酶等。②抗生素。为控制胆道感染，需酌情选用适当的广谱抗生素，如喹诺酮类、大环内酯类、头孢菌素类药物等。应注意细菌学观察，并根据药敏试验指导抗生素应用。③局部用药。术后有 T 型管患者，可采用经 T 管注药方法。据文献报道，注药的种类多种，如肾上腺素或去甲肾上腺素或麻黄碱、过氧化氢溶液等。注药时可做轻微冲洗，注药后要关闭引流管适当时间。

（4）动脉栓塞疗法：这是在选择性动脉造影术基础上发展起来的疗法。这种疗法的优点：①只要发现动脉胆管瘘的部位，注入栓塞剂多能准确止血；②不需剖腹手术；③有腹腔广泛粘连、全身情况较差等手术禁忌证者，栓塞疗法不受限制；④并发症少，仅有全身不适、腹痛及发热，个别者可发生器官缺血与坏死。

（二）手术疗法

1.适应证

当出血难于停止时，要考虑手术治疗。

（1）伴有出血性休克，不易纠正者。

（2）反复大出血，超过两个周期者。

（3）经查明出血病灶，估计非手术疗法不易治愈者。

手术时间应根据患者的情况而定，一般要进行充分准备之后进行早期手术或择期手术。考虑不周进行匆忙的急症手术，往往达不到预期的效果。

2.术中探查

胆道出血的术中探查十分重要。主要目的是要明确胆道出血的诊断和查明胆道出血的部位。

（1）肝脏触诊：胆道出血多因肝脏肿瘤、肝内胆管结石与感染引起，故仔细检查肝脏十分重要。要注意肝脏表面有无局限性粘连、肝叶有无肿大（尤其是一侧肝叶肿大），要仔细触摸肝实质内的肿块及胆管内的结石。

（2）肝外胆管的探查：对肝外胆道必须进行认真地探查。方法：第一，胆囊或胆管穿刺对抽出的胆汁，进行仔细的观察，如胆汁是否为血性或混浊，立即送化验室，检查有无细胞；第二，必要时切开胆总管，显露左、右肝管开口部，在直视下观察出血来自何侧肝叶。

（3）术中胆道镜检查：可以明确看到胆管病变的性质、范围、出血原因等，但不能发现胆管血管瘘。

（4）术中 B 超检查：术中 B 超可以探查病变部位、性质，应用多普勒超声可发现异常血流，有助于对胆道出血的性质、病变范围、出血状况等进行诊断。

3.手术方法

（1）胆囊切除术：胆道出血来自胆囊本身，行胆囊切除术无疑能达到理想的效果；胆管出血，若胆囊内积血，也应予以切除。切除之胆囊，要剖开进行仔细检查，如胆囊黏膜有无溃疡或可疑的出血点。

（2）胆总管探查与引流术：对肝外胆道出血，行胆总管探查与引流术对胆道梗阻因素的解除（如蛔虫、结石）和胆道感染的控制具有一定的作用。当切开胆总管时，若发现胆总管黏膜有出血点，可用苯酚或硝酸银烧灼，必要时也可用丝线缝扎止血。

肝内化脓性病变引起的胆道出血，也应行胆总管的探查与引流，若发现结石与蛔虫应尽量取出,胆总管的引流加上术后的抗感染治疗,出血多可能自然停止,若出血点与门静脉较大的分支相通,则该术式不能控制出血,术后可能继续出血。

(3)肝动脉结扎术:在动脉造影栓塞(DSA)广泛开展前,这种术式应用较多,认为该术式是疗效较好、方法较简单的一种术式,但在胆道出血的治疗中,目前尚有较大的争论,主要分歧包括以下几点。

肝动脉结扎的部位与疗效的关系:在正常情况下,肝脏的血液供应仅有 25% 来自肝动脉,故结扎肝动脉以减少肝脏的血液供应,对胆道出血会有一定效果。然而,临床上可以看到肝动脉结扎后有些病例的效果较好,有些病例则手术后仍有出血,甚至需行第 2 次手术。这可能与肝动脉结扎的部位有关。肝动脉结扎的部位越靠近肝脏,立即止血率越高,但造成肝性脑病的可能性也越大。

对胆管血运的影响:临床上可见到肝动脉结扎后发生肝性脑病,因而认为肝动脉结扎可造成肝缺氧,加重肝脏感染,导致肝衰竭。但事实上,除了肝脏血运减少之外,胆管的血液供给严重减少,甚至出现胆管坏死、严重胆汁瘀滞,是导致肝衰竭的主要原因。

肝叶切除术:肝切除治疗胆道出血的效果较好,有人推荐为胆道出血首选的治疗方法。然而必须具备以下几种条件,才能取得较好的效果:第一,出血部位来自一侧的肝叶或胆管,病变局限,如肝外伤、肝内胆管结石及蛔虫、肿瘤、肝脓肿等;第二,患者的周身情况较好,能接受该手术造成的损伤;第三,手术者对肝切除术有一定的经验。

(孟德凯)

第七节　胆　道　肿　瘤

胆道的良性肿瘤十分少见,但目前胆道恶性肿瘤有增加的趋势。

一、胆道良性肿瘤

(一)病因和病理

胆囊的良性肿瘤以乳头状瘤、腺瘤为多见,其他有脂肪瘤、肌瘤、黏液瘤、神经纤维瘤等。该类肿瘤多见于中年妇女。临床症状与慢性胆囊炎相似,可有轻度或间歇性疼痛,可有消化不良或体重减轻,部分患者无明显症状。肿瘤堵塞胆囊管可出现急性胆囊炎,肿瘤溃破,也可引起胆道出血。

(二)辅助检查

胆道影像学检查可发现胆囊壁上有透明的小缺损,易误诊为胆石症;B超检查也可见有大小不等、形状不同的高回声区,但与胆石不同的是不伴有声影;CT检查有助于确诊。

胆管良性肿瘤也以乳头状瘤与腺瘤为多见,其他有脂肪瘤、纤维瘤、神经瘤、黑色素瘤、黄色瘤、混合瘤、类瘤、肉芽肿等。临床表现主要为梗阻性黄疸。B超、经皮肝穿刺胆道造影、内镜逆行性胆胰管造影多误诊为胆管癌。

(三)治疗

治疗宜采用手术方法,胆囊良性肿物宜行胆囊切除术,胆管良性肿瘤宜切除肿瘤或连同胆管切除,行胆管重建术。

二、胆囊癌

胆囊癌是临床上常能遇到的一种胆道肿瘤,在美国该病约占消化道肿瘤的第五位,在我国约占消化道肿瘤的第六位。据文献报道,胆囊癌占全部胆道手术的 1‰～2‰,在同期胆道疾病的构成比平均为 1.53‰,在同期普通外科疾病的构成比平均为 0.28‰。该病以老年女性为主,男女比约 1:1.98,平均年龄 57.5 岁,发病率随年龄增长而升高,5 年存活率大约为 5%。

(一)病因和病理

胆囊癌的病因不明。探讨胆囊癌的病因可能与以下因素有关。

1.胆囊炎症与胆囊结石

大多数学者认为,胆石症与胆囊癌的发生高度相关。68%～98% 的胆囊癌患者伴有胆石症,结石直径 >3 cm 比 <1 cm 的患者患胆囊癌风险高 10 倍。其中机制有以下几种解释:①结石的长期存在会对胆囊黏膜表面产生直接的机械刺激;②胆石症会影响胆囊的正常功能,并导致慢性炎症;③胆囊壁的严重钙化,甚至瓷化胆囊的发生会使胆囊癌的发生率可达 20%。因此对直径大于 3 cm,病程达 10～15 年的胆囊结石应高度提高警惕,此类患者应该定期随访。

2.年龄、女性、肥胖、妊娠等因素

大量研究表明女性胆囊癌患病率为男性的 2～8 倍,尤其是伴肥胖、年龄 >40 岁、月经初潮年龄早、多次妊娠史、生育年龄较高的女性,主要是雌激素和孕激素的升高导致的。

3.化学物质的刺激

可能促使胆囊癌的发生,如胆固醇代谢的异常、胆汁的刺激,也有人认为,在细菌的作用下,可形成胆蒽和甲基胆蒽等致癌物质。

4.其他因素

饮食因素、寄生虫感染、遗传因素、胆囊腺瘤的癌变等也可能有关,文献报道胆囊腺瘤的恶变率为 1.5%。也有人认为,胆囊癌的发生为综合性因素。

(二)分类

1.根据外观分类

胆囊癌多位于胆囊颈部,其外观各不一致,大体上可分为以下两类。

(1)浸润性硬性癌:胆囊壁有广泛增厚、变硬,高低不平。常向邻近组织浸润,有时与慢性胆囊炎的纤维组织增生很难鉴别,往往在病理检查后方能证实。

(2)乳头状癌:胆囊外观变化不明显,触之似有异物感,癌肿突出在胆囊腔内或有胆囊增大现象,当胆囊切除后剖开胆囊时,可清楚地看到癌肿。

2.根据组织学检查分类

(1)腺癌:最为多见,占胆囊癌的 70%～90%,其中又可分为浸润型(硬化型)、黏液型(胶质型)、乳头状腺癌 3 种。

(2)鳞状上皮癌:大约占胆囊癌的 3%,来自胆囊黏膜的上皮化生。

(3)未分化癌:约占 7%。胆囊癌一般转移较早,因胆囊与肝脏紧密相连,胆囊周围又有丰富的淋巴结。转移部位有肝门、胃小弯、胰、十二指肠,也可直接浸润肝脏。晚期患者,可发生远处转移。

(三)临床表现

胆囊癌的临床表现与慢性胆囊炎相类似,由于常伴随有胆囊结石,发作时与急性胆囊炎及结石病相似,也有少数患者,无明显临床症状。

临床上以腹痛、腹块、黄疸和发热为主要表现。腹痛多为持续性隐痛,位于右上腹胆囊区,少数患者有剧烈胆绞痛或完全无腹痛。腹块多为无痛性肿块,可随呼吸运动而上下移动。发热多为低热,合并感染时,可有高热。黄疸为癌肿阻塞胆管所致,为进行性加重。出现体重减轻、乏力、肝大、腹水或明显黄疸及恶病质时,提示胆囊癌已发展到晚期。

(四)诊断

胆囊癌尚无理想的早期诊断方法。多数患者因胆囊炎、胆石症行手术时发现或在术后的病理检查时证实。

临床上可从以下几方面确定胆囊癌。

1.病史特点

过去有胆囊炎或胆绞痛反复发作的病史,但近来疼痛规律发生改变,如疼痛由绞痛转为持续性疼痛,或在右上腹胆囊区触及包块者,尤其是 40 岁以上的女性,要想到本病的可能。

2.实验室检查

早期病例无特殊异常。晚期可有血红素降低、低蛋白血症;合并感染时,可有白细胞计数增加;合并梗阻性黄疸时,肝功能表现异常。

3.B 超检查

B 超检查常能提供可靠的诊断依据,也是胆囊癌的首选诊断方法。常发现胆囊壁一侧向腔内突出的肿块回声,不伴声影,不随体位移位。

4.MRCP 与 CT 检查

MRCP 与 CT 检查会有较大的帮助,可发现胆囊占位与毗邻脏器的关系。

5.选择性动脉造影术

选择性动脉造影术可发现胆囊动脉的异常,如胆囊体积增大、胆囊动脉的分支增加、不规则的胆囊壁有异常血管、新生血管、胆囊区血池等。

6.手术探查

早期胆囊癌不仔细检查标本,易被忽略。在检查标本时,如发现胆囊壁有部分区域增厚或黏膜不平或在胆囊壁普遍增厚的基础上,有部分区域明显变硬时,要考虑到本病之可能。晚期病例,胆囊癌肿明显或胆道周围已有肿大淋巴结时,则可确诊无疑。

需与胆囊癌进行鉴别的疾病有肝癌、胆囊结石、急性与慢性胆囊炎、胆囊黄色肉芽肿等。

(五)防治

由于胆囊癌与胆囊结石的关系密切,因此切除有结石的胆囊,可防止胆囊癌的发生。也要重视胆囊炎的治疗,炎症对胆囊结石的形成及癌变的发生都有一定的关系。

胆囊癌一旦确诊,应采用手术治疗。手术方式的选择决定于:①肿瘤的大小及浸润深度;②胆囊床的肝浸润程度;③胆道周围淋巴结的转移程度;④胆道周围邻近器官的浸润情况。

胆囊癌的手术切除率一般在 50%左右,而远期治疗效果则不够满意。据文献报道,胆囊切除术治疗胆囊癌的 3 年治愈率只有 10%左右。黄疸的出现是胆囊癌预后较差的一个标志,常预示疾病晚期,存活率低,因而是手术治疗的相对禁忌证。

根据胆囊癌的发展,其外科治疗可分以下 3 类。

1.T$_{1a}$期胆囊癌

当胆囊癌没有浸出肌层与浆膜且无淋巴转移(T$_{1a}$期)时,一般认为单纯胆囊切除即可。

2.T$_2$期胆囊癌

指癌肿较大或胆囊床已受到浸润,争取做胆囊切除术、肝Ⅳ、Ⅴ段切除术及淋巴结清扫术伴或不伴胆管切除。术后结合辅助治疗并监测。

3.T$_3$期胆囊癌

指癌肿已有广泛扩散,不能切除者,可考虑采用以下措施。①肝动脉结扎术;②肝动脉或静脉化疗泵应用,以便术后进行化疗;③化疗:可以选择吉西他滨配合铂类药物联合化疗;④中药治疗:根据辨证可用活血破瘀、疏肝理气等治则。常用药物在柴胡、黄芩、牡蛎、半边莲、半枝莲、白花蛇舌草、郁金、川楝子、牡丹皮、茵陈、栀子等。也可配成丸药,长期服用。处方:露蜂房、土鳖虫、全蝎、蛇蜕、当归、山慈菇各 30 g,生黄芪、半枝莲各 60 g,蜈蚣 10 条、生甘草 30 g,共为细末,炼蜜为丸,每丸 10 g,每天 2~3 丸。

三、胆管癌

胆管癌统指胆管系统衬覆上皮发生的恶性肿瘤,按所发生的部位可分为肝内胆管癌和肝外胆管癌两大类。肝内胆管癌起源于肝内胆管及其分支至小叶间细胆管树的任何部位的衬覆上皮;肝外胆管癌又以胆囊管与肝总管汇合点为界分为肝门部胆管癌和远端胆管癌。美国癌症联合委员会发布的 TNM 分期系统将肝内胆管癌从肝癌中分离出来,同时将肝外胆管癌分为肝门部胆管癌和远端胆管癌。

胆管癌与胆囊癌的发病规律有所不同,胆管癌男性多于女性,约 1.3:1,平均发病年龄较胆囊癌小。肝外胆管癌多于肝内胆管癌,肝门胆管癌也称为 Klatskin 肿瘤,是最常见的肝外胆管癌。胆管癌的尸检发现率为 0.3%,美国胆管癌总发病率大约为每年 1.0/10 万,新发病例每年 3 000 人。

(一)病因和病理

1.发病原因

胆管癌的病因目前不明,可能与以下因素有关,包括高龄、胆管结石、胆管腺瘤和胆管乳头状瘤病、Caroli 病、先天性胆总管囊性扩张、病毒性肝炎、肝硬化、原发性硬化性胆管炎、溃疡性结肠炎、化学毒素、吸烟、肝片吸虫或华支睾吸虫感染等。

2.胆管癌的癌前病变

胆管癌常见癌前病变包括:①胆管上皮内瘤变(BillN)按其异型程度由轻至重分为 BillN-1、BillN-2 和 BillN-3,BillN-3 通常被视为原位癌;②导管内乳头状肿瘤;③胆管微小错构瘤。

3.病理类型

从解剖上分类,可将胆管癌分为远端、近端或围肝门。围肝门区域的胆管癌占 2/3。

(1)肝内胆管癌(肝内胆管癌)。①大体类型:肿块型、管周浸润型和管内生长型。胆管囊腺癌是一类以形成囊腔为特征的肝内胆管肿瘤,手术切除预后较好。②组织学类型:腺癌最常见。偶可见腺鳞癌、鳞癌、黏液表皮样癌、类癌及未分化癌等类型。

(2)肝外胆管癌(ECC)。①大体类型:息肉型、结节型、硬化缩窄型和弥漫浸润型。结节型和硬化型倾向于侵犯周围组织;弥漫浸润型倾向于沿胆管扩散;息肉型可因脱落而发生转移。②组织学类型:95%以上的胆管癌是腺癌,组织学亚型包括胆管型、胃小凹型、肠型。少见类型有黏液腺癌、透明细胞腺癌、印戒细胞癌、腺鳞癌、未分化癌和神经内分泌肿瘤等。

肝门部胆管癌可进一步分类,以指导临床,其中最常应用分类方法是 Bismuth-Corlette 分类法。Ⅰ型是指肿瘤侵犯肝总管;Ⅱ型是指肿瘤侵犯左右肝管分叉部位,尚未侵犯肝内胆管;Ⅲ型是指肿瘤侵犯左右肝管部位,其中Ⅲa型是指肿瘤侵犯右肝管,Ⅲb型是指肿瘤侵犯左肝管;Ⅳ型是指肿瘤已侵犯左、右肝管(图9-2)。

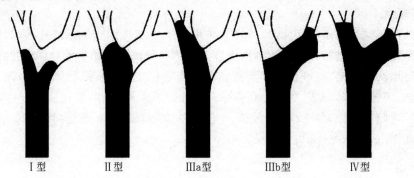

| Ⅰ型 | Ⅱ型 | Ⅲa型 | Ⅲb型 | Ⅳ型 |

图 9-2　肝外胆管癌分型

(二)临床表现

无痛性黄疸是本病最常见的症状。可见皮肤及巩膜明显黄染,重度黄疸时皮肤呈深黄晦暗,无光泽。可发现不同程度的贫血。腹部检查应注意以下几个方面。

1.肝脏肿大

随着瘀胆的发生,肝脏都有程度不同的肿大,多呈一致性肿大。边缘整齐。

2.胆囊胀大

在胆管中 1/3 及下 1/3 发生的癌肿,常可触到胀大的胆囊或右上腹饱满。B超检查可测知胆囊增大的程度;癌肿生长于胆囊在肝总管开口近端时,胆囊空瘪。

3.其他

脾肿大、腹水等均为晚期表现。

(三)诊断

胆管癌的早期诊断比较困难,当诊断明确时,病情常已超过早期。临床诊断可根据以下几方面提供的征象。

1.临床表现

凡中年以上及老年人出现原因不明的黄疸并逐渐加深,伴有消化道症状及消瘦者,应怀疑本病之可能。随着黄疸加重,大便色浅,灰白,尿色深黄及皮肤瘙痒。出现右上腹痛、畏寒和发热提示伴有胆管炎。

2.实验室检查

血、尿检查可提示为梗阻性黄疸,如胆红素、碱性磷酸酶、γ-谷氨酰转肽酶升高,转氨酶可升高,伴有胆管炎时会显著升高。晚期患者可有贫血及低蛋白血症。长期胆道阻塞可以导致脂溶性维生素(维生素 A、维生素 D、维生素 E 和维生素 K)减少,凝血酶原时间延长。

胆管癌无特异性的肿瘤标志物,仅 CA19-9、CA125、癌胚抗原(CEA)有一定参考价值,尤其是胆道减压后,CA19-9 水平持续升高,提示胆管癌。

3.B 超检查

B 超检查对胆管癌的诊断有很大帮助,为首选检查。在梗阻近端,特别是肝内胆管,常可见到明显的扩张。胆囊的大小要根据肿瘤的位置而定。肝内胆管癌可能显示出肝内局限性肿瘤的影像,由于不伴有声影可与胆石相鉴别。超声可以显示胆管内及胆管周围的病变,评价门静脉受侵程度。

4.造影检查

经皮肝胆管造影术(PTC)、经内镜逆行性胆管造影术(ERCP)及磁共振胆胰管成像(MRCP)均可显示胆管腔内的变化。通常 ERCP 适用于了解梗阻部位以下胆道情况,而 PTC 则适用了解梗阻部位以上的胆道情况。磁共振血管成像可显示肝门部血管受累的情况。几种方法的联合使用,可准确判断出肿瘤的位置与侵犯的范围,有助于制定治疗方案。

5.螺旋 CT 检查

动态螺旋 CT 能显示肝内胆管细胞癌的特有征象、扩张的胆管和肿大的淋巴结。增强 CT 扫描有助于较好地显示肝门部肿瘤与肝动脉或门静脉的关系。动脉期图像有助于评价肝动脉解剖以及肿瘤与肝动脉的关系,并有助于评价胆道受累程度。

6.超声内镜检查

对远端胆管肿瘤所致的胆道梗阻,可选用超声内镜引导细针对病灶和淋巴结穿刺行活组织检查。

7.胆道母子镜检查

与 ERCP 相比,胆道母子镜的优势是可进行准确的活组织检查。

8.手术探查

手术探查可确定胆管癌的大小、侵犯范围、有无转移等。诊断有困难者,可借助胆道镜进行肉眼观察钳取组织进行病理检查。

(四)鉴别诊断

需要与胆管癌进行鉴别的疾病有毛细胆管性肝炎、胰头癌、胆囊癌、胆总管结石、原发性硬化性胆管炎等。

1.毛细胆管性肝炎

因常表现为无痛性进行性黄疸,故与早期胆管癌相混淆,但该病无胀大的胆囊,肝功能检查有谷丙转氨酶的明显增加,药物治疗 2 周后黄疸能改善。在用 B 超检查之后,这两种疾病的鉴别多无困难。

2.胰头癌

与胆管癌的症状相类似,但胰头癌的黄疸持续性增高,不会有波动,发热及消化道症状也不如胆管癌突出。

3.胆囊癌

与胆管癌的症状有时相似,特别是晚期胆囊癌可侵犯胆管,晚期胆管癌也常累及胆囊。然而,胆囊癌早期无黄疸,有时可在右上腹发现包块。

4.胆总管结石

胆总管结石合并黄疸时,较难与胆管癌相鉴别,特别是胆管癌合并结石时,鉴别诊断更为困难。通常胆石症多有胆绞痛及胆道感染病史,黄疸多为间歇性。

5.原发性硬化性胆管炎

其临床征象很相似于胆管炎、往往需要依靠手术探查加以证实。胆道的图像诊断(B超、ERCP等)有助于两者的鉴别。

(五)防治

胆管癌尚没有可靠的预防方法,但对胆道结石、胆道感染的积极治疗,可能起一定的作用。胆管癌的预后较差。未行胆管引流者,一般存活5~6个月;行胆管引流者,确诊后存活期平均8~12个月;行根治术者也只有少数可存活3年以上。

胆管癌的治疗较为困难,因肿瘤位置较深,常涉及肝门处较大血管,故手术切除率很低,一般在20%左右。根据肿瘤的不同位置,可选择不同手术方法。

1.手术治疗

(1)肝内胆管癌的手术治疗:术前应评估是否存在肝脏多发病灶,有无淋巴结转移或远处转移,因为超出肝门部的淋巴结转移和远处转移是手术切除的禁忌证。手术通常情况下施行肝大部分切除术,但是只要可以满足切缘阴性,施行肝脏楔形切除、段切除及扩大切除也都可以考虑。曾有指南强调行肝门部淋巴结清扫术是合理的,因为不仅可以提供胆管癌的分期信息,还能在一定程度上评估预后。

肝内胆管癌的肿瘤大小对术后存活率无明显影响,有影响意义的因素是肿瘤的数量、血管侵袭与否和淋巴结的状态,且肿瘤数目和血管侵袭只有在 N_0 时有明显的指导意义。

(2)肝外胆管癌的手术治疗:肝外胆管癌行手术治疗的基本原则是实现切缘阴性的完整切除和区域淋巴结清扫术,对于远端胆管癌需行胰十二指肠切除术,近端胆管癌需行肝大部分切除术。极少数情况下,中段肿瘤可以仅切除胆管和区域淋巴结。

对于术后余肝体积可能较小的患者,手术前建议行胆管引流(ERCP或者PTC)或者一侧门静脉栓塞。对于未播散的局部晚期肝门胆管癌,肝移植是唯一可能治愈的手段,5年存活率为25%~42%。

2.化疗

对不能手术切除或伴有转移的进展期胆管癌,主要推荐吉西他滨联合铂类抗肿瘤药(顺铂、奥沙利铂等)和(或)替吉奥的化疗方案,加用埃罗替尼可增强抗肿瘤效果。上述方案也可作为新辅助化疗,可能使不能切除的肿瘤降期,获得手术切除的机会。

3.中药治疗

同"胆囊癌"。

4.放疗

对不能手术切除或伴有转移的胆管癌患者,植入胆管支架+外照射放疗的疗效非常有限,但外照射放疗对局限性转移灶及控制病灶出血有益。也有学者报告,在胆管引流后,进行放疗30~60Gy时,可延长术后的生存时间。

(孟德凯)

第十章

胰腺疾病

第一节　急性胰腺炎

急性胰腺炎是常见的外科急腹症之一。其发病率仅次于急性阑尾炎、胆囊炎、急性肠梗阻，而居于急腹症的第3～5位。近年来随着我国人民饮食习惯改变和物质生活的不断提高，加之我国胆囊疾病的不断增加，该病的发病率亦有所增加。

急性胰腺炎多发生在20～50岁，女性略高于男性，男女之比为1∶1.7。其病因、病理尚不完全清楚。在各类胰腺炎中，坏死性胰腺炎病势凶险，治疗困难，病死率高，目前仍是腹部外科中的难治性疾病。

一、病因

急性胰腺炎的病因比较复杂，在不同的国家和地区，其发病原因也不完全相同。概括起来有以下几个主要方面。

(一)胆道疾病

Opie提出胆道疾病合并胰腺炎的"共同管道"学说，即结石阻塞共同管道造成胆汁，特别是感染性胆汁反流到胰管中，引起急性胰腺炎。后来又认识到乳头括约肌的痉挛和括约肌开口纤维化，引起胰腺炎，这是功能性共同管道学说的扩展。根据目前资料，在因胆石而施行手术的患者中，有4.8％发现有胰腺炎，如对胆石长期不进行治疗，将有36％～63％的患者可并发急性胰腺炎。Acosta等报告在36例病发于胆石症的急性胰腺炎中，34例从大便排出了结石，如在发病2天内进行手术，75％患者壶腹部可见结石嵌顿，故使人们对一过性胆石嵌顿引起急性胰腺炎的重要性有了进一步的理解。从全部胰腺炎看来，以胆道疾病作为诱因的比例，各家报告不一，一般认为约占50％，占急性胰腺炎病因的首位。胆道感染时，奥狄括约肌处发生水肿和反应性痉挛，造成胆汁的排泄不畅；感染的胆汁逆流到胰管，促进胰酶活化，进而引起胰腺炎。Anderson等认为通过淋巴直接感染胰腺腺泡周围间隙，也是造成急性胰腺炎的因素之一。在某些卫生条件较差的地区，胆道蛔虫病仍然是急性胰腺炎的常见原因。其发生机制是因蛔虫嵌顿与十二指肠瓦特壶腹部，或因感染胆汁逆流入胰管；少数患者为蛔虫直接进入胰管(称胰管蛔虫病)或蛔虫卵沉积于胰腺组织内，使胰管组织增生并形成蛔虫卵性肉芽肿。

十二指肠降段憩室，尤其憩室位于乳头附近，直接影响到十二指肠的运动功能，不仅增高十二指肠内压,使胆汁、胰液排出不畅,而且易使十二指肠液反流至食管,增高胰管内压及激活胰酶,导致胰腺的自体消化,故十二指肠憩室亦可成为急性胰腺炎的重要病因之一。有人报告75例明确诊断的急性胰腺炎,其中17例有十二指肠憩室,占23%。

(二)酒精

大量饮酒已成为急性胰腺炎的常见病因之一,据报道占10%～75%。我国由于饮食结构的改变与嗜酒者日渐增多,胰腺炎的病因学也大有西化倾向。

酒精性胰腺炎的发病机制是十分复杂的。目前较为一致的看法是酒精会增加胃黏膜胃泌素的分泌,从而增加胃酸分泌。胃酸则直接或间接地作用于十二指肠黏膜,增加促胰液素和促胰酶素的释放。刺激胰腺外分泌部分,促进胰酶分泌增加。酒精又能增加十二指肠内压和乳头括约肌的收缩压,并使括约肌痉挛,瓦特壶腹区充血水肿,因此胰液排泄不畅。长期饮酒可造成胰腺外分泌液改变,在胰管中产生蛋白沉淀物,并可阻塞胰管,引起胰腺炎症。实验研究还证明,酒精可直接引起胰腺细胞胞质变性、线粒体肿胀、类脂堆积、胰管上皮损伤等。

(三)高脂血症

高脂血症使血液黏稠度增高,血清脂质颗粒阻塞胰腺血管,导致胰腺微循环障碍,胰腺缺血、缺氧。血清甘油三酯水解释放大量有毒性作用的游离脂肪酸,引起局部微栓塞的形成及毛细血管膜的损害。

高钙血症如甲状旁腺功能亢进、多发性骨髓瘤或维生素D中毒时,钙离子可刺激胰腺分泌、激活胰酶,在碱性胰液中易形成结石、钙化,阻塞胰管,肾细胞癌因甲状旁腺素样多肽物质水平增高亦可诱发急性胰腺炎。

(四)精神因素

大约10%的患者胰腺炎的发病与精神因素有关,其确切发病机制目前尚不清楚。可能是由精神因素的刺激使神经调节紊乱,导致胰腺分泌及奥狄括约肌运动功能失常所致。

(五)ERCP引起的胰腺炎

在经内镜逆行性胆胰管造影之后,经常出现一过性无症状的血淀粉酶升高,这种现象可能与注射造影剂时胰管内压增高有关。根据大组病例报告,在ERCP之后并发急性胰腺炎者在0.5%～5%,此种胰腺炎称为注射性胰腺炎。典型的症状为上腹痛,亦可伴有恶心、呕吐,实验室检查可见血、尿淀粉酶升高。大多数患者属于轻症胰腺炎,且多能自愈,但也有极少数患者发展为出血性坏死性胰腺炎,甚至导致死亡。为了预防此类并发症的发生,在造影的过程中应进行严密的透视监测,防治注射压力过高和过度充盈。一些单位主张ERCP前后给予奥曲肽以减少ERCP所致急性胰腺炎,而循证医学研究结果未能证明此类药物的预防作用。

(六)感染因素

某些急性传染病如伤寒、猩红热、败血症等严重全身感染,某些腹腔感染如胆道感染、急性阑尾炎等,均可能成为急性胰腺炎的病因。某些病毒与胰腺有特殊的亲和力,也可造成胰腺炎,如腮腺病毒等。

(七)其他因素

腹部钝挫伤、刺伤、弹片贯通伤等对胰腺的直接损伤可引起急性胰腺炎。粗暴的腹部手术探查固然可引起急性胰腺炎,但也发现一些腹腔外手术,如甲状腺、前列腺、脑手术后发生的急性胰腺炎。其发生机制除直接损伤胰腺外,术中胰腺缺血、附近组织充血、水肿、手术期间患者过度紧张、迷走神经兴奋等都是可能的原因。有学者报告这类患者占15.5%。其他尚有些患者服用激素引起"类固醇性急性胰腺炎";代谢紊乱、营养障碍、胰腺血管病变所致的血管阻塞、妊娠、自身免疫的改变等均可诱发急性胰腺炎。还有一部分患者找不出明显的致病因素,故称为"特发性胰腺炎"各家报告不一相差甚大,可占 4.8％～40％。

表 10-1 列举了急性胰腺炎的常见病因,根据研究发现,近年来胰腺炎病因以胆道疾病为最多,其后依次是酒精性胰腺炎和高脂血症性胰腺炎。

表 10-1　急性胰腺炎的常见病因

类别	内容
胆道疾病	胆石症、胆囊炎、胆道蛔虫病
酒精中毒	急性与慢性
代谢、物理性因素	高脂血症、高钙血症(维生素 D 中毒、甲状腺功能亢进、多发性骨髓瘤、乳腺癌、胰岛细胞癌转移等)、甲状旁腺功能亢进、低温
胰腺疾病	胰腺癌、胰腺转移癌、胆管蛔虫、内镜逆行胰管造影术后
十二指肠疾病	十二指肠狭窄、Crohn 病、十二指肠乳头旁憩室、狭窄性乳头炎、十二指肠溃疡、输入袢综合征
手术及创伤	胰、胆、胃手术后,腹部穿透伤、钝器伤
肾脏疾病	肾衰竭、肾移植
血管及免疫性疾病	动脉硬化、红斑狼疮、类风湿关节炎、口眼外生殖器综合征
药物	肾上腺皮质类固醇、雌激素、避孕药、利尿剂(呋塞米、依他尼酸钠)、苯乙双胍、苄丙酮番豆素、门冬酰胺酶、水杨酸盐、右旋丙氧吩、安宁、西咪替丁、硫唑嘌呤、对乙酰氨基酚、氯化汞等
其他	蝎毒、病毒性感染(Coxsackie B 病毒感染、腮腺炎病毒、ECHO 病毒等)

二、发病机制

急性胰腺炎不是因细菌感染而引起的炎症,它是由于某种原因时胰酶在胰腺组织内被激活,从而导致的自体消化过程。这种自体消化不仅限于胰腺,而且可波及周围组织。胰酶及胰酶复合物进入血行后,可引起其他器官损害,甚至多器官系统衰竭,是一个严重全身疾病。

长期以来,学者们对急性胰腺炎的发病机制曾提出不同学说,但很难用一种学说来解释多种胰腺炎的发病过程。近年来,有的学者提出了防御机制与致病因素失衡学说,已逐渐为大多数人所接受。这一学说认为,在胰腺内具有不同形式的自身防御机制,能有效地防止胰酶的激活和对胰腺组织的自体消化。胰酶在胰腺内以酶原的形式存在,进入十二指肠方被激活。当防御机制遭到破坏,或由于某些原因胰液分泌异常亢进,或胰酶在胰腺腺泡中被激活时,才引起胰腺组织的自体消化,导致急性胰腺炎的发生。

急性胰腺炎早期始动病因极为复杂。在胰腺炎中,各种因素所致的胰酶激活导致胰腺自身消化仍是急性胰腺炎发生乃至发展的核心。胰腺炎的发病过程又不完全取决于胰酶的消化,胰腺血液循环与其发展关系密切。近年来的临床与实验研究还揭示了细胞内信号传导、组织炎性介质在急性胰腺炎中有重要的介导作用。

(一)酶学变化在急性胰腺炎发病过程中的作用

众多研究显示,在急性胰腺炎时,胰蛋白酶、糜蛋白酶、组织蛋白酶、淀粉酶、脂肪酶、弹力蛋白酶、溶酶体酶、超氧歧化酶、磷脂酶 A2、酪氨酸激酶、核糖核酸酶等活动性均有增加,且与胰腺炎严重程度显著相关,其中最为重要的是胰蛋白酶、磷脂酶 A2、弹性蛋白酶。

1.胰蛋白酶

在结扎大鼠胆胰管诱导的急性胰腺炎模型中,胰蛋白酶原激活肽在胰腺组织中显著增高,且早于胰腺腺泡细胞破坏。因此,提示胰腺内蛋白酶的激活与胰腺炎的发生有关。胰蛋白酶在胰腺腺体中以酶原形式存在,可为肠激酶所激活,组织蛋白酶亦可在 pH 低于 4.5 时激活胰蛋白酶原。胰蛋白酶激活胰腺中其他胰酶原,从而导致胰腺炎的发生、发展。

2.磷脂酶 A2

磷脂酶 A2 以无活性的酶原形式自胰腺腺泡分泌至胰管,然后在十二指肠内被胰蛋白酶和胆盐激活而形成磷脂酶 A2。实验表明将磷脂酶 A2 直接注射入动物胰管仅引起轻度腺泡坏死,而将胆汁与磷脂酶 A2 混合注射,则引起胰腺广泛坏死。磷脂酶 A2 是一种脂肪分解酶,可使血磷脂和卵磷脂变为溶血性卵磷脂,具有强烈的细胞毒作用,使胰腺细胞膜崩解,导致脂肪和胰腺实质坏死,同时也可裂解肺泡内磷脂类物质而导致肺表面活性物质大量破坏而发生急性呼吸窘迫综合征(ARDS)。最近有人应用免疫组化法发现大鼠急性胰腺炎肾小管上皮细胞间有磷脂酶 A2 过度沉积,表明肾脏的损伤也与磷脂酶 A2 有关。磷脂酶 A2 也是花生四烯酸降解过程中的关键酶,其许多中间产物,如血小板活化因子(PAF)、血栓素 A2 等都直接和间接参与胰腺炎的发生及重症化程度。

3.弹性蛋白酶

弹性蛋白酶在急性胰腺炎发病过程中,胰弹性蛋白酶和粒细胞弹性蛋白酶都起重要作用。胰弹性蛋白酶是胰腺腺泡分泌的一种肽链内切酶,胰弹性蛋白酶在胰液中的浓度是血中浓度的100 倍,故又被认为是一种外分泌酶。实验性胰腺炎大鼠血清胰弹性蛋白酶浓度明显升高,而病变组织中胰弹性蛋白酶含量降低,并与胰腺坏死程度正相关,提示胰弹性蛋白酶在急性胰腺炎中起重要作用。中性粒细胞活化后可释放出粒细胞弹性酶除具有胰弹性蛋白酶相同的作用外,更重要的还可进一步激活中性粒细胞,促使释放多种炎性介质而加重炎症反应。

(二)胰组织血供在急性胰腺炎中的作用

研究发现,胰腺炎的发生和发展不完全取决于胰酶的消化,胰腺缺血/再灌注(I/R)起很大作用。

1.胰腺缺血是引起急性胰腺炎重要的始动因素之一

Popper 等通过钳夹胃、十二指肠动脉使水肿型胰腺炎发展成为出血坏死型。Preffer 等应用微血栓子阻断胰血管血流可导致严重的胰腺炎。Robbert 等发现,继发于休克和体外循环的早期胰腺炎患者胰腺小叶的末梢部位出现坏死,并认为这种微循环改变是急性胰腺炎发病的最初因素之一。人和实验动物的增强 CT 扫描显示,急性胰腺炎早期微循环灌注的减少与其严重程度,尤其是坏死区域的发展密切相关。上述研究结果表明,胰腺血流量下降所致的胰缺血可导致组织出血坏死,是急性胰腺炎重症化的启动因素之一。也有人认为胰腺炎的最基本发病机制是胰腺腺体内酶对胰腺组织的自我消化,这一过程不仅破坏了胰腺组织,也同时对胰腺腺泡的供应血管也有破坏,减少组织血流。由于腺泡的供应动脉是终支动脉,这一病理过程将加重胰腺的缺血、坏死。

2.急性胰腺炎时,胰腺缺血的机制

(1)血管活性物质的作用已知血栓素 A_2(TXA$_2$)、前列环素(PGI$_2$)为一对血管张力调节物质,前者有缩血管作用,后者则有扩血管作用。急性胰腺炎血浆 PGI$_2$/TXA$_2$ 比值减低,且与胰腺血流量下降程度呈正相关,说明 TXA$_2$、PGI$_2$ 平衡失调可能参与到了急性胰腺炎的胰腺缺血。血

小板活化因子具有收缩血管,致血小板聚集的作用,测定急性胰腺炎大鼠血浆血小板活化因子浓度呈显著增高,应用血小板活化因子受体拮抗剂 BN 52021 可显著增大大鼠胰腺血流量。内皮素为迄今发现的缩血管作用最强的一种多肽物质,有人将外源性内皮素注射入犬体内,发现胰腺血流量下降,且呈剂量依赖性。

(2)组织器官的血流量取决于其灌注压、相关舒缩状态及血液黏度;研究结果显示,在犬急性胰腺炎的动物模型中,血液黏度、血浆黏度、血小板聚集率均显著增高,红细胞电泳迁移率下降,表明异常的血液流变学改变可导致胰腺毛细血管内皮细胞损伤,微血流阻力增大,特别是微静脉及小静脉中血流阻力增大、血流淤滞、血栓形成,进而发生组织缺血。

(三)炎性介质在急性胰腺炎发病中的作用

急性胰腺炎的病理过程始终与多种炎性介质的活化、释放有密切关系,其中氧自由基、肿瘤坏死因子(TFN)、血小板活化因子(PAF)、白三烯(LT)、前列腺素等尤为重要。

1.氧自由基

氧自由基是指氧分子氧化还原为水的一系列中间过程中所产生的中间产物,主要包括氧自由基和羟自由基。Sanfey 等用狗离体胰腺灌注法首次研究了氧自由基与急性胰腺炎的关系,发现不同原因引起的急性胰腺炎氧自由基水平均有增加,因而推测自由基所致胰腺损伤是各种病因所致急性胰腺炎的共同发病环节。Guice 等进一步应用氧自由基清除剂超氧化物歧化酶(SOD)及过氧化氢酶(CTA)可明显减轻雨蛙肽诱导的胰腺炎的胰腺重量,抑制胰腺细胞中 DNA 和 RNA 含量的增加,减轻胰腺组织病理变化,提示了氧自由基在急性胰腺炎发病中的作用。Nonaka 运用电子旋转共振分光技术直接测定氧自由基含量,发现 CDE 诱导的急性胰腺炎胰腺组织中氧自由基含量增高,从而直接证实了上述结论。急性胰腺炎时氧自由基增高的原因可能有以下 4 个方面:①胆汁酸盐、胰蛋白酶及糜蛋白酶激活黄嘌呤氧化酶,该酶催化次黄嘌呤而产生大量 O_2^-;②其他炎性介质及损伤的血管内膜细胞均可活化血小板而释放 O_2^-;③磷脂酶 A2、其他炎症介质(如血栓素等),趋化大量中性粒细胞并通过"呼吸爆发"而产生 O_2^-;④组织缺血、缺氧时从线粒体呼吸链中泄漏的氧自由基增多,超过 SOD 的清除能力,且 ATP 生成减少致黄嘌呤脱氢酶转化为黄嘌呤氧化酶增加。

2.肿瘤坏死因子

肿瘤坏死因子(TNF)是一类重要的炎症、免疫反应调节物,主要由单核、巨噬细胞产生。TNF 可促进磷脂酶 A2 的活化,促进花生四烯酸分解,促进多种炎症介质释放与激活。在急性胰腺炎患者的血浆中,TNF 的浓度显著升高,也提示 TNF 在疾病发展中的作用。

3.血小板活化因子

血小板活化因子(PAF)与脂质代谢有密切关系,其化学结构为乙酰甘油醚磷酸胆碱,是磷脂酶 A2 限速释放酶。PAF 可导致急性胰腺炎的血流动力学改变,有人认为 PAF 可能就是"心肌抑制因子"(MIF)。阿托品可保护机体免遭 PAF 打击的损害,可能提示 PAF 通过胆碱能神经机制介导急性胰腺炎。

4.白三烯

白三烯(Leukotrienes,LT)是花生四烯酸代谢产物,具有强烈的生物活性。TNF、PAF、LPS、PLA 等均促进其合成与释放。LT 有显著增加毛细血管通透性、收缩血管、抑制心肌收缩、引起支气管平滑肌痉挛等作用,并对中性粒细胞有强烈的趋化作用。

5.前列腺素

前列腺素(prostaglandins,PG)是一类广泛分布的具有多种生物活性κ物质。Glazer曾发现急性胰腺炎模型家犬的血液及腹水中PG显著升高。近年来一些学者发现,急性胰腺炎时PGI$_2$和血栓素TXA$_2$之间关系失衡。其失衡可导致血流动力学和血流供给失衡,从而使急性胰腺炎加重。应用TXA$_2$合成酶抑制剂能减轻胰腺的病理损害,并提高实验动物的生存率。

6.急性胰腺炎的细胞内信号传导

研究表明胰腺炎的早期为急性反应期,机体可分泌多种急性反应蛋白,包括C反应蛋白(CRP)、热休克蛋白(HSP)、胰腺炎相关蛋白(PAP)等。这些蛋白的产生是NF-κB(核因子-κB)介导的结果。研究发现雨蛙素制作的急性胰腺炎模型中,胰腺组织中NF-κB激活,致使靶基因表达增加,如ESelectin、P-Selectin、ICAM-1、VCAM-1 Mrna表达增加,促使粒细胞在炎症组织胰腺中积聚,并释放包括TNFα、IL-1β、IL-8在内的炎性介质。这些细胞因子与炎性介质将造成胰腺组织及远隔器官的损伤。在坏死性胰腺炎中LPS通过刺激NF-κB并释放一系列细胞因子和炎性介质是造成器官损伤的重要途径。

在胰腺炎进展过程中,坏死的胰腺、胰周组织继发感染是导致胰腺炎病情进一步恶化和器官损害的重要因素。有学者在一组204例急性胰腺炎患者中,86例(42%)为坏死性胰腺炎,其中57例(66%)为无菌性坏死,29例(34%)为伴细菌感染性坏死。其中感染性坏死性胰腺炎患者的病死率为24%,而无菌性坏死性胰腺炎为1.8%。

三、临床表现

急性胰腺炎的临床表现差异甚大。多数患者表现有腹痛、腹胀、恶心呕吐三联征,其他尚有发热、便秘、腹泻等。常见的体征为腹部压痛、反跳痛与肌紧张等腹膜炎征象,其他尚有黄疸、腹部肿块或腹水、肠鸣音减弱甚至消失等。临床上尚可见少数特殊类型的急性胰腺炎,如无痛性胰腺炎,多在尸检时发现,而临床上无明确的症状。又如暴发性或猝死性胰腺炎("戏剧胰"),可在发病后突然或数分钟、数小时内死亡,临床上很难得到确诊,更难于得到及时抢救。也有少量患者表现为心、肺、肾、脑等脏器功能衰竭,故很多学者认为胰腺炎是一种变幻多样的全身性疾病。

(一)腹痛

腹痛是急性胰腺炎的最主要症状,其发生与胰管的梗阻、胰腺肿胀所致的包膜牵张或渗液刺激有关。腹痛多突然发生,表现为剧烈腹痛,多为持续性,且逐渐加剧。严重者烦躁不安、弯腰坐起、身体前倾。腹痛多向肩背部放射,患者常自觉上腹及腰背部有"束带感"。腹痛的程度与病变的程度多相一致,但老年或体弱者腹痛较轻。腹痛的位置与病变位置有关,如主要病变在胰头,腹痛则以右上腹为主,并向右肩背放射;若病变在胰腺颈、体部,腹痛则以上腹正中部为主;当胰尾病变时,腹痛以左上腹为主,并向左肩背部放射。

一般水肿性胰腺炎,腹痛多为持续性伴有阵发性加剧,采用针刺或注射解痉药物能使腹痛缓解;若为坏死性胰腺炎,则腹痛十分剧烈,常伴有休克,一般止痛方法不能奏效。

(二)恶心呕吐

80%的患者有此症状。在发病初期出现的较频繁呕吐,多为反射性呕吐。与胃肠道疾病不同,呕吐后腹痛不能缓解。呕吐的频度与病变严重程度相一致。水肿性胰腺炎有恶心及数次呕吐,而坏死性胰腺炎,则呕吐频繁剧烈,呕吐物多为食物及胆汁,呕吐蛔虫者,多为并发于胆道蛔虫病的胰腺炎;含血液时,表示已并有消化道并发症。

(三)腹胀

腹胀多因肠道积气积液所致。水肿性胰腺炎可无腹胀或仅有轻度腹胀;坏死性胰腺炎由于脂肪坏死、腹腔渗液和广泛的腹膜炎反应,可引起麻痹性肠梗阻,发生严重腹胀。胰头部的炎症可造成十二指肠梗阻,胰腺前方的横结肠亦可因炎症刺激而局部麻痹。

(四)黄疸

大约有20%的急性胰腺炎患者出现不同程度的黄疸。其主要原因是:①胆道疾病引起胰腺炎,影响胆汁排泄而产生黄疸;②胰头因炎症而肿大,压迫胆总管下端引起黄疸。一般认为黄疸越重,表示病情越重,预后不良。

(五)手足抽搐

手足抽搐为血钙降低所致。在坏死性胰腺炎时,大量含酶渗液渗入腹腔,由于脂肪酶的作用使大网膜及腹膜上的脂肪组织被消化,分解为甘油及脂肪酸,脂肪酸与钙结合为不溶性脂肪酸钙,因而使血清钙浓度下降。如血清钙低于 2 mmol/L 则提示病情严重,预后不良。

(六)皮肤瘀斑

急性胰腺炎患者脐周皮肤出现蓝紫色瘀斑,称为 Cullen 征;如在两侧腰部出现棕黄色瘀斑,称为 Grey Turner 征。此类瘀斑在日光下方可见到,因而易被忽视。发生机制可能是血液内被激活的酶类穿过腹膜、肌层进入皮下所致。患者多有血性腹水。只见于坏死性胰腺炎。

四、并发症

急性胰腺炎的全身并发症主要包括休克、全身炎性反应综合征、多器官功能不全综合征(多器官功能不全综合征)、败血症等。急性胰腺炎的局部并发症则包括急性液体积聚、急性胰腺坏死、胰腺假性囊肿和胰腺脓肿。

(一)休克

胰腺炎早期出现休克,常提示有大块胰腺坏死。在天津市中西医结合急腹症研究所的一组病例中,坏死性胰腺炎伴休克者达30%左右。患者皮肤呈大理石斑样青紫,四肢湿冷,脉细弱。心率增快至 100 次/分以上,血压下降,脉压变小。休克的出现与以下几方面因素有关:①有效循环血量锐减;②血流动力学的改变;③其他重要器官功能低下;④不能进食及呕吐引起体液和电解质的大量丢失。在胰腺炎发生后,胰腺内多肽类血管活性物质,如一氧化氮、血管舒缓素、缓激肽、前列腺素等释放入血,使末梢血管扩张,血管通透性增加,加之胰腺周围的渗出和炎性刺激,使大量液体潴留在属于第 3 间隙的肠腔、腹腔及腹膜后间隙,造成有效循环血量的锐减,故有人将急性胰腺炎视为腹腔烧伤,可在 6 小时内丢失循环血量的 20%～30%。在急性出血坏死型胰腺炎患者血浆中存有心肌抑制因子,可造成心肌损害,抑制心脏收缩,导致心力衰竭。近年来有人发现在急性胰腺炎时,心排血指数升高和周围血管阻力降低的现象,犹如败血症时血流动力学的改变。还有人报告在急性胰腺炎时,肝血流量可骤减 40% 左右,使氧化磷酸化的能量代谢过程下降,ATP 产量减少。

(二)全身炎性反应综合征和多器官功能不全综合征

现已认识到急性胰腺炎过度炎症反应是导致全身炎性反应综合征/多器官功能不全综合征的关键。急性胰腺炎虽然是一个腹腔器官的局部炎症,但由于胰腺组织细胞坏死或感染时,胰腺组织内和血液中单核-巨噬细胞被激活,释放出多种促炎细胞因子,如 TNF-α、IL-1、IL-6 等时,再度激活血管内皮和中性粒细胞等启动炎症反应,当粒细胞被过度激活之后,再产生大量促炎介质释放,引起过度炎症反应。尽管机体有抑制和下调促炎因子释放的内源性抗炎因子以局限炎症的全身反应,但仍不足以对抗如此大量的促炎细胞因子。粒细胞自身吞噬囊泡不能将富含炎症介质的颗粒成分及时隔离封闭,导致中性粒细胞弹力酶、氧自由基等炎性介质向细胞间质逸出,并使细胞外基质中各种成分降解,细胞遭到破坏。因此机体内稳态丧失,引发了促炎细胞因子及瀑布反应,最终将导致循环和远隔器官的损害。引起全身炎性反应综合征/多器官功能不全综合征。在过度炎症反应过程中,革兰阴性细菌内毒素介导炎性细胞亦产生大量炎性细胞因子,并不断使疾病重症化。在某医院一组 145 例重症胰腺炎的病例观察中发现,其血内毒素水平、TNF-α、IL-1、IL-6 水平均有明显上升,轻型胰腺炎则未见显著升高。在受损器官的研究中发现,急性胰腺炎最易受损器官为肺,本院数据显示其损伤率在重型急性胰腺炎中高达 53.8%,其中为外周循环、胃肠道等。

(三)肺损害

肺损害发生率较高的原因有以下几方面。

(1)腹痛、腹胀、膈肌升高及胸腔渗液导致气体交换量不足。

(2)胰腺坏死释放出大量毒性物质,尤其是磷酸酯酶 A2 可导致肺表面活性物质减少,从而破坏了肺泡的稳定性,引起肺泡塌陷,肺顺应性下降及肺不张,使肺内右向左的分流增加和弥散力降低。

(3)近年来有人研究认为,胰腺炎时所产生的氧自由基对肺毛细血管内皮具有毒性作用,可引起间质性和肺泡性肺水肿,从而促成呼吸衰竭。

(4)天津市中西医结合研究所近年研究发现:肠道淋巴系统可将肠管腔内细菌及内毒素快速输送至肺,导致肺损伤。

在呼吸衰竭的早期,仅表现为呼吸频度轻度增加,但在体检及胸片上均无明显改变,血气分析时可能已有低氧血症存在。有些患者虽无低氧血症,但有因过度换气所致的呼吸性碱中毒,此时应给予充分注意。如在鼻导管给氧的条件下,氧分压仍低于 8.0 kPa(60 mmHg)时,应考虑有呼吸衰竭存在的可能,并应适时使用呼吸机治疗。

(四)多器官功能不全综合征

研究发现休克、低血容量等状态下,胃肠道血流显著下降。因为肠绒毛中央小动脉与邻近的小静脉之间存在着一种对流或交换,所以,自绒毛基底到顶端形成不同的氧分压梯度,绒毛顶端氧分压最低,易受低灌注和缺氧性损伤。当肠黏膜受损伤后,肠黏膜通透性增加并导致细菌与内毒素移位,并可因此导致多器官功能不全综合征。

已知正常情况下,胃黏膜能有效地防止 H^+ 自胃腔向组织间的扩散,维持胃液 H^+ 与黏膜 Na^+ 中间的梯度。这种有效的屏障作用来源于:①完整的胃黏膜细胞排列;②胃黏膜细胞分泌黏液;③胃黏膜血流的间质中 H^+ 的稀释与弥散。在急性胰腺炎时黏膜下血流减少、前列腺环素(PGI_2)产生减少,胃黏膜细胞能量匮乏,加之应激状态下造成的胃酸增加,导致应激性溃疡。在天津市南开医院的一组资料中,胃肠道功能不全者达 22.8%。

(五)急性肾衰竭

重症胰腺炎伴发急性肾衰竭者并不少见,在 Gardan 报告的 41 例患者中,急性肾衰竭发生率为 15%,首都医院报告 15 例出血坏死性胰腺炎,9 例有 BUN 增高,其中 8 例死亡。急性胰腺炎并发肾衰竭的主要原因:①休克和低血容量造成的肾血流量下降和肾小球滤过率降低;②胰腺炎的毒性产物及血管活性物质影响毛细血管通透性及肾小管对氧的摄取利用。急性肾衰竭易发生于急性胰腺炎发病后的前 5 天,以第 3～4 天为最多;③胰腺炎时腹膜腔及腹膜后形成高压,及腹腔室间隔综合征(ACS),可使肾血流量急剧下降,导致肾功能损害甚至衰竭。

(六)胰性脑病

胰腺炎时所发生的一般脑神经症状、精神运动性兴奋及抽搐发作等称为"胰性脑病"。其发病率在 3%～25%,多见于男性,坏死性胰腺炎为水肿性胰腺炎的 7 倍,可持续 24 小时或数周。极少数患者因明显精神症状就诊,有的甚至被误诊或转入精神病院治疗。出现胰性脑病的患者,预后不良,死亡率高达 40%。临床表现多样,可见头痛、意识障碍、抽搐、脑膜刺激征等。脑电图可见异常,主要为广泛性慢波、同步性 θ 波及 δ 波暴发等。胰腺脑病的机制目前尚不清楚,有人认为因大量胰酶进入血液循环,使脑血管出现病变,如静脉瘀血、小出血灶和软化灶等,另外,神经细胞中毒、水肿及代谢障碍,也可能是出现脑病的病理基础。

(七)糖尿病

有 8%～35% 患者出现一过性高血糖。血糖水平大多在 7.2～8.3 mmol/L,可能与胰岛 α 细胞受到刺激分泌过高的高血糖素有关,但如血糖持续升高,则应考虑到胰腺广泛坏死,胰岛 β 细胞分泌胰岛素不足之可能。

(八)局部并发症

主要包括以下 4 种。

1.急性液体积聚

急性液体积聚发生在急性胰腺炎的早期,位于胰腺内或胰周,无囊壁包裹的液体积聚。

2.急性胰腺坏死

急性胰腺坏死指胰腺实质的弥漫性或局灶性坏死,多伴有胰周脂肪坏死。可根据坏死的胰腺有无细菌感染,将其分为无菌性和感染性胰腺坏死。增强 CT 是诊断胰腺坏死的最佳方法。坏死区域的增强密度不超过 50 HU。

3.胰腺假性囊肿

急性胰腺炎形成的有纤维组织或肉芽组织囊壁包裹的胰液积聚。常在急性胰腺炎的第 4 周以后出现。多在小网膜囊内。

4.胰腺脓肿

胰腺或胰周的包裹性积脓。

五、临床表现

(一)全身表现

1.体温、血压、脉搏、呼吸

多有发热,发热的高低与病变的严重程度多相一致。水肿性胰腺炎,可不发热或仅有不超过 38 ℃ 的低热。坏死性胰腺炎可出现高热。若发热不退,则可能已有并发症出现,如胰腺脓肿及腹腔脓肿等。其他生命体征,在水肿性胰腺炎可显著改变,但在坏死性胰腺炎,则有脉搏快、呼吸频数和不同程度的血压下降,甚至休克等。

2.黄疸

因胆道疾病诱发的急性胰腺炎或胰头肿大压迫胆总管时,可出现不同程度的皮肤、巩膜黄染。一般多为轻度到中度黄染,重度者较少。

(二)腹部体征

急性胰腺炎的腹部体征与病变程度相一致。水肿性胰腺炎一般仅有上腹部压痛,有或无腹膜刺激征。视诊可见腹部平坦,但坏死性胰腺炎可因肠麻痹而腹胀,并发胰腺囊肿或脓肿时,可出现局部性隆起。患者常有不同程度的上腹部压痛、反跳痛和肌紧张。压痛部位与病变部位一致。病变在胰头者,压痛主要在上腹及剑突下;病变在胰尾者,压痛在左上腹;病变累及全胰腺者,全上腹均有压痛。在坏死性胰腺炎时,由于腹腔渗液多,常在全腹有压痛、反跳痛和肌紧张。

在急性胰腺炎时,上腹部有时可扪及肿块。肿块的可能原因:①胀大的胆囊,位于右上腹胆囊区;②肿大的胰头,位于右上腹及剑突下但位置较深;③胰腺脓肿或囊肿多为圆形之囊性肿物;④水肿的炎性组织,如大网膜、麻痹水肿的肠管等。肠胀气时,叩诊呈鼓音,腹腔有渗液时,可测出移动性浊音。听诊可发现大多数患者肠音减弱,当出现肠麻痹时,则表现为"安静腹"。

在某些重症患者中,胸腔内亦出现反应性渗出,以左侧为多见,可引起肺不张和呼吸困难。

六、实验室检查

(一)常规化验检查

根据胰腺炎的严重程度,白细胞计数一般在$(10\sim20)\times10^9$/L。继发感染严重者还可更高,并出现明显核左移。由于呕吐及大量腹腔渗出常有大量液体丢失,故多伴有血液浓缩,血细胞比容增加,可达50%以上。出血坏死性胰腺炎可在无显性出血的情况下,血红蛋白明显低于正常。尿常规化验应当注意有无尿糖,如尿糖较多,还应检查酮体。当病情严重影响肾功能时,尿中可出现蛋白、红细胞和管型。

(二)酶类检查

1.血、尿淀粉酶测定

90%以上的患者血清淀粉酶升高,一般在发病后1~3小时即开始增高,24小时血清淀粉酶达峰值。如采用Somogyi法,正常值范围为40~180 U/dL,血清淀粉酶如超过500 U/dL才有诊断意义。若采用Winslow法,正常值范围为8~12 U/dL,血清淀粉酶要超过256 U/dL才有诊断价值。尿淀粉酶出现较晚,一般在发病后24小时升高,如超过250~300 U/dL(Somogyi法)或128 U/dL(Winslow法),即有诊断价值。血清淀粉酶在3~4天下降至正常。尿淀粉酶下降较缓慢,一般可持续1~2周。如果淀粉酶持续不降或呈波浪形,提示已有并发症出现。值得注意的是,淀粉酶的升高与病变的程度并不完全一致。有些坏死性胰腺炎,由于胰腺组织大量破坏,淀粉酶反而不升高。

2.淀粉酶清除率和淀粉酶肌酐清除率比值

有学者提出急性胰腺炎时肾脏淀粉酶清除率增加,故可用此项检查鉴别胰腺炎和高淀粉酶血症。一般,淀粉酶清除率与肌酐清除率平行,与肾小球滤过率相关。在胰腺炎时肾清除淀粉酶较肌酐为多。目前已成为一项诊断急性胰腺炎的常用试验。其计算公式:淀粉酶肌酐清除率=(尿)淀粉酶浓度/(血)淀粉酶浓度×(血)肌酐/(尿)肌酐×100。

其正常值为1%~5%,>6%即有意义。据认为,这一测定有3个优点:①比值升高持续的时间比血淀粉酶可长数天;②不受高血脂的影响;③比值正常者可排除胰腺炎的诊断,但最近的资料表明,这一比值升高对急性胰腺炎并非特异,在骨髓病、烧伤、糖尿病酸中毒、心脏手术及肾衰竭等患者亦可升高,因而认为实用价值不大,但我们认为,如果将血、尿淀粉酶与淀粉酶肌酐清除率比值三者结合起来,可以进一步提高诊断水平。

3.淀粉酶同工酶的测定

淀粉酶同工酶的测定可以区别来源于胰腺、唾液腺或其他脏器的淀粉酶,提高诊断的特异性。

4.清脂肪酶的测定

在发病 24 小时后升高,可持续 5～10 天,超过 1 U/dL(Cherry-Crandall 法)或 Comfort 法 1.5 U,有诊断价值。

(三)电解质

1.血清钙

在发病后 2 天,血钙开始下降,坏死性胰腺炎患者血钙可降至 2 mmol/L 以下,提示病情严重,预后不良。

2.血清钾

多数患者血钾降低,病情严重者降低尤为明显。

(四)血糖

急性胰腺炎发作时,可有短期血糖升高,主要取决于受累胰岛的范围和程度。病愈后血糖大多可恢复正常,即使坏死范围较大,临床上亦可不出现糖尿病。

(五)胆红素

当肿大的胰头压迫胆总管或胆道有梗阻时,胆红素可升高,但多为轻度升高,升高的程度与梗阻的程度一致。

(六)C 反应蛋白

C 反应蛋白是组织损伤和炎症的非特异性标志物,多与疾病重症度的判定有关。近几年来,有关 C 反应蛋白与急性胰腺炎之间的关系报道甚多。C 反应蛋白的检测有助于评估急性胰腺炎重症度,C 反应蛋白＞250 mg/L 常提示胰腺广泛坏死。有学者报道,急性胰腺炎入院后 1 天,出血坏死型胰腺炎组 C 反应蛋白的平均值为 280 mg/L,急性水肿型胰腺炎组为 45 mg/L,且 C 反应蛋白值的变化与急性胰腺炎的预后分数呈正相关。但由于目前各家使用测定方法不一,观察时间及胰腺炎严重程度标准的差异,故其结果不一致。综合报道的结果认为,C 反应蛋白诊断胰腺坏死的敏感性为 67％～100％。因此,测定 C 反应蛋白对重症胰腺炎的诊断、病情监控及 CT 扫描的筛选较为简单而快速。

(七)其他

尚有一些指标可用于疾病重症程度判定。

1.正铁血红清蛋白

一般认为,急性胰腺炎起病后 12 小时血清正铁血红清蛋白可呈阳性反应。Lankisch 对 90 例急性胰腺炎患者进行了正铁血红清蛋白及 Ranson 诊断指标的测定,发现正铁血红清蛋白阳性者均为出血坏死型胰腺炎,死亡率 36％,而正铁血红清蛋白阴性者死亡率 6.2％。在正铁血红清蛋白阳性的急性胰腺炎中并发肺、肾病变的发生率较正铁血红清蛋白阴性者高;而 Ranson 诊断指标超过 4 项以上者,其病死率及并发症发生率与正铁血红清蛋白阳性者相当。据此认为,正铁血红清蛋白阳性较 Ranson 诊断指标更有助于早期判别重型急性胰腺炎。

2.白细胞介素-6(IL-6)

IL-6 为一急性反应相蛋白。Heath 测定了 24 例急性胰腺炎患者(其中 10 例重型,14 例轻型),发现所有病例 IL-6 的值均较对照组高,其值的变化与同时测定的 C 反应蛋白值的变化呈显著的正相关。入院时 IL-6 值能明显地分出轻型与重型,而 C 反应蛋白则不能。因此认为,IL-6 的检测有助于早期识别重型急性胰腺炎,并可预测疾病的预后。IL-6 浓度＞130 U/mL(ELISA 法),诊断重型胰腺炎的敏感性为 100%,特异性为 71%;而同组资料 C 反应蛋白的敏感性为 90%,特异性为 79%,且 IL-6 高峰值较 C 反应蛋白早。

3.胰腺炎相关蛋白

有学者等报道,在胰腺移植的患者胰液中存在一种蛋白质。继而,他又在大鼠急性胰腺炎和人急性胰腺炎的血清中分离出此蛋白,命名为胰腺炎相关蛋白。Lovanna 动态检测 98 例急性胰腺炎患者血清胰腺炎相关蛋白浓度,发现在无并发症组中入院时胰腺炎相关蛋白浓度处于正常范围者(<10 μg/L)占 34%。动态测定胰腺炎相关蛋白,在无并发症组、有并发症组及致死组中,胰腺炎相关蛋白的峰值浓度分别为 22.2 μg/L、963.0 μg/L、1436.0 μg/L,表明胰腺炎相关蛋白的改变与疾病的严重度相关。在疾病的恢复期,胰腺炎相关蛋白浓度则逐渐下降。因此认为,检测急性胰腺炎患者胰腺炎相关蛋白可预测有无并发症,动态评估疾病严重度,以及提示患者的恢复情况。

4.胰蛋白酶原活性肽

胰蛋白酶原活性肽是胰蛋白酶原被活化形成胰蛋白原,后者再被活化形成胰蛋白酶而释放出的一个含 5 个氨基酸的多肽。Gudgeon 应用放射免疫法测定 55 例急性胰腺炎患者尿中胰蛋白酶原活性肽含量,并同时与 C 反应蛋白及 Ranson 诊断指标比较,发现胰蛋白酶原活性肽诊断重型胰腺炎的准确率为 87%,敏感性为 80%,特异性为 90%,均明显优于 C 反应蛋白和 Ranson 诊断指标。

七、影像学检查

(一)X 线检查

水肿型胰腺炎的 X 线检查一般没有特殊表现,重症胰腺炎的 X 线检查可以有以下特征。

1.胸部 X 线

可见两侧膈肌中度升高,或有少量至中等量的胸腔积液,或可见下肺野盘状不张。

2.腹部 X 线

(1)局限性肠麻痹:左上腹的一段小肠或横结肠扩大充气。

(2)结肠中断:即在结肠脾曲或降结肠上端的结肠影像突然消失,这是由胰液外溢到网膜囊内压迫结肠所致。

(3)充气的胃及十二指肠有外压切迹:可能是肿大的胰头或假性囊肿压迫所致。

(4)网膜囊内液平面:位于第 2、3 腰椎左侧,严重者可见腹腔内散在液平,伴广泛肠麻痹。

(5)胰腺、胰腺旁、胆囊区的钙化影或不透光的结石阴影。

(二)CT 检查

重型胰腺炎是选用 CT 检查的适应证。初期可见胰腺增大,密度不匀,当病情进一步发展时可见左肾前筋膜增厚,在横结肠系膜部位出现团块,这些征象提示感染已向腹膜后扩展。当出现假性囊肿时,可在胰腺周围出现壁厚薄不均匀的囊状包块。CT 增强扫描是急性坏死性胰腺炎的最可靠、有特异性的诊断方法,其准确率可达 95% 以上。CT 增强扫描不仅能了解病变的部位、范围、胰外浸润、脓肿形成及病变演进的情况,帮助明确胰腺坏死的诊断,同时对该病的监测和预后的判断也有肯定的作用。同样为急性坏死性胰腺炎选择治疗方法提供了极大的方便。

(三)超声检查

B超可较清晰地描出胰腺的轮廓,测定其肿大程度。在急性胰腺炎时,由于炎症水肿使超声波更易透过胰腺组织,故一般回声较低,胰腺呈弥漫性增大,界限清楚,内部有光点反射,但较稀疏。炎症消退后,上述变化约持续1～2周即可恢复正常。当有腹腔渗液时,B超可估计渗液的多少及其分布情况,为进行腹腔穿刺或置管引流提供导向。若出现囊肿或脓肿,则在相应部位出现液性暗区,如有坏死组织,则在该处出现反射光点。

(四)腹腔穿刺

对于出血坏死性胰腺炎腹腔穿刺是一个有用的辅助诊断方法,如吸出血性浑浊液体,淀粉酶含量明显增高时,多可做出明确的诊断。当腹腔渗液量较多时,可在B超或CT导向下置管引流或进行腹腔灌洗。

八、诊断标准

当急性胰腺炎具有典型症状与体征,结合淀粉酶测定及影像检查,诊断多无困难,但在疾病的早期或因病情复杂,症状及体征不典型时,则难于做出明确的诊断。因此,凡遇到急腹症时,都要考虑到本病的可能,并随着病情的发展和对治疗的反应,仔细观察各种体征及实验室检查结果,来不断补充与完善诊断。值得指出的是,急性胰腺炎可继发于其他疾病,如胆道疾病、某些手术之后等。因此,急性胰腺炎的表现可能被原发疾病所掩盖,不进行仔细分析,会造成疏漏。当胰腺炎的诊断一旦做出时,必须对其轻重程度与病理类型作出相应的诊断。长期以来国内外学者致力于胰腺炎重症度的判定。

(一)Ranson诊断标准

Ranson积极主张采用腹腔灌洗治疗重型胰腺炎,他提出5项入院时的早期指标及6项入院后48小时内出现的指标,作为判断预后的参考。Ranson的分析法已被许多学者所采用,但这个方法不利于入院当时对病情轻重的判断,另外,如果脱离对患者症状、体征(特别是生命体征)的分析也难于避免片面性,因此后来逐渐被其他判定标准取代。

(二)日本难治性胰腺炎疾病调查研究班标准

急性胰腺炎临床诊断标准共3条:①急性腹痛发作,伴有上腹部压痛或腹膜刺激征;②血中、尿中或腹水中胰酶含量上升;③影像检查、手术所见或尸解病理检查证实有胰腺炎症病变。在以上3项中,必须具备第①项,在②③项中具有其一者就可诊断为急性胰腺炎。

1.重症

包括:①全身情况不佳,有明显的循环功能不全及全身重要脏器功能不全;②腹膜刺激征、麻痹性肠梗阻、大量腹水;③临床化验:以下各项中有两项以上异常者:WBC$\geqslant$20$\times$10^9/L;Ht$\geqslant$50%(输液前)或$\leqslant$30%(输液后);BUN$\geqslant$12.5 mmol/L或肌酐$\geqslant$176.8 μmol/L;FBS$\geqslant$11.2 mmol/L,Ca^{2+}$\leqslant$1.87 mmol/L;PaO$_2$$\leqslant$8 kPa(60 mmHg);BE$\leqslant$$-$5 mmol/L;LDH$\geqslant$11.7 μmol/(s·L)。以上3项中,任何一项符合,都可判定为重症。

2.中度

包括:①一般情况尚好,无明显的重要脏器功能不全;②局限在上腹或轻度波及全腹的腹膜刺激征;③化验指标仅有一项异常或均正常。

3.轻度

包括:①全身情况良好,无重要脏器损害;②上腹部局限性腹痛、压痛、轻度的腹膜刺激征,超

声波与 CT 所见仅有胰腺肿大。

上述重度判定标准,原则上只适用于发病 5 天以内的病例。病期超过 5 天的病例,凡出现以下并发症者均应判定为重症:①消化道出血、腹腔内出血、重度感染(败血症)、DIC(出血倾向);②超声波、CT 证实有胰腺脓肿或腹腔内脓肿。

在上述各种重度分类法中,日本难治性胰腺疾病调查研究班的分类法,吸收了 Hollender 的分度法与 Ranson 的多因素分析法的优点,由于胰腺炎中重度患者多同时伴有全身多器官损伤,是一种全身性疾病,故没有在重症度判定度上广泛应用。

(三)APACHE Ⅱ评分

如前所述胰腺炎是一个全身性疾病,能引起多个器官和脏器受损。故将 APACHE Ⅱ评分系统用于胰腺炎重症度的判定将对其诊断、治疗均有极大的临床价值。一般将其评分大于或等于 8 分者定为重症胰腺炎。

九、鉴别诊断

本症应与急性胆囊炎、胆石症、胆道蛔虫病、胃及十二指肠溃疡穿孔、急性肾绞痛及肠系膜血管栓塞等进行鉴别。

(一)急性胆囊炎与胆石症

腹痛较急性胰腺炎为轻,位于右上腹胆囊区,常向右肩背部放射,血尿淀粉酶正常或稍高;如伴有胆管结石,其腹痛程度较剧烈,且往往伴有寒战、高热及黄疸。

(二)胆道蛔虫病

胆道蛔虫病发病突然,多见于儿童及青年,腹痛位于剑突下偏右方,呈剧烈阵发性绞痛,患者常自述有"钻顶感"。疼痛发作时,辗转不安、出大汗、手足冷、痛后如常人。其特征为"症状重,体征轻"。血尿淀粉酶正常,但合并胰腺炎时,淀粉酶则升高。

(三)胃及十二指肠溃疡穿孔

胃及十二指肠溃疡穿孔为突发的上腹剧痛,迅速遍及全腹,腹呈板状,肠音消失,全腹有压痛及反跳痛、肌紧张。肝浊音界缩小或消失。腹部 X 线如有气腹存在,更有助于明确诊断。

(四)急性肾绞痛

急性肾绞痛为阵发性绞痛,可向腹股沟部及会阴部放射,如有膀胱刺激征及血尿,更有助于诊断。

(五)肠系膜血管栓塞

有严重的腹胀及腹痛,但腹痛一般较胰腺炎为轻,多位于中腹部,常有休克。多有心血管疾病病史。可有大量腹腔渗液,有肠坏死者,伴恶臭,淀粉酶不高或轻度升高。

十、治疗

在过去的 20 余年中,对急性胰腺炎的治疗存在较大的争论,曾一度主张"规则性胰腺切除"或早期进行"腐胰清除术"。但不论哪种手术均未能改变治疗面貌,病死率均在 30% 以上。我们后来开始对重型急性胰腺炎采用辩证分期及分期论治,适时介入手术的方法取得了较满意的结果。上海瑞金医院对坏死性胰腺炎也积累了丰富的经验,提出采用个体化治疗方针,即对有明显感染或有并发症者做早期手术,而对尚无明显感染和并发症者尽量争取晚期手术。中西医结合治疗出血坏死性胰腺炎也积累了一些经验,也有许多成功的报告,其治疗规律、治疗原理尚需进一步阐明。

(一)非手术治疗

1.适应证

轻度急性胰腺炎宜采用非手术治疗,对于急性胆源性胰腺炎,也应尽可能先采用非手术疗法,待急性症状消退后,进行详细的胆道检查,并弄清病理改变,再施行择期手术。对于周身情况尚好的出血坏死性胰腺炎,应采用非手术疗法,在下述情况下多有治疗成功的可能:①全身情况尚稳定,休克较易纠正,缺氧经鼻管或面罩给氧后,能得到纠正者;②虽有弥漫性腹膜炎体征,但B超检查结果提示腹水主要局限于上腹部者;③胆道正常或胆道疾病处于静止状态;④患者年龄小于 60 岁。

2.治疗方法

(1)抗休克及液体疗法:重症急性胰腺炎常在早期就出现休克,因而抢救休克是治疗中最迫切的问题。重症急性胰腺炎时,在胰腺周围、腹膜后间隙及腹腔内有大量渗出,可造成血浆的大量丢失;再加上由于血管活性多肽物质的作用,引起血管扩张及毛细血管通透性的增加,可丧失有效循环量的 30%～40%,故应根据患者的情况,快速输入电解质盐溶液、血浆、人体清蛋白、右旋糖酐等血浆增量剂等,以恢复有效循环血量及纠正血浓缩。如有酸碱平衡失调,亦应及时纠正之。为了监测血容量及心脏功能,安放中心经脉插管及时测定中心静脉压,放置保留尿管,随时了解尿排出量及测定其比重,对于保证抗休克治疗的安全进行是十分必要的。应避免依赖血管收缩药来提升血压,只有在血容量已基本补足,酸中毒也基本纠正,血压仍偏低时,在排除心脏功能不足之后,方可考虑应用升压药物。

(2)营养支持:在重症急性胰腺炎时,由于大量消化酶的释放,胰腺周围和腹膜的大量炎性渗出,可造成严重消耗(被描写为"腹腔烧伤")。因此,需要采用完全胃肠外营养(TPN)。它有抑制胰腺分泌的作用。近年来早期肠内营养的应用,已证实对重症急性胰腺炎的预后有益,因此多采用内镜下放置鼻肠管的方法给予肠内营养。对于手术后患者,如已实施空肠造瘘术,应在肠蠕动功能恢复后采用胃肠道营养(TEN)。这种营养支持疗法是近年来重型胰腺炎死亡率明显降低的原因之一。对于高脂血症性胰腺炎,应用营养支持时要注意避免脂肪应用。

(3)抑制胰腺分泌:从理论上来看,减少胰酶分泌,从而减轻胰酶对胰腺组织的自体消化,对胰腺炎的治疗是十分必要的。具体方法有以下几种。

禁食与胃肠减压:禁食可减少胃酸与胰液的分泌,胃肠减压还能保持胃内的空虚、预防和治疗腹胀,但对轻度胰腺炎不必常规使用。

抑制胰腺分泌药物:具有抑制胰腺分泌作用的药物有多种,其中最常用的是抗胆碱能药物。该类药物不但有抑制胃酸分泌的作用,还可减轻奥狄括约肌痉挛,常用阿托品、654-2 等。H_2 受体拮抗剂也是可以选用的药物,如奥美拉唑(洛赛克)、西咪替丁(甲氰咪胍)等。这些药物对胰腺分泌无明显地直接作用,但该类药和抗酸剂的应用可预防应激性溃疡的发生,并因此间接抑制胰液分泌。

抑制胰酶活性药物:作为抗胰酶剂使用的这类药物能抑制胰蛋白酶、糜蛋白酶及胰血管舒缓素的活性,早期及大剂量应用可能取得一定的效果。其中抑肽酶具有抗蛋白酶及胰血管舒缓素的作用,可抗弹性蛋白酶,可抑制蛋白酶、血管舒缓素、糜蛋白酶及胞浆素;FOY 为非肽类化学合成剂,可抑制蛋白酶、血管舒缓素、凝血酶原、弹性蛋白酶等;5-FU 可抑制磷脂酶 A。生长抑素及其衍生物在急性胰腺炎的治疗有肯定的疗效。大量临床和实验室研究证实生长抑素可抑制胰腺外分泌,防止胰腺炎。目前临床上多应用善宁治疗,结果表明其病死率及并发症发生率均有所下降。

镇痛解痉剂:除较轻的病例外,急性胰腺炎多有严重的腹痛,应给予有效的止痛处理。止痛方法:①一是药物止痛,常用哌替啶 50~100 mg 肌内注射,吗啡 10 mg 与阿托品合用肌内注射;②二是普鲁卡因神经阻滞,方法有静脉滴注、口服、肾周围脂肪囊、交感神经或硬膜外阻滞等。这类方法只用于顽固疼痛病例。

抗生素:急性胰腺炎为胰酶的自体消化引发的疾病,理论上不需常规应用抗生素,近年来多数临床指南均指出:预防应用抗生素并不能减少坏死感染和病死率。但在重症急性胰腺炎的治疗中,普遍主张升阶梯应用抗生素可起到预防继发性感染及防止并发症等作用。继发于重症胰腺炎的感染多为混合感染,故应联合用药,特别是选用广谱抗生素。对抗生素选择应考虑病原菌对抗生素的敏感性及穿透胰组织的能力。前者可由胰腺组织培养后药敏试验确定,后者影响因素较多,如:①血胰屏障,即抗生素进入胰腺组织所通过的结构,为细胞膜成分。因生物膜富含多量脂类,极性较小,脂溶性抗生素易通过;②抗生素与血清蛋白结合力。一般认为两者结合力越低,抗生素游离程度越高,胰腺组织中抗生素浓度越高。根据临床与动物试验研究发现氨基糖苷类及青霉素、氨苄西林均不能很好地透入胰腺组织达到杀菌、抗菌作用。喹诺酮类药物在胰腺中有较高浓度,与血液中浓度比为 0.87,加之该类药物为广谱抗生素,临床上较为常用。克林霉素为脂溶性抗生素,对 G^+ 性菌及多种厌氧菌均较敏感。胰液中高峰浓度为 4.1 $\mu g/mL$,为血清浓度的 43%,大大超过了抑制所有厌氧菌和 G^+ 球菌所需要的浓度。亚胺培南/西司他丁钠(泰能)为近年合成的广谱抗生素,对 G^+、G^- 及厌氧菌均有效。静脉注射后胰/血药物浓度比为 0.43,但反应杀菌效应及胰腺穿透力的效能系数(EF)高达 0.98,故认为有较强的杀菌效应。头孢噻肟、头孢唑肟、美洛西林和哌拉西林对革兰阴性菌有较强的杀菌作用,对 G^+ 菌及厌氧菌则较弱。胰/血浓度分别为 0.32、0.32、0.27 和 0.49;EF 值分别为 0.78、0.76、0.71 和 0.72,故临床上应列为二线药物。甲硝唑对厌氧菌有较强的杀菌作用,为脂溶性,与血清蛋白结合力较低,易透过血胰屏障,是首选药物。在急性胰腺炎抗生素应用时间问题上目前尚有争议。一些报道认为预防性应用抗生素不能防止坏死胰腺组织感染。一般认为以下 4 种情况下,应使用抗生素:伴有明显感染征象的胆源性胰腺炎;Ranson 诊断指标 3 项或 3 项以上阳性;合并呼吸、泌尿系统感染;需手术介入。

中医药治疗:用中药治疗急性水肿性胰腺炎及胆源性胰腺炎已经积累了丰富的经验,治疗结果也是令人满意的。根据中医辨证可将急性胰腺炎分为肝郁气滞、脾胃实热、脾胃湿热及蛔虫上扰等 4 型。肝郁气滞与脾胃实热型最为常见,应治以疏肝理气及通里攻下,可选用清胰汤Ⅰ号为主方,再根据不同症状及脉舌的表现随证加减。①清胰汤Ⅰ号(天津市南开医院方):柴胡 15 g,黄芩、胡连各 10 g,白芍 15 g,木香 10 g,大黄 15 g(后下),芒硝 10 g(冲服)。水煎服,每天 1 剂,分 2 次服。重症患者每天 2 剂,分 4 次服。②脾胃湿热型多见于胆源性胰腺炎,多有黄疸,舌质红,苔黄腻,脉弦滑或数,应治以疏肝理气及清热利湿。可在清胰汤Ⅰ号的基础上,加用龙胆草、茵陈及金钱草等清热利湿药物。③蛔虫上扰型是胆道蛔虫病引起的急性胰腺炎,应治以疏肝理气及驱蛔安蛔,以清胰汤Ⅱ号为主方,随证加减。④清胰汤Ⅱ号(天津市南开医院方):柴胡 15 g,黄芩、胡黄连、木香各 10 g,槟榔、使君子、苦楝皮根各 30 g,细辛 3 g,芒硝 10 g(冲服)。针刺可作为辅助治疗方法之一,用于止痛、消胀、控制恶心呕吐及降低发热等。常用的穴位有足三里、下巨虚、内关、阳陵泉及地机等。一般采用强刺激手法,亦可采用电刺激法。对重症急性胰腺炎,中药可作为一个辅助疗法应用于发病的不同阶段。在初期针对麻痹性肠梗阻,常以通里攻下法为主,代表的方剂有大陷胸汤及大承气汤等;进展期多采用清热解毒及活血化瘀法,以控制感染及促进腹腔渗液的吸收;恢复期患者多表现出一派虚象,故应以健脾补气及滋阴养血为主。

(二)手术治疗

手术的目的不外引流腹腔渗液、清除坏死的胰组织和除去致病原因等。

1.手术适应证

尽管对手术适应证的选择还有争论,但主要用于以下几种情况。

(1)重症胰腺炎伴有严重休克、弥漫性腹膜炎、持续性肠麻痹或某些非手术疗法难以克服的并发症,如腹腔高压形成腹腔室间隔综合征(ACS)、腹腔内大出血、胰腺脓肿等。

(2)胆源性胰腺炎,临床发现胆囊胀大,胆管下端结石嵌顿等形成胰腺炎的病因未能去除,持续发生作用时。

(3)反复发作的胰腺炎,证实有十二指肠乳头狭窄或胰管狭窄及结石者。

2.手术时机

(1)急症手术:用于患者有危急情况者,如严重休克、ACS、腹腔内大出血等。

(2)早期手术:主要用于非手术疗法未见好转或坏死性胰腺炎有发展趋势者。早期手术的时间没有严格的限制,一般要在全身功能紊乱得到基本纠正之后进行为宜,但也有人主张在发病后10~14天进行手术,认为此时坏死组织的分界线已经清楚便于清除。

(3)后期手术:针对胰腺炎后期出现的并发症所采取的手术,如引流胰腺脓肿,对胰腺假囊肿施行内引流术、肠瘘切除、修补术等。

3.手术方法

急性胰腺炎的手术方法常无定型,需要根据病情与术者的经验而定。根据临床上的应用情况,大致分为直接手术(在胰腺本身进行的手术)和间接手术(亦称外围手术,在胰腺以外器官进行的手术)两种。根据手术的目的,又可分为针对急性期病变所采取的手术和为了解除某些并发症而在后期所采用的手术。

现对主要手术方式简介如下。

(1)胰包膜切开术:提倡这种手术的学者认为,该手术可以减轻胰腺的张力,有助于改善胰腺的血运和减轻腹痛;反对这种手术的学者认为,该手术尚未规范化,切开的深度也难于掌握,切开过深可引起难以处理的胰瘘,并可能导致腹后壁蜂窝织炎的加重。因此,要根据实际情况掌握,若胰腺肿胀不明显,不必实行胰被膜切开术;在肿胀严重时可考虑实行。

(2)胰床引流术:在出血坏死性胰腺炎发作时,往往有不同程度的胰腺周围炎,胰腺本身的渗出、出血、坏死及继发感染等也易向胰周扩展,因此就需要对胰腺周围进行彻底的引流。

(3)腐胰切除术:这是一种不定型的术式。手术方法如同骨髓炎手术清除腐骨组织一样,将坏死组织清除,以防止严重感染与坏死病灶的发展。术中与术后要注意局部出血的发生。

(4)胆道手术:在急性胰腺炎的手术过程中,探查胆道是一个不可忽视的重要方面。发现有胆道病变时,应尽可能一同加以处理。在胆管与胰管"共同管道"学说指导下,有人认为即使胆道正常也应行胆囊造瘘术,以减少胰管的压力。

胆道手术包括胆囊造瘘术、胆囊切除术、胆总管探查及引流术(或取石或取虫)、经十二指肠奥狄括约肌切开形成术等。

4.微创技术在重症急性胰腺炎中的应用

(1)放射学介入技术:由于固态的胰腺坏死通常伴有液体成分(坏死后胰腺或胰周的液体积聚),传统的放射介入技术被认为是有用的,尤其是决定在脓毒症得到控制后再进行延迟的坏死组织切除术的情况下。超声和CT可以发现胰腺的病变,放射介入的形式可用于定义坏死的程度和成分,使操作设备的部位可视化,决定治疗过程的有效性。通过CT导向可以进行穿刺引流和(或)腹腔灌洗。

(2)内镜腹腔镜技术:有学者第一次描述了坏死性胰腺炎内镜治疗,该文采用腹腔镜清除胰腺。过去几年来,胰腺坏死组织清除术内镜方法已被广泛应用,包括腹腔镜、腹膜后腹腔镜、经胃可弯曲内镜、经皮内镜胃造瘘术、腹膜后肾镜、胆道镜。依据镜的类型,这一系列内镜技术可分为腹腔镜、经皮肾镜、可弯曲性内镜的使用。

5.腹腔灌洗在重症胰腺炎中的应用

近年来,腹腔灌洗在重症急性胰腺炎治疗中的应用越来越地受到重视。腹腔灌洗可独立应用,也可在手术之后留置导管做手术后灌洗。

(1)灌洗的作用:将腹腔内的渗出液(含有大量胰酶和毒性物质的炎性渗液)通过灌洗液的稀释、冲洗之后随同灌洗液同时排出体外,能有效地减少胰酶对腹膜的进一步损害和减少毒素的吸收;在灌洗液中如加入抑制胰酶的药物、抗感染药物以及激素等,可在一定程度上对出血坏死性胰腺炎发挥治疗作用,减轻胰腺组织的进一步损害。

(2)灌洗的方法:根据导管安放的位置及灌洗范围,可分为全腹腔灌洗及局部灌洗。①全腹腔灌洗:在腹部手术完毕之后,在腹腔的上下部安放引流管,设灌洗液的入口与出口;也有在上腹部安放一个引流管,外接三通管,可轮流进行灌洗。②局部腹腔灌洗:是将引流管安放在小网膜腔内(胰腺周围),进行小网膜腔内的灌洗。③局部低温灌洗:这种局部灌洗方法是将灌洗液冷却为6~8 ℃,液体流出后的温度可达12 ℃以上。④腹腔镜灌洗:有人报道,在腹腔镜观察出血坏死性胰腺炎以确定诊断之后,通过腹腔镜置入腹腔内引流管,当引流之后再注入灌洗液,可以达到较好的治疗效果。

(3)灌洗液的配制:各学者报道的灌洗液内容并不完全一致,主要含有以下成分:①基础溶液,多以0.9%的生理盐水为主。②抗生素。③胰酶抑制剂。④其他:包括碳酸氢钠及其他电解质。

(高作收)

第二节　慢性胰腺炎

Friedrich首先报告具有结缔组织增生、胰腺实质细胞萎缩和消失的慢性胰腺炎。曾有人认为,慢性胰腺炎并非仅局限于胰腺本身的慢性炎症,而是包括急性胰腺炎的治愈过程、反复发作的急性或亚急性胰腺炎、慢性胰管炎、胰腺实质变性与萎缩以及间质增生等多种病变在内的慢性胰腺病。Comfort等提出了慢性复发性胰腺炎的概念。目前主流观点认为,慢性胰腺炎是由多种病因造成的一种进行性、破坏性的炎性疾病,胰腺发生实质损伤、组织纤维化钙化,出现弥漫性或节段性的改变,最终导致胰腺内、外分泌功能不全,表现为腹痛、营养不良、糖尿病等多种临床症状。

在马赛召开的胰腺炎专题讨论会上讨论了慢性胰腺炎的分类,将慢性胰腺炎分为慢性复发性胰腺炎和其他慢性胰腺炎两型,实际两者仅有临床表现上的不同,没有病理学依据。在日本召开的胰腺炎疾病研讨会上,制定了临床诊断标准试行草案,包括:①组织学诊断明确。②X 线明确胰腺钙化。③胰腺外分泌功能检查提示显著的功能低下。上述 3 项中有一项即可做出慢性胰腺炎的诊断。日本消化器病学会慢性胰腺炎检讨委员会在上述基础上补充了两项:④经胰管造影或胰腺影像检查得到确诊者。⑤伴随胰酶外溢而出现的上腹痛、压痛持续 6 个月以上,在胰腺功能、胰管造影、影像诊断或胰腺组织学上显示有异常所见者。该标准还规定,凡在①~④项中具有一项者可诊断为慢性胰腺炎(Ⅰ群),具有第⑤项者则为慢性胰腺炎(Ⅱ群)。我国胰腺指南将慢性胰腺炎分为四型,Ⅰ(急性发作型)、Ⅱ(慢性腹痛型)、Ⅲ(局部并发症型)、Ⅳ(内外分泌功能不全型)。然而,由于慢性胰腺炎的临床概念较为宽泛,目前还没有一种可以被广泛接受的慢性胰腺炎的诊断标准和诊断流程。

慢性胰腺炎的发病率在世界范围存在明显地区差异。西方国家平均每年每 10 万人中新发 10~16 例,印度每 10 万人中有 100 多例,多为热带性胰腺炎。随着急性胰腺炎发病的增加,我国慢性胰腺炎的发病率在逐年增加,每 10 万人中的发患者数,已增至 13.52 例,以东部发达地区增长速度最高。从确诊的病例来看,男性多于女性,男女之比为 1.86∶1,平均年龄 48.9 岁,以 40~60 岁左右中年人居多。

一、病因和病理

慢性胰腺炎是一种多因性疾病。其中比较明确的病因有以下几种。

(一)急性胰腺炎

据临床统计,慢性胰腺炎中,有 10%~20% 的病例在既往史中有急性胰腺炎的发作。这可能与急性胰腺炎遗留的某些病理改变有关,如胰管的梗阻、继发性感染及胰腺的纤维化等。

(二)胆道疾病

慢性胰腺炎伴有胆道疾病者,占 10%~40%。其中以胆石症为多见,其他可有胆囊炎、胆管炎、胆道狭窄等。胆道疾病引起慢性胰腺炎的机制与急性胰腺炎相同,大致有共同管道学说、污染胆汁或十二指肠液逆流等,但多为继发性胰腺炎。

(三)酒精中毒

在工业发达国家的某些地区,酒精中毒引起的慢性胰腺炎可达 80% 以上,但一般在 20%~60%,酒精引起慢性胰腺炎的发病机制是多方面的,酒精可引起胃酸分泌增加,进而促进胰腺分泌功能亢进;酒精可引起壶腹部水肿及奥狄括约肌痉挛,影响胰液排泄或导致胆汁逆流;慢性酒精中毒还可造成胰腺腺泡的直接损害。

(四)其他

尚有腹部外伤或手术、寄生虫、胰腺先天性疾病、高脂血症、高钙血症、自身免疫性疾病、营养不良、吸烟、遗传因素等。

临床上,有 10%~40% 的病例临床上检查不出原因,成为特发性慢性胰腺炎。在发病早期胰腺体积可增大、变硬,可局限在胰头、胰体尾或波及整个胰腺;在后期胰腺多萎缩。

二、病理

慢性胰腺炎组织学检查可见以下几点。

(一)不规则的纤维化

伴随着胰腺实质细胞的破坏出现较广泛的纤维化,胰管及其分支常有不同程度的狭窄与扩张。

(二)胰腺钙化

多为沉积在胰管内构成胰结石的前驱物质,但也可沉积在胰实质内,多见于慢性胰腺炎的后期。

(三)胰岛萎缩或消失

病变累及胰岛时,早期可表现为肿大与增生,后期则胰岛萎缩,甚至消失。

此外,还可能包括急性胰腺炎的后期病理改变,如坏死、水肿、出血、脓肿,以及胰腺假性囊肿、胰性腹水等。

三、临床表现

慢性胰腺炎的临床表现极不一致。轻者可无症状,称为无痛性胰腺炎。而其引起症状的原因,多与胰腺实质损害及胰管迂曲狭窄有关。

(一)症状

1.腹痛

腹痛为最常见的症状,占全部病例的50%~85%。多因高脂饮食、饮酒诱发,腹痛的位置多在上腹部,病变在胰头者以右上腹为主,病变在胰尾者以左上腹痛为主。常向肩背部放射。腹痛的程度极不一致,轻者上腹隐隐作痛,发作时类似急性胰腺炎,也可产生剧烈腹痛。早期多为间断性,随着病情进展,往往发展为持续性腹痛。20%~45%的患者往往有胰腺内外分泌功能不全表现,但却没有腹痛症状。因此,腹痛并不能作为慢性胰腺炎的确诊依据。

2.消化道症状

多有消化不良症状,如上腹胀满、食欲缺乏、恶心或呕吐、大便异常。脂肪泻为该病后期的特有表现,乃胰腺外分泌功能受严重破坏所致。

3.体重减轻

在部分病例较为突出,常误诊为胰腺癌。

4.其他

如合并胆道梗阻、十二指肠梗阻、胰腺假性囊肿、胰源性门静脉高压,以及胰源性胸腔积液、腹水、糖尿病等并发症,则会有其他相应临床表现。

(二)体征

多在上腹部有不同程度的压痛,发作时更明显,严重时伴有肌紧张和反跳痛。大约60%的病例 Mallet-Guy 征阳性(即按压左上腹时,腹痛向左肩部放射)。腹痛多伴有后背痛,有时可扪及腹部包块,这种炎性包块体积小、位置深,只有在腹壁较薄的患者,在空腹时方能扪及,多伴有压痛。当该病影响到胆道或伴有胆道疾病时可出现黄疸。轻度及一过性黄疸居多,常伴随腹痛发作而出现,随着腹痛的好转而消失。

四、诊断与鉴别诊断

(一)诊断

1.病史与临床特点

慢性复发性胰腺炎皆有反复发作的病史,诊断较易,而慢性胰腺炎症状多不典型,诊断也较难。临床中除 5% 左右的病例没有症状外,多有不同程度的腹痛,尤其呈带状或向肩背部放射者,更应引起重视。此外,慢性胰腺炎的患者还常伴有消化不良、腹泻等胃肠道症状,少数患者以糖尿病症状为主,通过详细综合检查方能确诊。

2.胰腺外分泌与内分泌障碍的检查

胰腺外分泌功能检查:主要通过测定重碳酸盐、胰液和胰酶分泌量来判定。分为直接与间接两种。直接外分泌试验是利用胃肠激素直接刺激胰腺,测定胰酶和胰液的分泌量。该法较为准确,但是由于需置管于十二指肠、耗时等弊端,临床上未被广泛应用。间接外分泌试验是通过试餐刺激胃肠激素分泌,刺激胰腺的分泌,或通过口服某种物质,或通过测定粪便中糜蛋白酶、弹力蛋白酶、脂肪等。包括 Lundh 试验和非插管间接胰腺外分泌试验。其中非插管间接胰腺外分泌试验包括 BT-PABA 试验、胰腺月桂酸荧光素试验、粪脂测定、粪糜蛋白酶测定、粪弹力蛋白酶-1 试验、双标记录 Schiling 试验、^{13}C-甘油三酯呼吸试验等。间接试验具有痛苦小、费用较低、省时的优势,近年来发展较快,列举如下。

(1)十二指肠引流:除物理性质外,测定碳酸氢盐与酶的含量有诊断意义。

(2)胰腺分泌试验(PST):用促胰酶素及促胰液素刺激胰腺的分泌,收集十二指肠液测定碳酸氢盐浓度、胰酶含量及胰液量。如 3 项均降低或减少,可确诊为胰腺外分泌功能障碍。如 3 项中有一项降低,PABA 排泄率低于正常值或血中胰酶刺激试验呈阳性时,可定为异常。该项检查因需要十二指肠引流术,再给予促胰酶素刺激,临床未能普及应用。

(3)粪便检查:如发现脂肪颗粒、脂肪酸结晶、肌纤维,表示胰腺外分泌功能降低。

(4)BT-PABA 试验:原理是胰腺分泌的胰蛋白酶能使 N-苯甲酰-L-酪氨酸-对氨基苯甲酸(BT-PABA)中芳香族氨基酸羟基侧肽链裂解出对氨基苯甲酸(PABA)。裂解释放出的 PABA 经小肠吸收,在肝脏乙酰化,形成乙酰氨基苯甲酸及少量对基马尿酸,进入血液循环后经肾脏排出。所以,测定尿中排出的 PABA 含量,可间接反映胰腺的外分泌功能。正常成人 PABA 在尿中的排泄率在 60% 以上。当有胰腺外分泌功能不足时,PABA 的排泄率则在 60% 以下。

(5)胰腺内分泌功能检查:胰腺内分泌功能下降导致胰源性糖尿病,其诊断标准为糖化血红蛋白≥6.5%,空腹血糖≥7 mmol/L,其他指标包括血清胰岛素及 C 肽等。

3.胰腺影像学检查

(1)超声及增强超声检查:因其具有安全、经济、实用的特点,应作为初筛的检查方法。通常可发现:①胰腺体积的增大或萎缩;②腺体回声增强;③胰腺结石的强光团及声影;④胰管的扩张(>3 mm)。超声造影主要用于鉴别慢性胰腺炎与胰腺癌,胰腺癌患者在造影时能清晰地显示肿瘤微循环灌注的特征,和肿瘤轮廓。慢性胰腺炎表现为胰腺实质回声增强,及造影剂分布、排出的特征为"慢进慢出",因此易于与胰腺癌相鉴别。

(2)CT 检查:是慢性胰腺炎首选检查方法。对中晚期病变诊断准确度较高,可清晰显示胰腺的轮廓和内部结构,胰腺钙化、胰管结石,实质变薄,胰周显示不清,主胰管呈串珠样扩张伴胰腺实质的萎缩及假性囊肿形成等征象。

(3)磁共振成像(MRI)和磁共振胰胆管成像(MRCP):MRCP 可以清晰显示慢性胰腺炎中胰管的不规则扩张、狭窄、分支胰管扩张、胰管结石及假性囊肿,诊断的敏感度明显高于 B 超及 CT。

(4)内镜逆行性胆胰管造影术(ERCP):能显示胰管的形态改变,如胰管的狭窄、扩张、迂曲、变形、胰管内的结石等。但因其为有创性,建议在诊断困难或需要内镜下治疗时选择使用。

(5)选择性动脉造影术(SAG):可见到胰腺血管有不规则的扩张、变形或血管分布减少,或不显影,对慢性胰腺炎与胰腺占位性病变在鉴别诊断中有一定价值。

(6)胰腺放射性核素扫描:由于慢性胰腺炎可致^{75}Se-蛋氨酸的吸收浓聚功能降低,胰腺可呈局限性或弥漫性放射性减低,也可显示出胰腺的体积。准确率在70%左右。

(7)其他方法:对该病的诊断常有意义,如腹部X线(对胰钙化、伴发的胆石症可有价值)、上消化道钡餐造影(对了解胃、十二指肠受压情况可有帮助)、低张力十二指肠造影、超声内镜、CT灌注成像等。

(二)鉴别诊断

1.胃十二指肠溃疡

溃疡病与该病的临床表现常类似,需依靠详细的病史、消化道钡餐造影及内镜来进行鉴别。

2.胆道疾病

胆道疾病与慢性胰腺炎常同时存在并互为因果,需依靠B超、CT、磁共振等进行鉴别。

3.Zollinger-Ellison综合征

本病为胰岛胃泌素瘤引起的上消化道顽固性溃疡和腹泻。慢性胰腺炎只为胰腺外分泌功能不足引起的消化障碍。依靠胃液分析、B超、CT、内镜等检查不难作出鉴别。

4.胰腺癌

该病常合并慢性胰腺炎,而慢性胰腺炎也有演化为胰腺癌的可能。因此在鉴别诊断上往往很困难,甚至在术中也要依靠活体组织检查方能确诊。通常是依靠B超、CT、ERCP或选择性动脉造影加以鉴别。应该指出的是:超声内镜(EUS)对胰腺癌及慢性胰腺炎有较大的诊断价值,除可在图像上加以鉴别外,还可以获得细胞学证据。

五、治疗

慢性胰腺炎的治疗包括一般疗法、药物治疗、内镜治疗及手术治疗。

(一)一般疗法

进行精神与心理治疗,使患者能正确对待此慢性疾病,树立坚强的治疗信心,同时要避免精神刺激与紧张。在饮食管理上要严禁烟酒,避免刺激性、高脂肪食物。服用蛋白质丰富而又容易消化的食物。可以补充脂溶性维生素及微量元素,营养不良者可以给予肠内外营养支持。有糖尿病或脂肪泻者,根据需要进行饮食调理。

(二)药物治疗

1.控制腹痛的药物

急性发作时使用一般止痛药物,多可取得明显效果,但对于慢性顽固性腹痛常较困难。包括解痉止痛药物,胰酶制剂及阿片类镇痛药。亚太共识会上将胰酶制剂作为慢性胰腺炎镇痛的一线治疗药物,然而该镇痛效果仍存在争议。长期应用阿片类止痛药物需注意其不良反应,可产生胃轻瘫、药物依赖及痛觉过敏现象。此外,若以上方法均无效果时,可以考虑使用腹腔神经丛阻滞治疗。

2.胰酶制剂

胰酶制剂用于胰腺外分泌功能不足时。最好用复合性消化酶。

3.抗酸药

慢性胰腺炎患者胃酸过高或胰酶替代治疗效果不佳者,建议应用质子泵抑制剂,可以抑制胃酸,提高胰酶制剂疗效。

4.奥曲肽

奥曲肽可以降低缩胆囊素释放,从而镇痛和抑制胰酶分泌,缓解部分经过止痛抑酸及胰酶替代治疗无效的患者疼痛症状。

5.糖皮质激素

若确诊为自身免疫性胰腺炎,则首选糖皮质激素治疗。

6.中药治疗

该病急性发作期的辨证施治与急性胰腺炎相类似。因慢性胰腺炎往往反复发作,久病多虚、久病多瘀,故缓解期在治疗上要注意调和肝胃与活血化瘀,补虚不忘祛实。

(三)内镜治疗

主要适用于奥狄括约肌狭窄、胰管开口狭窄、胰管结石及继发性胆道狭窄以及胰腺假性囊肿等。治疗方法包括奥狄括约肌切开成形、胰管扩张、胰管支架植入术、胰管取石术,胆管支架植入、假性囊肿引流及 EST 联合体外震波碎石(ESWL)等。内镜治疗的优点在于治疗相对简单、微创、恢复时间短、疗效确切。缺点在于往往需要多次治疗,故远期生存质量不如手术治疗,且内镜治疗不能起到根本性地解除病灶的作用。

(四)手术治疗

慢性胰腺炎的外科治疗通常适用于难以承受药物治疗和其他治疗方法的患者。90%以上的患者,疼痛是主要的手术指征。在有些情况下,手术是为了缓解胆道或胃肠道梗阻,排除内部有症状的假性囊肿,或是由于慢性胰腺炎的血管并发症,如继发于脾静脉血栓的胃静脉曲张破裂出血。

几十年来的国际协作使得许多胰腺方面的手术不断发展。这些手术包括导管引流,实质组织的切除,或是切除和引流两者的结合。手术方式的选择取决于病变胰腺解剖形态的改变。对于许多患者而言,胰头部的病理学表现似乎对疾病有很大贡献,因为胰头部有时被认为是慢性胰腺炎的"起搏器",尤其是在胰头部有大量炎症性肿块表现的时候。其他的表现是,在主胰管或导管分支处出现大范围区域性的狭窄和扩张,偶尔胰头或胰尾也会出现病变。胰腺手术的技术要求较高,而且术后发病率和死亡率风险也很高。虽然对于特定的患者,手术之后即刻的结果是令人满意的,但是在 5 年的随访中,只有 85% 的患者能达到持久性疼痛缓解。另外,手术治疗应该个性化,经常遇到的临床和解剖情况也应纳入手术治疗的考虑范畴。

1.手术适应证

对慢性胰腺炎的手术治疗必须持慎重态度。手术前要尽可能地查清病因,对病理损害的程度作出必要的估计,在这个基础上明确手术的目的及拟采取的手术方式。手术适应证:①合并胆道疾病,用非手术疗法难于治愈者。②胰管结石、胰管狭窄伴胰管梗阻而反复发作者。③压迫邻近器官引起胆道狭窄、十二指肠狭窄或门静脉高压症者。④已出现胰腺假性囊肿、胰源性胸腹水、胰瘘等并发症者。⑤不能除外胰腺恶性肿瘤者。⑥顽固性腹痛药物治疗无效者。

2.手术治疗方法

手术治疗可分直接手术与间接手术两类。直接手术是针对胰腺病变进行的手术包括引流术、胰腺切除术以及多种联合术式。

3.手术方法选择

(1)胆道手术:慢性胰腺炎伴有明显的胆道疾病时,可根据病情采取胆囊切除术、胆总管探查引流术；伴有胆总管下端狭窄或乳头括约肌狭窄的病例，可采用不同种类的胆道内引流术，如括约肌切开成形术、胆总管十二指肠吻合术、胆总管空肠吻合等。据临床报告，伴有胆囊结石的慢性胰腺炎，行胆囊切除术后 90％以上的病例可获得好转，伴有胆管病变者，施行相应的处理后，80％左右的病例可获得良好的疗效。

（2）胃肠道手术：慢性胰腺炎伴有十二指肠溃疡或幽门梗阻的病例，可采用胃大部切除术。毕Ⅱ式较毕Ⅰ式对减少胰腺分泌、降低胰管内压力、减轻腹痛的作用为好。对少数伴有十二指肠排空障碍的病例可酌情行胃或十二指肠空肠吻合术。根据迷走神经对胰液分泌的影响，对某些胃酸或胰液分泌过多患者（常合并有十二指肠溃疡），可行迷走神经切断术用于减少胃酸分泌。

（3）胰腺切除术。①胰体尾部切除术：适用于胰管狭窄、结石及炎性病变在胰腺体尾部者。有保留脾脏与切除脾脏两种术式，但前者在技术上比较困难。②胰腺中段切除术：适用于胰腺颈体部局限性炎性包块，胰头正常，胰尾部为继发性梗阻改变。吻合时胰腺近端关闭，远端与空肠吻合。或行空肠与两侧胰腺断端吻合。③胰十二指肠切除术：适用于胰头炎性肿块伴胆胰管及十二指肠梗阻；怀疑恶变；胰头部胰管分支多发结石，内镜不能解决的奥狄括约肌狭窄。④全胰腺切除术：适用病变累及全胰腺者，但手术操作较困难，死亡率较高，术后糖尿病的控制亦较困难，要慎重选择。⑤胰管肠道吻合术：适用于胰管梗阻引起之慢性胰腺炎。自 Duval 报告以来，陆续有多种改良方法。无论选择何种术式，都应首先注意适应证的选择，否则不能取得良好的效果。⑥联合术式（引流＋胰腺切除）：切除胰头病变组织，解除胆胰管梗阻并进行胰管空肠吻合。主要包括 Beger 术及改良术式、Frey 术、Izbicki 术及 Berne 术。⑦其他术式：胰管切开取石术适用于胰管结石病，胰腺囊肿或脓肿引流术适用于胰腺炎的并发症。合并胰瘘需行瘘管结扎或瘘管空肠吻合术。

（高作收）

第三节　胰　瘘

胰瘘是一个与大胰管相连的瘘管，长短不一，深而弯曲，最长可为 20～25 cm。如瘘管与体内邻近脏器相通称为胰腺内瘘，如瘘管经皮肤和外界相通称为胰腺外瘘。

一、病因和病理

（一）病因

以下几种情况是发生胰瘘的主要原因：①急性坏死性胰腺炎腹腔引流术后。②累及胰腺的穿透性溃疡切除术后，脾切除术或脾肾静脉吻合术中损伤胰腺者。③胰腺囊肿袋形引流术后。④胰腺活检、胰管切开取石、胰腺肿瘤摘除术或胰十二指肠切除术后。⑤十二指肠乳头括约肌成形术损伤胰管者。⑥上腹部外伤尤其是胰腺贯通伤累及胰管者。

（二）病理

由于外漏的胰液中含有较高浓度的已被激活的酶，故在形成通畅引流之前，可在腹腔内引起多种继发性病理损伤。有学者报道，在 12 例胰瘘中，曾发生各种并发症 15 例次，其中 1 例死亡。Jordon 报告的 16 例胰、十二指肠切除术后的胰瘘中，5 例发生腹腔内出血，4 例死亡。可见充分认识胰液外漏可能引起的严重病理损害,采取有效的措施处理好并发症,是提高胰瘘临床疗效的关键所在。

二、并发症

胰瘘的并发症多见于胰瘘的早期,常见者有以下几种。

(一)腹腔感染及脓肿

胰液积存在腹腔内消化周围组织,造成组织坏死,坏死组织不但妨碍胰液的引流,并且也成为细菌繁殖的基地。腹腔感染使患者出现一系列感染中毒症状,加重了体力消耗。腹腔感染可进一步发展为腹腔脓肿和败血症,感染严重的病例甚至出现应激性溃疡、肠麻痹、多器官功能衰竭等危及生命的严重并发症。

(二)腹腔内出血

这是由于胰腺或其周围组织受到胰液消化腐蚀而破坏,一般出血量较大,并且难以控制,严重者可以导致患者死亡。

(三)胰腺假性囊肿

胰瘘引流不畅或引流管拔出过早是形成假性囊肿的重要原因。其中一部分较小的囊肿有可能经过适当的处理自行消失,大部分患者则需要在条件成熟时施行内引流手术。

(四)液体及电解质平衡失调

胰腺外瘘每天丢失大量胰液,如未能及时补充可造成液体、电解质及酸碱平衡失调,再加上大量胰液丢失影响正常的消化吸收,将导致营养障碍。

三、诊断

根据病史,瘘管情况及漏出液的性质,多能作出诊断。然目前诊断标准尚不统一。国际胰瘘研究组定义为胰腺吻合口不能愈合/闭合,或与吻合口不相关的胰腺实质漏,即术后3天或3天以上腹腔引流液中淀粉酶水平高于血清中上限3倍以上可确诊。

(一)病史

患者有上腹部手术或外伤史或有胰腺附近腹腔引流史。

(二)一般检查

瘘管深而长,瘘口周围皮肤有炎性反应,流出液为清亮、透明、无味液体,呈强碱性,胰酶含量高。

(三)瘘管造影检查

瘘管造影检查可明确瘘管的部位、范围,如果瘘管与大胰管相通则更有助于明确诊断。

(四)排除其他各种瘘

(1)胃肠道瘘的瘘出液为胃液或肠液,口服炭末或亚甲蓝后可在瘘口发现炭末或亚甲蓝。

(2)胆道瘘的瘘出液为胆汁,注入碘造影剂可见胆道显影。

(3)尿道瘘也可用碘化物造影作出诊断。

(4)乳糜瘘可见瘘出液为乳糜液。

四、治疗

如前所述,在胰瘘的早期,胰液外溢造成的危害最大,出现并发症的机会也最多。因此,对于胰瘘的早期治疗应当将清除坏死组织建立通畅的引流、预防及有效地控制感染放在首位。待通畅的引流已经形成,腹腔感染已得到控制,再根据患者的具体情况,采取不同的治疗方法,促进胰瘘的闭合。根据国内外报道,50%~80%的胰瘘经过非手术治疗可以自愈,故应先进行非手术疗法。只有经过 6 个月至 1 年以上治疗后仍不见愈合时方考虑手术治疗。

（一）非手术治疗

主要包括以下几方面。

(1)适当禁食,可以考虑全胃肠外营养,条件允许话,可考虑远侧空肠进行肠内营养。

(2)维持体液、电解质平衡和血液生化的正常。

(3)瘘管周围皮肤涂以氧化锌软膏加以保护,避免皮肤发生糜烂。

(4)减少胰液分泌,以促使其愈合。使用生长抑素及其衍生物持续静脉滴注,可以减少胰瘘流出量,利于瘘管愈合。

(5)补充胰酶制剂或将收集的胰液过滤后经十二指肠管再注入,以维持消化功能。

(6)放射疗法:应用放射线照射胰腺,使胰腺组织受到放射性损伤,抑制胰腺外分泌功能,由于胰液分泌终止,使胰瘘闭合。这种放射性损伤是可逆的,一般在数周之后可以恢复,并且不影响胰腺内分泌功能。有医院曾用^{60}钴照射取得了预期的效果。

(7)黏合剂封堵疗法:国外文献报告在胰瘘窦道内插入导管,冲洗、洗净窦道内容物后,注入 3~6 mL 高纯度氯丁二烯乳状液,再注入 12.5% 醋酸 0.5~1.5 mL,拔出导管,使胰瘘被聚合物封闭。其后再用阿托品、5-FU 等抑制胰液分泌,使通向胰瘘的胰腺组织萎缩。

（二）手术治疗

对非手术治疗不能奏效者,应考虑手术治疗,主要有以下几种手术方法。

(1)游离胰管外侧段,将其外口与胃或肠管吻合,使外引流变为内引流。

(2)将瘘管全部游离,自靠近胰腺处切断封闭。

(3)游离整个瘘管,在其根部将瘘管连同带瘘管的远端部分胰腺一并切除。

(4)奥狄括约肌成形术。

(5)胰液内引流术:对有胰管近端梗阻或累及主胰管者,可行胰空肠吻合、胰、十二指肠吻合或胰管胆总管十二指肠吻合术。

五、预防

胰腺手术后一旦发生胰瘘,危害很大、处理也困难,所以预防胰瘘的发生更为重要。

(1)术前改善患者营养状况,纠正贫血和低蛋白血症。如存在黄疸,需术前减黄,以改善肝功能,但需注意减少感染可能,否则将增大胰瘘发生率。

(2)手术中避免损伤较大的胰管,如已损伤必须予以结扎。

(3)掌握正确的缝扎技术,处理胰腺的创面或残端时,缝扎不可过密。

(4)妥善处理好胰腺残端与空腔吻合。在行胰腺残端空肠端端套入吻合时,胰管残端放置支撑管,以利胰液排出,可有效地预防胰瘘的发生。

(5)放置合适的腹腔引流管,使术后的渗液流出体外,有利于创面或吻合口的愈合。

(6)术后适当延长禁食和胃肠减压时间。一般胃肠减压可维持一周左右,禁食 10 天左右,有助于预防胰瘘的发生。

(7)术后维持足量有效循环血容量。纠正贫血,补充清蛋白,给予肠外营养,应用生长抑素及其衍生物减少胰腺分泌。

（高作收）

第四节 胰腺囊肿

一、概述

胰腺囊肿是由多种原因所致的胰腺囊性病变,可分为真性囊肿和假性囊肿两类。真性囊肿较少见,一般囊肿较小,多不引起临床症状,往往在尸体解剖和手术中偶然发现。假性囊肿较真性囊肿多见,多在胰腺外伤和急性胰腺炎之后发生。囊肿由渗出液和胰液被包裹而成,体积较大,多有较明显的临床症状。

(一)真性囊肿

由胰腺组织发生,囊肿在胰腺内生长,其壁来自胰管或腺泡上皮组织,囊壁内层以胰腺上皮细胞为衬里,囊液内常有胰液存在。由于囊肿内压力过高、炎症或胰酶的消化作用,作为衬里的内皮细胞可渐渐失去原来的结构,在临床上不易与假性囊肿相区别。

1.先天性囊肿

多见于小儿,为胰腺导管、腺泡发育异常所致。囊肿较小,呈单房或多房,腔内含浅黄色囊液,胰酶活性不高。囊壁为单层柱状或立方上皮被覆,其周围的胰腺组织多无明显炎症与粘连。

2.潴留性囊肿

其发病原因多为急性或慢性炎症所致的胰管狭窄或阻塞,引起分泌液潴留形成囊肿,多为单发。也可因结石、寄生虫或肿瘤阻塞胰管而形成囊肿。

3.增生性囊肿

因胰管或腺泡组织内上皮细胞增生,致使分泌物潴留形成囊肿。

先天性囊肿体积较小,多无明显症状,一般不需要积极治疗。潴留性囊肿常并发于胰腺炎及胰管结石,症状明显、诊断明确者应采取手术治疗。增生性囊肿在术前很难与潴留性囊肿相鉴别,其治疗原则与治疗方法可参照潴留性囊肿。不管哪类真性囊肿,凡不能排除胰腺囊肿瘤及囊腺癌时,应列为手术适应证,早期施行手术治疗。

(二)假性囊肿

假性胰腺囊肿是继发于胰腺炎或胰腺损伤后的并发症,70%以上由急性胰腺炎引起,部分患者由于外伤、慢性胰腺炎等引起。

假性囊肿是界限清楚的液体积聚体,无相关组织的坏死,发病后4周多可见。在原亚特兰大分类中,假性囊肿被定义为由纤维组织壁包绕的胰液收集体,并没有提到它是否还可以包含固体成分。在实践中,病变是不包含坏死物的液体积聚液,它成熟时(>4周)最好称为假性囊肿,或包含坏死物的坏死后积聚液,它成熟时(>4周)最好称为包裹性坏死。

二、发病机制与分类

(一)发病机制

胰腺假性囊肿由胰管破裂引起,它可由急性胰腺炎(10%～15%病例出现)、创伤或慢性胰腺炎时导管阻塞(20%～40%病例)造成。富含酶的分泌液外漏引起明显的炎症反应,见于腹膜,腹膜后组织,及邻近脏器浆膜。结果是液体被肉芽组织和纤维组织包裹起来,纤维组织随着时间推移逐渐成熟。如果胰腺导管与胰腺假性囊肿持续连通,假性囊肿体积会继续扩大,有时直径甚至为 20~30 cm。假性囊肿的内容通常是一种比较清澈的水性液体。然而,如果伴有出血,它可能包含血凝块成为黄变。在感染的情况下,囊肿将含有脓液。如果液体积聚液由胰腺坏死发展而来,它包含固体组织,它不应该被称为假性囊肿而是包裹性坏死。

(二)分类

钝性外伤性假性囊肿倾向于发生在胰颈和胰体前端,因为导管受伤的地方穿过脊柱。慢性胰腺炎,假性囊肿被认为是继发于胰管梗阻。假性囊肿通常位于纤维化腺体内,有时很难与胰腺残留囊肿区分。后者形成于胰管的渐进扩张,且管道倾向于保留上皮层里衬。

有学者提出了胰腺假性囊肿的分类,该分类包括的关键特征前面已讨论过。Ⅰ型假性囊肿继发于急性胰腺炎的一次发作,与正常的胰管解剖相关,很少与胰管相通。Ⅱ型假性囊肿继发于急性或慢性胰腺炎发作,胰管病态但不狭窄,胰管和假性囊肿经常相通。Ⅲ型假性囊肿继发于慢性胰腺炎,均与导管狭窄有关,胰管与假性囊肿相通。

三、并发症

随着现代影像学应用,无症状假性囊肿的诊断比例升高。结果是胰腺假性囊肿的并发症的风险可能降低,因为此前是基于症状诊断的假性囊肿。大约 10% 的病例出现并发症,假性囊肿的四个主要并发症是感染,破裂或内瘘、出血和压迫效应。

(1)假性囊肿最初是无菌的,感染发生率高达 25%。感染假性囊肿败血症症状是引流感染内容物的指征。这可以通过经皮穿刺引流,但有持续性胰外瘘的风险,或内引流到胃或小肠。

(2)假性囊肿破裂可侵蚀到邻近胃肠道,这样囊肿可能消退或可能留下囊肠瘘或胰管胸膜/支气管瘘。囊肿破裂到消化道可引起明显的出血,囊肿破裂到腹膜导致胰性腹水及急性腹痛和肌肉强直(化学性腹膜炎)的典型症状。

(3)胰腺假性囊肿相关性出血可危及生命,存在几个引起出血的重要原因。出血可能发生继发于囊肠瘘的发展引起的肠黏膜的糜烂,患者可表现为呕血、黑便。更严重的是直接侵蚀重要的内脏血管,包括脾、胃十二指肠和中结肠血管。胰酶(尤其是对弹性蛋白酶)作用于血管壁可导致血管壁变薄,形成动脉瘤和假动脉瘤。这种情况有很高的死亡率(可高达 20%),局部感染增加出血风险。如果时间与患者病情稳定性允许,急诊选择性内脏血管造影检查的出血部位,并试图阻塞出血点。不然,必须实施急诊外科手术,包括缝合出血血管及假性囊肿的内或外引流。临时可切除假性囊肿,可有效预防再出血。

(4)大的囊肿可产生压迫效应,从而产生早饱感(胃)、部分或完全性肠梗阻(十二指肠,胃出口,食管胃交界部,小或大肠罕见)、胆汁淤积(胆管)和静脉血栓形成(门静脉,肠系膜上静脉,脾静脉),导致门静脉或节段性高血压及静脉曲张。当囊肿大于 6 cm 时压迫效应明显。

四、病理

急性胰腺炎或外伤后,胰腺实质或胰管破裂,胰液外溢,炎性渗出,加之血液和坏死组织等液体聚于网膜囊内,刺激周围器官的腹膜,引起纤维组织增生并形成囊壁,而形成囊肿。由于无上皮细胞覆盖囊壁内衬,故为假性囊肿。囊肿形成时间一般需两周以上,囊壁成熟时间为 4~6 周。囊肿的大小与原有胰腺病变的程度有关,壁的厚薄与形成的时间成正比。囊液含蛋白质、坏死组织、炎性细胞、纤维素等,呈浑浊状,浅棕色,淀粉酶含量很高。囊液含量可由数十毫升至数千毫升。囊性破裂,可引起腹膜炎、腹腔内出血和胰性腹水;囊肿可形成瘘管或穿透横膈而导致胰性胸腔积液;少数患者的囊肿可穿破到胃肠道内而自然形成内引流。

五、诊断

(一)临床表现

1.腹胀、腹痛

这是囊肿本身的症状。几乎全部患者都有程度不同的腹胀和腹部钝痛,疼痛的范围与囊肿的生长位置有关,常牵扯至左肩背部。这是由囊肿对胃肠道的压迫,囊肿牵涉腹膜,刺激腹腔神经丛及囊肿本身的炎症等所引起。阵发性疼痛可能为胆绞痛所致。

2.腹块

95%的病例可在上腹部扪及肿块,圆形或椭圆形,边界不清,不随呼吸移动,有时可触知囊性感。

3.胃肠道症状

上腹饱胀不适,食后加重,食欲缺乏,偶尔有恶心、呕吐。可能因囊肿对胃及十二指肠的推挤压迫所致,另一方面也与胰腺外分泌功能不全有关。患者可因进食减少而体重下降。

4.其他表现

如囊肿压迫胆总管,则可引起梗阻性黄疸;压迫十二指肠和胃窦部可引起幽门梗阻,压迫下腔静脉可引起下肢水肿;压迫门静脉系统可能出现腹水;囊肿并发感染时可伴有发热、寒战;如囊肿内有急性出血,表现为囊肿迅速增大和休克等出血征象;囊肿破裂可引起腹膜炎和休克;伴胰岛功能不足时,可发生糖尿病。

(二)临床检查

1.实验室检查

部分患者血清及尿淀粉酶水平升高,尤其在早期囊壁未成熟之间为然,这是由于囊内液体淀粉酶含量高,被吸收入血的结果。

2.影像检查

腹部X线可见胃和结肠气泡影移位,偶见胰腺部位及其附近有钙化影。胃肠钡餐造影则可见到胃、十二指肠、横结肠移位及压迹。

3.B超检查

由于简便易行,无创,不仅能定位,还能确定性质、大小等,已作为本病的主要诊断手段。B超还可用作追踪观察,观察其动态变化。

4.CT检查

CT检查可以获得囊肿的部位、大小及毗邻的详细情况,也可以了解胰腺破坏的情况。但由于CT检查费用较高,一般认为应以B超检查为首选。

六、治疗

胰腺囊肿的治疗有非手术疗法和手术疗法两种。

关于假性囊肿的治疗有两个重要规则。第一,囊性肿瘤不能被视为假性囊肿;第二,当下游的胰管阻塞,残余的胰管阻塞等情况出现时,不能选择外引流假性囊肿,以防胰外瘘的发生。治疗方法取决于囊肿、胰管的性质,以及患者的健康情况。专家的水平和各种治疗方式的经验也同样重要。

如何选择胰腺假性囊肿的治疗方式取决于多种因素,包括囊肿的大小、数目、位置、主胰管是否堵塞或与假性囊肿相通,是否存在假性囊肿并发症。在实践中,Ⅰ型假性囊肿通常给予保守处理。如果假性囊肿患者出现症状或感染,应考虑经皮引流。Ⅱ型假性囊肿最好行内部引流,尤其在胰管和囊肿相通时。内镜,腹腔镜及影像学方法是临床应用中新出现的。Ⅲ型假性囊肿应考虑给予引流同时行胰管减压、缓解胰管狭窄。

(一)非手术疗法

非手术疗法适用于囊肿形成的早期,主要采用活血化瘀、理气开郁中药,促使囊肿内的积液吸收消散,辅以通里攻下中药可提高疗效。伴感染者应加用抗生素或服用清热解毒药物。有人采用超声导向穿刺的方法治疗胰腺囊肿获得成功,但易形成胰瘘和出血等并发症,故应严格选择病例。

(二)手术治疗

手术治疗是治疗胰腺囊肿的主要方法。对非手术疗法无效的病例,均应在囊壁充分形成后进行手术治疗,一般在发病后 2~4 个月后手术为宜。此时囊肿壁已较厚,便于施行各种内引流手术,成功率亦较高。

有医院将胰腺囊肿手术分为 3 类:急症手术、早期手术和择期手术。①急症手术:适用于出现危及生命的并发症,如囊肿破裂、出血、继发感染、囊肿形成等。②早期手术:适用于有胆道梗阻、十二指肠梗阻或机械性小肠梗阻者。③择期手术:适用于病情稳定,囊壁已成熟者,经过充分的准备,选择最佳时机进行内引流术。

手术方式有以下几种。

1.外引流术

作为急症手术用以治疗囊肿破裂、出血及感染。其优点为手术简单,安全但术后多形成胰瘘或囊肿复发,仍需要在病情稳定后进行内引流手术。

2.内引流术

即将囊肿与胃肠道进行吻合,建立一个内引流通道。手术的原则是吻合口要够大,吻合口的位置应处于囊肿最低点,以防止引流不畅。内引流的主要术式有囊肿胃吻合和囊肿空肠 Roux-En-Y 吻合术。

3.经皮穿刺置管引流术

在超声、CT 引导下经皮插入导管进行持续引流,可插入多根,同时可以冲洗。该方法具有创伤小、操作简单、迅速改善患者状况等特点。指征:①囊肿巨大,有压迫症状;②囊肿感染;③快速增大的囊肿;④囊肿合并持续不能缓解的疼痛;⑤估计不能耐受手术者;⑥部分病例在保守治疗的同时可采取穿刺引流的联合治疗方案。

4.内镜引流

主要应用胃镜或十二指肠镜通过超声内镜的引导进行囊肿与胃、十二指肠的内引流。

(高作收)

第十一章

腹 外 疝

第一节 腹 股 沟 疝

一、概述

腹股沟疝是指发生在腹股沟区域的腹外疝,主要表现是腹股沟区发现有一突出的肿块。鞘状突未闭是腹股沟疝发生的先天性因素。腹内压和瞬间的腹内压变化是产生腹外疝的动力。腹壁局部薄弱、遗传因素、长期吸烟、肥胖、下腹部低位切口与腹股沟疝的发生有关。典型的腹股沟疝具有疝环、疝囊、疝内容物和疝被盖等结构。腹股沟疝包括斜疝、直疝、股疝及较为罕见的股血管前、外侧疝等。

二、诊断

(一)病史

1.易复性疝

易复性疝常在站立、行走、咳嗽或劳动时出现,平卧休息后或用手推送后可回纳腹腔。

2.难复性疝

疝内容物不能完全回纳,但疝内容物未发生器质性病理改变。滑动性疝属难复性疝的一种类型,因其有部分疝囊是由腹腔内脏(如盲肠、膀胱)所构成,可有消化不良和便秘等表现。

3.嵌顿性疝

疝内容物在疝环处受压,不能还纳,可有某些临床症状(如,腹痛和消化道梗阻的表现)但尚未发生血运障碍。

4.绞窄性疝

嵌顿疝病程的延续,疝内容物出现了血运障碍,若不及时处理可发生严重的并发症,甚至因肠穿孔、腹膜炎而危及生命。肠壁疝嵌顿的内容物仅为部分肠壁,即使出现嵌顿或发生了绞窄,但临床上可无肠梗阻的表现。

5.特殊疝

小肠憩室疝嵌顿的疝内容物是小肠憩室(通常为梅克尔憩室)。此类疝亦易发生绞窄。Maydl疝为一种逆行性嵌顿疝,两个或更多的肠襻进入疝囊,其间的肠襻仍位于腹腔,形如 W

状,位于疝囊内的肠袢血运可以正常,但腹腔内的肠袢可能有坏死,需要全面的检查。Amyand 疝内容物为阑尾,因阑尾常可并发炎症、坏死和化脓而影响修补。

6.腹股沟斜疝与腹股沟直疝的区别

腹股沟斜疝多见于儿童及青壮年,疝囊经腹股沟管突出,可进阴囊,疝块为椭圆或梨形,上部呈蒂柄状,回纳疝块并压住内环后疝块不再突出,疝嵌顿机会较多,术中可见精索在疝囊后方,疝囊颈在腹壁下动脉外侧。腹股沟直疝多见于老年人,疝囊经直疝三角突出,不进阴囊,疝块为半球形,基底较宽,回纳疝块并压住内环后疝块仍可突出,疝嵌顿机会极少,术中可见精索在疝囊前外方,疝囊颈在腹壁下动脉内侧。

7.股疝

股疝疝块往往不大,常在腹股沟韧带下方卵圆窝处表现为一半球形的突起。股疝如发生嵌顿,除引起局部明显疼痛外,也常伴有较明显的急性机械性梗阻,严重者甚至可以掩盖股疝局部症状。

(二)辅助检查

诊断不明确或有困难时可辅助 B 超、MRI 或 CT 等影像学检查,帮助建立诊断。影像学中的疝囊重建技术常可对腹股沟疝做出明确诊断。

注意:影像学检查必须结合患者的病史和体格检查,当诊断有困难时或不明确,需要与其他疾病进行鉴别时,影像学检查可提供较大的帮助,以免误诊。

(三)鉴别诊断

1.睾丸鞘膜积液

腹股沟斜疝如果进入阴囊,尤其是难复性疝,应与睾丸鞘膜积液鉴别。鉴别要点包括以下几点。

(1)鞘膜积液所呈现的肿块完全局限于阴囊内,其上界可以清楚摸到,而腹股沟斜疝来自腹腔,在体外摸不到上界。

(2)鞘膜积液透光试验多为阳性;而疝气不透光,其透光试验为阴性。

(3)腹股沟疝时,可在肿块后方触摸到具有实质感的睾丸,而鞘膜积液时睾丸在积液中间,故各方位均呈现囊性感,而不能触及具有实质感的睾丸。

2.交通性鞘膜积液

肿块的外形与睾丸鞘膜积液相似,但往往在起床数小时后才缓缓地出现并增大。挤压肿块,因积液被挤入腹腔内,其体积可以减小。透光试验为阳性。

3.精索鞘膜积液

精索鞘膜积液的肿块位于睾丸上方,边缘较清楚,不能回纳到腹腔内,肿块较小,触之有囊性感,牵拉睾丸时肿块随之上下移动。

4.隐睾症

如某种因素使下降的睾丸停留在腹股沟管内,则为隐睾症,可能被误诊为腹股沟斜疝。隐睾症的肿块比较小,边界清晰,用手挤压肿块时,有一种比较特有的睾丸胀痛感。同时,在同侧的阴囊内摸不到睾丸。

5.急性肠梗阻

肠管出现嵌顿的疝可以伴发肠梗阻,但不应在诊断肠梗阻时忽略疝的存在。特别是患者比较肥胖或疝块比较小时,更容易误诊。

6.髂窝部淋巴结核及寒性脓肿

髂窝部淋巴结核及寒性脓肿肿块一般较大,边缘不清楚,肿块质较软,触之有波动感,患者有结核病病史,常伴有结核中毒症状。

7.股疝与腹股沟斜疝的鉴别

鉴别要点:腹股沟斜疝位于腹股沟韧带的上内方,股疝位于腹股沟韧带的下外方。

8.其他

难复性腹股沟斜疝还应与腹股沟部脂肪瘤、淋巴结肿大相鉴别。脂肪瘤的特点是边界清晰,不能压缩回位,质地柔软,位置较固定,与疝块的性质不同。而淋巴结肿块表面高低不平,质地较硬。

三、治疗

临床上几乎所有的腹股沟疝均为行外科手术治疗而获得痊愈。目前国内医疗市场上仍存在某些非手术治疗方法,如疝的局部注射等,既不符合科学原理,又可能给患者带来一系列并发症,应予以摒弃。

(一)非手术治疗

非手术治疗包括疝带、疝托等,这些方法可以缓解症状或延缓疾病的发展,但不能治愈,一些不当的保守疗法还会加重病情。此法仅适用于1岁以下婴儿、年老体弱或伴有严重疾病者,常用特制疝带压住疝环,缓解症状。

(二)手术治疗

1.治疗原则和手术指征

(1)无症状的腹股沟疝,依据循证医学的证据,可随诊观察,也可择期手术治疗。

(2)有症状的腹股沟疝,应择期手术。

(3)嵌顿性及绞窄性疝应行急诊手术。

(4)对于复发疝行手术治疗时,应避开前次手术创伤所造成的解剖困难,这是需要考虑的选择(如前次手术为常规开放手术,复发后再次手术采用后入或腹腔镜手术修补)。

2.手术禁忌证和注意事项

(1)非急诊的腹股沟疝属无菌手术,因此,凡手术区域存在感染病灶者应视为手术禁忌证。

(2)相对禁忌证及注意事项:存在引起腹内压增高因素者,如严重腹水、前列腺肥大、便秘和慢性咳嗽等,术前需要进行相应的处理,以减少术后早期复发及其他并发症的发生。

(3)对腹壁缺损巨大和疝囊腔巨大患者,推荐采用多学科治疗模式。

(4)手术风险评估,推荐使用美国麻醉医师协会手术风险评估标准。

(5)股疝容易嵌顿,一旦嵌顿又可迅速发展为绞窄性,应及时进行手术治疗。

3.术前准备

(1)术前除常规的术前检查外,对老年患者还需了解并检查心、肺、肾功能和血糖水平。

(2)伴有慢性内科疾病的老年患者,应该在手术前对其危险性加以评估,尤其对呼吸和循环系统疾病患者,需治疗和处理后再进行手术。

(3)关于抗生素的使用:腹股沟疝手术是否常规预防性应用抗生素目前尚有争论。有证据表明,对高危人群预防性应用抗生素可降低感染发生率。高危因素包括高龄、糖尿病、肥胖、消瘦、多次复发疝、化疗或放疗后和其他免疫功能低下状况等。关于预防性抗生素应用时机,推荐在切开皮肤前 30 分钟至 1 小时开始静脉给药。

4.经典手术方式

手术的基本原则是疝囊高位结扎、加强或修补腹股沟管。单纯疝囊高位结扎多用于婴幼儿和绞窄型斜疝。经典的手术方式有疝加强或修补腹股沟管前壁的弗格森术式,加强或修补腹股沟管后壁的巴西尼、霍尔斯特德、肖尔代斯等术式。

5.无张力疝修补术

常用修补术式为平片无张力修补术、疝环填充式无张力疝修补术,以及针对肌耻骨孔的腹膜前间隙的无张力疝修补。腹腔镜腹股沟疝修补依据手术路径和原理分为经腹膜外路径的修补、经腹腔的腹膜前修补、腹腔内的补片修补。

6.手术常见的并发症

早期并发症包括手术部位的血肿和血清肿、阴囊血肿、阴囊积液、膀胱损伤、输精管损伤、尿潴留、早期伤口疼痛、切口感染伤等。晚期并发症包括慢性疼痛、精索和睾丸并发症(缺血性睾丸炎,睾丸萎缩等)、迟发性补片感染、补片移位等。目前现有的各种手术方法治疗腹股沟疝仍有复发的可能,总体手术复发率在 1%～3%。

7.术后康复

术后如果不能自行解小便,需考虑插导尿管;盐袋或沙袋局部压迫 24 小时;保持大便通畅,避免剧烈咳嗽;术后 2～3 个月避免重体力劳动。

四、诊治要点

(1)腹股沟疝的诊断并不困难,但要注意腹股沟疝斜疝、直疝及股疝间的鉴别诊断,注意与其他腹股沟区域肿块的鉴别诊断。

(2)在临床实践中对于有急性肠梗阻表现的患者,应注意疝的存在。

(3)术前存在引起腹内压增高因素者,需要进行相应的处理。

(4)手术中对于嵌顿性疝和绞窄性疝的处理应注意:①逆行性嵌顿的可能;②切勿把活力可疑的肠管送回腹腔;③由于麻醉作用,少数坏死的疝内容物自行回纳腹腔,术中必须仔细探查;④施行肠切除的患者,因手术区的污染,一般仅行疝囊高位结扎。

五、健康教育

(一)手术前健康教育

(1)提供患者预防腹内压增高的知识,注意有无存在使腹内压升高的因素,如咳嗽、便秘、排尿困难或腹水,应报告医护人员,预先处理。指导患者注意观察腹部情况,如出现明显腹痛,伴疝块突然增大紧张发硬且触痛明显,不能回纳腹腔,应高度警惕嵌顿疝发生。

(2)术前两周戒烟,注意保暖,预防剧烈咳嗽及受凉感冒;鼓励患者多饮水,多吃蔬菜等粗纤维食物,以保持大便通畅。减少活动,多卧床休息,离床活动时要用疝带压迫疝内环口避免腹腔内容物脱出,防止疝嵌顿。

(3)稳定患者情绪,向患者讲解术前应做常规检查,手术目的、方法、注意事项,缓解患者焦虑。

(4)术前 12 小时禁食,4 小时禁水。术前晚灌肠,清除肠内积粪,防止术后腹胀及排便困难。指导患者床上排尿排便,以适应术后体位改变,防止术后尿潴留及排便困难。

(5)术前 2 小时备皮,送患者进手术室时嘱其排尽尿液,以防术中误伤膀胱。取下金属物品,沐浴更衣。

(二)手术后健康指导

1.体位与活动指导

术后 6 小时去枕平卧,头偏向一侧。术后平卧 3 天,膝下垫一软枕,使髋关节屈曲,减少腹壁张力,利于切口愈合和减轻伤口疼痛,后改为半卧位。告知患者术后切口放置沙袋压迫 12～24 小时以防止伤口出血发生继发感染,嘱其勿随便移动沙袋位置。术后 3～5 天可考虑离床活动。

2.注意观察

体温和脉搏的变化及切口有无红、肿、疼痛、一旦发现切口感染,应尽早处理。

3.切口护理

保持切口敷料干燥清洁,避免大小便污染;若发现敷料污染或脱落,应及时更换。

4.饮食指导指导

术后 6～12 小时可进流食或半流食,次天可进易消化,富含粗纤维的饮食。因术后卧床时间较长,肠蠕动慢,水分被吸收易发生便秘,而造成腹内压过高,易引起复发。因此,应注意多饮水,多食蔬菜水果。

5.告知预防腹内压增高因素

(1)防止剧烈咳嗽:术后注意保暖,预防受凉感冒而引起的剧烈咳嗽。指导患者在咳嗽时用手掌按压、保护切口,以免缝线撕脱造成手术失败。

(2)保持排便通畅:鼓励患者多饮水,多吃蔬菜等粗纤维食物,以保持大便通畅。若便秘,给予通便药物,嘱患者勿用力排便。

(3)积极处理尿潴留:若有排尿困难及时通知医护人员,必要时导尿。并发症的观察如切口感染及阴囊水肿。

(三)出院健康教育

(1)出院后注意适当休息,逐渐增加活动量,3 个月内避免参加重体力劳动或提举重物。

(2)保持排便通畅,多饮水,多吃蔬菜等粗纤维食物,养成定时排便的习惯,以防便秘发生。

(3)积极预防和治疗相关疾病,如肺部疾病患者,前列腺肥大等。

(4)注意避免腹内压升高的因素,如剧烈咳嗽、用力排便等。

(5)遵医嘱按时服药,定期复查。

(6)若疝复发,应及早治疗。

(尹立阳)

第二节　切　口　疝

切口疝是开腹手术以后筋膜组织愈合和关闭不良的结果,是腹部外科最常见的并发症之一。由于筋膜组织的裂开,肠管和网膜连同疝囊经筋膜裂口疝出。疝囊会逐渐增大,巨大腹壁切口疝中可以容纳大量的小肠和大肠。腹壁切口疝发展到最后的阶段就是腹腔内容物无法位于腹腔内,导致腹腔容积丧失。以往开腹手术后的切口疝发病率高达 20％。当前切口疝的发生率为 2％～11％。据估计在美国每年进行大约 100 000 例腹壁切口疝修补手术。小切口发生切口疝的可能性较小,所以腹腔镜穿刺孔疝相对于巨大的腹壁中线切口发生疝的可能性小很多。曾经认为切口疝的形成多发生在开腹手术以后的 12 个月内,但是长期的随访数据表明,至少有 1/3 的切口疝发生在手术后的 5～10 年。

一、病因

很多危险因素会导致切口疝的形成。一些因素在第一次手术医师的控制之下,而很多因素同患者有关或同术后并发症有关。

(一)切口感染

切口感染是形成切口疝的最重要的危险因素之一。基于这个原因,如果在筋膜水平有任何潜在的感染,都应该积极地早期敞开伤口引流。

(二)关腹技术

关闭伤口的技术同切口疝的形成有关。在有张力的情况下关闭伤口容易造成筋膜闭合的障碍。因此推荐使用连续缝合关闭切口,这样可以使张力沿着切口全长分布。为了达到这样的目的,建议缝合切口的边距为 1 cm,针距为 1 cm。

(三)切口选择

切口的种类也会影响切口疝的形成。有限的数据表明,横切口相对于中线垂直切口来说发生切口疝的可能性更低。

(四)与患者相关的其他危险因素

包括高龄、营养不良、腹水、服用类固醇皮质激素、糖尿病、吸烟、肥胖。此外,急症手术会增加发生切口疝的概率。

二、临床表现

切口疝患者一般主诉在腹壁原切口瘢痕深部出现肿块。该肿块可以导致不同程度的不适症状,也会影响局部美观。咳嗽或用力的时候疝内容物经过腹壁缺损疝出。对于比较大的腹壁切口疝,表面的皮肤由于缺血或压迫性坏死导致形成溃疡。切口疝发生较窄导致肠梗阻的并不少见。这种情况可能伴有反复出现的腹部绞痛以及不完全性肠梗阻伴随的恶心。

切口疝通过查体比较容易诊断,触诊也可以明确筋膜缺损的边缘。应该沿着切口的长轴仔细检查腹壁,因为切口疝可能是多发的。对于肥胖患者如果怀疑切口疝而不能通过体格检查明确诊断的,腹部 CT 是最好的检查手段,可以看见疝囊内的腹腔内容物。对于仅偶尔疝出体外的极端病例,腹腔镜检查可以明确疝的缺损。

三、临床分型

由于切口的不同,切口疝在发生位置和缺损大小上存在着差异,这也造成了修补难度和疗效存在着较大的差异。因此,制定一个理想的切口疝分类方法对选择修补术式和方法、评估疗效具有重要意义。欧洲疝学会主席 Kingsnorth 组织部分学会委员及特邀专家召开了一个切口疝分类会议。经过讨论和协商,最后建立了欧洲疝学会腹壁切口疝分类方法。该方法以切口疝的位置及缺损大小为分类的基本要素,目前在临床上和文献中被更广泛地应用。

(一)按位置分类

按位置将腹部分为中线区域(以 M 表示)和外侧区域(以 L 表示)。

1.中线区域切口疝

中线区域切口疝上界为剑突;下界为耻骨;外界为腹直肌鞘外侧缘。因此,凡位于两侧腹直肌鞘外侧缘间的切口疝均被称作中线切口疝。根据所在中线区位置不同,又分为 5 个亚类(图 11-1)。①M1:剑突下切口疝(剑突以下 3 cm);②M2:上腹部切口疝(剑突下 3 cm 至脐上 3 cm);③M3:脐部切口疝(脐上 3 cm 至脐下 3 cm);④M4:脐下切口疝(脐下 3 cm 至耻骨上 3 cm);⑤M5:耻骨上切口疝(耻骨以上 3 cm)。当切口疝延伸超过一个 M 区时,以治疗最困难的疝位置为主,中线疝治疗由难至易依次为 M1、M5、M3、M2、M4。因此,如 M1 延伸到 M3 疝,定为 M1;M5 延伸到 M3,定为 M5;M2 延伸到 M4,定为 M3。而对于多个缺损的切口疝分类,由一个切口引起的不同疝缺损视作一个疝。而由两个切口引起的两个缺损视作两个疝。

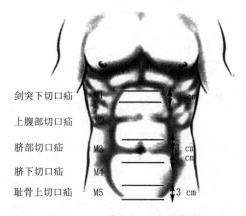

剑突下切口疝　M1

上腹部切口疝　M2

脐部切口疝　M3

脐下切口疝　M4

耻骨上切口疝　M5

图 11-1　腹部切口疝分类

2.外侧区域切口疝

外侧区域切口疝界线头端为肋弓。尾端为腹股沟区,内侧为腹直肌鞘的外侧缘,外侧为腰区。根据切口疝所在侧区位置不同又分为 4 个亚类(图 11-2)。①L1:肋缘下切口疝(肋骨下缘至脐上 3 cm 水平线间);②L2:肋腹部切口疝(腹直肌鞘外缘外侧,脐上 3 cm 及脐下 3 cm 水平线之间);③L3:髂部切口疝(脐下 3 cm 水平线至腹股沟韧带之间);④L4:腰部切口疝(腋前线背外侧)。

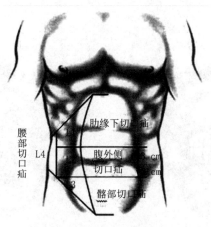

腰部切口疝

L4

肋缘下切口疝

腹外侧切口疝

髂部切口疝

图 11-2　腰部切口疝分类

(二)按大小分类

由于切口疝大小及形状差异较大,不宜用一个参数或一个测量数据来概括。而将疝缺损的宽径作为一个重要的分类标准,同时兼顾缺损的长径口。

(1)宽径为疝缺损两外侧缘的最大水平距离以 W 表示,用 cm 做单位。根据距离大小分为 3 个亚类,即 W1(<4 cm)、W2(≥4～<10 cm)、W3(≥10 cm)。如为多发疝,则以最外侧的两个疝缺损外侧缘间距为准(见图 11-1)。

(2)长径为疝缺损最头端缘和最尾端缘之间的垂直距离,以 L 表示,用 cm 做单位。长径不分亚类。如为多发疝,则以最头端和最尾端的两个疝缺损上下缘间距为准。

(三)分类表

为了便于临床使用和研究数据的收集,会议还制定了一个切口疝分类表(表 11-1,图 11-3)。

表 11-1　切口疝分类表

EHS 切口疝分类			
Midline	剑突下切口	M1	
	上腹部切口疝	M2	
	脐部切口疝	M3	
	脐下切口	M4	
	耻骨上切口疝	M5	
Lateral	肋缘下切口疝	L1	
	腹外侧切口疝	L2	
	髂部切口疝	L3	
	腰部切口疝	L4	
复发性切口疝?		Yes○　　No○	
长度:cm		宽度:cm	
宽度:cm	W1<4cm ○	W2≥4～<10cm ○	W3≥10cm ○

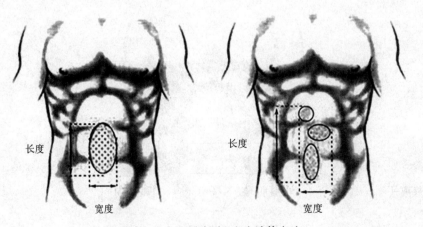

长度　宽度　　长度　宽度

图 11-3　切口疝长度、宽度计算方法

四、治疗原则

切口疝的治疗应该遵循重建腹壁解剖结构、恢复腹壁生理功能、预防并发症的原则。腹壁功能的稳定是由骨骼、肌肉、筋膜间一系列复杂的相互作用维持的,这是一个动态平衡的过程,并一直处于不断变化中。基本解剖结构加上神经的支配就组成了肌肉和筋膜间复杂的功能环,腹壁的功能不仅在于保护腹腔内脏器,对于躯干的旋转和弯曲,保持直立的体位乃至支持呼吸运动、保持稳定的腹腔内压是至关重要的。腹壁的完整性会影响到它的功能,进而影响患者的生活质量。所以为了重建腹壁解剖结构、恢复腹壁生理功能,原则上应尽可能关闭肌筋膜缺损。

五、术前评估

对于巨大的切口疝患者,单凭体格检查无法准确全面地判定其真实大小。因此,必须加用影像学技术如 CT 和 MRI。CT 或 MRI 除了可以清楚地显示腹壁缺损的位置、大小、疝内容物其与腹内脏器的关系外,还可用于计算疝囊容积和腹腔容积、评价腹壁的强度与弹性,有助于临床治疗。对于巨大疝伴有全身性疾病的患者应严密监测呼吸功能,包括常规胸部 X 线检查、肺功能及血气分析。

六、手术时机的选择

局部感染史和患者的全身情况是影响切口疝治疗效果的重要因素。对于全身情况差,伴心肺功能不全等内科并发症者,应在积极的术前准备后再选择适当的手术时机。对无切口感染史的切口疝,可在切口愈合后 6 个月行修补手术,对于切口感染导致的切口疝,应在伤口愈合一年后进行手术。因在感染控制、伤口愈合后仍可能有隐匿性感染存在,过早实施手术极有可能使伤口再次感染,导致修补失败。

七、手术方式的选择

(一)非补片修补

非补片修补方法能够形成更有弹性的、有自己的血管和神经支配的腹壁,降低血清肿和感染的风险。

1.单纯或重叠缝合

单纯或重叠缝合单纯缝线修补或改良的 Mayo 方法,即筋膜边缘重叠缝合。多项研究表明相比单纯缝线修补,开放性的补片修补手术对于切口疝修补更有优势,可明显降低复发率。近期的一项随机性、回顾性报道指出,即使对于筋膜缺损小于 4 cm 的疝,单纯缝合修补后的复发率仍高得令人难以接受。这些研究都强调指出伤口瘢痕的薄弱和缺陷是导致切口疝的病理性原因。因此现在已不推荐切口疝使用单纯的缝线修补。

2.成分分离技术

有学者提出了组织结构分离技术,即对自体组织进行层次分离来修补腹壁缺损,主要操作要点:从中线部分分离两侧皮肤及皮下组织,自腹直肌前鞘和腹外斜肌筋膜外缘 2~3 cm 直到腋前线,形成一个游离平面,纵向切断腹外斜肌腱膜,使腹外斜肌和腹内斜肌分离,最大程度向中线部位移动两侧腹直肌。这项技术的核心就是保证腹直肌的完整,使腹直肌在大的切口疝中无张力地靠近,利于重建腹壁解剖结构与生理功能,并预防腹筋膜室综合征。但其复发率较高,推荐联合使用合成补片支撑减弱的前腹壁。

(二)补片修补

1.肌前补片置入法

将网片放置在浅筋膜前。这种手术方式可以修补包括正中切口疝在内的各种腹壁缺损。该法操作简单易行,可用来修补较大的切口疝。不足之处在于缺点是需要进行广泛的皮下分离,术后血清肿和补片感染的发生率较高。

2.腹膜前补片置入法

网片被放置在腹膜和关闭的腹直肌后鞘之间。此法优点是不仅有缝合点抵抗张力,而且补片前方有肌筋膜层协助抵抗腹内压力,术后复发率低,术区僵硬感减轻。不足之处在于腹膜前游离难度增大,分层困难,手术创伤大。

3.腹腔内放置补片修补术

腹腔内放置补片修补术包括开放法、腹腔镜法和杂交法。

(1)开放腹腔内放置补片修补术法优势在于操作简单,充分利用腹膜的抗感染和吸收能力,避免术后血肿及浆液肿的形成;不足之处在于补片缝合固定操作困难,手术创伤仍较大,而且需要腹壁全层的缝合,术后疼痛不适感更为明显。

(2)腹腔镜修补法适用于中小型切口疝,缺损的横向长度小于 10 cm。禁忌证包括复发切口疝(因广泛的粘连)、难复切口疝(因疝内容物无法容纳)、需要附加胃肠道手术的患者。

(3)杂交法是适用于复杂切口疝的术式,通过开腹手术进入腹腔,直视下游离粘连后将防粘连补片悬吊固定于腹壁。置入腹腔镜后逐层缝合关闭切口。人工气腹后以钉枪进一步固定补片。

八、修补材料的选择

切口疝补片主要分为人工合成补片和生物补片两大类。

(一)人工合成补片

目前最常用的人工合成补片材料包括聚丙烯、聚酯以及膨化聚四氟乙烯。与膨化聚四氟乙烯相比,聚丙烯与聚酯补片在污染条件下有优势,即使暴露于感染区,也可以被肉芽组织从孔洞中穿过并最终覆盖;而膨化聚四氟乙烯与腹腔脏器直接接触时只引起轻度粘连,一般不会导致肠瘘的发生,可以较为安全地放置于腹腔内。为了避免或者减少大孔径补片置于腹腔后产生的不良后果,产生了以可吸收材料或不可吸收材料为屏障的复合型补片。

(二)生物补片

生物补片是由动物或人皮经特殊处理后去掉了异体抗原制成,所以不会产生排斥反应,此类补片既可以用于腹腔内修补,也可以用于腹腔外腹壁修补,经过一段时间生物补片会逐渐吸收,近期效果令人满意。尽管目前对于生物补片的临床和试验的经验都很有限,但生物补片的植入是在有腹壁感染时最好的处理方法。理想的补片材料仍有待开发,这也是产品种类繁多、各项研究之间缺乏认同的原因。

九、治疗策略

所谓切口疝的治疗策略,即遵循在不增加腹压的前提下重建腹壁解剖结构与生理功能的原则,根据术前和术中的评估,最终对现有治疗方案做出选择,选择包括修补方式和修补材料。影响制定治疗方案的因素包括有腹内压与呼吸功能、疝的类型（大小与位置）外，还应重点考虑以下几个方面。

（一）是否存在感染

使用不可吸收合成补片并不适宜，研究表明其再感染率可为 50%～90%。可吸收补片可用于感染腹壁缺损的重建，但只能作为临时措施，需分期多次手术，最后再行确定性手术完成腹壁重建，耗时 6～12 个月。直接缝合可用于小的腹壁缺损（<5 cm）修复。生物补片的出现使感染腹壁缺损的修复能一次完成，因其胶原基质将被自身组织取代，而再血管化及自身细胞的长入有利于对抗感染，因此生物补片是目前较为理想的污染状态下切口疝修补材料。

（二）腹膜是否可以完整关闭

由于现有各种合成材料都或多或少会引起粘连。在不必要情况下应用腹膜内补片的植入是不适当的。如果可以关闭，应避免采用植入腹腔的人工合成补片（包括复合人工材料），避免补片-内脏接触，将材料放置腹膜外。

（三）能否闭合筋膜缺损

如果可以则首选 sublay 术式和聚丙烯补片。尽可能在不增加腹压的前提下聚拢向两侧移位的腹壁肌筋膜层，以重建腹壁解剖结构与生理功能。如缺损较大，可考虑采用组织结构分离技术联合合成补片修补。建议术中监测呼吸力学变化，确保在不增加腹压的情况下关闭腹腔。

总之，对于腹部切口疝而言，不仅要能成功地完成修补，更重要的是能达到腹壁功能性重建。目前还没有任何一个手术术式是完美无缺的，所以强调切口疝的治疗策略显得尤为重要。

（尹立阳）

参考文献

[1] 冯涛,张志国,赵光兵,等.普外科理论与临床实践[M].青岛:中国海洋大学出版社,2023.

[2] 景小松.普外科诊疗精要与病例解析[M].郑州:河南大学出版社,2023.

[3] 李炳强,王国峰,王旭祺.新编普通外科疾病诊治与微创手术学[M].长沙:湖南科学技术出版社,2023.

[4] 周福生,徐存东,刘大成,等.普外科疾病临床实践[M].哈尔滨:黑龙江科学技术出版社,2022.

[5] 张学文,姚世新,陈志强,等.普外科多发病诊断与治疗[M].哈尔滨:黑龙江科学技术出版社,2022.

[6] 薛勇.普外科疾病诊疗基础与实践应用[M].汕头:汕头大学出版社,2022.

[7] 金立鹏.普外科疾病治疗与手术应用[M].郑州:河南大学出版社,2022.

[8] 李步军,孙小钧,廉恩英,等.普外科疾病诊疗与并发症防治[M].哈尔滨:黑龙江科学技术出版社,2022.

[9] 厉冰.普外科治疗原则与案例精选[M].沈阳:辽宁科学技术出版社,2023.

[10] 姜海涛.普外科疑难疾病病例精解[M].北京:科学技术文献出版社,2023.

[11] 杨阳,王伟,刘兰峰.外科常见疾病临床思维与实践[M].上海:上海交通大学出版社,2023.

[12] 庄虔雯.临床常见普外科疾病护理学新编[M].北京:科学技术文献出版社,2020.

[13] 张森.临床普外科疾病诊断治疗新思维[M].天津:天津科学技术出版社,2020.

[14] 王科学.实用普通外科临床诊治[M].北京:中国纺织出版社,2020.

[15] 倪强.外科疾病诊疗学[M].天津:天津科学技术出版社,2020.

[16] 陈永胜.外科疾病诊治技术与临床应用[M].北京:中国纺织出版社,2020.

[17] 王瀚锐,陈云飞,黄勇平,等.普外科常见疾病诊疗与周围血管外科手术技巧[M].北京:中国纺织出版社,2022.

[18] 丁志刚,王强,丁嘉宁.外科综合治疗新思维[M].汕头:汕头大学出版社,2022.

[19] 张新,池小斌,王国萍.临床外科诊疗与实践应用[M].汕头:汕头大学出版社,2022.

[20] 李根.实用外科疾病诊治与处理[M].长春:吉林科学技术出版社,2022.

[21] 田浩,孙艳南,昌春雷,等.普通外科疾病诊疗方法与手术要点[M].北京:中国纺织出版社,2022.

[22] 张祁,吴科敏.普外科常见病临床诊疗方案与护理技术[M].北京:中国纺织出版社,2021.

［23］郭文治.普外科诊断与治疗［M］.北京:科学技术文献出版社,2021.

［24］孟德峰.新编普外科疾病诊断治疗与预防［M］.南昌:江西科学技术出版社,2020.

［25］罗东林.普外科疾病诊治与并发症处理［M］.北京:科学技术文献出版社,2020.

［26］徐世亮,李惠芹,张明国,等.普外科诊疗与监护［M］.长春:吉林科学技术出版社,2021.

［27］宋奇锋,裴秀荣,潘天生.临床普外科诊疗实践［M］.沈阳:辽宁科学技术出版社,2021.

［28］宋向晖.普外科常见病处置实践［M］.北京:科学技术文献出版社,2021.

［29］牛刚.普外科疾病诊治与治疗策略［M］.郑州:河南大学出版社,2021.

［30］张虎,石剑,钟才能,等.普外科手术要点与并发症防治［M］.郑州:河南大学出版社,2021.

［31］张福涛.普外科常见疾病诊疗新进展［M］.上海:上海科学普及出版社,2021.

［32］徐冬,肖建伟,李坤,等.实用临床外科疾病综合诊疗学［M］.青岛:中国海洋大学出版社,2021.

［33］陈创奇.临床普外科疾病诊治与手术技巧［M］.北京:科学技术文献出版社,2020.

［34］王成云.临床外科荟萃［M］.北京:中国纺织出版社,2020.

［35］邱兆友.外科临床诊疗规范［M］.长春:吉林科学技术出版社,2020.

［36］丁晓明,张旖文,张鑫.颈动脉粥样硬化性重度狭窄患者血管超声评估参数与缺血性脑卒中的相关性［J］.心脑血管病防治,2023,23(3):41-43.

［37］齐尧,王继华,李竞.超声在大隐静脉曲张微波消融术前、术中、术后的应用研究［J］.中外女性健康研究,2023(7):171-172.

［38］杨轲,王雅,李伟杰,等.两种腔内射频消融术治疗大隐静脉曲张的临床研究［J］.深圳中西医结合杂志,2023,33(13):18-21.

［39］王盛兴,任华亮,孙聪睿,等.局部麻醉射频消融联合硬化剂注射治疗老年大隐静脉曲张的疗效分析［J］.血管与腔内血管外科杂志,2023,9(5):544-547.

［40］余文芳,刘红敏,邹云飞,等.彩超引导下微波消融闭合术治疗大隐静脉曲张的应用价值［J］.中国医学创新,2023,20(20):35-39.